新编中草药全图鉴 ①

主编　林余霖　李葆莉

海峡出版发行集团 THE STRAITS PUBLISHING & DISTRIBUTING GROUP | 福建科学技术出版社 FUJIAN SCIENCE & TECHNOLOGY PUBLISHING HOUSE

图书在版编目（CIP）数据

新编中草药全图鉴 . 1 / 林余霖，李葆莉主编 . —福州：福建科学技术出版社，2020.3

ISBN 978-7-5335-6077-5

Ⅰ . ①新… Ⅱ . ①林… ②李… Ⅲ . ①中草药—图谱 Ⅳ . ① R282-64

中国版本图书馆 CIP 数据核字（2020）第 013796 号

书　　名　新编中草药全图鉴 1
主　　编　林余霖　李葆莉
出版发行　福建科学技术出版社
社　　址　福州市东水路 76 号（邮编 350001）
网　　址　www.fjstp.com
经　　销　福建新华发行（集团）有限责任公司
印　　刷　福建彩色印刷有限公司
开　　本　700 毫米 ×1000 毫米　1 / 16
印　　张　31.5
图　　文　504 码
版　　次　2020 年 3 月第 1 版
印　　次　2020 年 3 月第 1 次印刷
书　　号　ISBN 978-7-5335-6077-5
定　　价　118.00 元

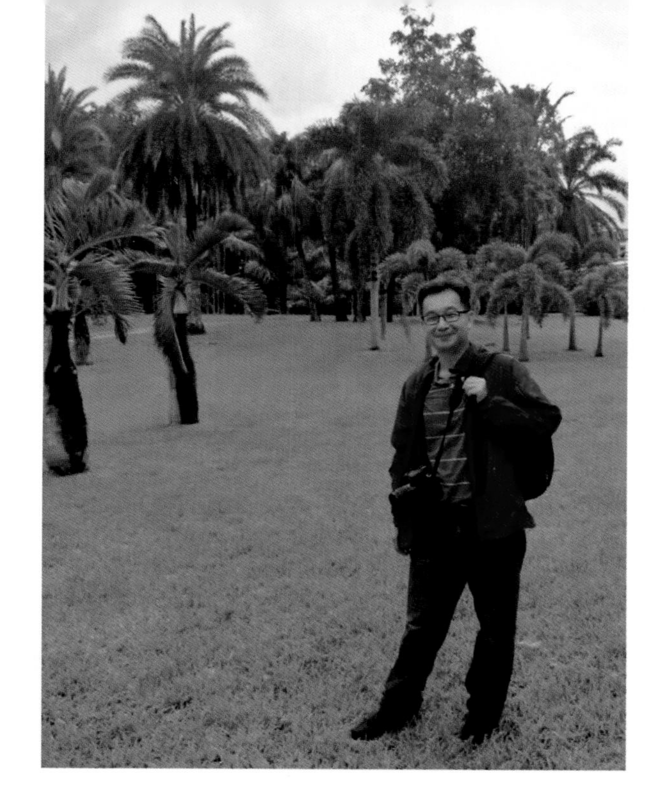

主编介绍

林余霖 中国医学科学院药用植物研究所研究员。专注于药用植物资源研究，围绕常用中药材及民间草药的基原、资源分布、性状鉴别等内容进行实地调查，足迹遍布全国。近年来，承担国家科技支撑计划课题“中药标本资源保存及网络化共享关键技术研究”、第四次全国中药资源普查“北京市中药资源普查”等多个项目。发表论文30余篇，主编专著20余部，代表著作有《中华人民共和国药典中药材及原植物彩色图鉴》、《中药饮片标准图鉴》（国家科学技术学术著作出版基金项目）、《中国药用植物原色图鉴》（国家出版基金项目）、*Chinese Medicinal Plants, Herbal Drugs and Substitutes*［获得美国植物理事会（American Botanical Council）颁发“2017 ABC James A. Duke Excellence in Botanical Literature Award in the Scientific/Reference Category”，以及美国植物与园艺图书馆理事会（The Council on Botanical and Horticultural Libraries）颁发2018 Award of Excellence in Plant Identification & Field-Guides］等。1998年开始，协助英国皇家植物园中药鉴定中心建设，鉴于对中药文化在英国传播中的贡献，获得 The British Empire Collection 表彰，受赠“皇家定制纪念金勺”。

编委会

中草药功效速查

解表药 · 发散风寒药

解表药 · 发散风热药

清热药 · 清热泻火药

清热药 · 清热燥湿药

清热药 · 清热解毒药

清热药 · 清热凉血药

清热药 · 清虚热药

泻下药 · 攻下药

泻下药 · 润下药

泻下药 · 峻下逐水药

祛风湿药 · 祛风寒湿药

理气药

消食药

驱虫药

止血药·凉血止血药

止血药·化瘀止血药

止血药·收敛止血药

活血化瘀药·活血止痛药

活血化瘀药·活血调经药

常见植物形态术语图解

叶序种类

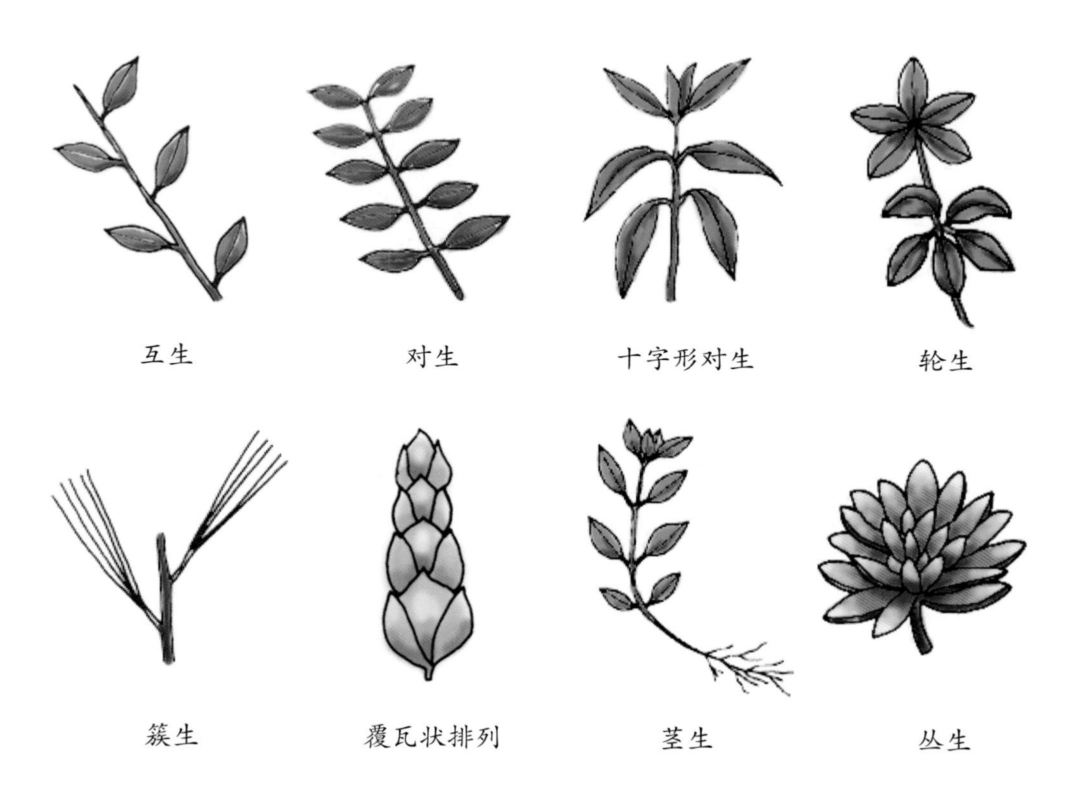

叶缘种类

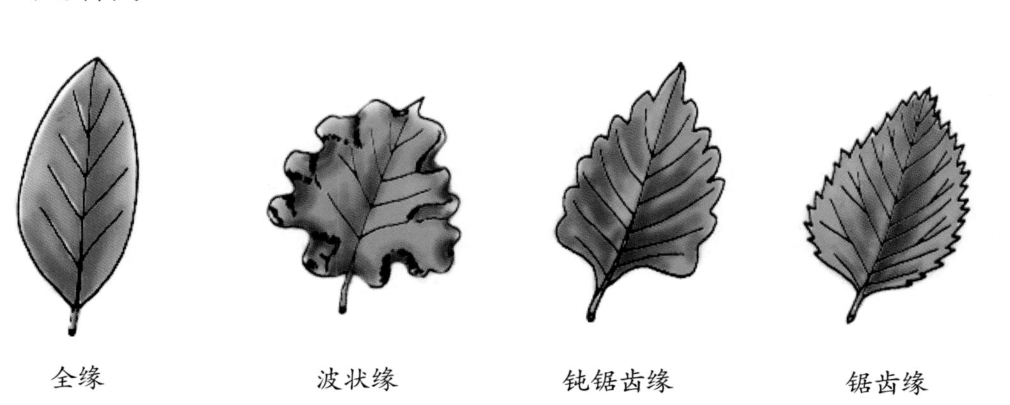

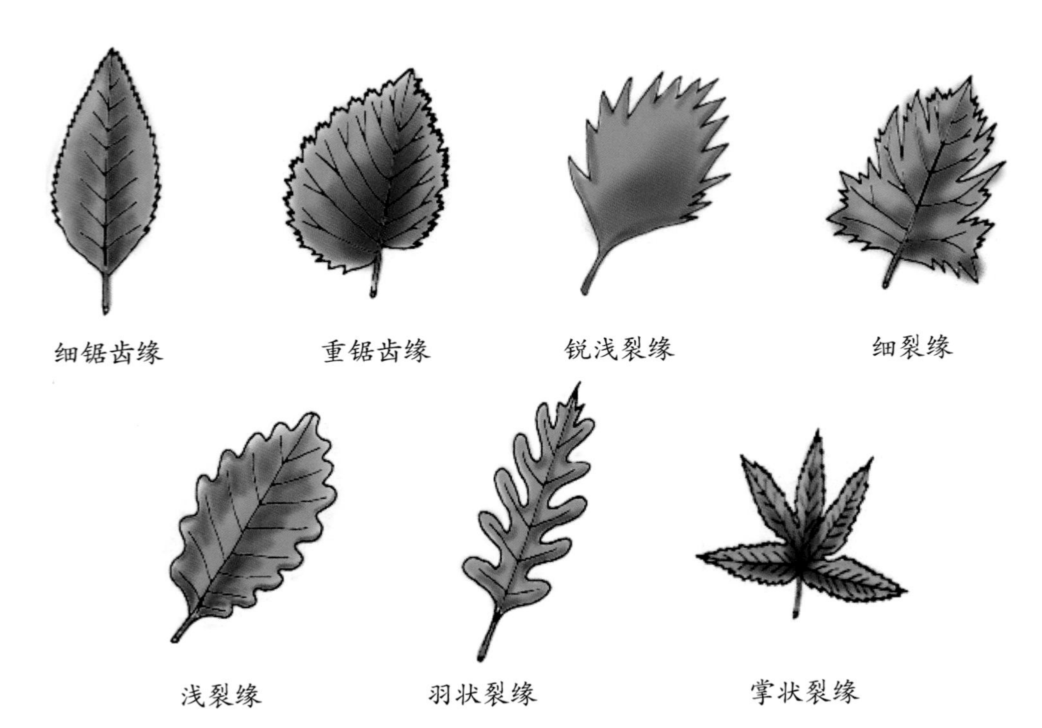

花序种类

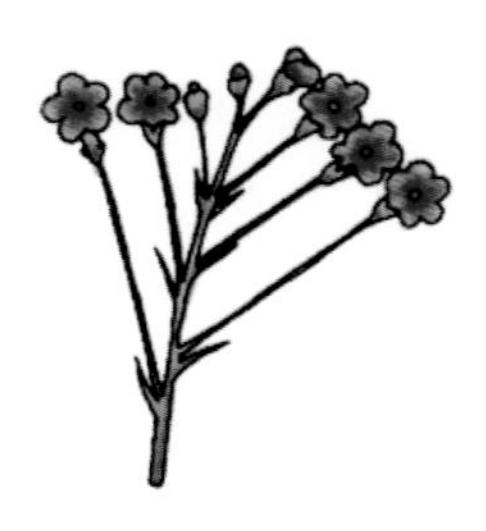

伞房花序

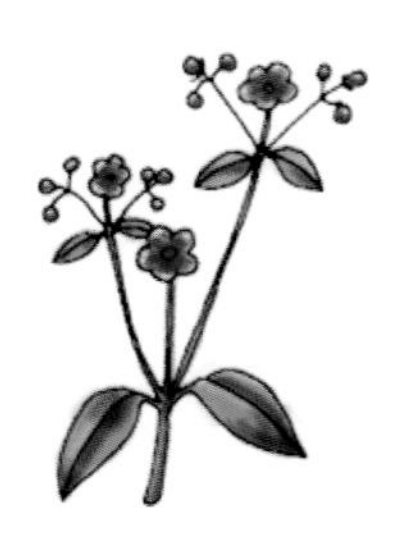

聚伞花序

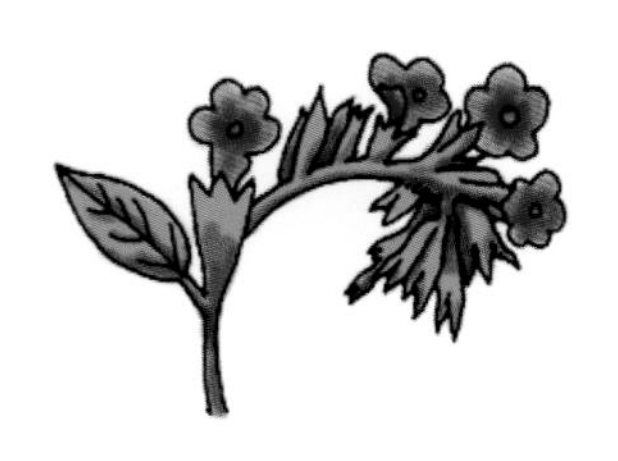

卷伞花序
（镰刀形花序）

头状花序

伞形花序

密伞花序

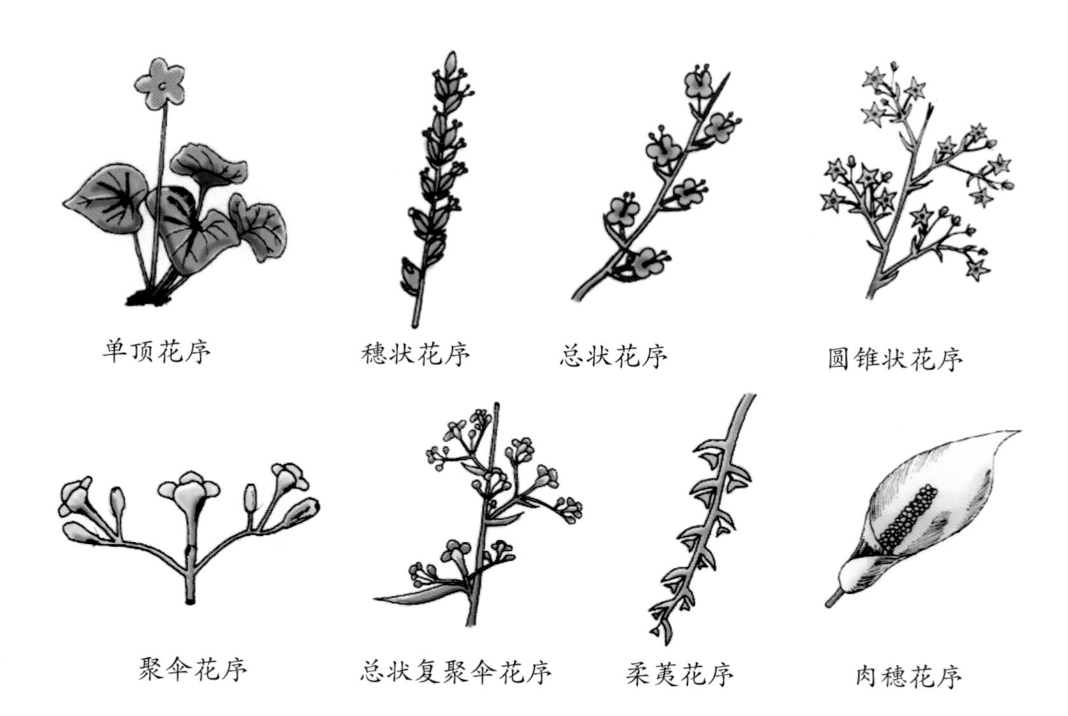
单顶花序
穗状花序
总状花序
圆锥状花序
聚伞花序
总状复聚伞花序
柔荑花序
肉穗花序

花形种类

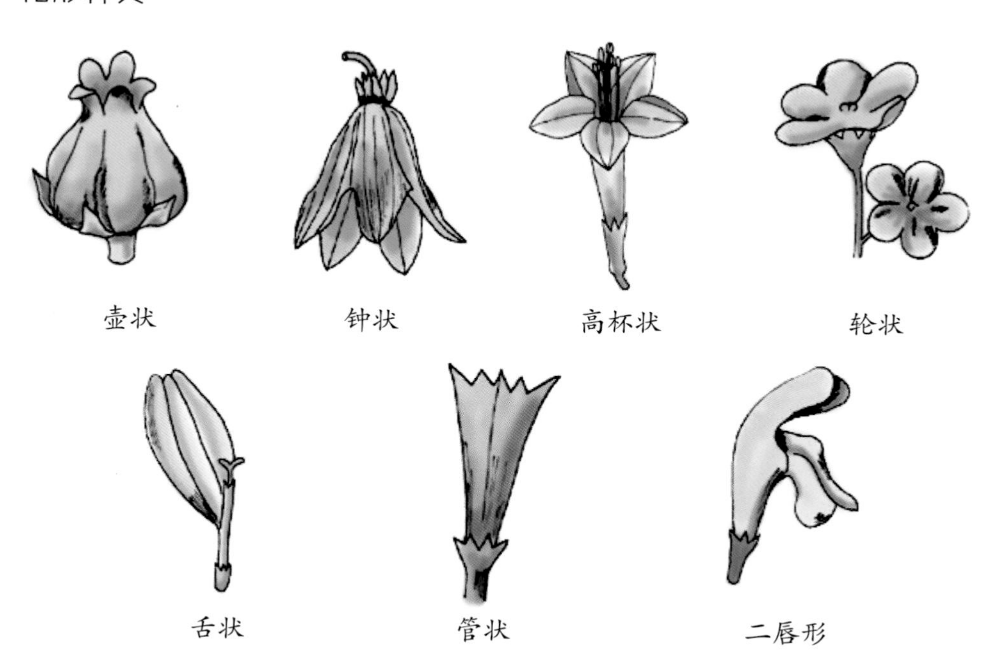
壶状
钟状
高杯状
轮状
舌状
管状
二唇形

果实种类

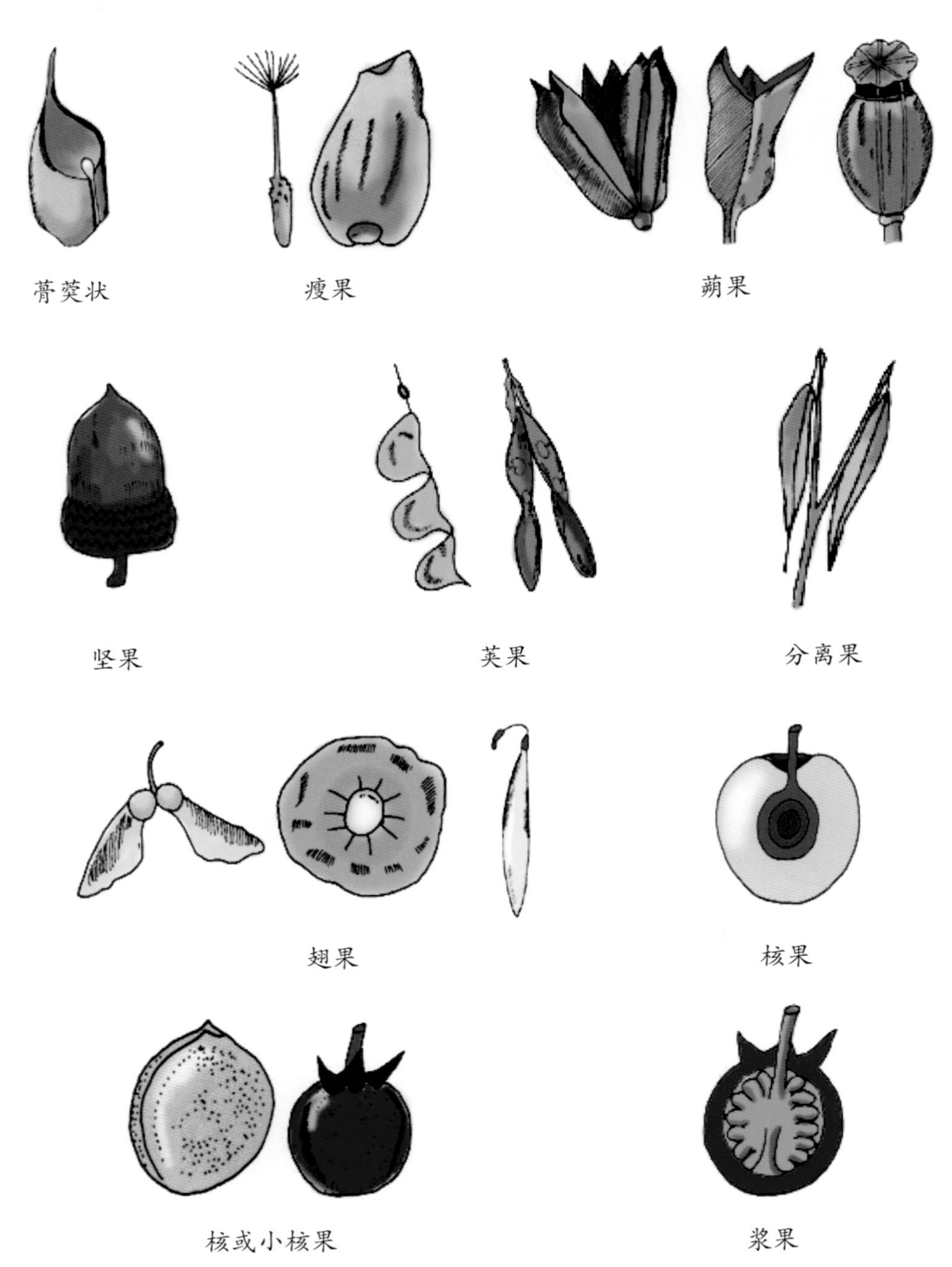

前言

我国幅员辽阔，蕴藏着极其丰富的中草药资源。中草药具有疗效确切、副作用小、收集方便、使用便捷等特点，方便老百姓在日常生活中使用，且可以达到防治疾病、保健美容的功效。千百年来，中草药早已深深扎根在华夏广袤的土地上，在人类与疾病斗争中发挥了极其重要的作用，为我国人民的健康与中华民族的繁衍昌盛做出了巨大的贡献。

本书编写旨在传承弘扬祖国中草药文化，帮助热爱与研究中草药的读者正确、全面识别中草药，了解和掌握中草药的基本知识，科学利用中草药防病、治病。本书作者学验俱丰，三十余载醉心于中药资源调查研究，拥有极其丰富的中草药鉴定经验，收集了许多珍贵的中草药一手资料。本书即以《中华人民共和国药典》（2015年版，以下简称《中国药典》）为基础，综合历版药典收载品种，结合民间、地方常用中草药，精选其中约200种，按照植物科属分类，详细介绍其中文名、药典收录情况、拉丁学名、别名、药材名、植物形态、生境分布、药材性状、性味、功效、主治、用法用量等内容，并配有多角度拍摄的1000余幅高清药用植物、药材实图，囊括花、果、叶、根、植株、原药材、饮片等的鉴别特征，全图写真，突出中草药科学识别，便于读者按图索骥。同时，文前附有“中草药功效速查”，便于读者通过药物功效进行品种快速检索；附录载有“常见病验方速查”，收录1000余首精选验方以供选用，便于读者快速地获取中草药应用要点，获得更充实、更实用、更有价值的阅读体验。但需要注意的是，读者在应用验方时，仍需咨询专业医生，以免造成不必要的伤害。

本书的出版得到中国医学科学院医学与健康科技创新工程（编号2016-12M-2-003）、学科建设专项建设项目“国家药用植物园体系中医药文化传承建设”（清华211-201920100902）以及国家科技基础资源调查专项（编号2018FY100700）的支持，在此表示感谢。

阅读指南

植物中文名、拉丁学名。

介绍药材通用名，同时括注入药部位。

《中国药典》(2015 年版)收载品种以"★"进行标示。

记录常用的植物别名 1~2 个。

记述植物的形态鉴别特征与花、果期。

介绍该植物的生境分布。

原植物全图写真，多角度呈现原植物(植株、根、茎、叶、花、果实、种子)鉴别要点。

新编中草药全图鉴 I

★ 药用大黄 *Rheum officinale* Baill.

别名：南大黄。| 药材名：大黄（根和根茎）。

植物形态

多年生草本，高 1~1.5m。根及根茎肥壮，黄褐色。茎直立，中空。叶片宽卵形或近圆形，掌状浅裂，浅裂片呈大齿形或宽三角形，下表面脉上有疏柔毛。茎生叶较小，互生，有短柄。托叶鞘状，膜质，密生柔毛。圆锥花序大型；花稍大，数朵成簇，黄白色；花梗中下部有关节；花蕾椭圆形；花被片 6 枚，排成 2 轮，内轮稍大，椭圆形；果枝多，开展，瘦果有 3 条棱，沿棱生翅，顶端凹陷，基部楔形，棕色。花期 6~7 月，果期 7~8 月。

生境分布：生于山地林缘或草地，有栽培。分布于陕西南部、河南西部、湖北西北部、云南西北部及贵州、四川等地。

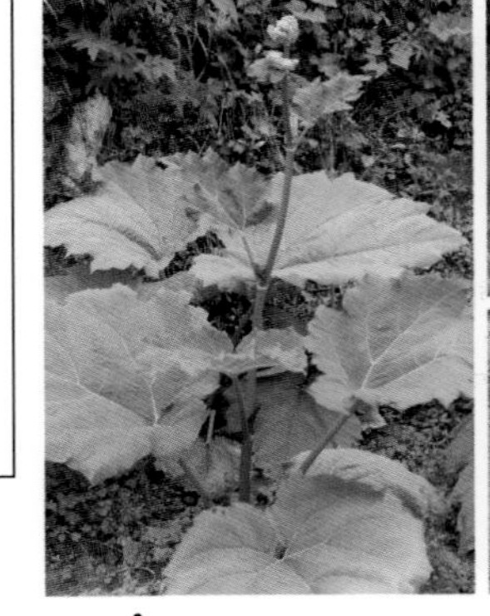

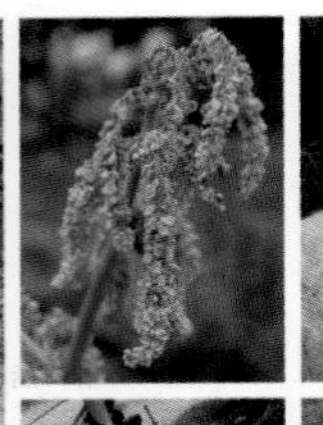

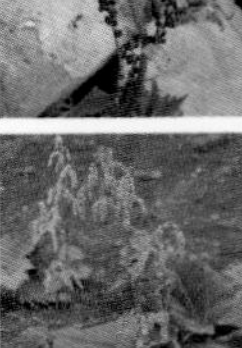

136

药材通用名。

介绍药材性状，突出认药特点。

药材高清大图，有的品种附有饮片图或是细部特征图。每张图均附有标尺及药材名，便于读者识别。

记述药材的性味、功效、主治、用量用法。使用剂量与方法除另有规定外，用量系指成人一日常用剂量，必要时可根据需要酌情增减；用法系指水煎内服。

介绍多来源药用物种同等入药的情况，或是混淆品的情况。

大黄

药材性状

类圆柱形、圆锥形、卵圆形或不规则块状，长3~17cm，直径3~10cm。除尽外皮者表面黄棕色至红棕色，有的可见类白色网状纹理及星点（异型维管束）散在，残留的外皮棕褐色，多具绳孔及粗皱纹。质坚实，有的中心稍松软，断面淡红棕色或黄棕色，显颗粒性。根茎髓部宽广，有星点环列或散在；根木部发达，具放射状纹理，形成层环明显，无星点。气清香，味苦而微涩，嚼之粘牙，有沙粒感。

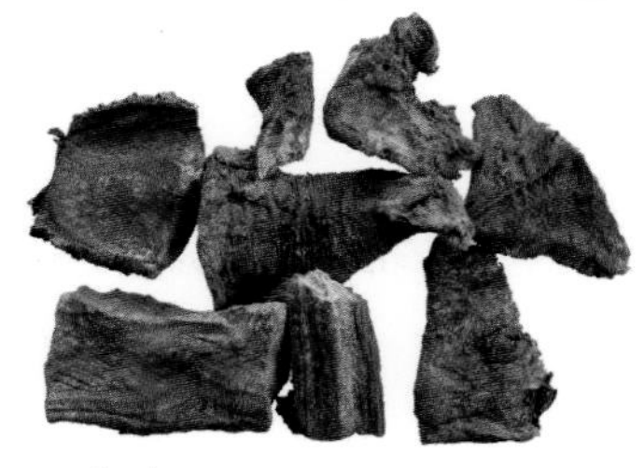

1cm　大黄

性味	苦，寒。
功效	泻下攻积，清热泻火，凉血解毒，逐瘀通经，利湿退黄。
主治	实热积滞便秘，血热吐衄，目赤咽肿，痈肿疔疮，肠痈腹痛，瘀血经闭，产后瘀阻，跌打损伤，湿热痢疾，黄疸尿赤，淋证，水肿，烧烫伤。
用量用法	3~15g；用于泻下，不宜久煎。外用适量，研末敷于患处。孕妇及月经期、哺乳期慎用。

附　注：《中国药典》2015年版记载同属植物掌叶大黄、唐古特大黄与药用大黄的干燥根和根茎同等入药。

137

目录

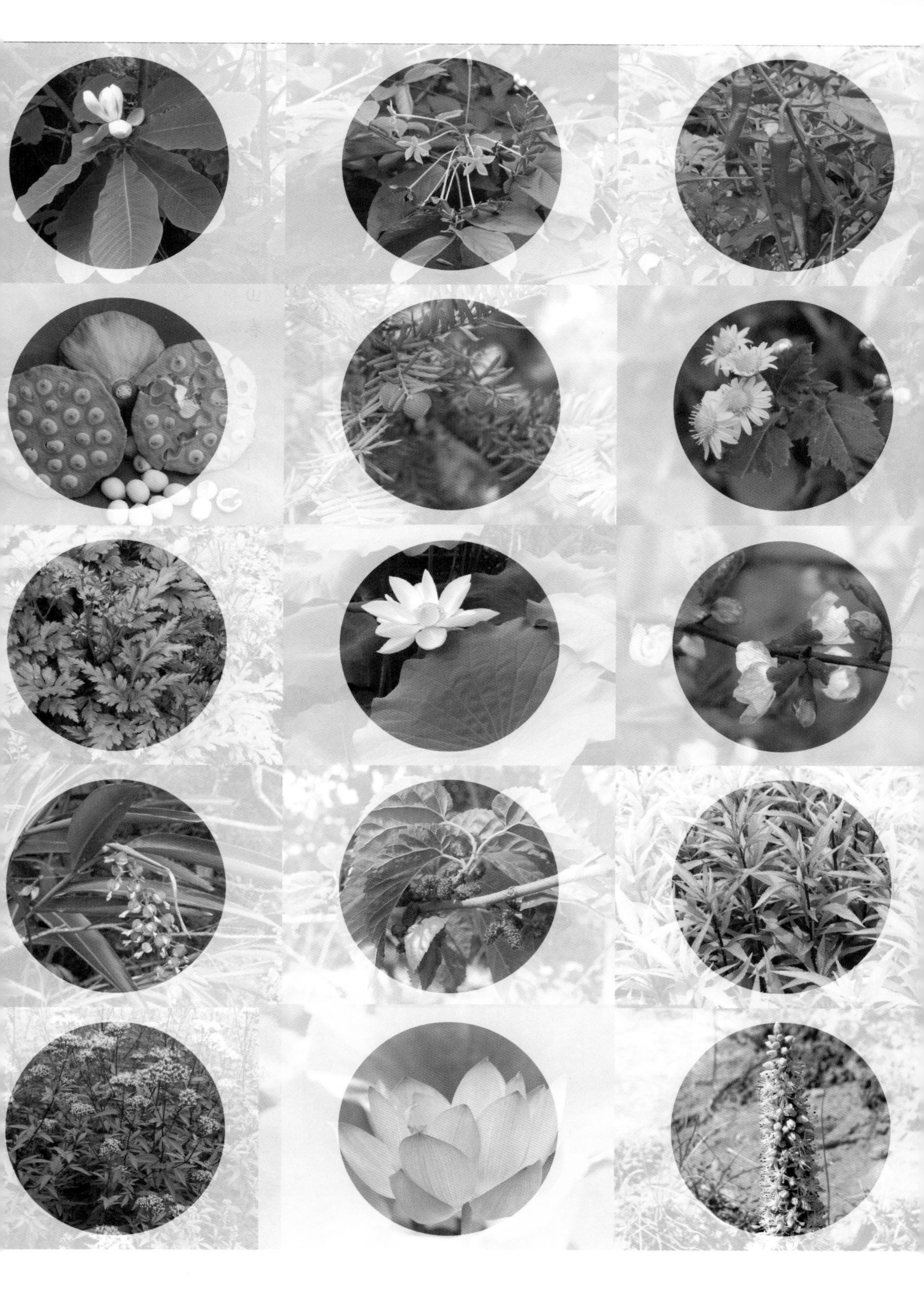

翅藻科

★ 昆布 *Ecklonia kurome* Okam.

别名：鹅掌菜、昆布菜。| 药材名：昆布（叶状体）。

植物形态

大型褐藻，多年生。全体扁平，轮廓略呈阔卵形，长径30~100cm。鲜时深橄榄绿色，黏滑柔韧，干后深灰黑色，革质，分固着器、柄和叶片三部分。固着器由多数叉状分枝的假根组成。柄粗壮扁圆柱形，长3~12cm，直径4~8mm。叶片平坦，羽状分裂，裂片长舌状，较薄，边缘具疏锯齿。孢子囊初夏形成，秋季成熟。

生境分布：生于肥沃海区大干潮线下7~8m深的岩礁上。分布于福建、浙江等地。

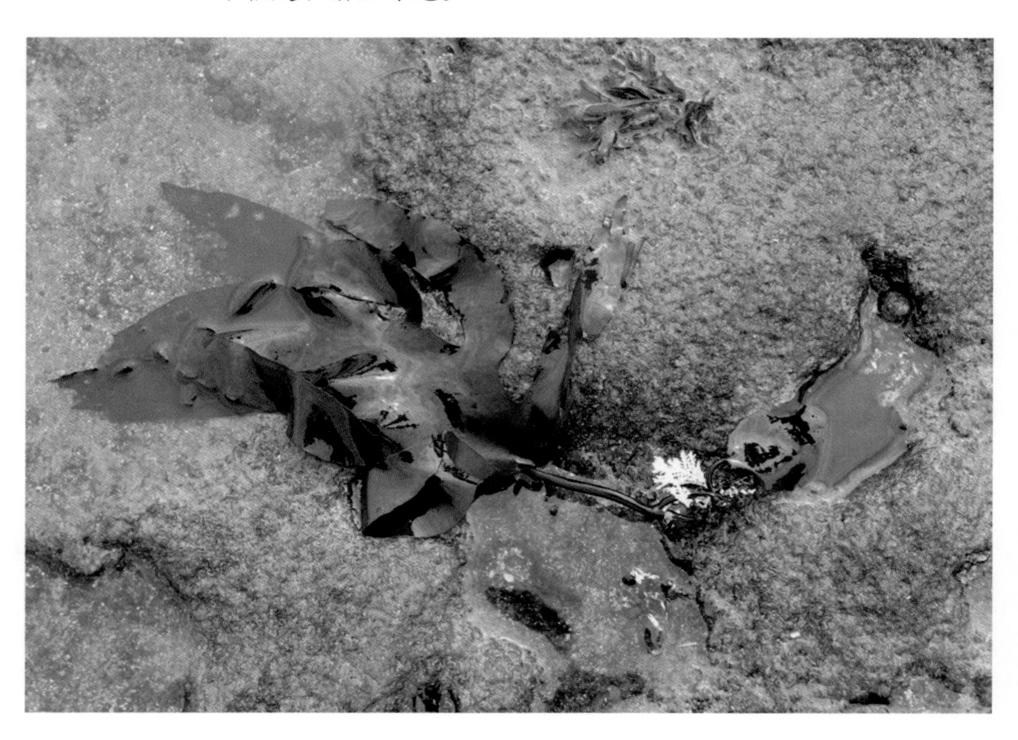

药材性状

昆布

本品卷曲皱缩成不规则团状。全体呈黑色，较薄。用水浸软则膨胀成扁平的叶状，长宽均为16~26cm，厚约1.6mm。两侧呈羽状深裂，裂片呈长舌状，边缘有小齿或全缘。质柔滑。

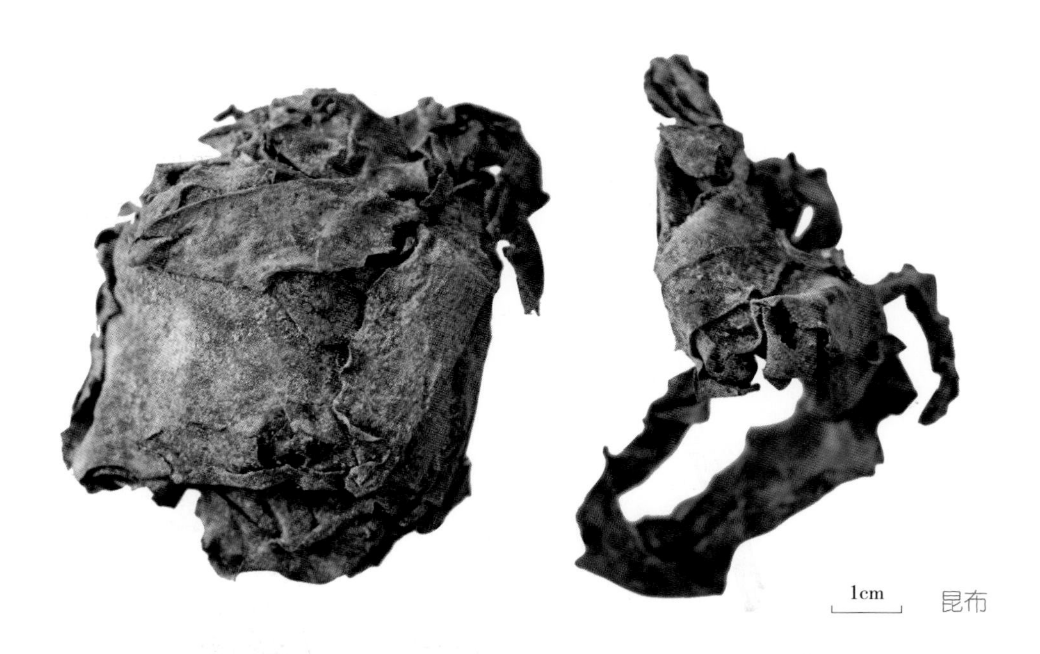

昆布

性味	咸，寒。
功效	消痰软坚散结，利水消肿。
主治	瘿瘤，瘰疬，睾丸肿痛，痰饮水肿。
用量用法	6~12g。

附　注：《中国药典》2015年版记载海带科植物海带与昆布的干燥叶状体同等入药。

马尾藻科

★ 羊栖菜 *Sargassum fusiforme* (Harv.) Setch.

别名：小叶海藻、鹿角尖。| **药材名：**海藻（藻体）。

植物形态

多年生褐藻。藻体直立，多分枝，黄棕色，肥厚多汁。可明显区分固着器、主干、叶片三部分。固着器由若干圆柱形假根组成。主干圆柱形，四周互生侧枝和叶。小枝腋生。叶形多变，幼苗基部有2~3片初生叶，扁平，具不明显的中肋，渐长则脱落；后生叶多为狭倒披针形，长20~30mm，宽2~4mm，边缘略呈波状。气囊腋生，纺锤形或球形，囊柄最长可达2mm。同一藻体，枝、叶、气囊不一定同时存在。生殖托腋生，雌雄异株；雌托椭圆形；雄托圆柱形。成熟期6~7月。

生境分布：生于低潮带和大干潮线下海水激荡处的岩石上。我国从辽宁至海南均有分布，长江口以南为多。

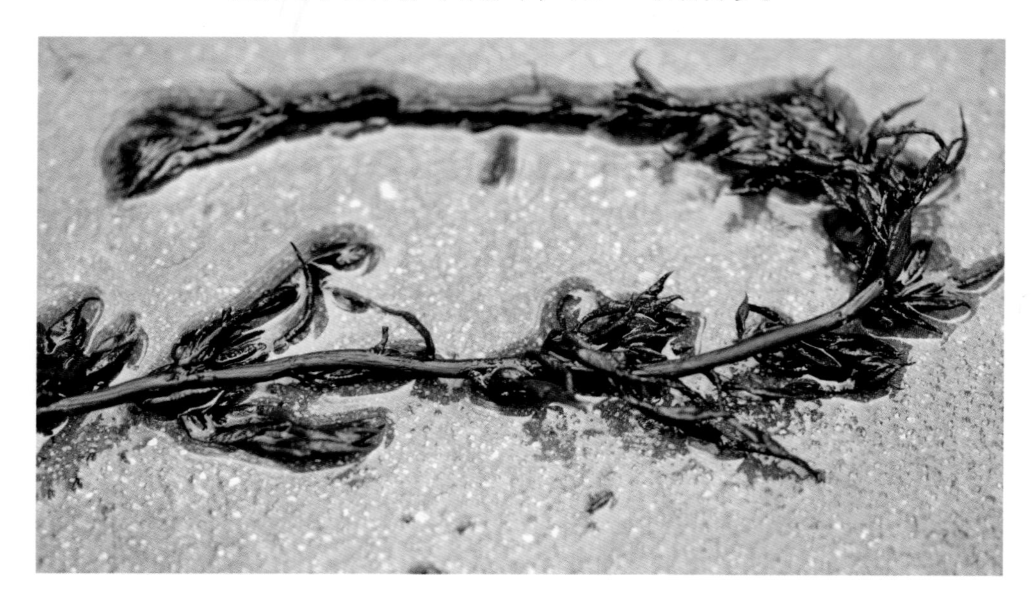

药材
性状

海藻

皱缩卷曲，黑褐色，有的被白霜，长15~40cm，分枝互生，无刺状突起。叶条形或细匙形，先端稍膨大，中空。气囊腋生，纺锤形或球形，囊柄较长。质较硬。

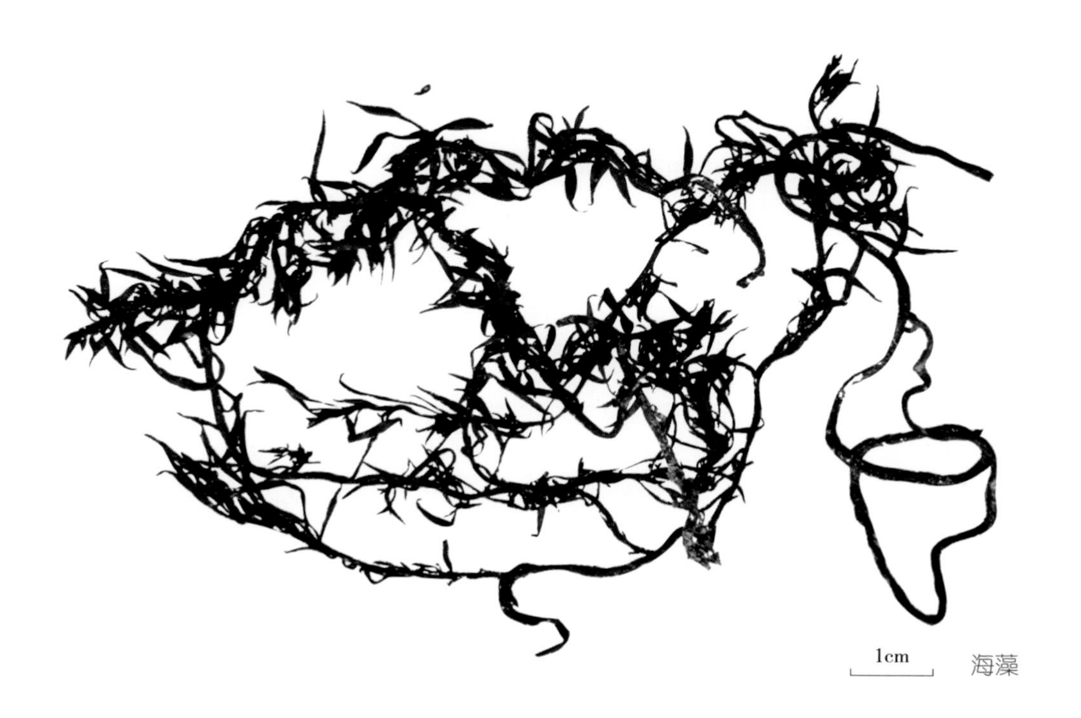

海藻

性味	苦、咸，寒。
功效	消痰软坚散结，利水消肿。
主治	瘿瘤，瘰疬，睾丸肿痛，痰饮水肿。
用量用法	6~12g。不宜与甘草同用。

附　注：《中国药典》2015年版记载同属植物海蒿子与羊栖菜的干燥藻体同等入药。

麦角菌科

★ 冬虫夏草菌 *Cordyceps sinensis* (Berk.) Sacc.

别名：虫草、冬虫草。| 药材名：冬虫夏草（子座及幼虫尸体的复合体）。

植物形态 子囊菌的子实体从寄主幼虫的头部生出，通常单一，偶有2~3个者，呈细长棒球棍状，全长4~11cm。子实体下面不育柄部分长3~8cm，上面膨大部分为子座，近圆筒形，表面灰棕色，长1.5~3.5cm，直径2~4mm，幼时内部中间充塞，成熟后中空。

生境分布：寄生在生于海拔3000~4200m的高山草甸地带的鳞翅目幼虫上。分布于甘肃、青海、四川、云南、西藏等地。

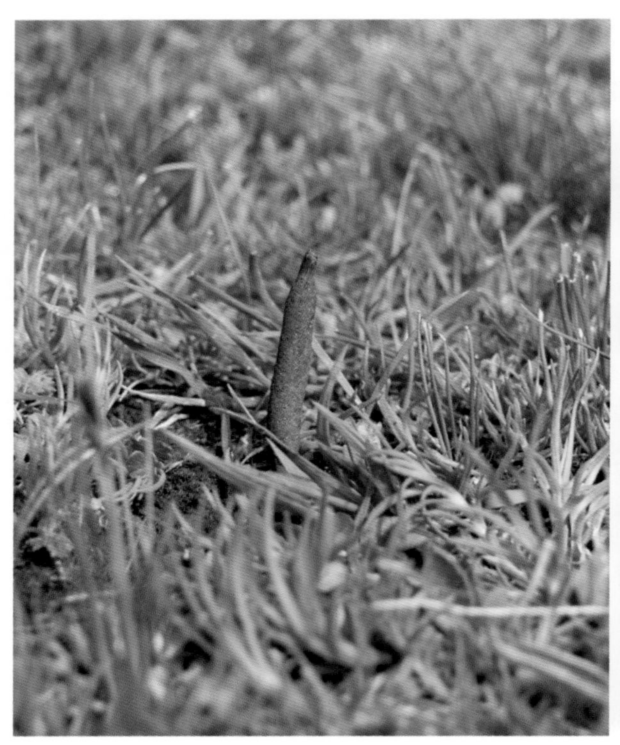

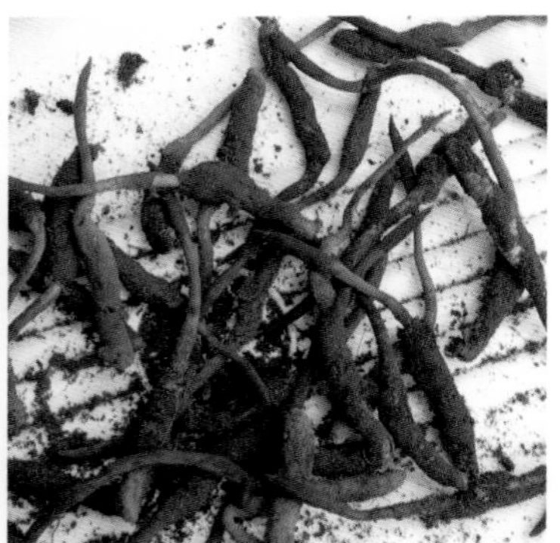

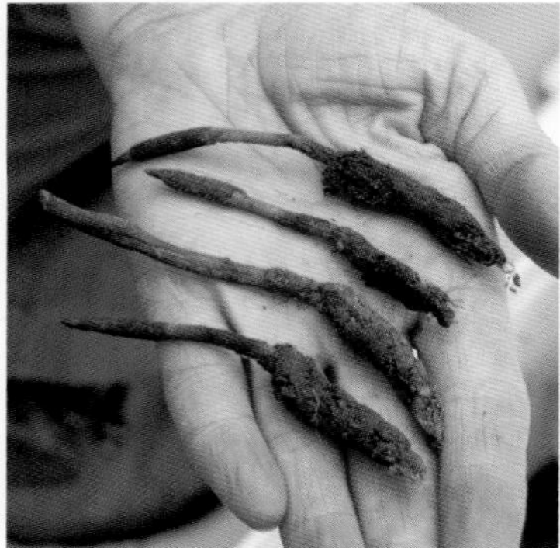

药材性状

冬虫夏草

由虫体与从虫头部长出的真菌子座相连而成。虫体似蚕，长 3~5cm，直径 0.3~0.8cm；表面深黄色至黄棕色，有环纹 20~30 个，近头部的环纹较细；头部红棕色；足 8 对，中部 4 对较明显；质脆，易折断，断面略平坦，淡黄白色。子座细长圆柱形，长 4~7cm，直径约 0.3cm；表面深棕色至棕褐色，有细纵皱纹，上部稍膨大；质柔韧，断面类白色。气微腥，味微苦。

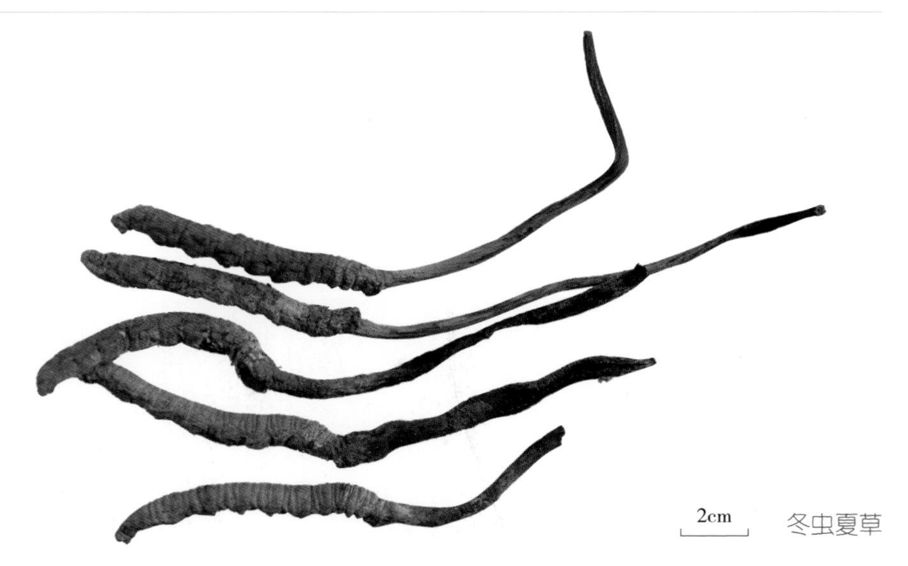

冬虫夏草

性味	甘，平。
功效	补肾益肺，止血化痰。
主治	肾虚精亏，阳痿遗精，腰膝酸痛，久咳虚喘，劳嗽咯血。
用量用法	3~9g。

附　注：麦角菌科虫草属真菌有很多种，寄生在昆虫幼虫上并形成子实体，子座及幼虫尸体的复合体泛称虫草。常见的虫草有凉山虫草、香棒虫草、新疆虫草、亚香棒虫草、蝉花等，易与冬虫夏草混淆。

白蘑科

★ 雷丸 *Omphalia lapidescens* Schroet.

别名：竹苓、竹林子。| 药材名：雷丸（菌核）。

植物形态

腐生菌类。子实体寿命很短。菌核通常为不规则的坚硬块状至球形或近卵形，直径 0.8~2.5cm， 稀达 4cm；表面黑棕色，具细密纹理或细皱纹；内面为紧密交织的菌丝体。质地坚硬，断面蜡白色，半透明，具白色纹理，略带黏性。

生境分布：多生于竹林中，常生长于竹子根茎附近。分布于我国西北、西南、华南等地。

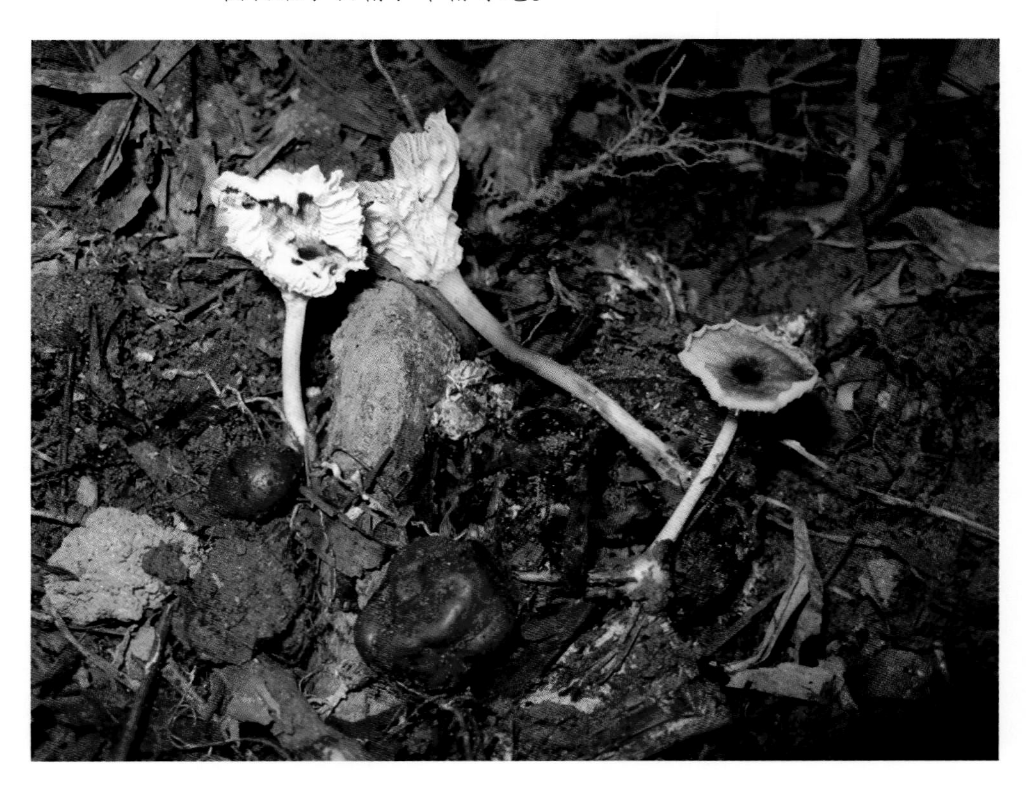

药材性状

雷丸

类球形或不规则团块，直径 1~3cm。表面黑褐色或棕褐色，有略隆起的不规则网状细纹。质坚实，不易破裂，断面不平坦，白色或浅灰黄色，常有黄棕色大理石样纹理。气微，味微苦，嚼之有颗粒感，微带黏性，久嚼无渣。断面色褐呈角质样者，不可供药用。

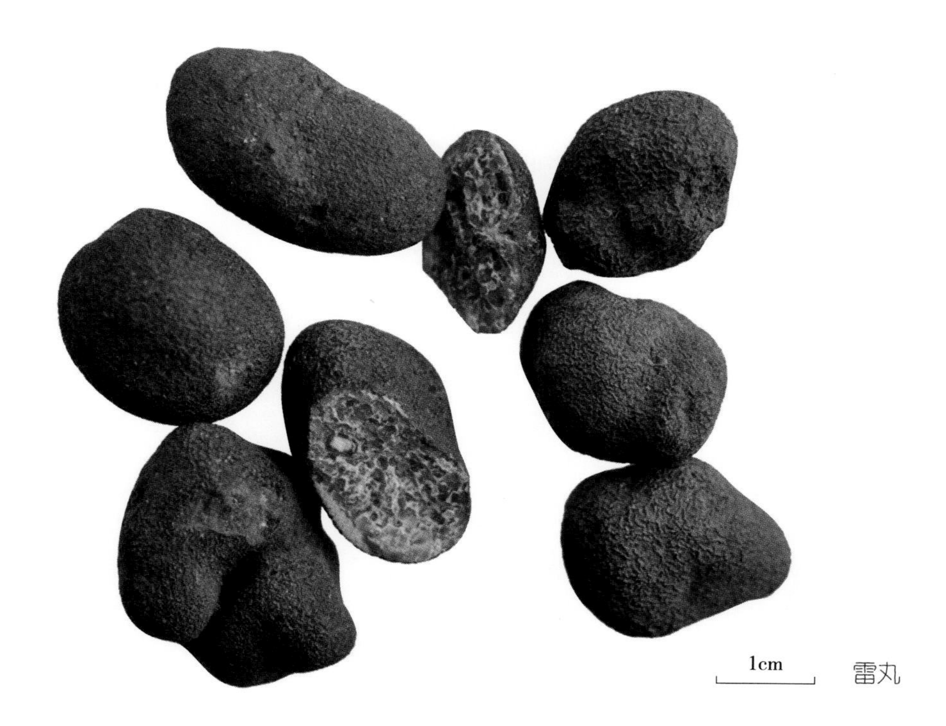

1cm 雷丸

性味	微苦，寒。
功效	杀虫消积。
主治	绦虫病，钩虫病，蛔虫病，虫积腹痛，小儿疳积。
用量用法	15~21g，不宜入煎剂，一般研粉服。一次 5~7g，饭后用温开水调服，一日 3 次，连服 3 日。

石杉科

蛇足石松 *Huperzia serrata* Trev.

别名：蛇足石杉、千层塔。| **药材名：**千层塔（全草）。

植物形态

多年生土生植物。茎直立或斜生，高 10~30cm。枝连叶宽 1.5~4.0cm，2~4 回二叉分枝，枝上部常有芽孢。叶螺旋状排列，疏生，平伸，狭椭圆形，向基部明显变狭，通直，长 1~3cm，宽 1~8mm，边缘平直不皱曲，有粗大或略小而不整齐的尖齿，薄革质。孢子叶与营养叶同形。孢子囊生于孢子叶的叶腋，两端露出，肾形，黄色。

生境分布：生于海拔 50~1300m 的阔叶林或针阔叶混交林下阴湿处。分布于全国各地。

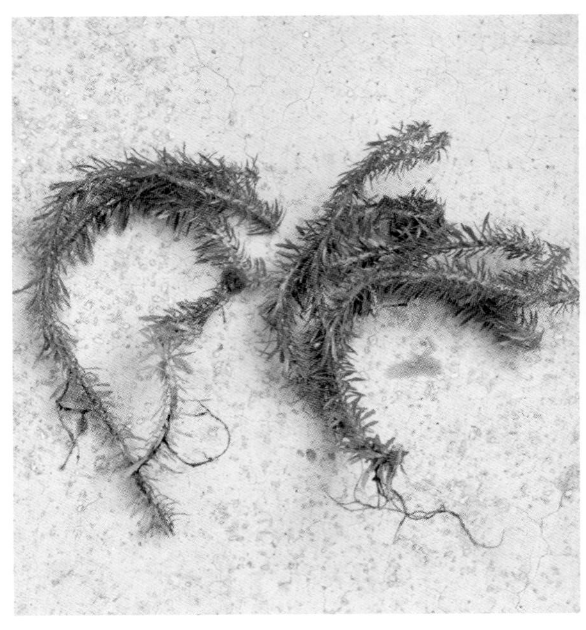

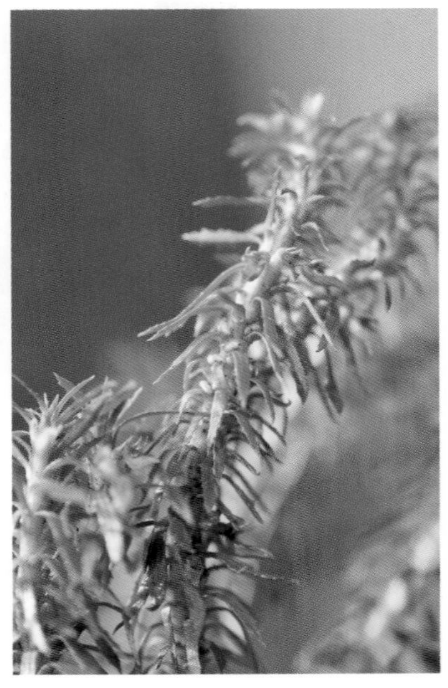

药材性状

千层塔

全草长 13~30cm。茎单一或数回二叉分枝，顶端有时有芽孢。叶螺旋状排列，椭圆状披针形，基部狭楔形，中脉明显。孢子叶与营养叶同形。孢子囊肾形，腋生，两端露出。

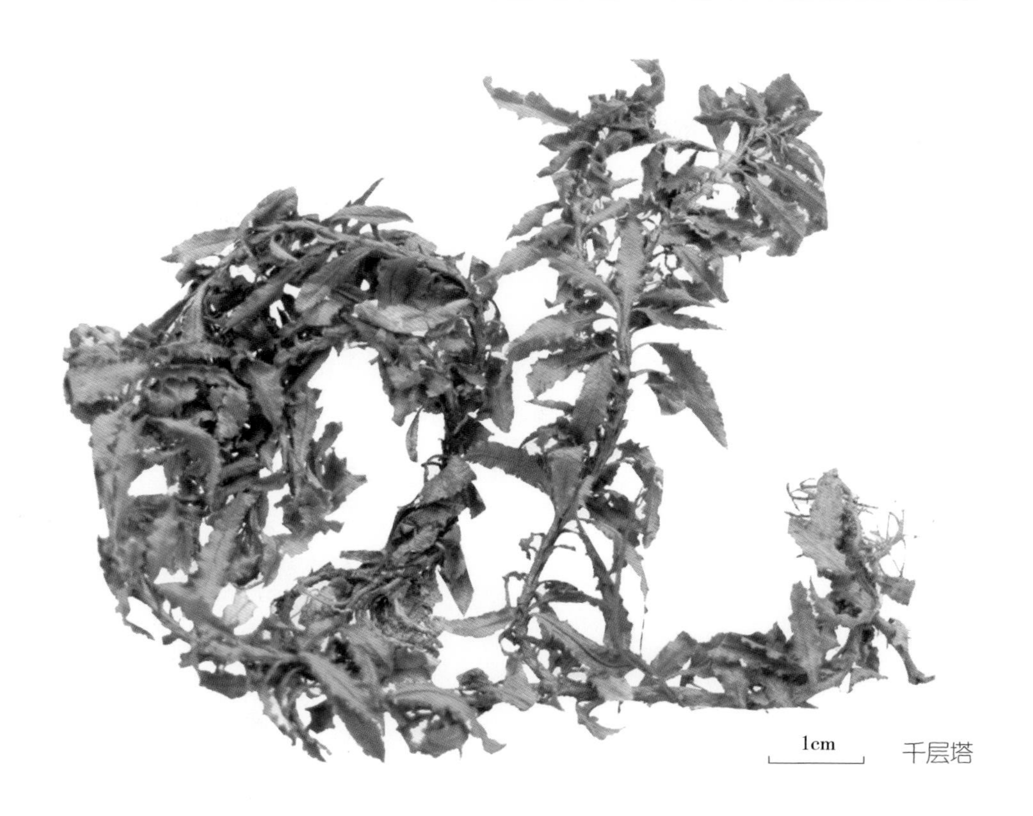

千层塔

性味	苦、微甘，平；有小毒。
功效	散瘀消肿，解毒，止痛。
主治	跌打损伤，瘀血肿痛，内伤吐血，痈疖肿毒，毒蛇咬伤，烧烫伤。
用量用法	3~9g。外用鲜品适量，捣烂敷患处。

凤尾蕨科

凤尾草 *Pteris multifida* Poir.

别名：凤尾蕨、鸡爪莲、井栏边草、五指草。| 药材名：凤尾草（全草）。

植物形态

植株高 30~70cm。根状茎直立，顶端有钻形鳞片。叶二型，簇生，草质，无毛。叶柄禾秆色或带褐色。能育叶片长卵形，长 20~45cm，宽 15~25cm，除基部一对有柄外，其他各对基部下延，在叶轴两侧形成狭翅，羽片或小羽片条形；不育叶的羽片或小羽片较宽，边缘有不整齐的尖锯齿。侧脉单一或分叉。孢子囊群沿叶边连续分布。

生境分布：生于墙缝、井边和石灰岩上，分布海拔可达 850m。分布于河北、山东、安徽、江苏、浙江、湖南、湖北、江西、福建、台湾、广东、广西、贵州和四川等地。

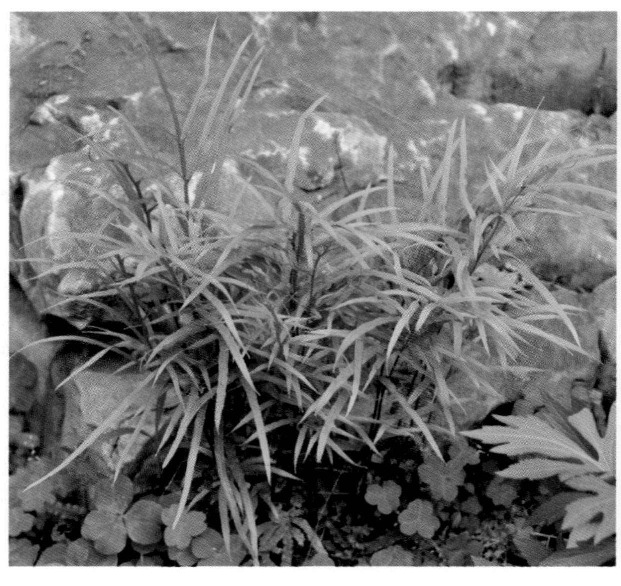

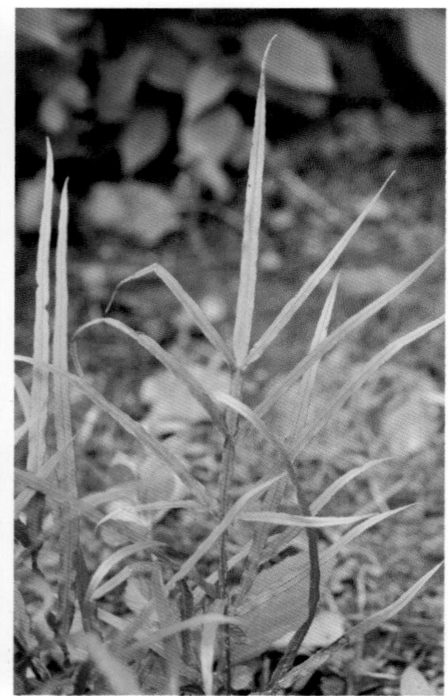

药材性状

凤尾草

多为数十株扎成一小捆，株长 15~40cm。根状茎短，棕褐色，下面丛生须根，上面簇生数十片叶。叶二型，草质，无毛，灰绿色；叶柄细长，三棱形，棕黄色，光滑，易折断。具孢子囊的叶片长条形，边缘无锯齿；不生孢子囊叶片较宽，边缘有不整齐的锯齿。

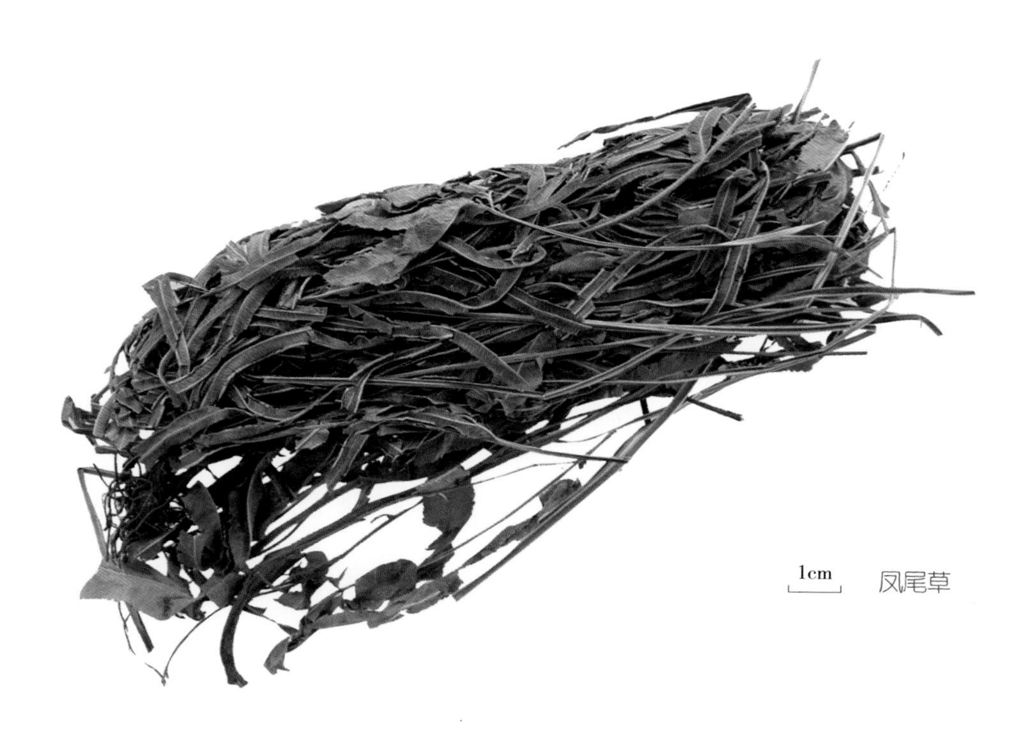

凤尾草

性味	甘、淡、微苦，凉。
功效	消肿解毒，清热利湿，凉血止血，生肌。
主治	细菌性痢疾，胃肠炎，黄疸型肝炎，肺虚咯血等。
用量用法	9~30g。外用适量。

球子蕨科

荚果蕨 *Matteuccia struthiopteris* (L.) Todaro

别名：野鸡膀子、黄瓜香。| **药材名：**荚果蕨贯众（根茎及叶柄残基）。

植物形态

多年生草本，高达 90cm。根状茎直立，连同叶柄基部密生披针形鳞片。叶柄残基扁三棱形，两侧全缘。叶簇生，二型，有柄。不育叶长圆状倒披针形，叶轴和羽轴时有棕色柔毛，2 回深羽裂，下部羽片向下渐缩成耳状；能育叶的羽片向下反卷成有节的荚果状，包着囊群。孢子囊群圆形，膜质，白色，生于侧脉分枝的中部，成熟时连成条状。

生境分布：生于高山林下、灌丛阴湿处及山谷中。分布于东北、华北、西北、西南等地。

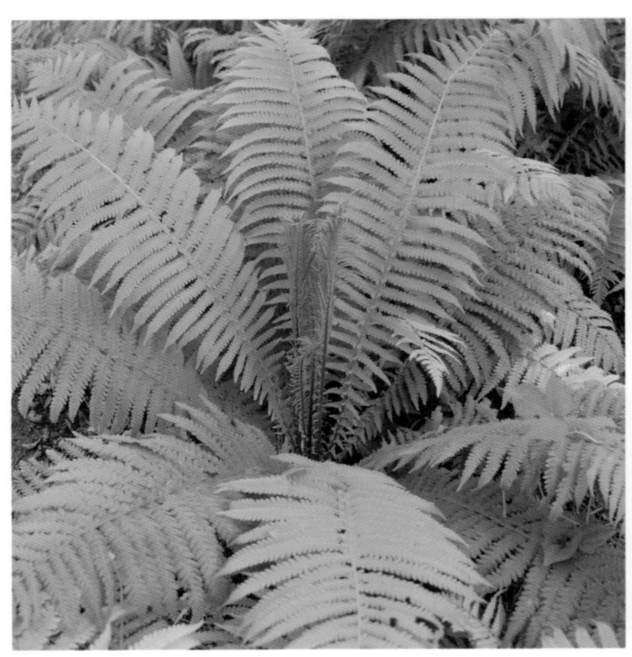

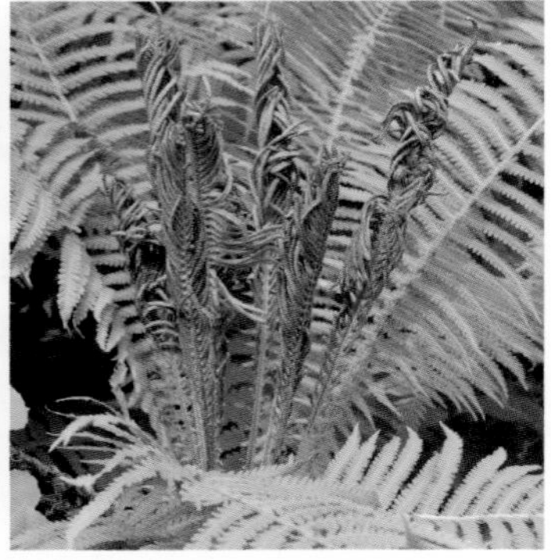

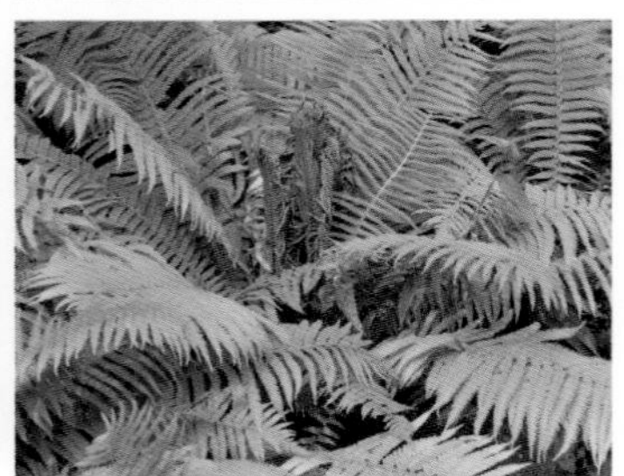

药材性状

荚果蕨贯众

根茎呈倒卵形或长卵圆形，长10~16cm，直径4~7cm，棕褐色，上部钝圆，下部稍尖，微弯曲，有的一端呈尖嘴状突出。常留有叶柄残基及须根，叶柄中央有一条纵棱，基部有1~3条弯曲的须根，多分枝，具棕色绒毛。质坚脆，易折断，有维管束2条。气微，特异，味涩。

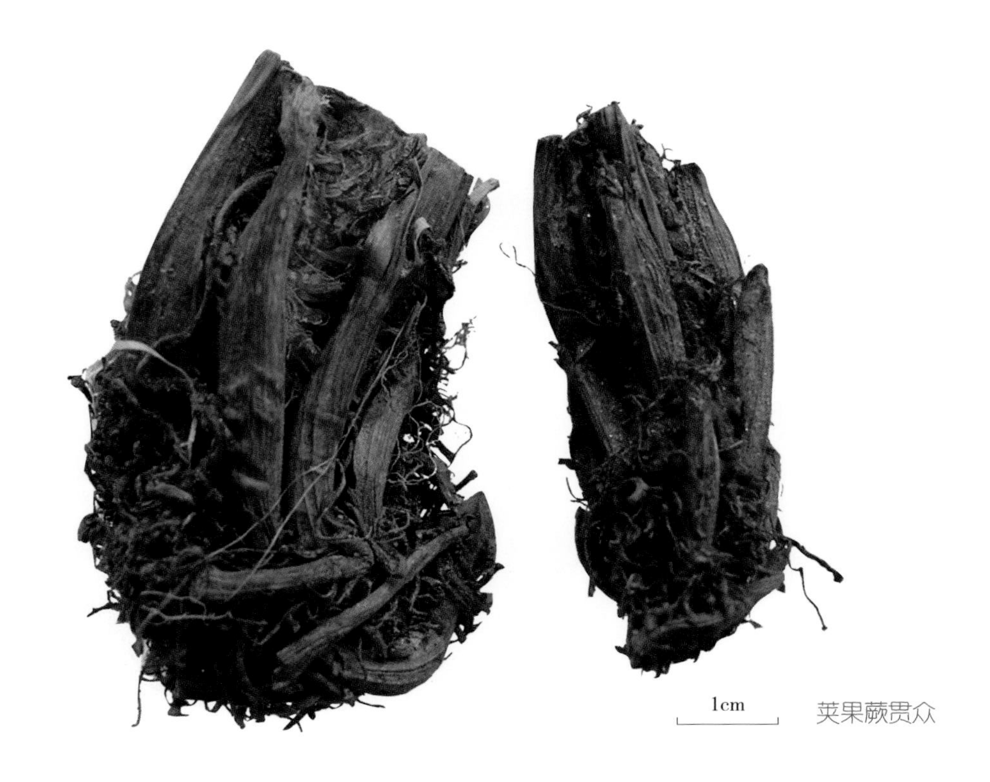

荚果蕨贯众

性味	苦，微寒；有小毒。
功效	清热解毒，止血，凉血，杀虫。
主治	流行性感冒，痢疾，子宫出血，蛔虫病等。
用量用法	10~15g。外用适量，研末调敷。孕妇慎服。

水龙骨科

★石韦 *Pyrrosia lingua* (Thunb.) Farwell

别名：小石韦。| 药材名：石韦（叶）。

植物形态

植株高 10~30cm。根状茎长而横走，密生鳞片；鳞片披针形，有睫毛。叶近二型，远生，革质，上表面绿色，有小凹点，下表面密覆灰棕色星状毛。不育叶和能育叶同形或略较能育叶短而阔；叶柄基部均有关节。能育叶披针形至矩圆披针形，长 8~12（~18）cm，宽 2~5cm，下面侧脉稍凸起。孢子囊群在侧脉间紧密而整齐地排列，初为星状毛所包被，成熟时露出，无盖。

生境分布：生于海拔 100~1800m 的岩石或树干上。分布于长江以南各地。

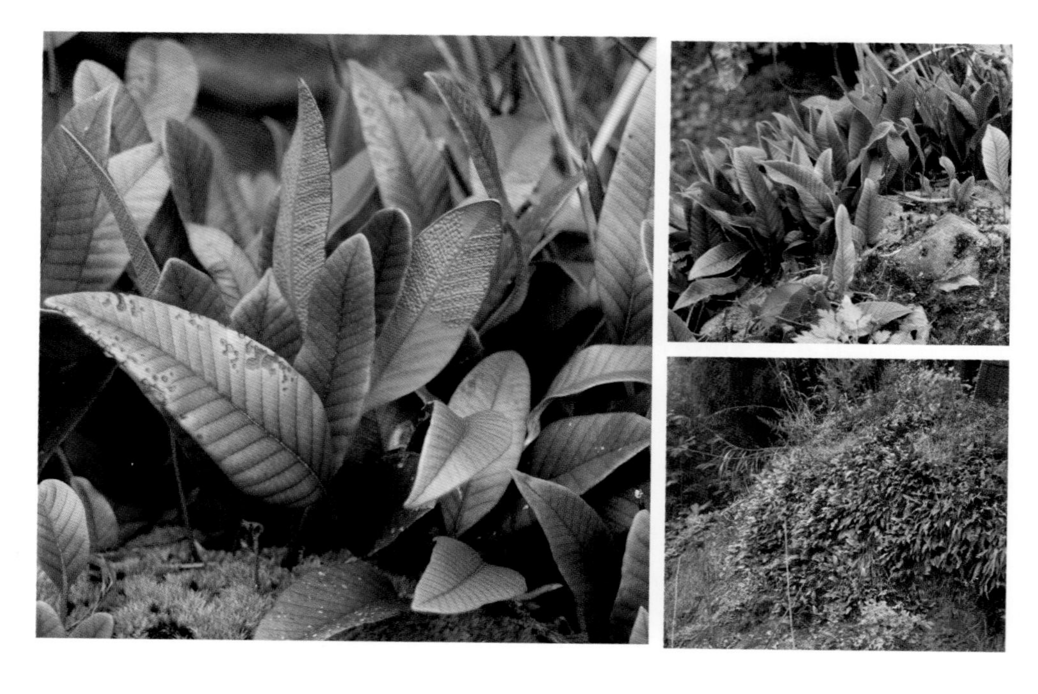

药材性状

石韦

叶片披针形或长圆披针形，长 8~12cm，宽 1~3cm；基部楔形，对称。孢子囊群在侧脉间排列紧密而整齐。叶柄长 5~10cm，直径约 1.5mm。

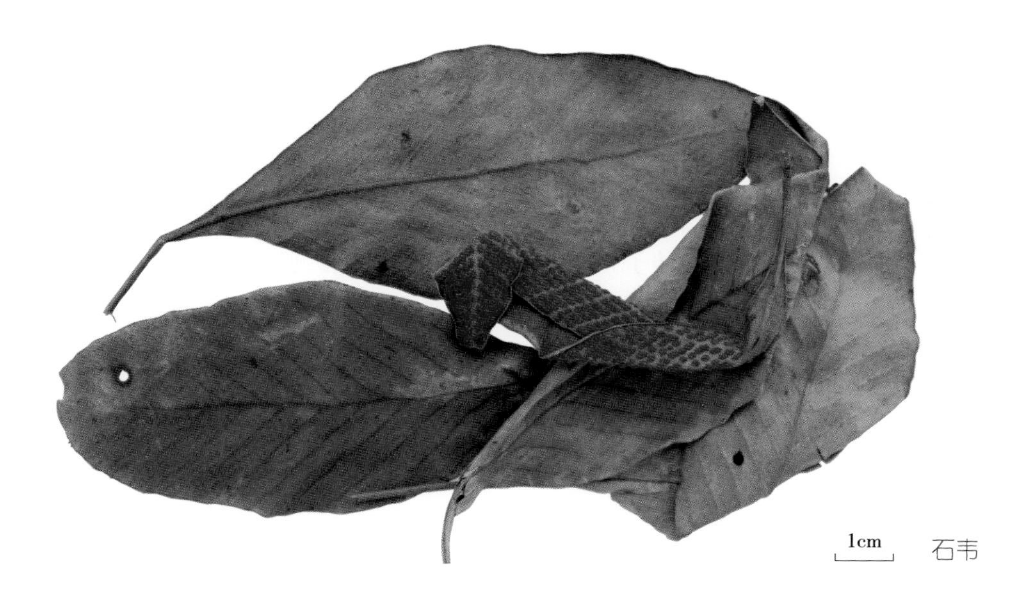

石韦

性味	甘、苦，微寒。
功效	利尿通淋，清肺止咳，凉血止血。
主治	热淋，血淋，石淋，小便不通，淋沥涩痛，肺热喘咳，吐血，衄血，尿血，崩漏。
用量用法	6~12g。

附　注：《中国药典》2015 年版记载同属植物庐山石韦、有柄石韦与石韦的干燥叶同等入药。在我国水龙骨科石韦属植物约有 37 种，常见作为“石韦”混淆品入药的植物有华北石韦、西南石韦、毡毛石韦、柔软石韦、光石韦。

银杏科

★ 银杏 *Ginkgo biloba* L.

别名：白果树、公孙树。| 药材名：白果（种子）、银杏叶（叶）。

植物形态

落叶乔木，株高 40m，无树脂。叶扇形，先端二裂，基部楔形，叶脉二叉状分枝；叶柄长 3~10cm。雌雄异株。雄球花柔荑花序状；孢子囊 2 枚，长椭圆形。雌球花具长梗，梗端二叉状分枝，叉端有一盘状珠座，其上生胚珠 1 枚，通常仅有 1 侧胚珠发育成种子。种子核果状卵球形、柱状椭圆形或倒卵球形；外种皮肉质，成熟时黄色或橙色，有白粉，具臭味；中种皮骨质，白色，有纵脊；内种皮膜质，红褐色。花期 4~5 月。

生境分布：栽培于我国大部分地区。

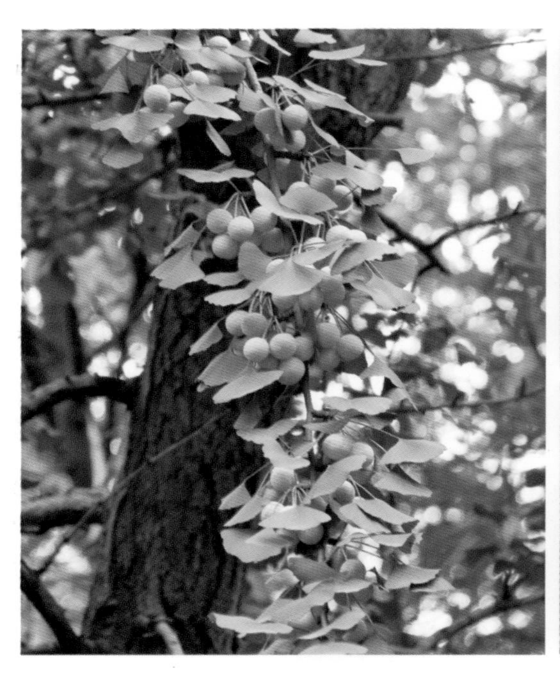

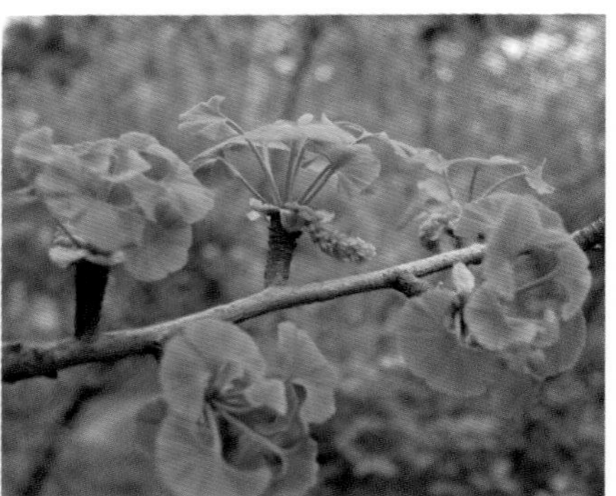

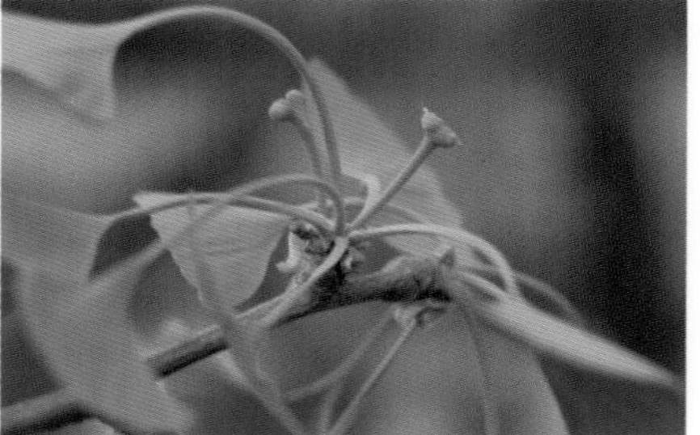

药材
性状

白果

略呈椭圆形，一端稍尖，另端钝，长1.5~2.5cm，宽1~2cm，厚约1cm。表面黄白色或淡棕黄色，平滑，具2~3条棱线。中种皮（壳）骨质，坚硬。内种皮膜质，种仁宽卵球形或椭圆形，一端淡棕色，另端金黄色，横断面外层黄色，胶质样，内层淡黄色或淡绿色，粉性，中间有空隙。气微，味甘、微苦。

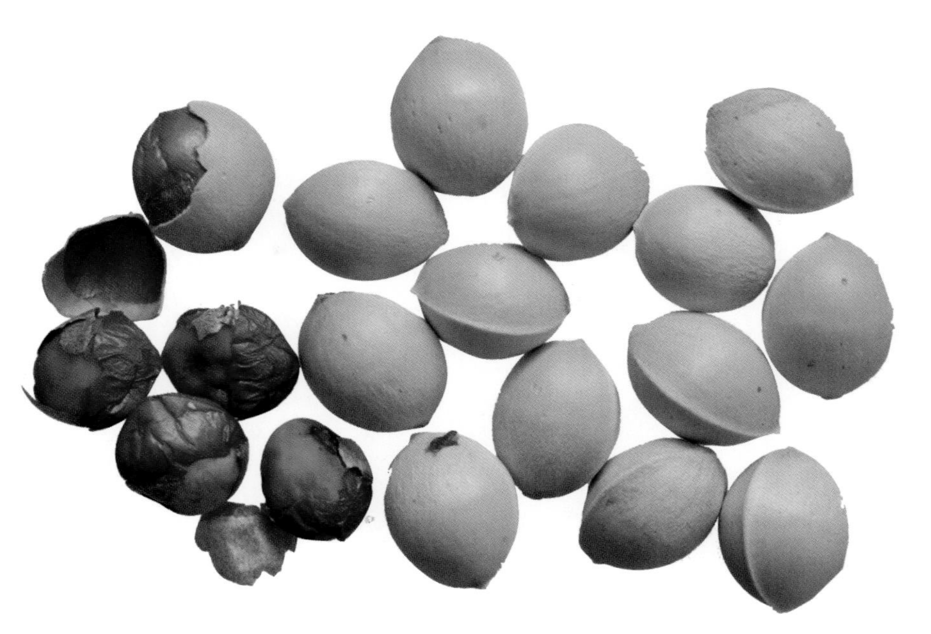

白果

性味	甘、苦、涩，平；有毒。
功效	敛肺定喘，止带缩尿。
主治	痰多喘咳，带下白浊，遗尿尿频。
用量用法	5~10g。生食有毒。

药材性状

银杏叶

多皱折或破碎，完整者呈扇形，长 3~12cm，宽 5~15cm。黄绿色或浅棕黄色，上缘呈不规则的波状弯曲，有的中间凹入，深者可达叶长的 4/5。具二叉状平行叶脉，细而密，光滑无毛，易纵向撕裂。叶基楔形，叶柄长 2~8cm。体轻。气微，味微苦。

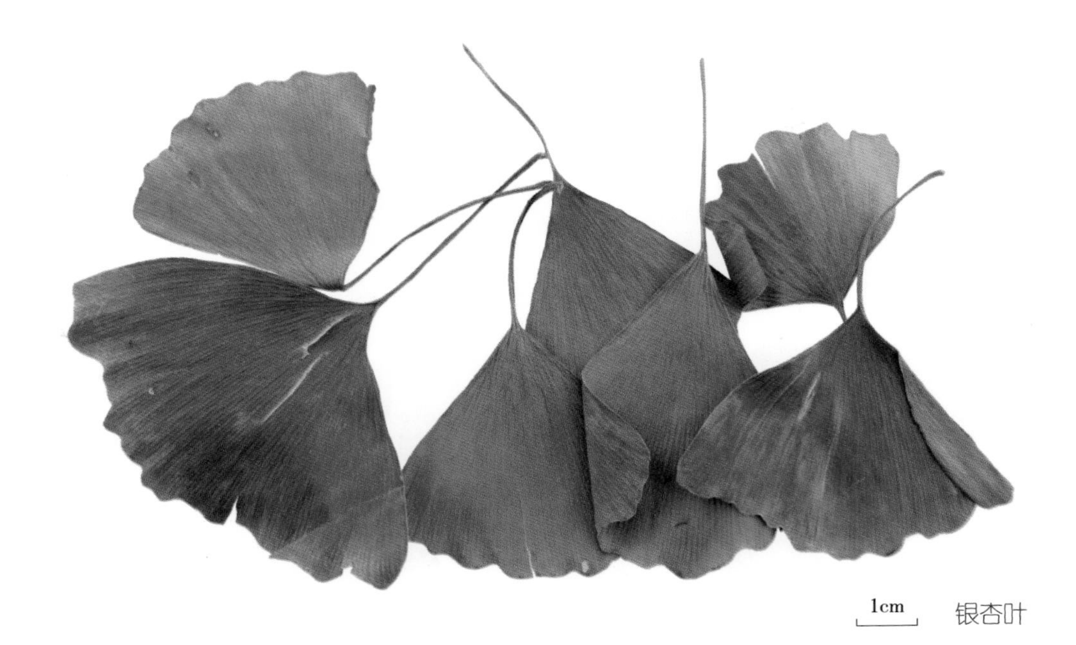

银杏叶

性味	甘、苦、涩，平。
功效	活血化瘀，通络止痛，敛肺平喘，化浊降脂。
主治	瘀血阻络，胸痹心痛，中风偏瘫，肺虚咳喘，高脂血症。
用量用法	9~12g。

柏科

★ 侧柏 *Platycladus orientalis* (L.) Franco

别名： 扁柏、柏树。| **药材名：** 侧柏叶（枝梢和叶）、柏子仁（种仁）。

植物形态

常绿乔木，株高 20m。树皮浅灰色。枝条开展，小枝扁平，排列成复叶状。叶全为鳞片状，长 1~3mm，交互对生。雌雄同株，球花生于枝顶；雄球花有 6 对交互对生的雄蕊；雌球花有 4 对交互对生的珠鳞。球果熟时开裂，卵球形；种鳞 4 对，木质，背部上方有一弯曲的钩状尖头，中部种鳞各有 1~2 粒种子。种子长卵形。花期 4~5 月，球果当年 10 月成熟。

生境分布： 生于海拔 300~3300m 的平原、山坡或山崖。分布于除青海、新疆之外的全国各地。

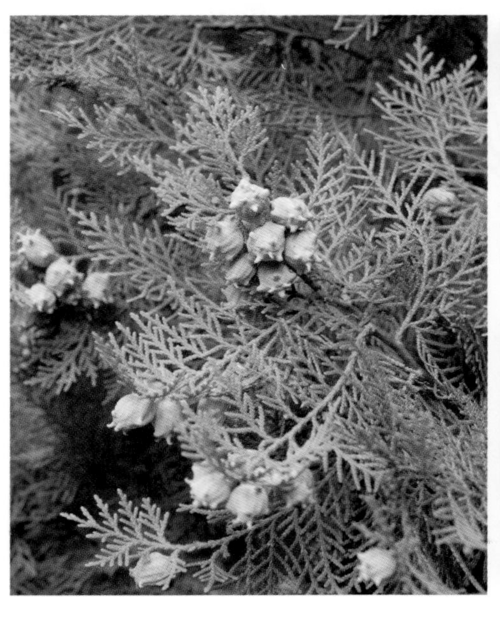

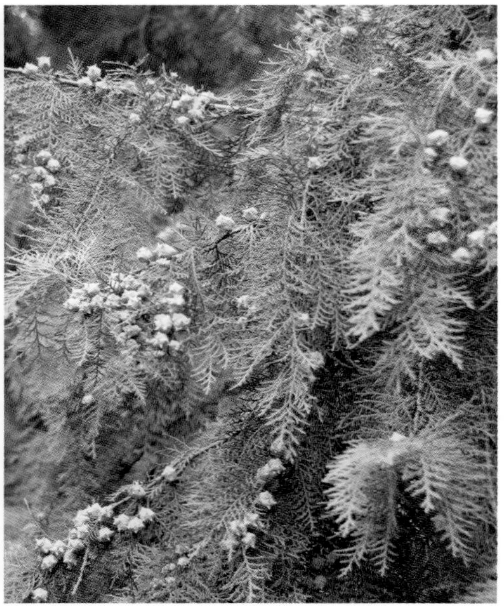

药材性状

侧柏叶

多分枝，小枝扁平。叶细小鳞片状，交互对生，贴伏于枝上，深绿色或黄绿色。质脆，易折断。气清香，味苦涩、微辛。

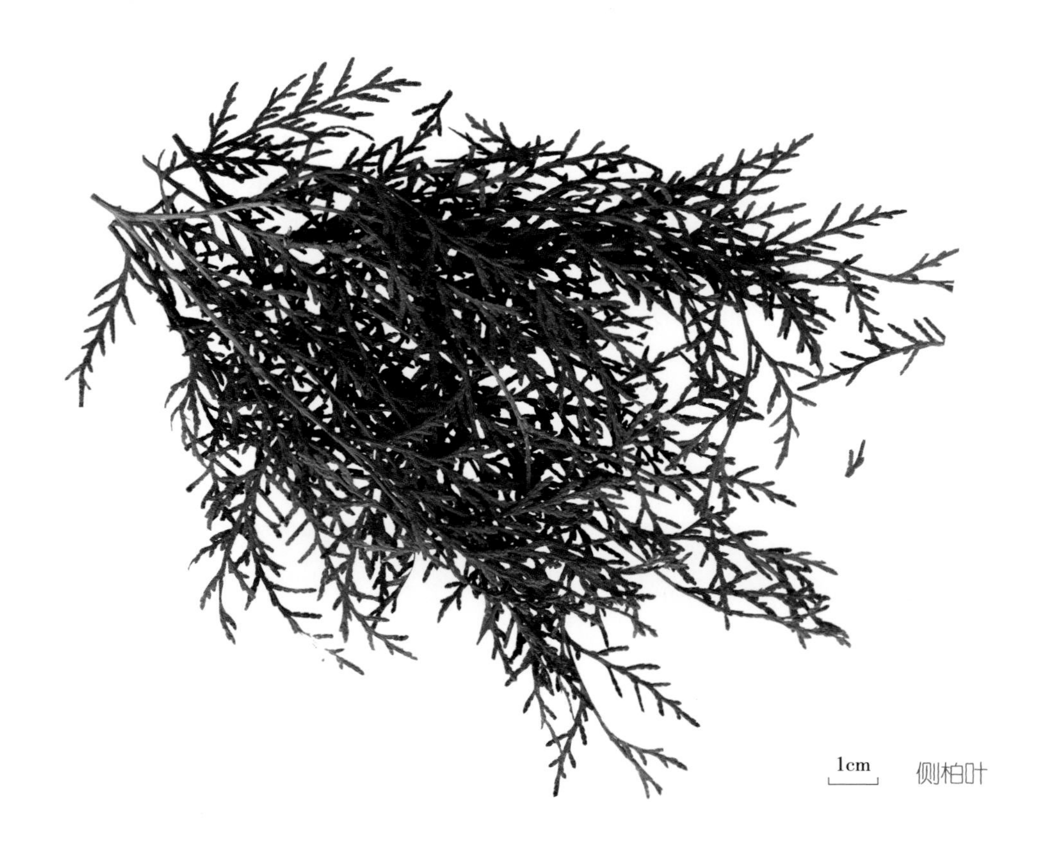

侧柏叶

性味	苦、涩，寒。
功效	凉血止血，化痰止咳，生发乌发。
主治	吐血，衄血，咯血，便血，崩漏下血，肺热咳嗽，血热脱发，须发早白。
用量用法	6~12g。外用适量。

药材性状

柏子仁

长卵形或长椭圆形，长 4~7mm，直径 1.5~3mm。表面黄白色或淡黄棕色，外包膜质内种皮，顶端略尖，有深褐色的小点，基部钝圆。质软，富油性。气微香，味淡。

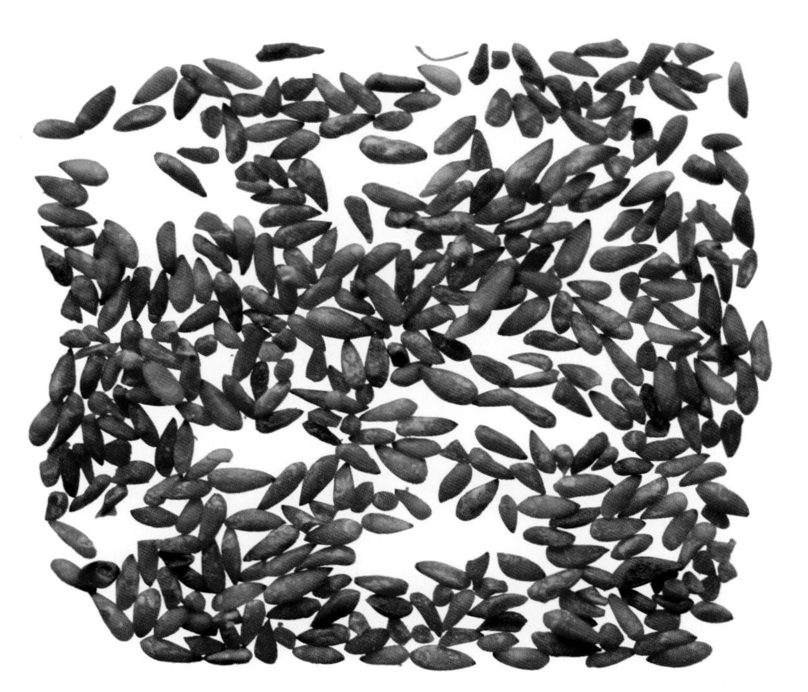

柏子仁

性味	甘，平。
功效	养心安神，润肠通便，止汗。
主治	阴血不足，虚烦失眠，心悸怔忡，肠燥便秘，阴虚盗汗。
用量用法	3~10g。

红豆杉科

东北红豆杉 *Taxus cuspidata* Sieb. et Zucc.

别名：紫杉。| **药材名：**紫杉（枝和叶）。

植物形态

常绿乔木，高约 17m，胸径 10~30cm。树皮红褐色或灰红褐色，呈片状剥裂。叶螺旋状着生，排成彼此重叠的不规则 2 列，与小枝约成 45° 斜展；叶微呈镰刀形，上、下几等宽，长 1.5~3.5cm，宽 2.5~3mm，先端急尖，基部窄，中脉隆起。花单性，雌雄异株，球花单生于前年枝的叶腋。种子卵圆形，生于深红色肉质多汁的杯状或坛状假种皮内，基部有多对黄色鳞片，熟时紫褐色，具光泽。花期 5~6 月，果期 7~8 月。

生境分布：生于海拔 500~1000m 且空气湿润、土壤肥沃的河岸、谷地。分布于黑龙江东南部、吉林东部和辽宁东部等地。

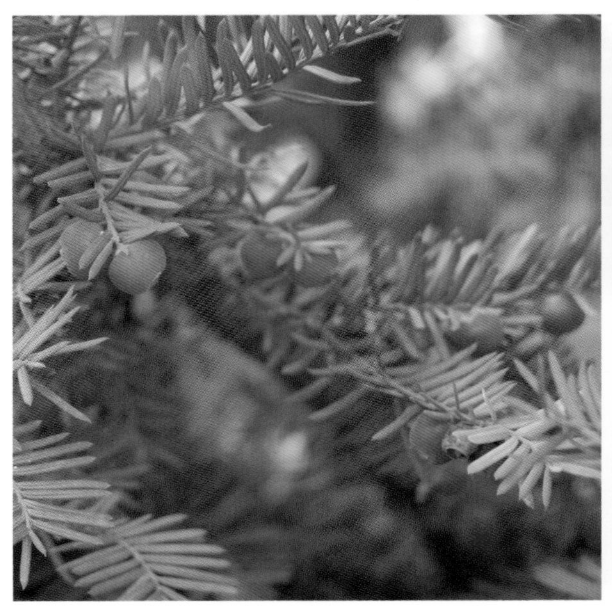

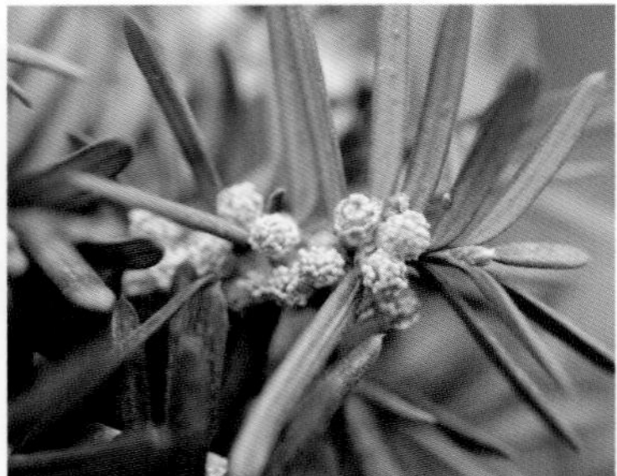

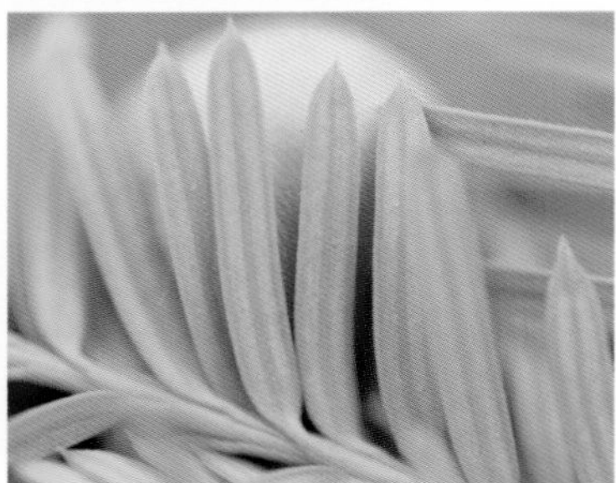

药材性状

紫杉

粗枝外皮红褐色，有浅裂；小枝密，互生，棕色或绿黄色，有稍突起的叶柄残基。叶易脱落，螺旋状着生，排成不规则 2 列，与小枝约成 45° 斜展；叶片条形，长 1.5~2.5cm，宽 2.5~3mm，先端急尖，边缘反卷，基部狭窄，有短柄，上表面微皱缩，暗棕绿色或棕绿色，略有光泽，下表面棕色，中脉微隆起。气特异，味先微甜而后苦。

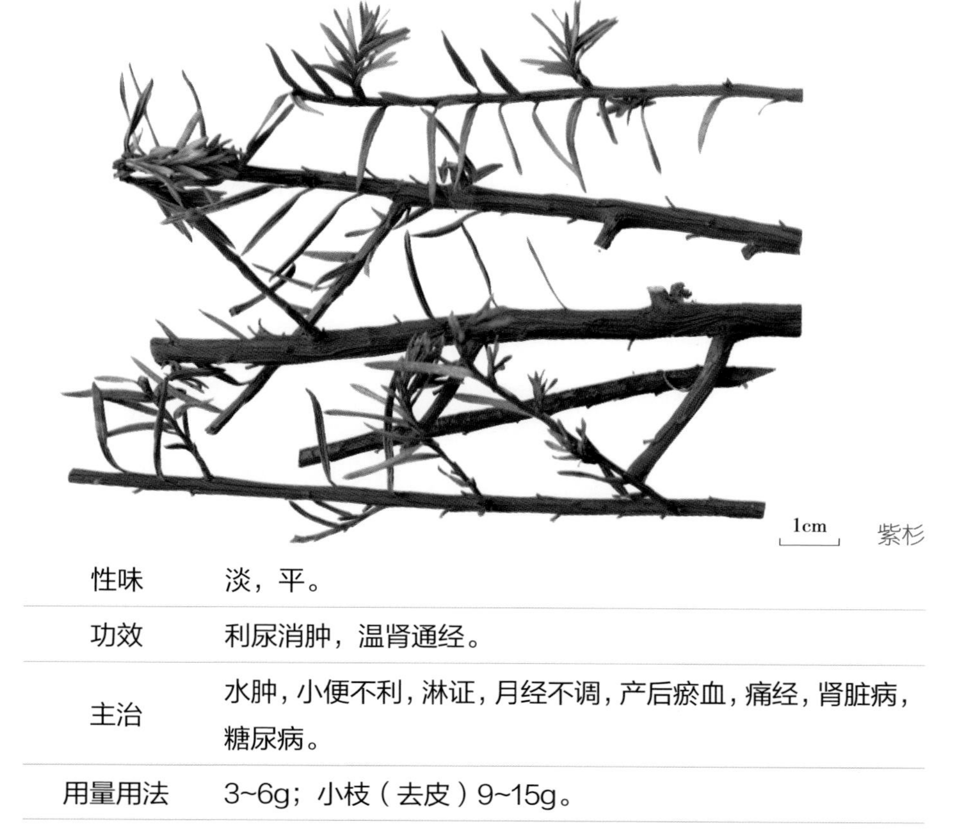

紫杉

性味	淡，平。
功效	利尿消肿，温肾通经。
主治	水肿，小便不利，淋证，月经不调，产后瘀血，痛经，肾脏病，糖尿病。
用量用法	3~6g；小枝（去皮）9~15g。

附　注：我国红豆杉科红豆杉属（紫杉属）植物有 3 种，2 变种，其中以东北红豆杉、红豆杉、南方红豆杉常见。

麻黄科

★ 木贼麻黄 *Ephedra equisetina* Bge.

别名：木麻黄。| **药材名**：麻黄（草质茎）。

植物形态

直立小灌木，高达 1m。木质茎明显，直立或部分呈匍匐状。小枝细，对生或轮生，节间短，通常长 1.5~2.5cm，纵槽纹不明显，多被白粉，呈蓝绿色或灰绿色。叶膜质鞘状，大部合生，仅上部约 1/4 分离，裂片 2 枚，钝三角形，长 1.5~2mm。雄球花单生或 3~4 朵集生于节上。雌球花常 2 个对生于节上；雌花 1~2 朵；雌球花成熟时苞片肉质，红色，长卵形或卵圆形。种子通常 1 粒，窄长卵形。花期 6~7 月，种子 8~9 月成熟。

生境分布：生于干旱砾质山地、山间谷地。分布于西北及河北、山西、内蒙古等地。

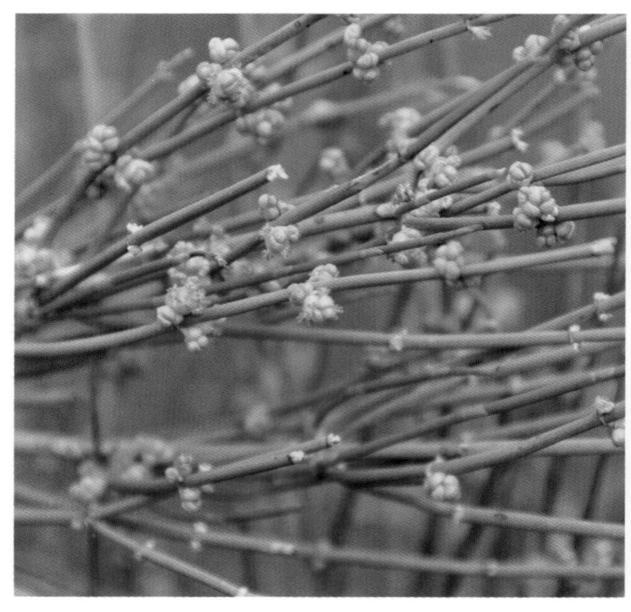

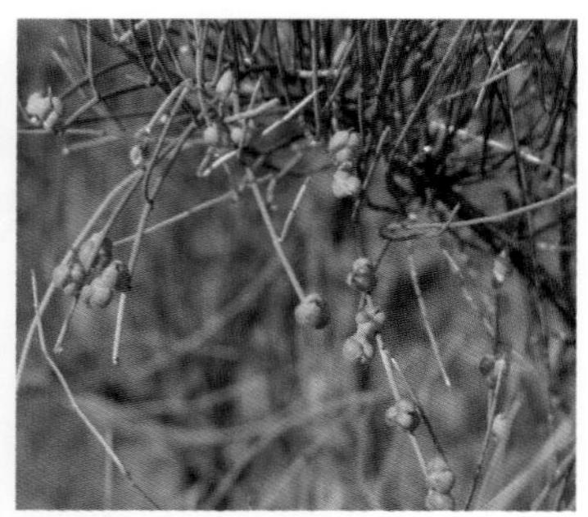

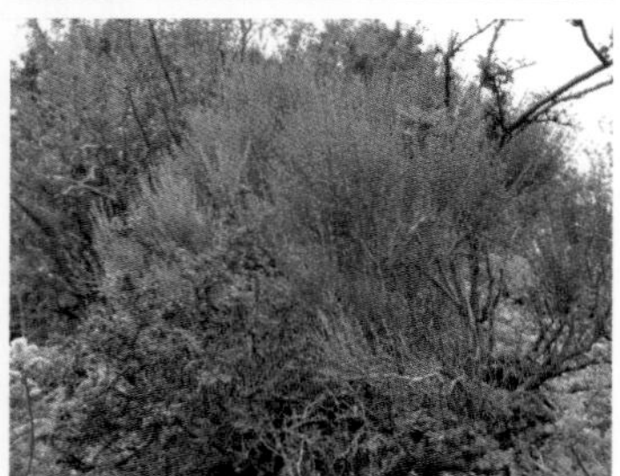

药材性状

麻黄

细长圆柱形，直径1~1.5mm，较多分枝，无粗糙感。节间长1.5~3cm。膜质鳞叶长1~2mm；裂片2枚，稀3枚，上部为短三角形，灰白色，先端多不反曲，基部棕红色至棕黑色。

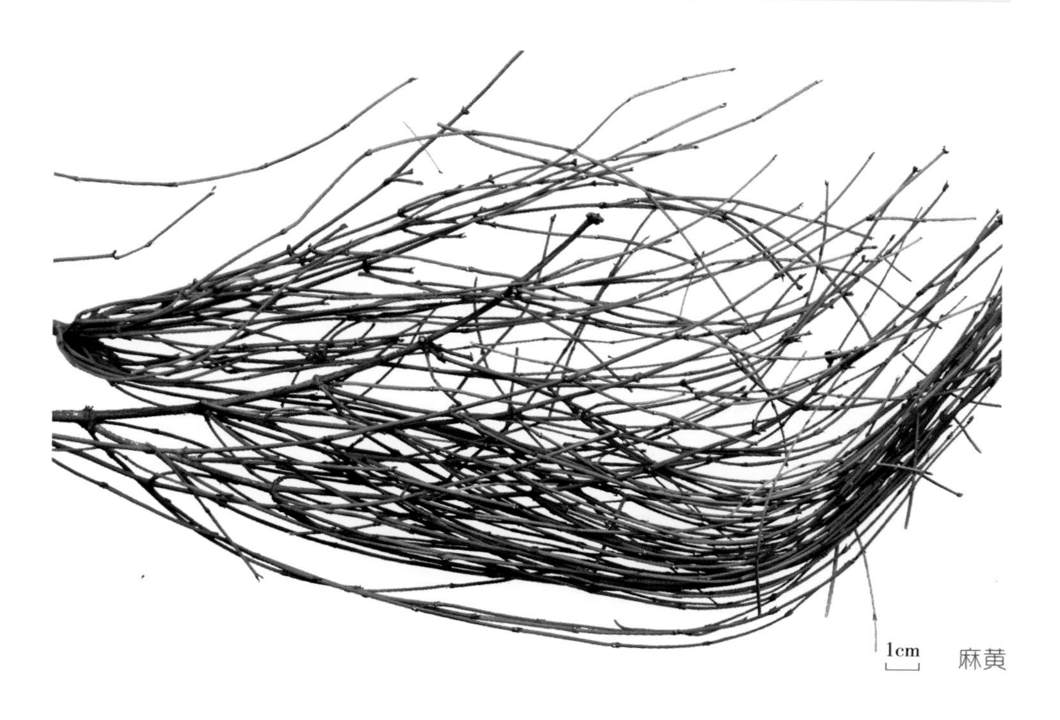

麻黄

性味	辛、微苦，温。
功效	发汗散寒，宣肺平喘，利水消肿。
主治	风寒感冒，胸闷喘咳，风水浮肿。
用量用法	2~10g。

附　注：《中国药典》2015年版记载木贼麻黄、草麻黄和中麻黄的干燥草质茎同等入药，称“麻黄”；草麻黄和中麻黄的干燥根和根茎同等入药，称“麻黄根”。

肉豆蔻科

★ 肉豆蔻 *Myristica fragrans* Houtt.

别名：肉果、玉果。| 药材名：肉豆蔻（种仁）。

植物形态

常绿大乔木，高达 15m，全株无毛。叶互生，革质，椭圆状披针形，长 4~15cm。总状花序腋生，花单性，雌雄异株。雄花花被壶形，3 裂，黄白色，下垂。果实梨形或近于圆球形，淡红色或淡黄色，成熟后纵裂成 2 瓣，显出绯红色不规则分裂的假种皮。种子卵圆形或长圆形，种仁红褐色至深棕色，质坚，断面显大理石样花纹，极芳香。花期 4~5 月，果期 6~8 月。

生境分布： 主产于马来西亚、印度、印度尼西亚、巴西等国，我国的海南、广西、云南等地有引种栽培。

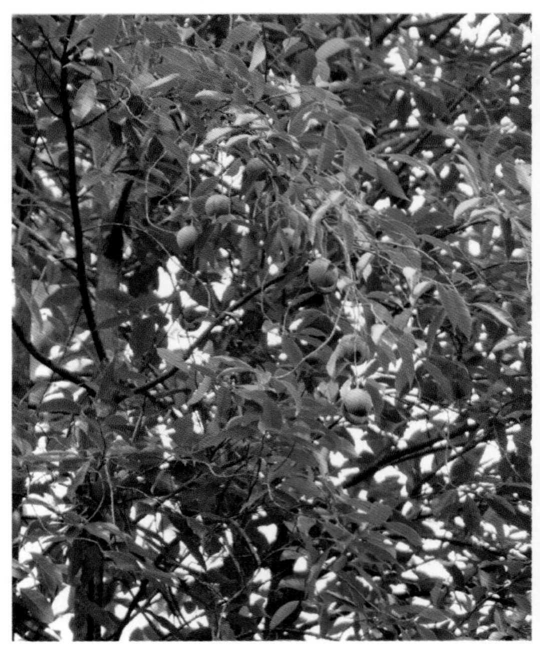

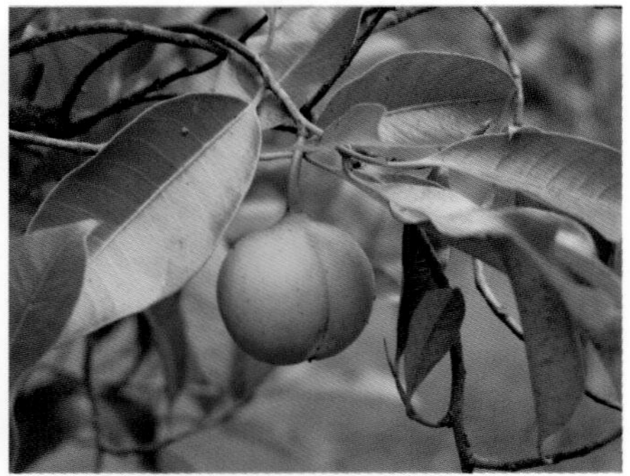

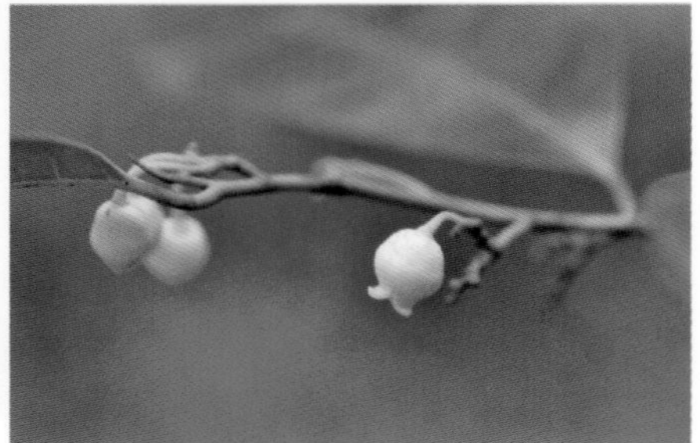

药材性状

肉豆蔻

卵圆形或椭圆形，长 2~3cm，直径 1.5~2.5cm。表面灰棕色或灰黄色，有时外被白粉（石灰粉末）。全体有浅色纵行沟纹及不规则网状沟纹。种脐位于宽端，呈浅色圆形突起，合点呈暗凹陷。种脊呈纵沟状，连接两端。质坚，断面显棕黄色相杂的大理石花纹，宽端可见干燥皱缩的胚，富油性。气香浓烈，味辛。

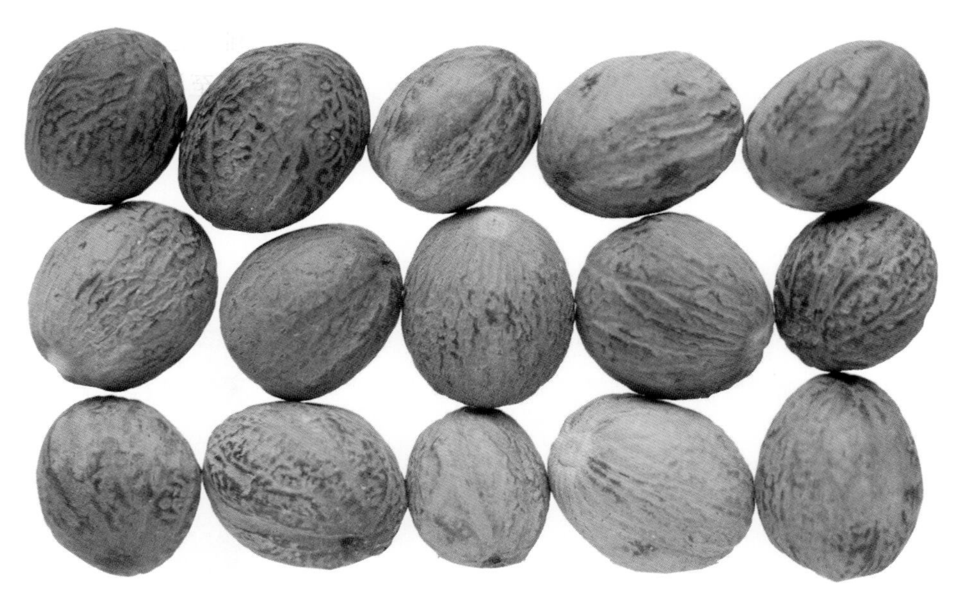

1cm 肉豆蔻

性味	辛，温。
功效	温中行气，涩肠止泻。
主治	脾胃虚寒，久泻不止，脘腹胀痛，食少呕吐。
用量用法	3~10g。

金粟兰科

★ 草珊瑚 *Sarcandra glabra* (Thunb.) Nakai

别名： 接骨金粟兰、九节风。| **药材名：** 肿节风（全草）。

植物形态

常绿半灌木，高 45~150cm，全体无毛。茎圆柱形，直立，节部明显膨大。托叶锥形；叶片宽椭圆形、卵形或卵状披针形，长 6~20cm，宽 2~8cm，革质或纸质，叶缘有粗锐锯齿，齿尖具 1 个腺体。穗状花序顶生，常分枝；花黄绿色；雄蕊 1 枚，肉质肥厚。核果球形或卵形，成熟时亮红色或黄红色。花期 6~7 月，果期 8~10 月。

生境分布： 生于海拔 2000m 以下的山沟溪谷旁、林下阴湿处。分布于河南、湖北、湖南、江西、安徽、浙江、福建、台湾、广东、广西、贵州、四川、云南等地。

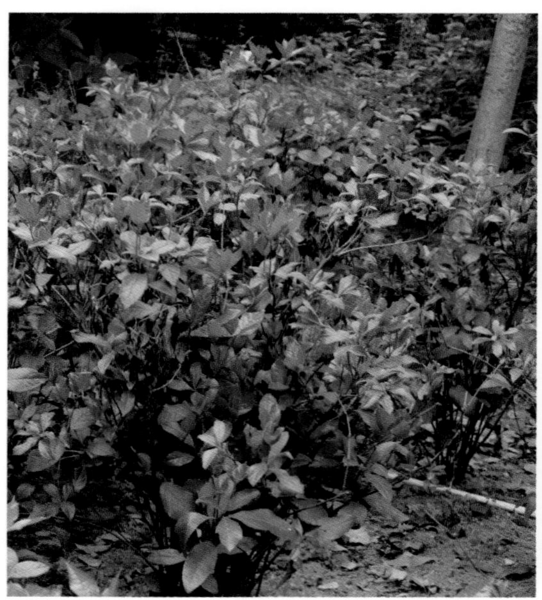

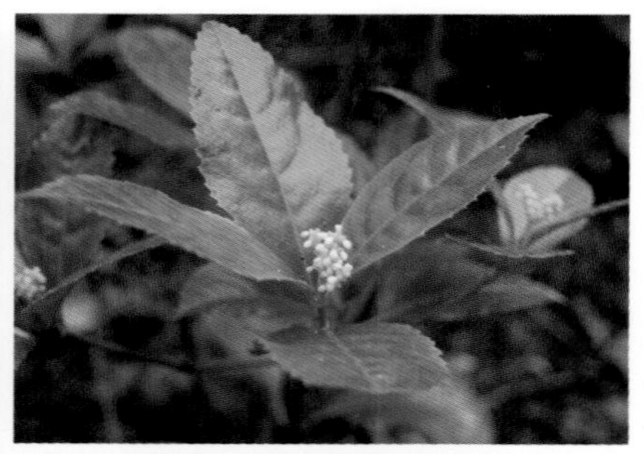

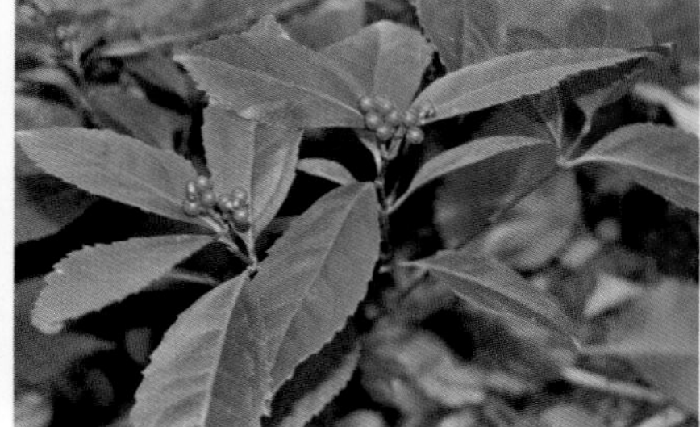

药材性状

肿节风

长 50~120cm。根茎较粗大，密生细根。茎圆柱形，多分枝，直径 0.3~1.3cm；表面暗绿色至暗褐色，有明显细纵纹，散有纵向皮孔，节膨大；质脆，易折断，断面有髓或中空。叶对生，叶片卵状披针形至卵状椭圆形，长 5~15cm，宽 3~6cm；表面绿色、绿褐色至棕褐色或棕红色，光滑；边缘有粗锯齿，齿尖腺体黑褐色；叶柄长约 1cm；近革质。穗状花序顶生，常分枝。气微香，味微辛。

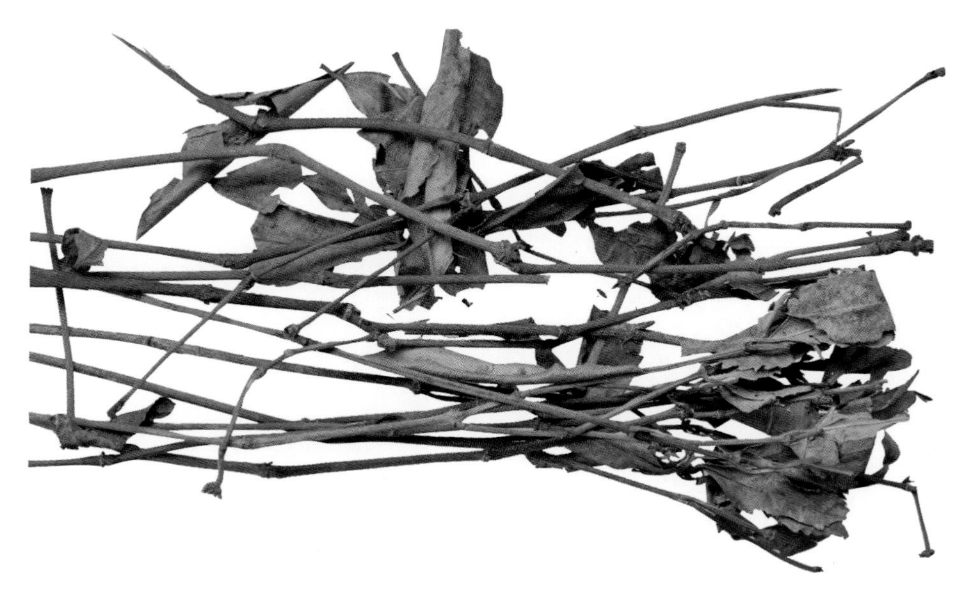

1cm 肿节风

性味	苦、辛，平。
功效	清热凉血，活血消斑，祛风通络。
主治	血热发斑发疹，风湿痹痛，跌打损伤。
用量用法	9~30g。

胡椒科

山蒟 *Piper hancei* Maxim.

别名：海风藤。| 药材名：山蒟（茎叶）。

植物形态

木质藤本。茎长达数米，无毛，圆柱形，略有棱，节上常生不定根。叶纸质或近革质，狭椭圆形或卵状披针形，两面无毛或下表面有极稀短柔毛。花单性，雌雄异株，无花被，穗状花序。雄花序长 5~10cm，宽约 2mm。雌花序长 1.5~3cm。果穗宽 6~7mm；浆果球形，黄绿色。花期 3~8 月。

生境分布：生于密林或疏林中，常攀缘于树上或石上。分布于浙江、福建、江西、湖南、广东、广西、贵州、云南等地。

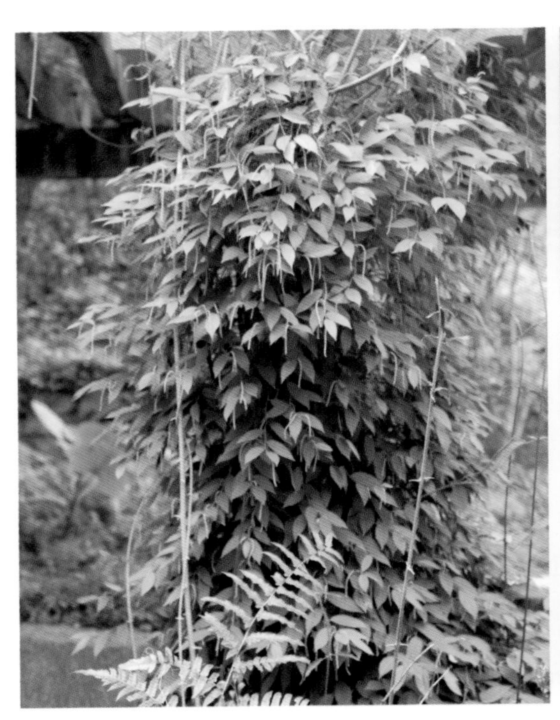

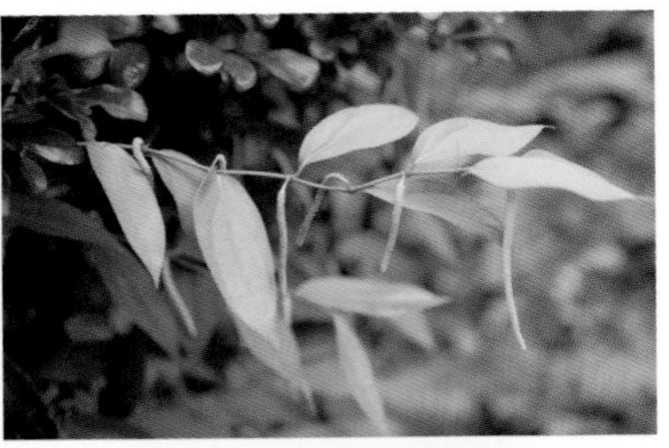

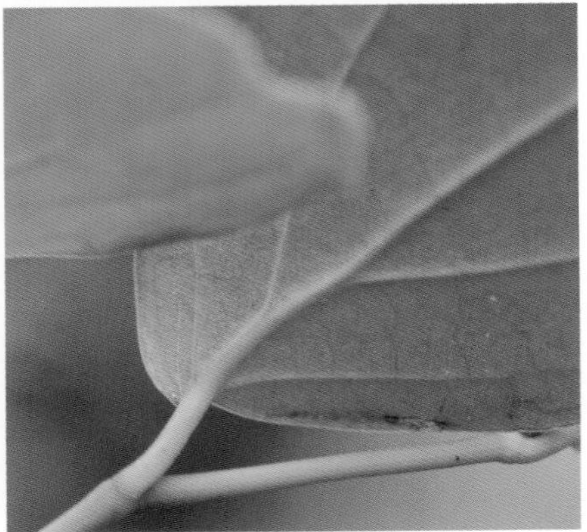

药材性状

山蒟

茎呈圆柱形，细长，直径1~3mm；表面灰褐色，有纵纹，节膨大，有不定根，节间长2~10cm；质脆易断，断面皮部灰褐色，较薄，木部灰白色，有许多小孔。叶多皱缩，有的破碎，完整者展平后呈狭椭圆形或卵状披针形，长4~12cm，宽2~5cm，先端渐尖，基部近楔形，常偏斜，上表面墨绿色，下表面灰绿色，质脆。气清香，味辛辣。

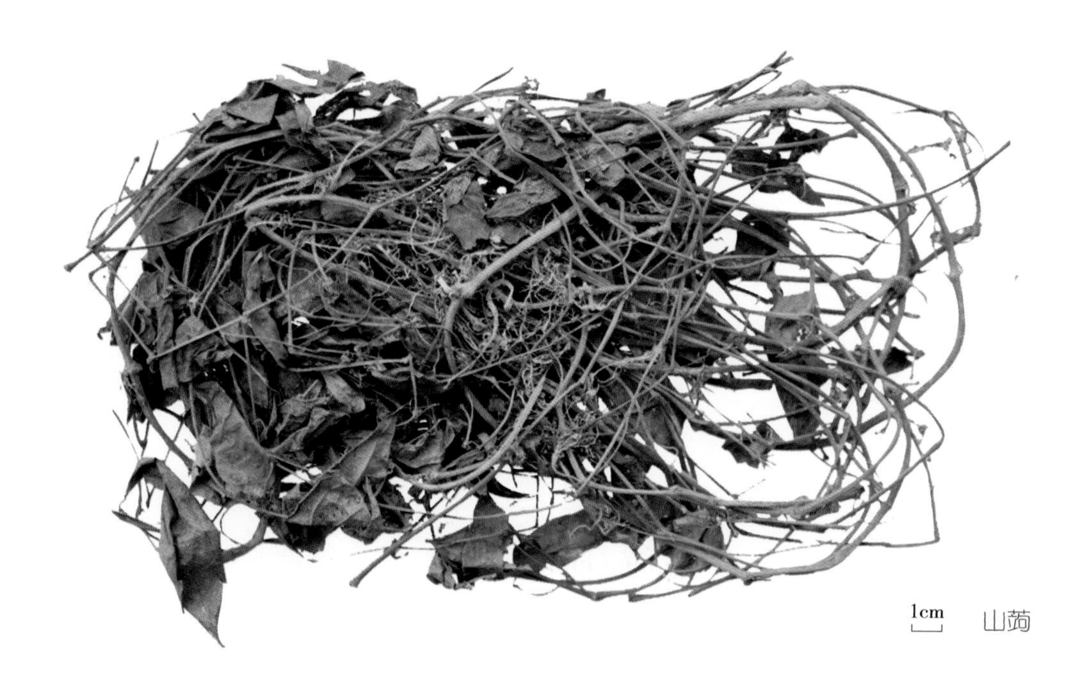

1cm 山蒟

性味	辛，温。
功效	祛风除湿，活血消肿，行气止痛，化痰止咳。
主治	风湿痹痛，胃痛，痛经，跌打损伤，风寒咳喘，疝气痛。
用量用法	9~15g，鲜品加倍。外用适量，煎水洗或鲜品捣敷。

马兜铃科

杜衡 *Asarum forbesii* Maxim.

别名：南细辛、苦细辛。| **药材名**：杜衡（根茎及根或全草）。

植物形态

多年生草本。根状茎的节间短，下端集生多数肉质根；茎端生 1~2 枚叶。叶宽心形至肾状心形，长和宽均 3~8cm，先端钝或圆，基部心形，两面略被毛，边缘及脉上密被细柔毛；叶柄长 7~15cm。单花顶生，直径 1~1.2cm；花被管钟状或圆筒状，顶端 3 裂，裂片宽卵形，暗紫色，脉纹明显。蒴果肉质，具多数黑褐色种子。花期 4~5 月。

生境分布：生于阴湿含腐殖质土壤的林下或草丛中。分布于江苏、浙江、安徽、湖南和江西等地。

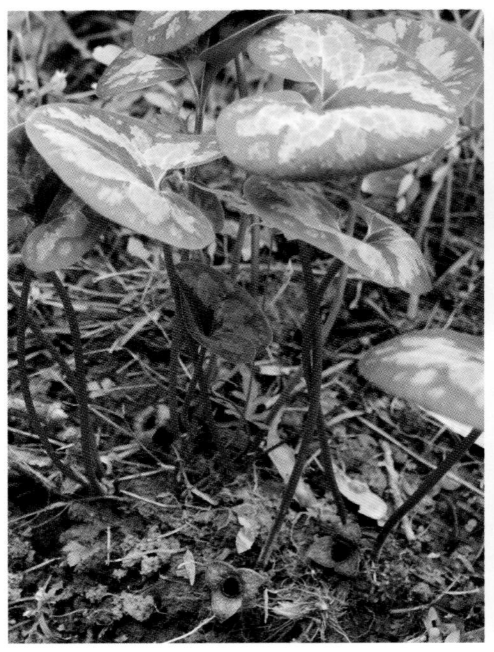

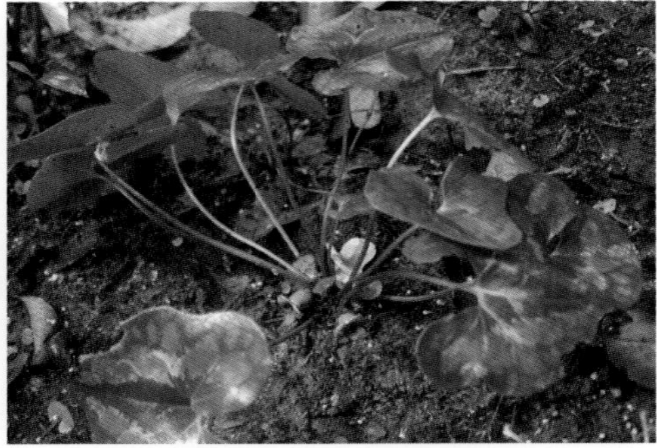

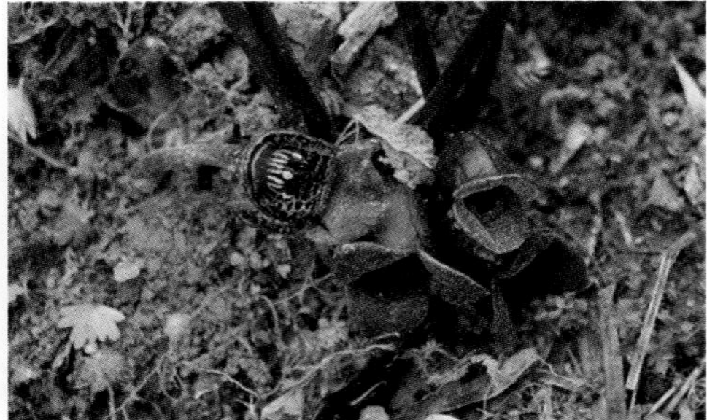

药材
性状

杜衡

常卷曲成团。根细圆柱形，长 7cm，直径 1~2mm，表面灰白色或浅棕色，断面黄白色或类白色。根茎圆柱形，长约 1cm，直径 2~3mm，表面浅棕色或灰黄色，粗糙，节间长 1~9mm。完整叶片展平后呈宽心形或肾状心形，长宽均为 3~8cm，先端钝或圆，上表面主脉两侧可见云斑，脉上及近叶缘有短毛。偶见花，1~2 朵腋生，钟状，紫褐色。气芳香，有浓烈辛辣味，有麻舌感。

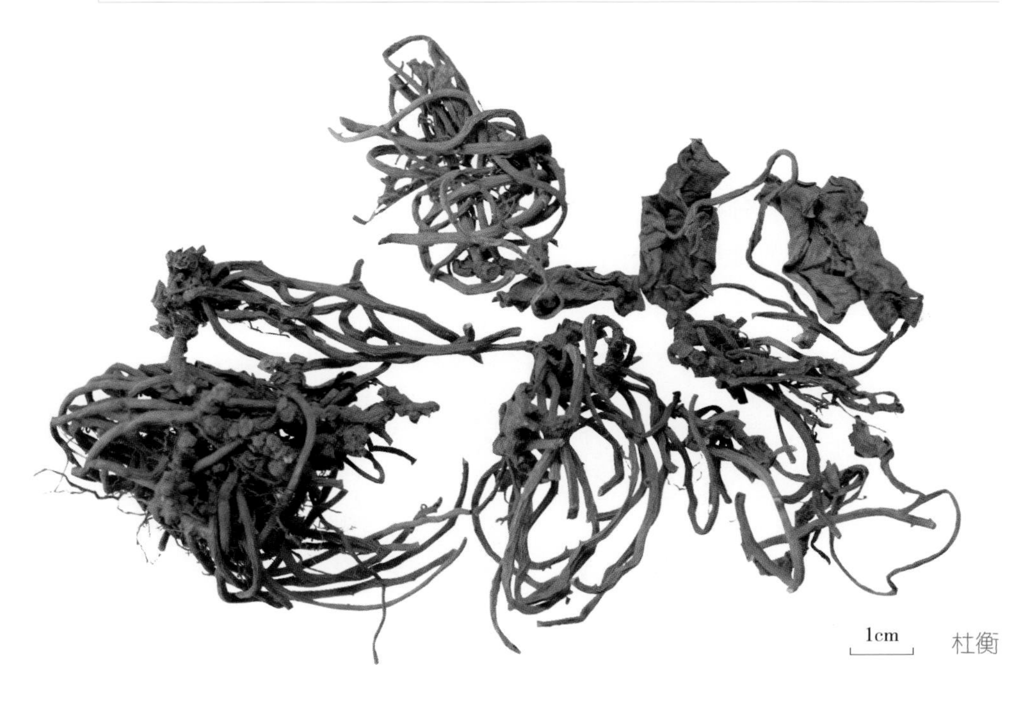

杜衡

性味	辛，温；有小毒。
功效	疏风散寒，消痰利水，活血止痛。
主治	风寒感冒，痰饮喘咳，水肿，风寒湿痹，跌打损伤，头痛，齿痛，胃痛，痧气腹痛，瘰疬，肿毒，蛇咬伤。
用量用法	1.5~6g；0.6~3g，研末服。外用适量，研末吹鼻或鲜品捣敷。

★ 北细辛 *Asarum heterotropoides* Fr. Schmidt var. *mandshuricum* (Maxim.) Kitag.

别名：辽细辛。| **药材名：**细辛（根及根茎）。

植物形态

多年生草本，高 10~30cm。根状茎横走。叶每株 2~3 枚；叶柄通常无毛或有少许短毛；叶片呈卵状心形或近肾形，先端圆钝或急尖，基部心形至深心形，上、下表面均被有疏短毛；芽苞叶近圆形。花紫棕色，稀紫绿色；花梗近花被管处在花期呈直角弯曲，果期直立；花被管壶状杯形或半球形；花被裂片三角状卵形，由基部向外反折。花期 5 月，果期 6 月。

生境分布：生于潮湿环境，在排水良好、腐殖质较厚、湿润肥沃的土壤中最多，辽宁有人工栽培。分布于黑龙江、吉林、辽宁等地。

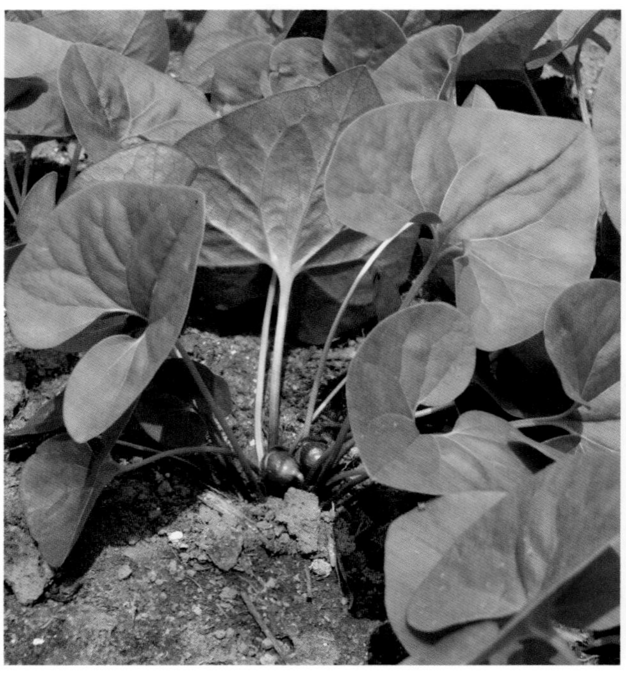

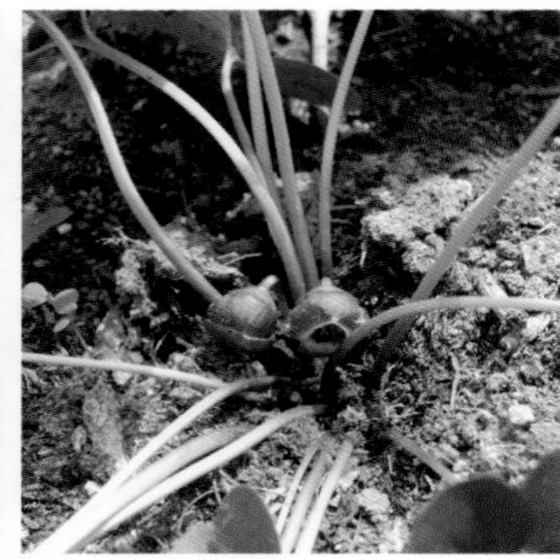

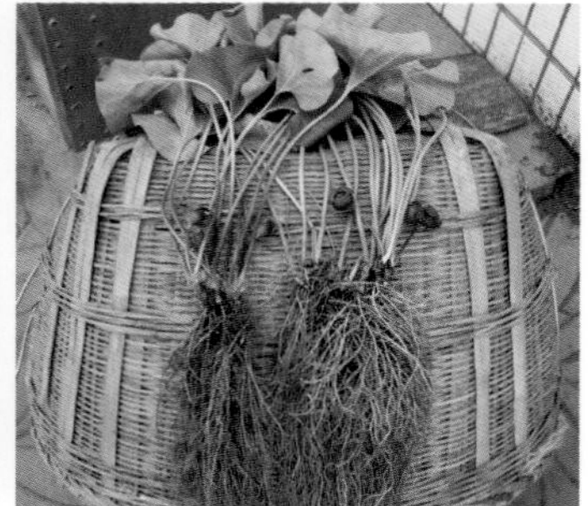

药材性状

细辛

常卷曲成团。根茎横生，呈不规则圆柱状，具短分枝，长1~10cm，直径0.2~0.4cm；表面灰棕色，粗糙，有环形的节，节间长0.2~0.3cm，分枝顶端有碗状的茎痕。根细长，密生节上，长10~20cm，直径0.1cm；表面灰黄色，平滑或具纵皱纹；有须根及须根痕；质脆，易折断，断面平坦，黄白色或白色。气辛香，味辛辣、麻舌。

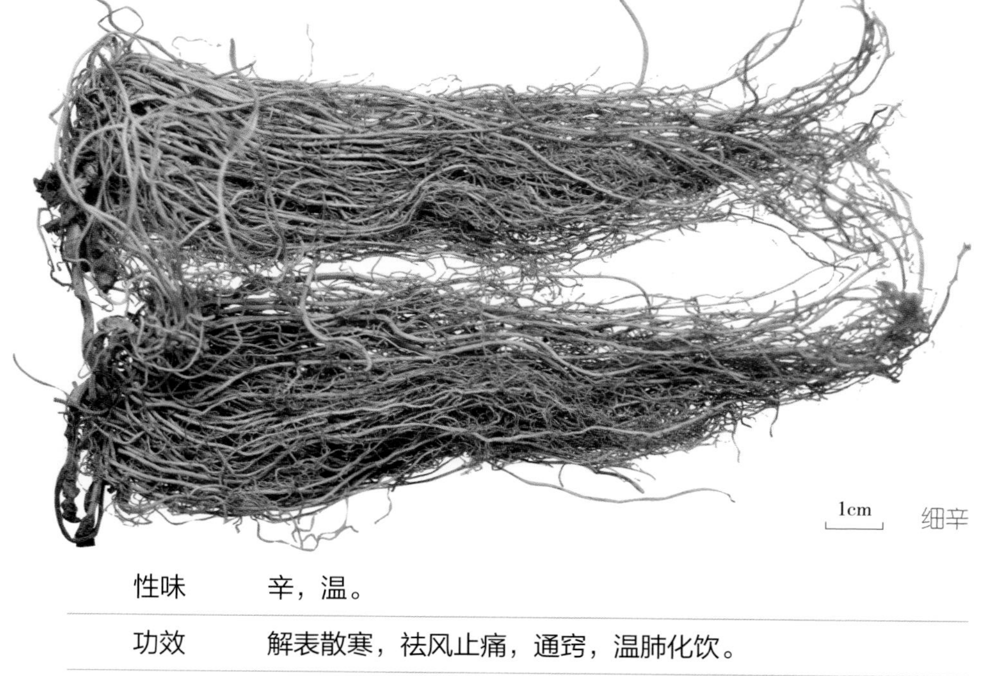

细辛

性味	辛，温。
功效	解表散寒，祛风止痛，通窍，温肺化饮。
主治	风寒感冒，头痛，牙痛，鼻塞流涕，鼻鼽，鼻渊，风湿痹痛，痰饮喘咳。
用量用法	1~3g；散剂每次服0.5~1g。外用适量。不宜与藜芦同用。

附　注：《中国药典》2015年版记载同属植物北细辛、汉城细辛和华细辛同等入药。

★ 北马兜铃 *Aristolochia contorta* Bge.

别名：臭铃当。| 药材名：马兜铃（果实）、天仙藤（地上部分）。

植物形态

多年生缠绕草本。茎细长，具纵沟。叶互生，三角状心形、心形或卵状心形，全缘，具 7 条主脉。花数朵，簇生于叶腋。花被管状，下部绿色，上部带紫色，内侧具软腺毛；基部呈球形，具 6 条隆起的纵脉和明显的网状脉；上部筒状，与基部相接处的内侧生有长腺毛；花被管的上部呈二唇形开展，先端延伸成细线状的尾尖。蒴果下垂，广倒卵形或椭圆状倒卵形，顶端圆形而微凹。花期 7~8 月，果期 9~10 月。

生境分布：生于山野、林缘、溪流两岸、路旁及山坡灌丛中。分布于黑龙江、吉林、辽宁、河北、河南、山东、山西等地。

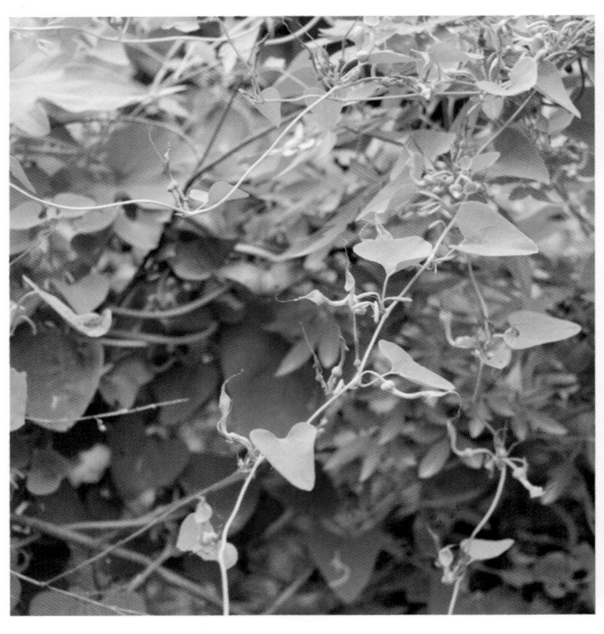

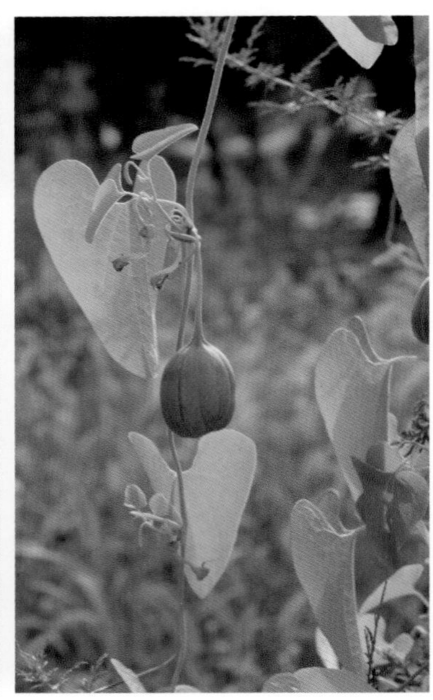

药材性状

马兜铃

卵圆形，长 3~7cm，直径 2~4cm。表面黄绿色、灰绿色或棕褐色，有纵棱线 12 条，由棱线分出多数横向平行的细脉纹。顶端平钝，基部有细长果梗。果皮轻而脆，易裂为 6 瓣，果梗也分裂为 6 条；果皮内表面平滑而带光泽，有较密的横向脉纹。果实分 6 室，每室种子多数，平叠整齐排列。种子扁平而薄，钝三角形或扇形，长 6~10mm，宽 8~12mm，边缘有翅，淡棕色。气特异，味微苦。

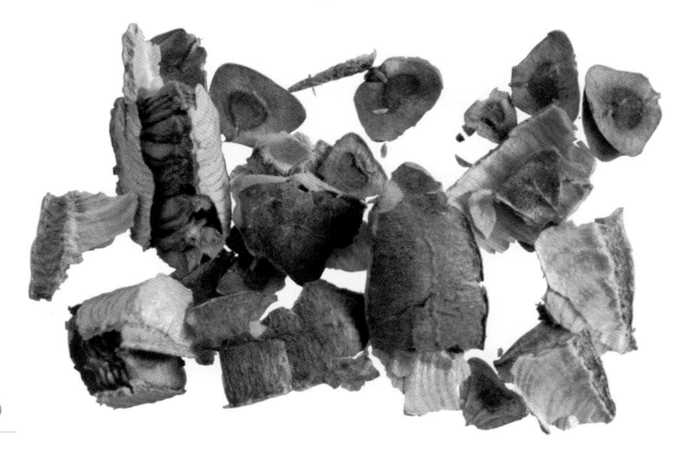

马兜铃（饮片）

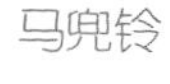

马兜铃

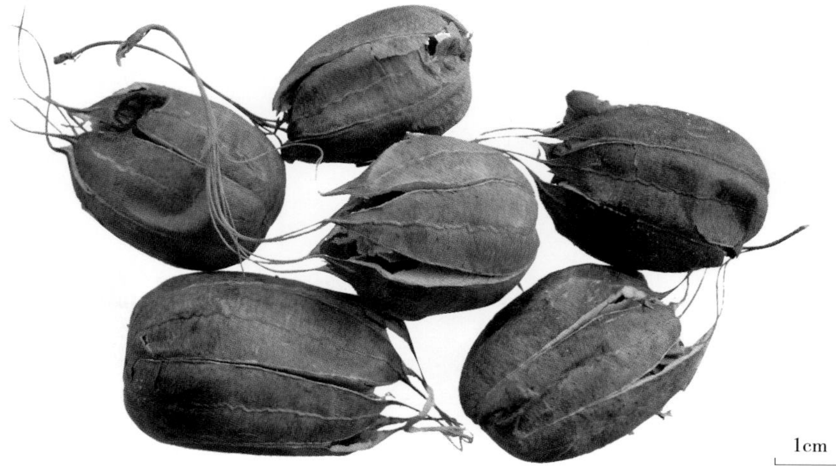

性味	苦，微寒。
功效	清肺降气，止咳平喘，清肠消痔。
主治	肺热咳喘，痰中带血，肠热痔血，痔疮肿痛。
用量用法	3~9g。本品含马兜铃酸，可引起肾脏损害等不良反应；儿童及老年人慎用；孕妇、婴幼儿及肾功能不全者禁用。

药材性状

天仙藤

茎呈细长圆柱形，略扭曲，直径 1~3mm；表面黄绿色或淡黄褐色，有纵棱及节，节间不等长；质脆，易折断，断面有数个大小不等的维管束。叶互生，多皱缩、破碎；完整叶片展平后呈三角状狭卵形或三角状宽卵形，基部心形，暗绿色或淡黄褐色，基生叶脉明显；叶柄细长。气清香，味淡。

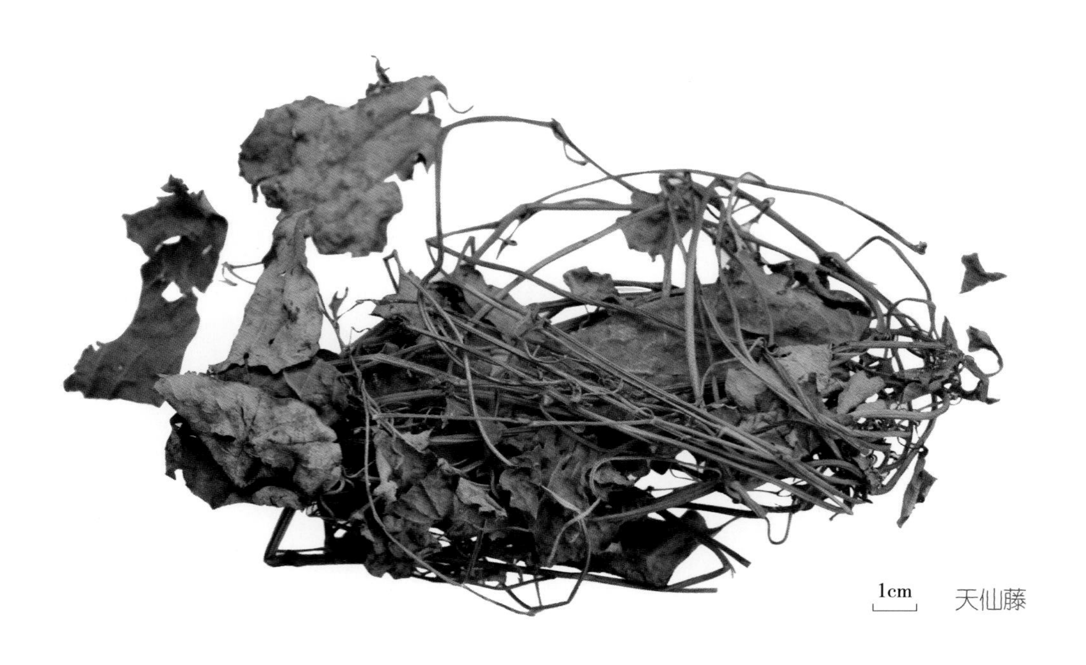

天仙藤

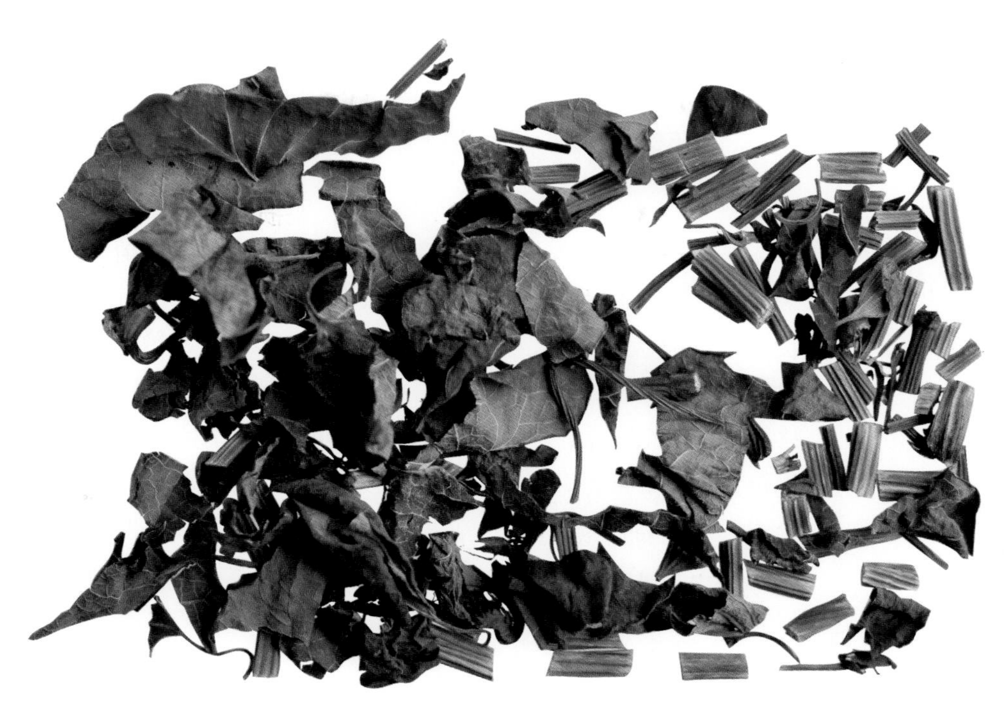

天仙藤

性味	苦，温。
功效	行气活血，通络止痛。
主治	脘腹刺痛，风湿痹痛。
用量用法	3~6g。本品含马兜铃酸，可引起肾脏损害等不良反应；儿童及老年人慎用；孕妇、婴幼儿及肾功能不全者禁用。

附　注：同属植物马兜铃与北马兜铃的干燥地上部分（天仙藤）和果实（马兜铃）同等入药。植物管花马兜铃的形态与北马兜铃类似，两者易混淆。

广防己 *Aristolochia fangchi* Y. C. Wu ex L. D. Chow et S. M. Hwang

别名：长叶马兜铃。| **药材名：**广防己（根）。

植物形态

多年生攀缘藤本，长3~4m。根部粗大，圆柱形，栓皮发达。茎细长，少分枝，灰褐色或棕黑色，密生褐色绒毛。叶互生，长圆形或卵状长圆形，先端渐尖或钝，花单生于叶腋；花梗被棕色短毛；花被筒状，紫色，上有黄色小斑点，中部收缩成管状，略弯曲，外面被毛。蒴果长圆形或圆柱形，具6条棱。种子多数，褐色。花期5~6月，果期7~8月。

生境分布：生于荒生的山坡灌丛或疏林中。分布于广东、广西等地。

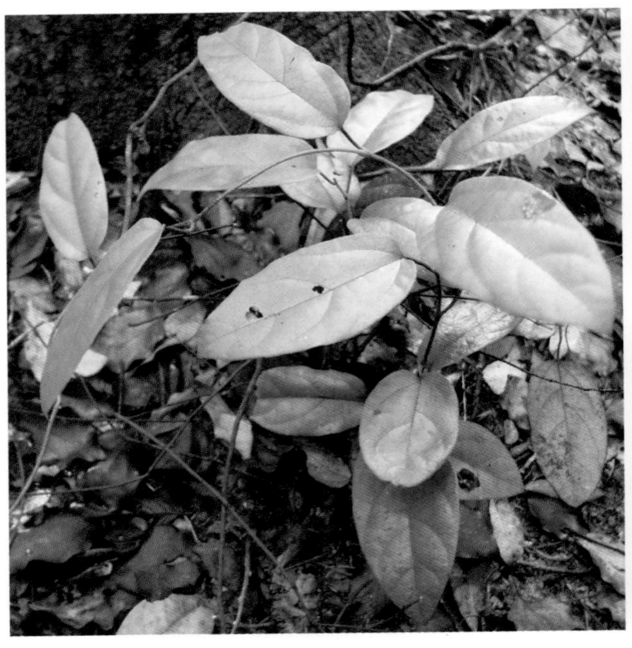

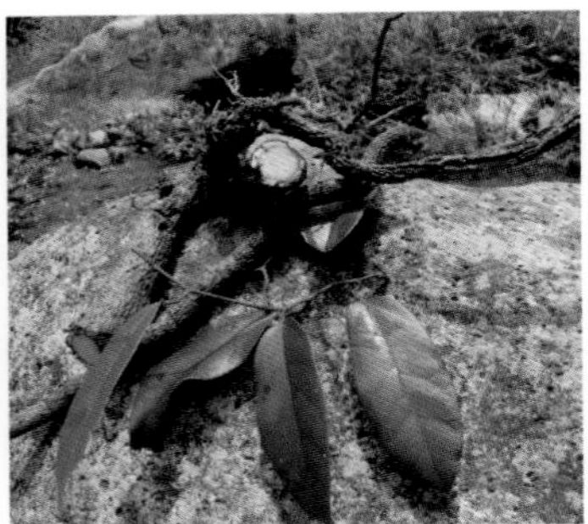

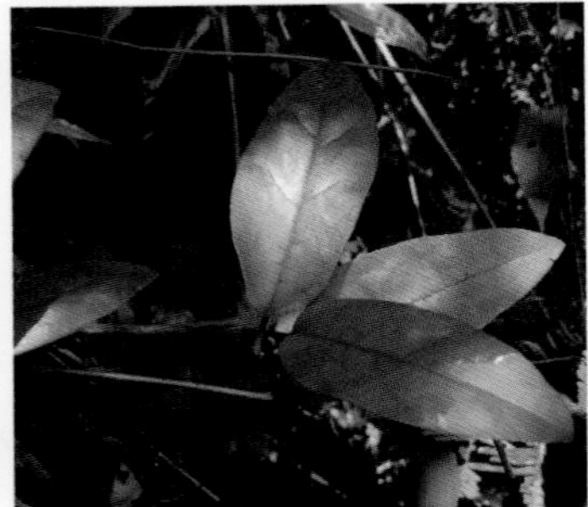

药材性状

广防己

圆柱形或半圆柱形，略弯曲，长 6~18cm，直径 1.5~4.5cm。表面灰棕色，粗糙，有纵沟纹；除去粗皮的呈淡黄色，有刀刮的痕迹。体重，质坚实，不易折断，断面粉性，有灰棕色与类白色相间连续排列的放射状纹理。无臭，味苦。

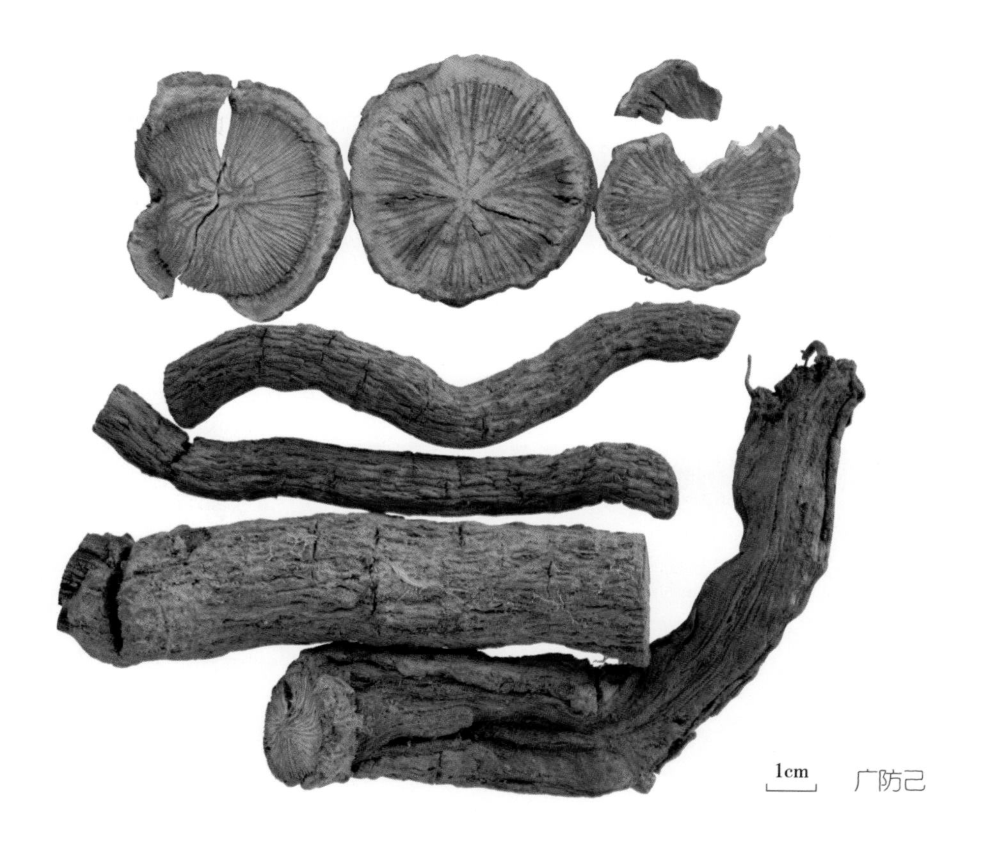

广防己

性味	苦、辛，寒。
功效	祛风止痛，清热利水。
主治	湿热身痛，风湿痹痛，下肢水肿，小便不利。
用量用法	4.5~9g。

木兰科

★望春花 *Magnolia biondii* Pamp.

别名：望春玉兰。| **药材名**：辛夷（花蕾）。

植物形态

落叶乔木，高达12m。叶椭圆状披针形、卵状披针形、狭倒卵形或卵形。花先叶开放，芳香；花梗顶端膨大，具3处苞片脱落痕；花被片9片，外轮3片紫红色，近狭倒卵状条形，中内两轮近匙形，白色，外面基部常紫红色，内轮较狭小。聚合果圆柱形，常因部分不育而扭曲；蓇葖浅褐色，近圆形，侧扁，具凸起瘤点。种子心形，外种皮鲜红色。花期3月，果熟期9月。

生境分布：生于海拔600~2100m的山林间，我国北京以南广为栽培。分布于陕西、甘肃、河南、湖北、四川等地。

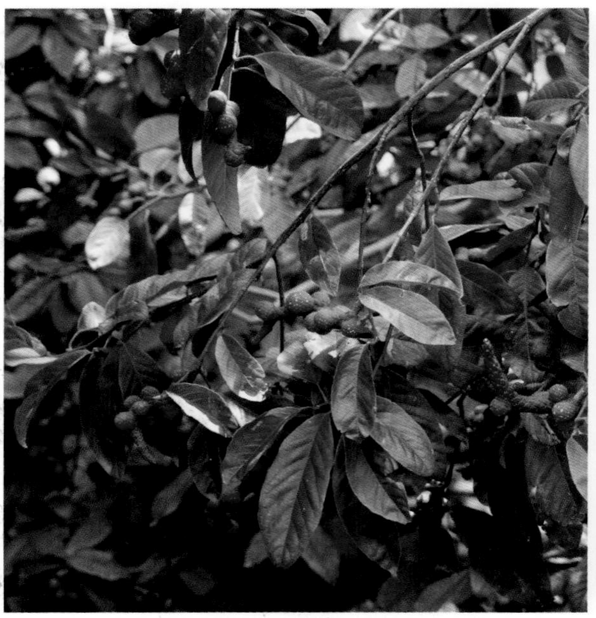

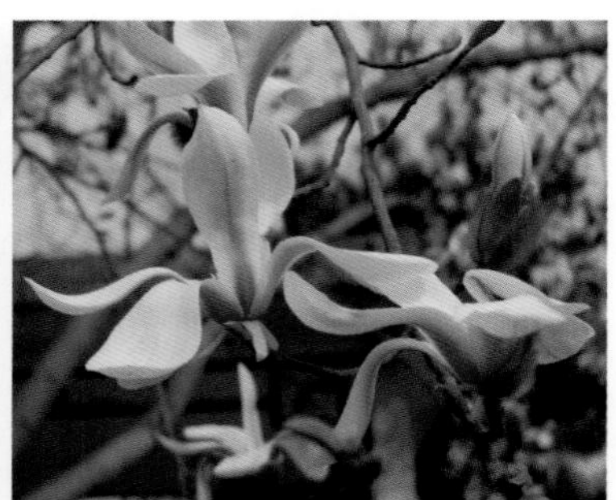

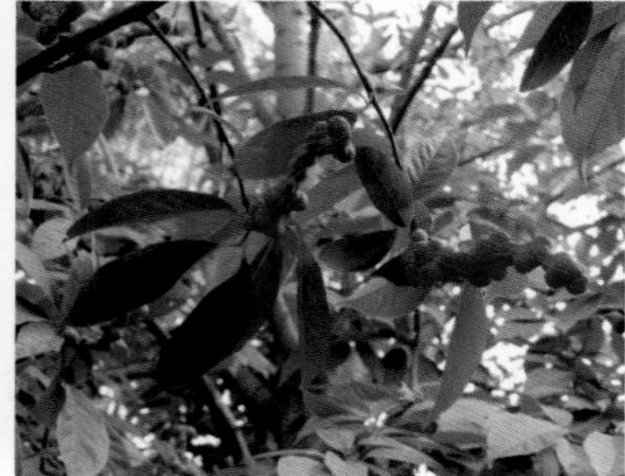

药材性状

辛夷

长卵形，似毛笔头。基部常具短梗。苞片2~3层，每层2枚，两层苞片间有小鳞芽，苞片外表面密被灰白色或灰绿色茸毛，内表面无毛。花被片9片，棕色，外轮花被片3片，条形，约为内两轮长的1/4，呈萼片状，内两轮花被片6片，每轮3片，轮状排列。雄蕊和雌蕊多数，螺旋状排列。体轻，质脆。气芳香，味辛凉而稍苦。

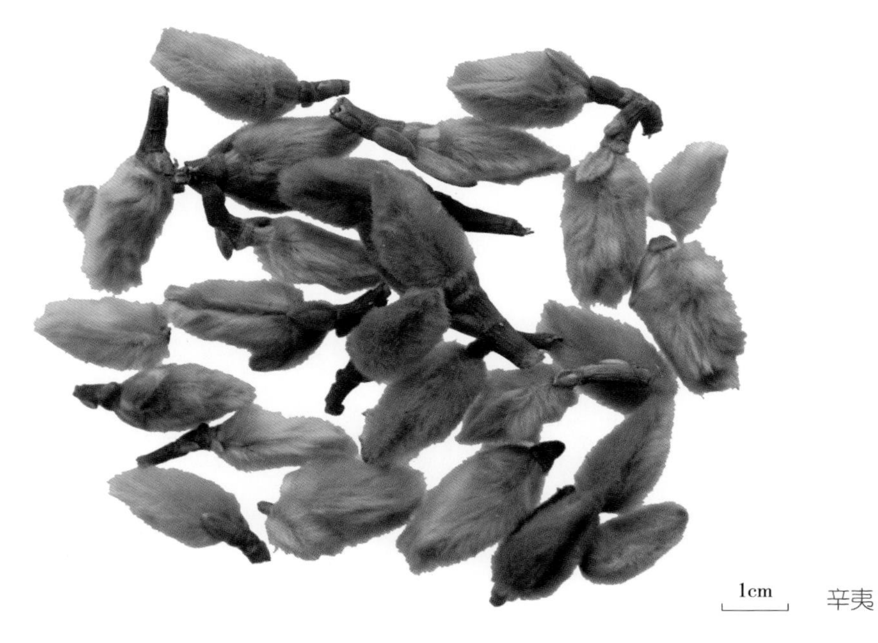

辛夷

性味	辛，温。
功效	散风寒，通鼻窍。
主治	风寒头痛，鼻塞流涕，鼻鼽，鼻渊。
用量用法	3~10g，包煎。外用适量。

附　注：《中国药典》2015年版记载望春花、玉兰和武当玉兰的干燥花蕾同等入药。

★ 厚朴 *Magnolia officinalis* Rehd. et Wils.

别名：川朴。| **药材名：**厚朴（干皮、根皮及枝皮）、厚朴花（花蕾）。

植物形态

落叶乔木，高 5~15m。树皮紫褐色。叶互生；叶片椭圆状倒卵形，革质，先端钝圆，有短尖，基部楔形，全缘或微波状。花白色，芳香；花梗密生丝状白毛；花被 9~12 片，或更多，肉质，近等长，最外轮长圆状倒卵形，内轮匙形。聚合果椭圆状卵形，成熟时木质，顶端有尖弯头。种子外皮红色，三角状倒卵形。花期 4~5 月，果期 9~10 月。

生境分布：生于海拔 300~1500m 的山地林间，多为栽培。分布于陕西、甘肃、浙江、江西、湖南、湖北、广西、四川、贵州、云南等地。

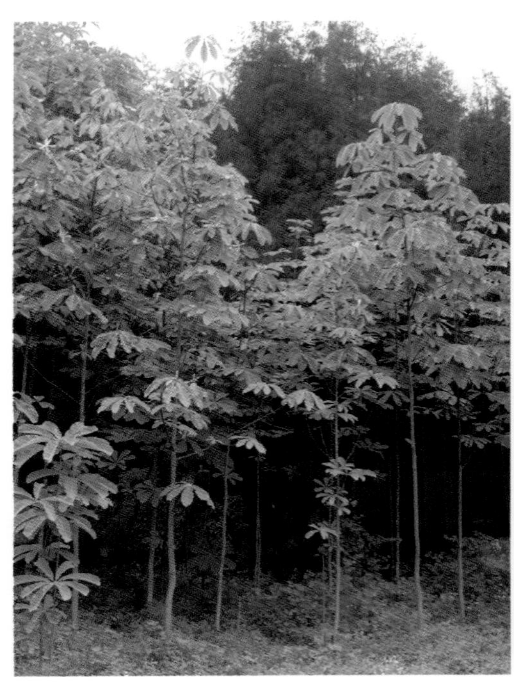

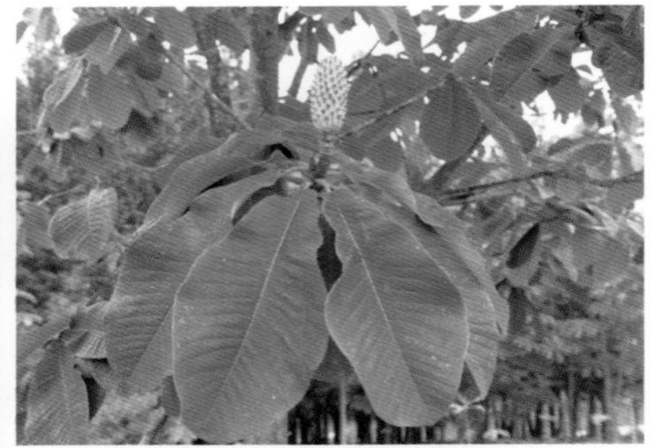

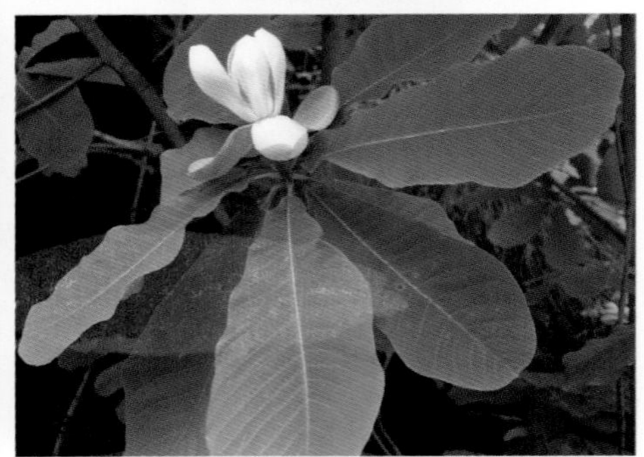

药材性状

厚朴

干皮呈卷筒状或双卷筒状，长30~35cm，厚0.2~0.7cm，习称“筒朴”；近根部的干皮一端展开如喇叭口，长13~25cm，厚0.3~0.8cm，习称“靴筒朴”。外表面灰棕色或灰褐色，粗糙，有时呈鳞片状，较易剥落，有明显椭圆形皮孔和纵皱纹，刮去粗皮者显黄棕色；内表面紫棕色或深紫褐色，较平滑，具细密纵纹，划之显油痕。质坚硬，不易折断，断面颗粒性，外层灰棕色，内层紫褐色或棕色，有油性，有的可见多数小亮星。气香，味辛辣、微苦。根皮（根朴）呈单筒状或不规则块片，有的弯曲似鸡肠，习称“鸡肠朴”。质硬，较易折断，断面纤维性。枝皮（枝朴）呈单筒状，长10~20cm，厚0.1~0.2cm。质脆，易折断，断面纤维性。

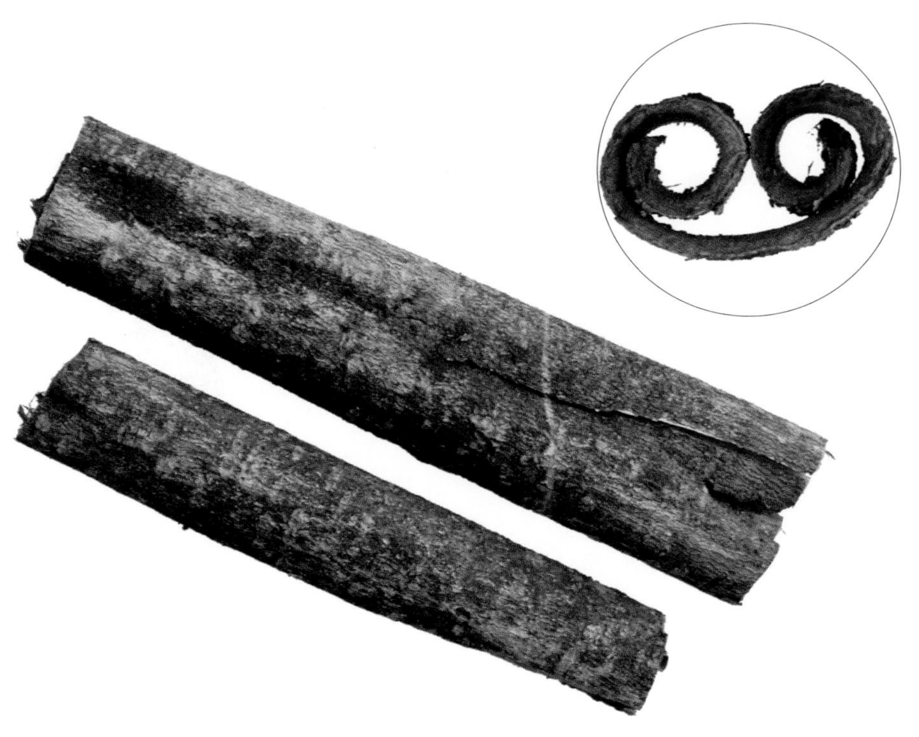

1cm　厚朴（干皮）

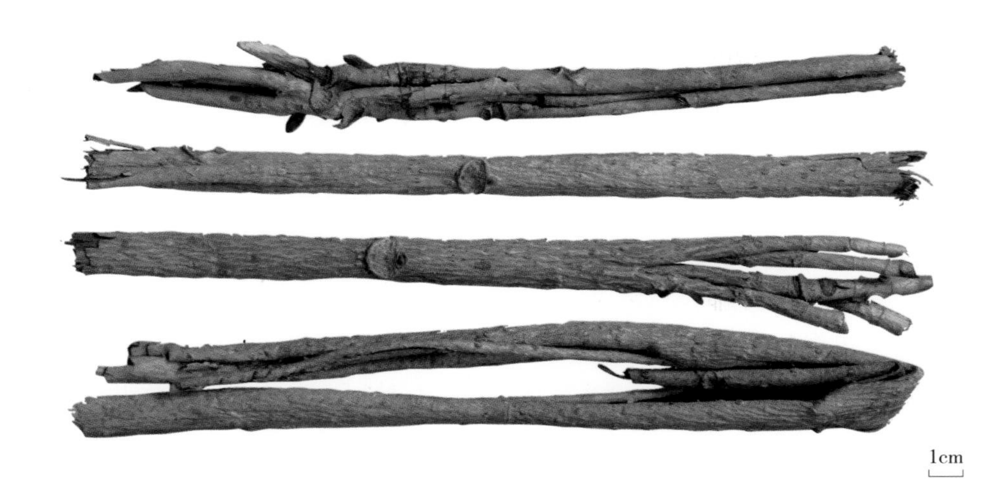

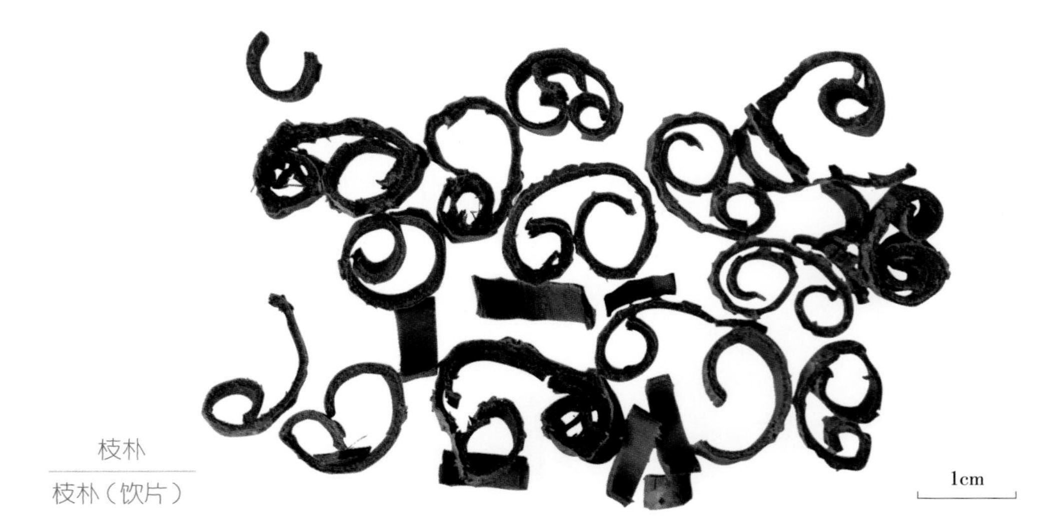

枝朴

枝朴（饮片）

性味	苦、辛，温。
功效	燥湿消痰，下气除满。
主治	湿滞伤中，脘痞吐泻，食积气滞，腹胀便秘，痰饮喘咳。
用量用法	3~10g。

药材性状

厚朴花

长圆锥形，长4~7cm，基部直径1.5~2.5cm。红棕色至棕褐色。花被多为12片，肉质，外层的呈长圆状倒卵形，内层的呈匙形。雄蕊多数，花药条形，淡黄棕色，花丝宽而短。心皮多数，分离，螺旋状排列于圆锥形的花托上。花梗长0.5~2cm，密被灰黄色绒毛，偶无毛。质脆，易破碎。气香，味淡。

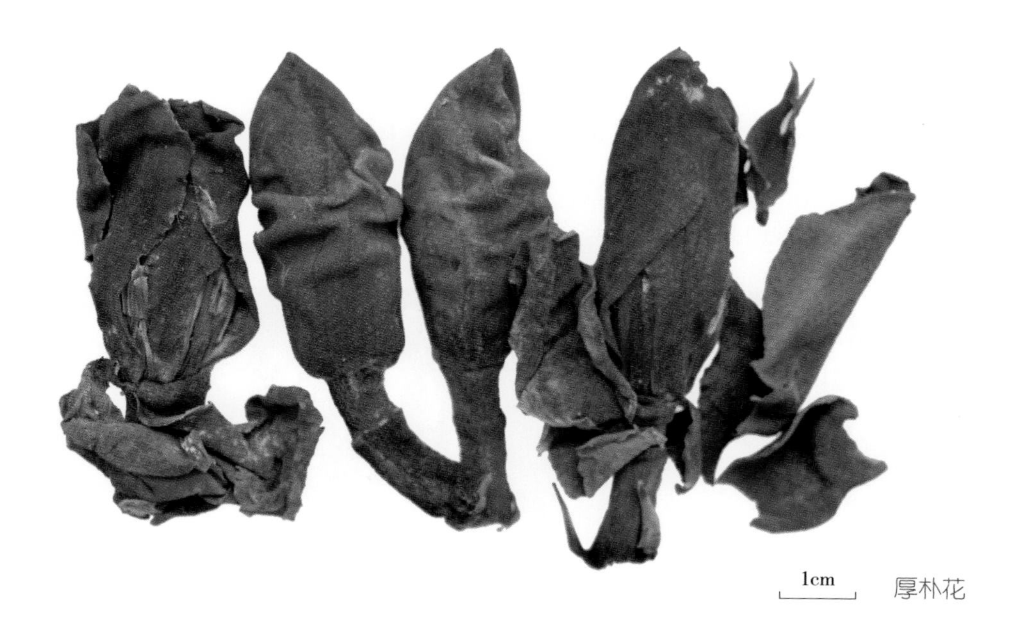

厚朴花

性味	苦，微温。
功效	芳香化湿，理气宽中。
主治	脾胃湿阻气滞，胸脘痞闷胀满，纳谷不香。
用量用法	3~9g。

附　注：《中国药典》2015年版记载同属植物凹叶厚朴和厚朴的干皮、根皮及枝皮与花蕾同等入药。

南五味子 *Kadsura longipedunculata* Finet et Gagnep.

别名：长梗南五味子、红木香。| **药材名：**南五味子根（根或根皮）。

植物形态

常绿木质藤本，全株无毛。小枝圆柱形，褐色或紫褐色，表皮有时剥裂。叶互生，革质或近纸质，椭圆形或椭圆状披针形，边缘有疏锯齿，有光泽。花单性，雌雄异株，单生于叶腋，黄色，有芳香；花梗细长，花开后下垂；花被片 8~17 片；雄蕊柱近球形，雄蕊 30~70 枚。聚合果近球形；浆果深红色至暗蓝色，卵形，肉质。花期 6~9 月，果期 9~12 月。

生境分布：生于山野灌木林中。分布于华中、华南和西南等地。

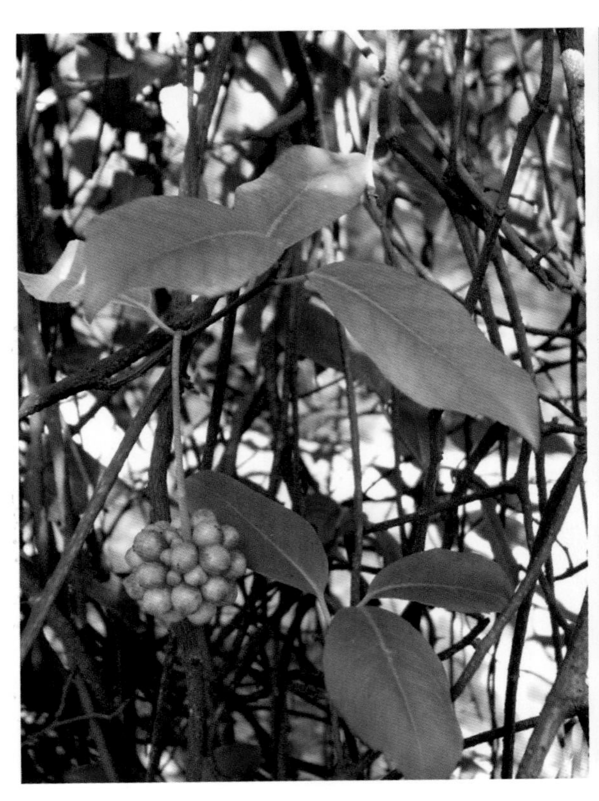

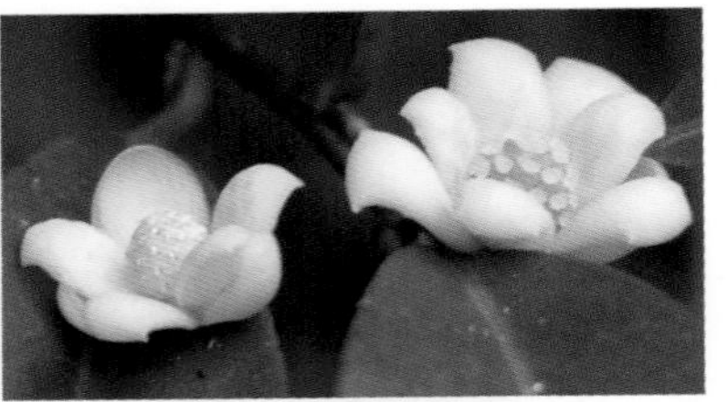

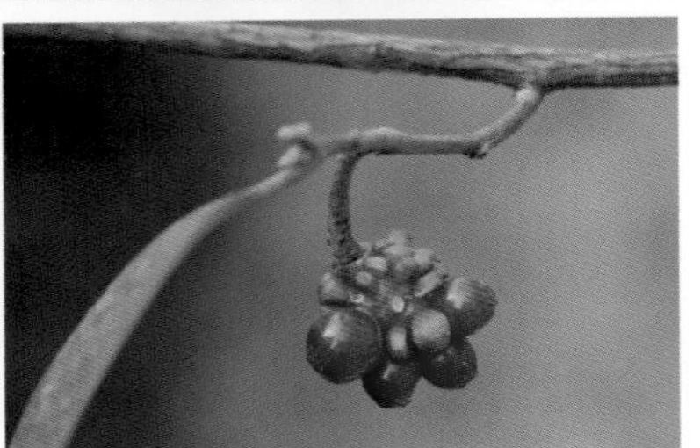

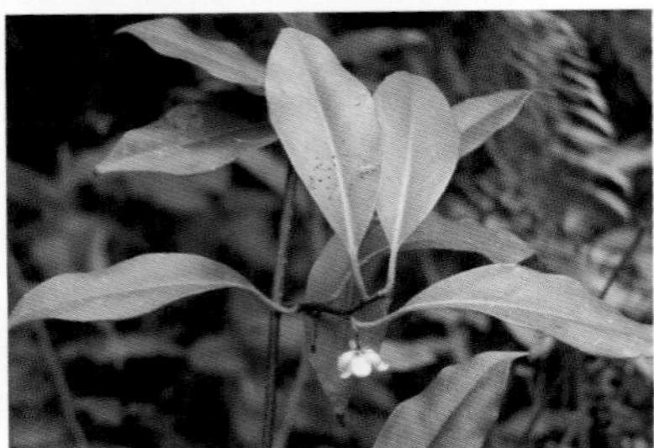

药材性状

南五味子根

根呈圆柱形，常不规则弯曲，长10~50cm或更长，直径1~2.5cm；表面灰棕色至棕紫色，略粗糙，有细纵皱纹及横裂沟，并有残断支根和支根痕；质坚硬，不易折断，断面粗纤维性，皮部与木部易分离，皮部宽厚，棕色，木部浅棕色，密布导管小孔。气微香而特异，味苦、辛。根皮为卷筒状或不规则的块片，厚1~4mm；外表面栓皮大都脱落而露出紫色内皮，内表面暗棕色至灰棕色。质坚而脆。

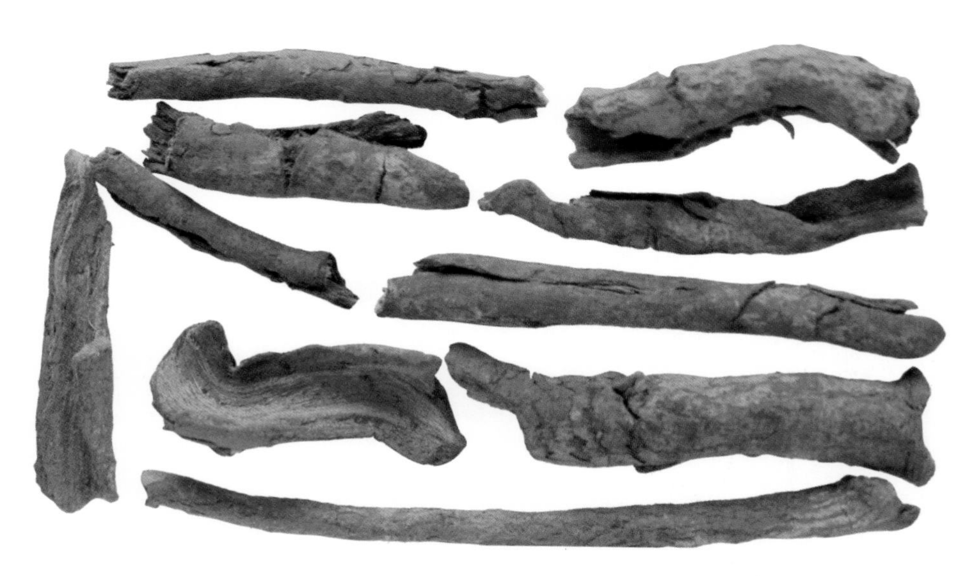

1cm 南五味子根

性味	辛、苦，温。
功效	理气止痛，祛风通络，活血消肿。
主治	胃痛，腹痛，风湿痹痛，痛经，月经不调，产后腹痛，咽喉肿痛，痔疮，无名肿毒，跌打损伤。
用量用法	9~15g；1~1.5g，研末服。外用适量，煎汤洗或研粉调敷。

★ 五味子 *Schisandra chinensis* (Turcz.) Baill.

别名：北五味子。| **药材名**：五味子（果实）。

植物形态

落叶木质藤本，全株近无毛。单叶互生；叶片倒卵形、宽卵形或椭圆形，边缘有腺状细齿，上表面光滑无毛，下表面叶脉上嫩时有短柔毛。花单性，雌雄异株，单生或簇生于叶腋；花被片 6~9 片，乳白色或粉红色；雄花有雄蕊 5 枚；雌花的雌蕊群椭圆形，有 17~40 个离生的心皮，呈覆瓦状排列在花托上。开花后期，花托逐渐延长，果熟时变成穗状聚合果。浆果肉质，紫红色。花期 5~6 月，果期 8~9 月。

生境分布：生于山坡杂木林下，常缠绕在其他植物上。分布于黑龙江、吉林、辽宁、河北、山西、内蒙古、陕西等地。

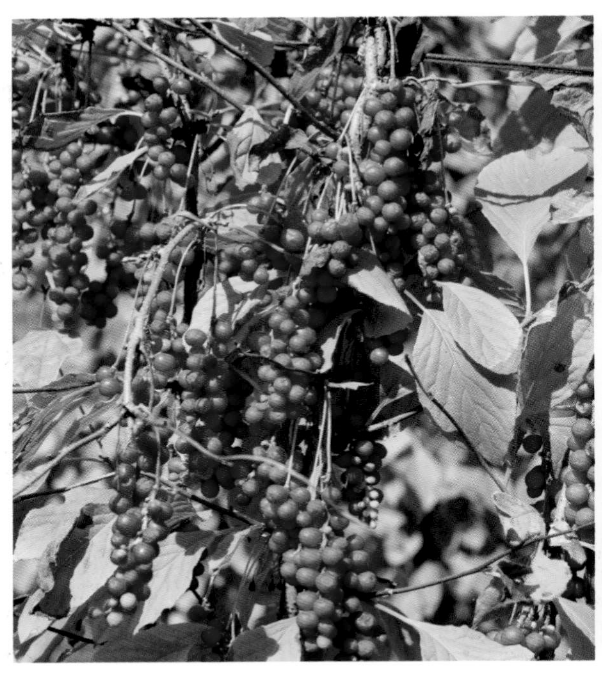

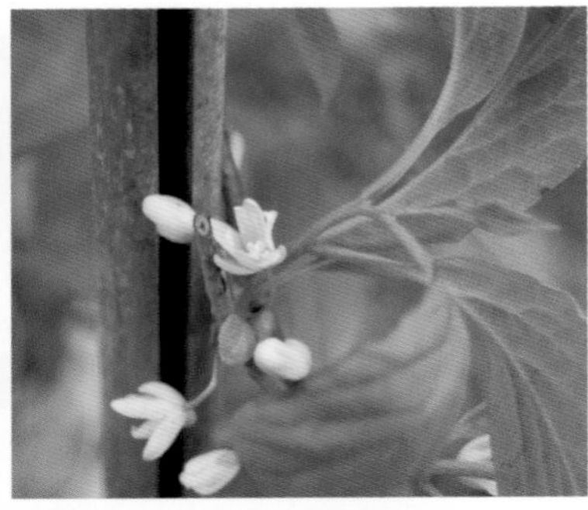

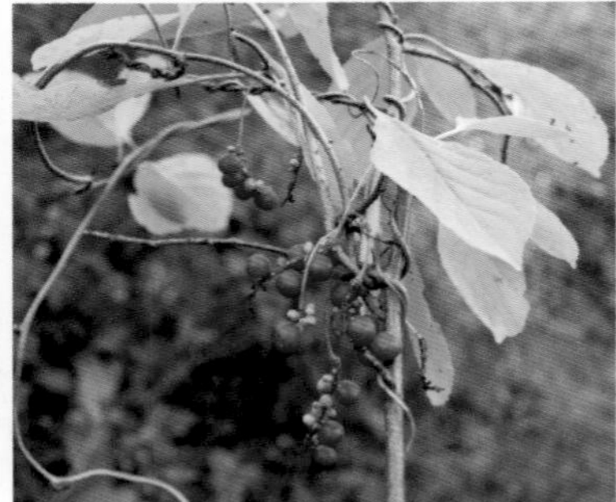

药材性状

五味子

不规则的球形或扁球形，直径5~8mm。表面红色、紫红色或暗红色，皱缩，显油润；有的表面呈黑红色或出现“白霜”。果肉柔软，种子1~2粒，肾形，表面棕黄色，有光泽，种皮薄而脆。果肉气微，味酸；种子破碎后，有香气，味辛、微苦。

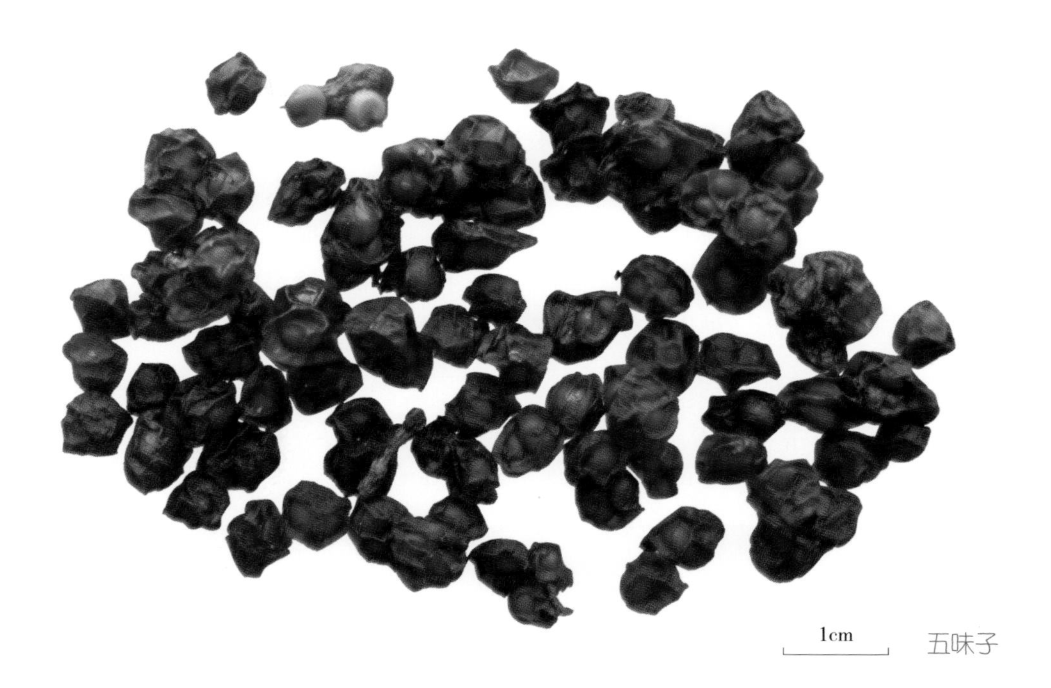

五味子

性味	酸、甘，温。
功效	收敛固涩，益气生津，补肾宁心。
主治	久嗽虚喘，梦遗滑精，遗尿尿频，久泻不止，自汗盗汗，津伤口渴，内热消渴，心悸失眠。
用量用法	2~6g。

睡莲科

★ 莲 *Nelumbo nucifera* Gaertn.

别名： 荷花。| **药材名：** 莲子（种子）、莲子心（种子中的干燥幼叶及胚根）、莲须（雄蕊）、莲房（花托）、荷叶（叶）、藕节（根茎节部）。

植物形态 多年生水生草本，株高1~2m。根茎肥厚，横走地下，外皮黄白色，节部生鳞叶及不定根，节间膨大，纺锤形或柱状，内有蜂巢状孔道。叶柄长，圆柱形，中空，具黑色坚硬小刺；叶片盾状圆形，挺出水面，叶脉放射状。花大，粉红色或白色，芳香；萼片4~5枚，早落；花瓣多数，椭圆形，顶端尖；雄蕊多数，早落，花丝细长。坚果椭圆形或卵形，灰黑色。种子椭圆形，种皮红棕色。花期7~8月，果期8~9月。

生境分布： 生于水田或池塘中。分布于辽宁、河北、河南、陕西、甘肃、山西、山东及长江以南各地。

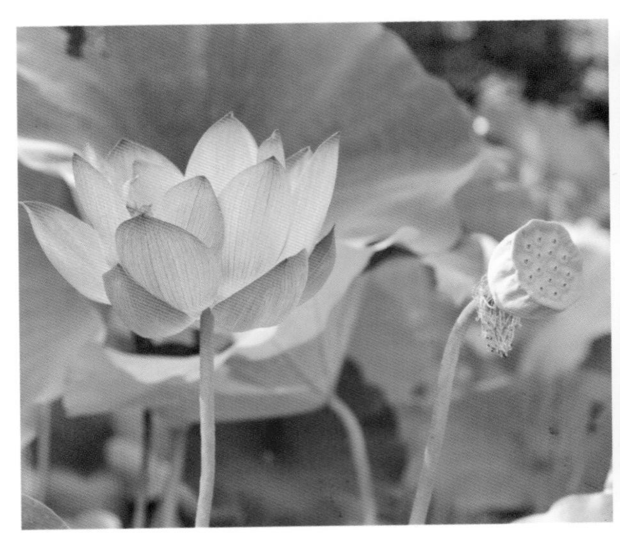
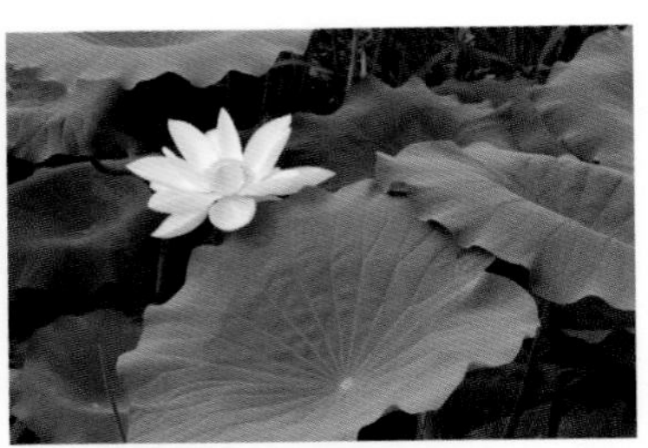
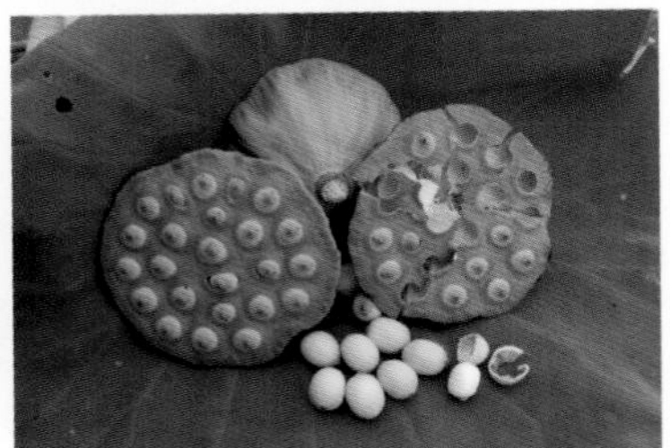

药材
性状

莲子

略呈椭圆形或类球形，长 1.2~1.8cm，直径 0.8~1.4cm。表面浅黄棕色至红棕色，有细纵纹和较宽的脉纹。一端中心呈乳头状突起，深棕色，多有裂口，其周边略下陷。质硬，种皮薄，不易剥离。子叶 2 枚，黄白色，肥厚，中有空隙，具绿色莲子心。气微，味甘、微涩；莲子心味苦。

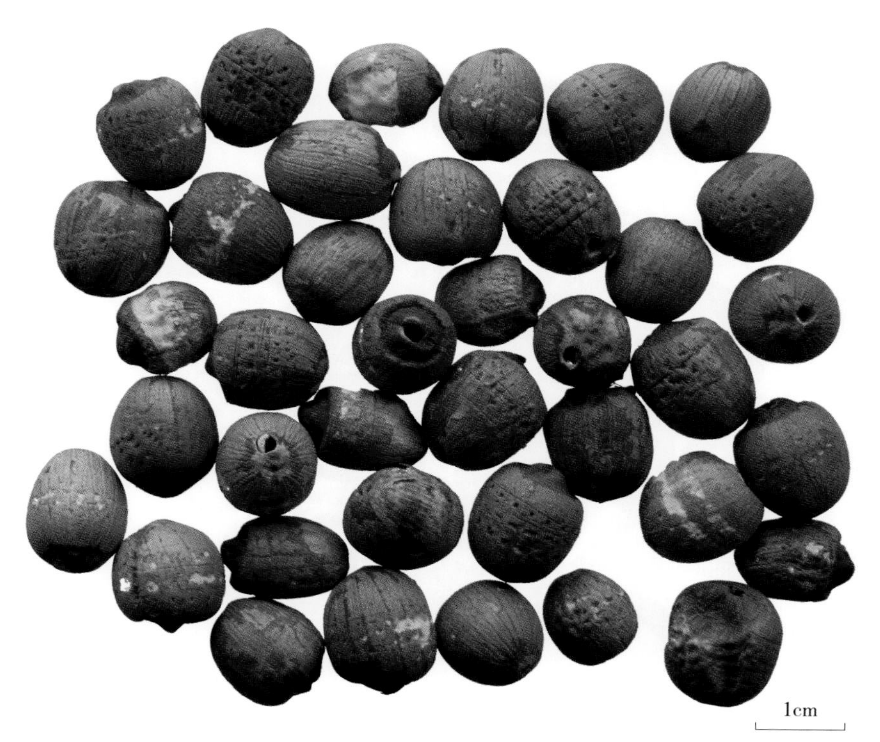

莲子

性味	甘、涩，平。
功效	补脾止泻，止带，益肾涩精，养心安神。
主治	脾虚泄泻，带下，遗精，心悸失眠。
用量用法	6~15g。

药材性状

莲子心

略呈细圆柱形，长 1~1.4cm，直径约 0.2cm。幼叶绿色，一长一短，卷成箭形，先端向下反折，两幼叶间可见细小胚芽。胚根圆柱形，长约 3mm，黄白色。质脆，易折断，断面有数个小孔。气微，味苦。

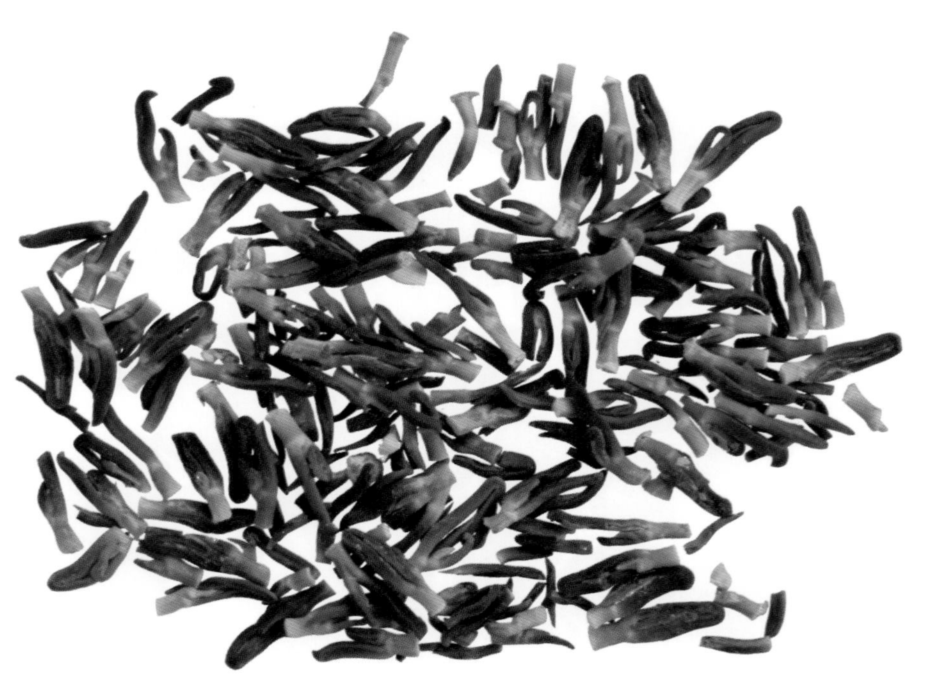

莲子心

性味	苦，寒。
功效	清心安神，交通心肾，涩精止血。
主治	热入心包，神昏谵语，心肾不交，失眠遗精，血热吐血。
用量用法	2~5g。

药材性状

莲须

线形。花药扭转，纵裂，长1.2~1.5cm，直径约0.1cm，淡黄色或棕黄色。花丝纤细，稍弯曲，长1.5~1.8cm，淡紫色。气微香，味涩。

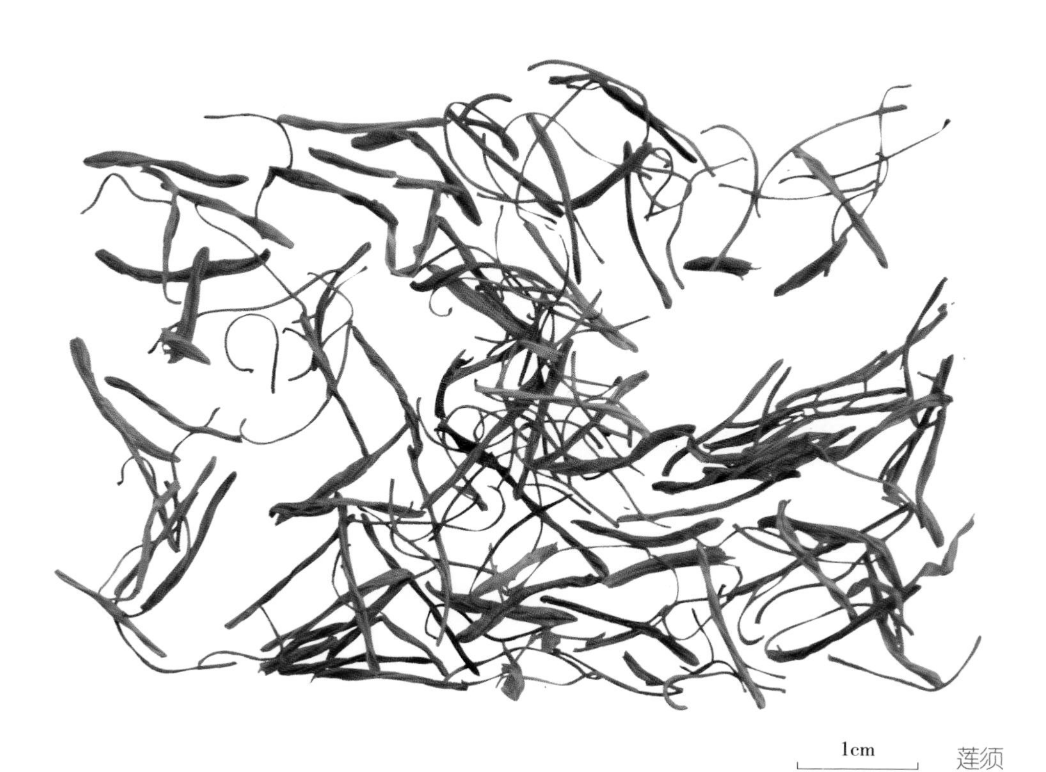

1cm 莲须

性味	甘、涩，平。
功效	固肾涩精。
主治	遗精滑精，带下，尿频。
用量用法	3~5g。

药材性状

莲房

倒圆锥状或漏斗状，多撕裂，直径 5～8cm，高 4.5~6cm。表面灰棕色至紫棕色，具细纵纹及皱纹，顶面有多数圆形孔穴，基部有花梗残基。质疏松，破碎面海绵样，棕色。气微，味微涩。

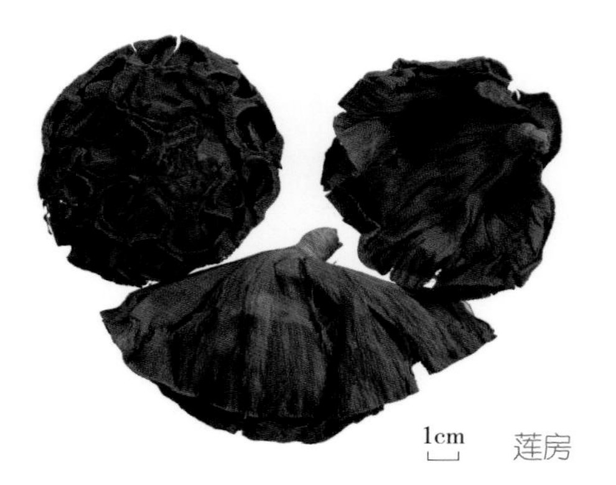

莲房

性味	苦、涩，温。
功效	化瘀止血。
主治	崩漏，尿血，痔疮出血，产后瘀阻，恶露不净。
用量用法	5~10g。

药材性状

荷叶

半圆形或折扇形，展开后呈类圆形，全缘或稍呈波状，直径 20~50cm。上表面深绿色或黄绿色，较粗糙；下表面淡灰棕色，较光滑，有粗脉 21~22 条，自中心向四周射出；中心有突起的叶柄残基。质脆，易破碎。稍有清香气，味微苦。

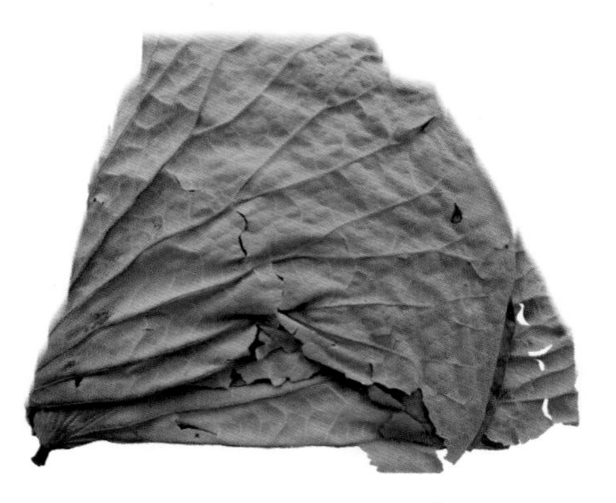

荷叶

性味	苦，平。
功效	清暑化湿，升发清阳，凉血止血。
主治	暑热烦渴，暑湿泄泻，脾虚泄泻，血热吐衄，便血崩漏。
用量用法	3~10g。

药材性状

藕节

短圆柱形，中部稍膨大，长2~4cm，直径约2cm。表面灰黄色至灰棕色，有残存的须根及须根痕，偶见暗红棕色的鳞叶残基。两端有残留的藕，表面皱缩有纵纹。质硬，断面有多数类圆形的孔。气微，味微甘、涩。

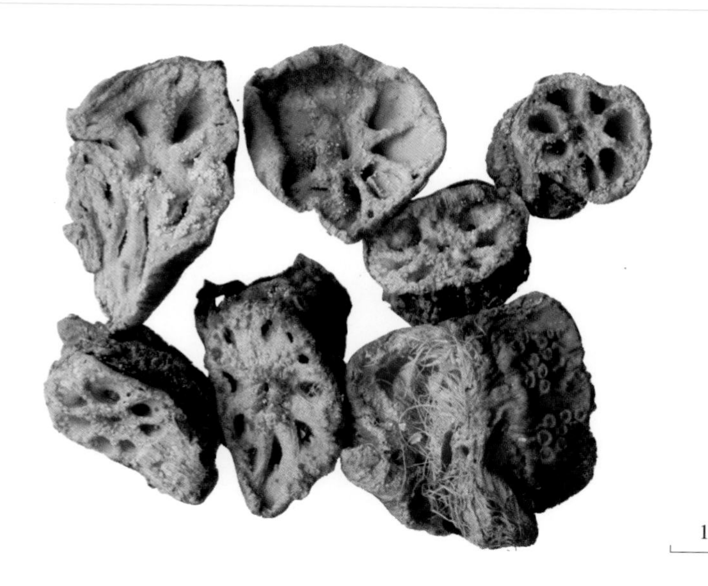

1cm 藕节

性味	甘、涩，平。
功效	收敛止血，化瘀。
主治	吐血，咯血，衄血，尿血，崩漏。
用量用法	9~15g。

毛茛科

金莲花 *Trollius chinensis* Bge.

药材名：金莲花（花）。

植物形态 多年生草本，无毛。茎直立不分枝。基生叶1~4枚，有长柄；叶片五角形，三全裂，中央裂片菱形，三裂片边缘具不等的三角形锯齿，侧全裂片斜扇形，二深裂至近基部。茎生叶与基生叶相似，上部叶较小，短柄或无柄。花金黄色；萼片最外层的椭圆状卵形或倒卵形，顶端具齿，或3浅裂；花瓣18~21片，狭线形。蓇葖果喙长约1mm。花期6~7月，果期8~9月。

生境分布： 生于海拔1000~2200m的山坡草地或疏林下。分布于吉林西部、内蒙古东部、河南北部及辽宁、河北、山西等地。

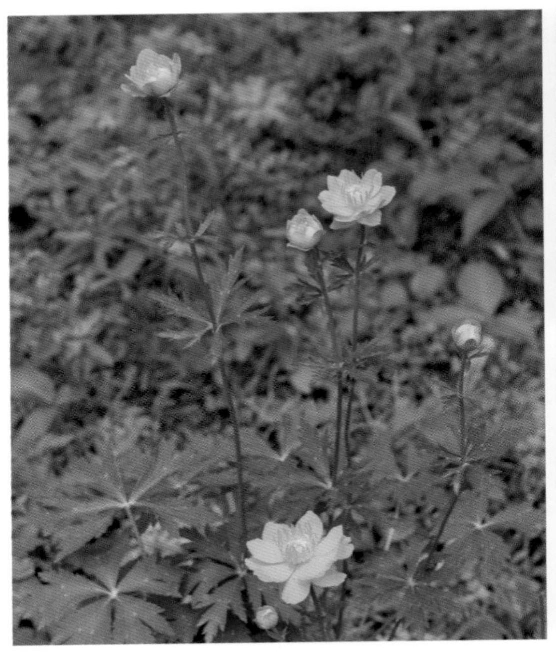

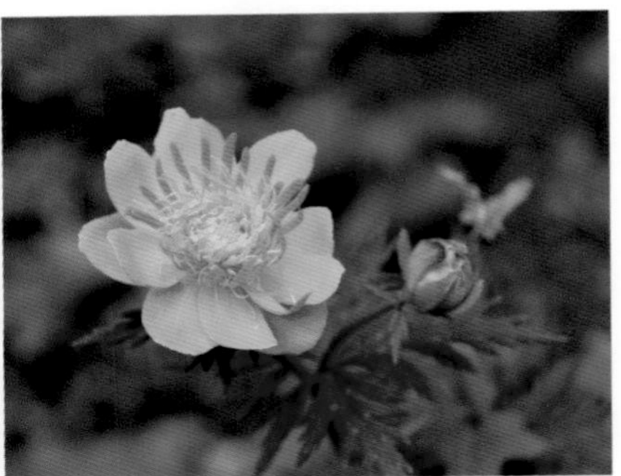

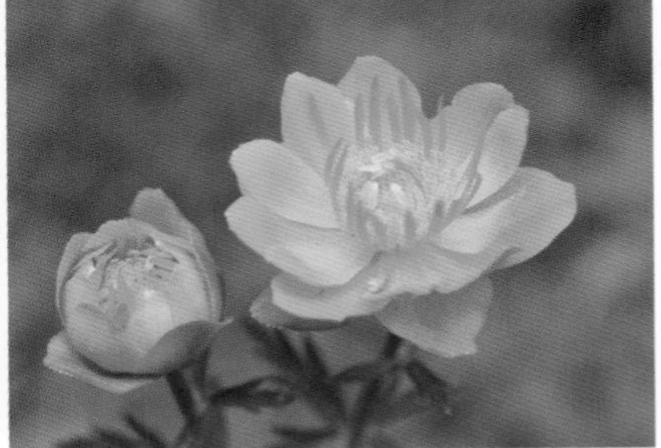

药材性状

金莲花

花朵呈不规则团状，直径1.0~1.5cm。萼片与花冠均为金黄色。花萼倒卵形，11~13枚。花冠披针形，与萼片等长。雄蕊多数。心皮18~29个，离生，顶端具喙。气无，味稍苦。

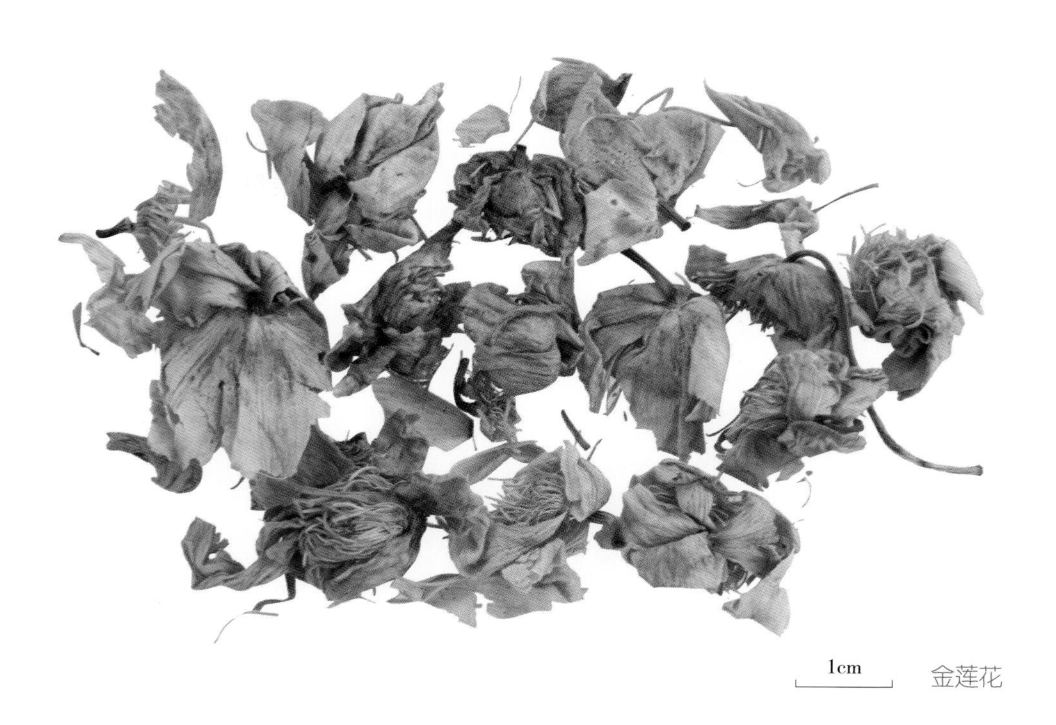

金莲花

性味	苦，凉。
功效	清热解毒。
主治	急、慢性扁桃体炎，急性中耳炎，急性鼓膜炎，急性结膜炎。
用量用法	3~6g。

★ 兴安升麻 *Cimicifuga dahurica* (Turcz.) Maxim.

别名： 北升麻、龙眼根。| **药材名：** 升麻（根茎）。

植物形态

多年生草本。根茎粗壮，多弯曲，有多数下陷的圆洞状老茎残基。茎高 1 米余。下部茎生叶为 2 回或 3 回三出复叶；顶生小叶宽菱形，3 深裂；侧生小叶通常无柄，小叶片稍偏斜。圆锥花序多分枝；花单性，雌雄异株；萼片 5 枚，早落；退化雄蕊叉状二深裂，先端有 2 个乳白色的空花药。蓇葖果被贴伏的白色柔毛，顶端近截形。种子 3~4 粒，椭圆形，四周及中央生鳞翅。花期 7~8 月，果期 8~9 月。

生境分布： 生于山地林缘、灌丛、山坡疏林或草地中。分布于黑龙江、吉林、河北、山西、内蒙古等地。

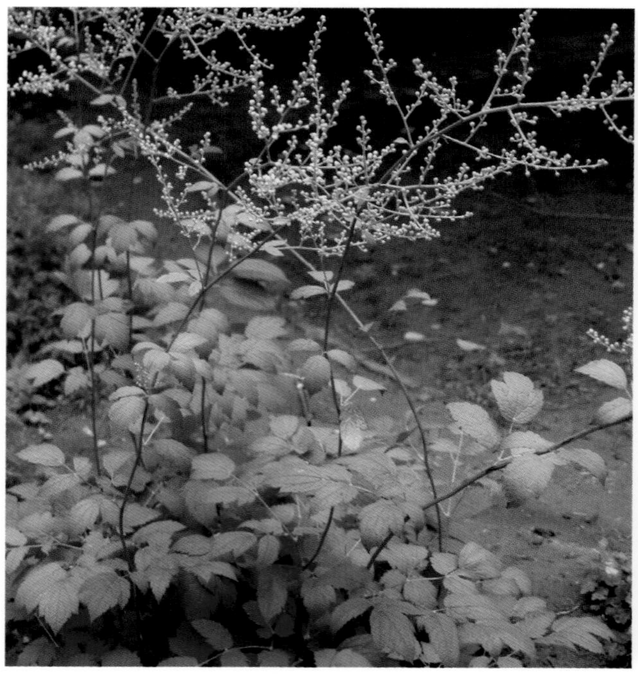

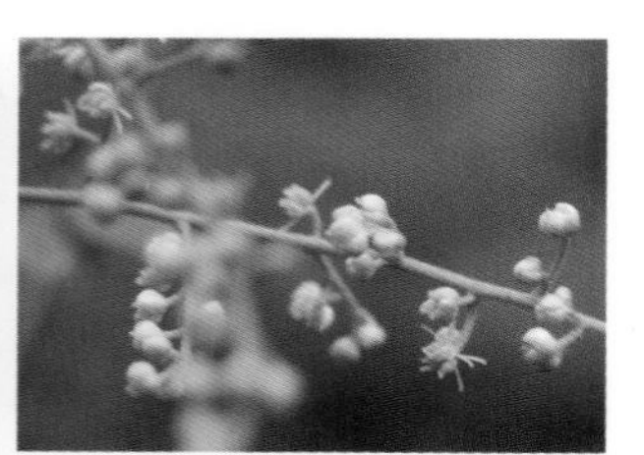

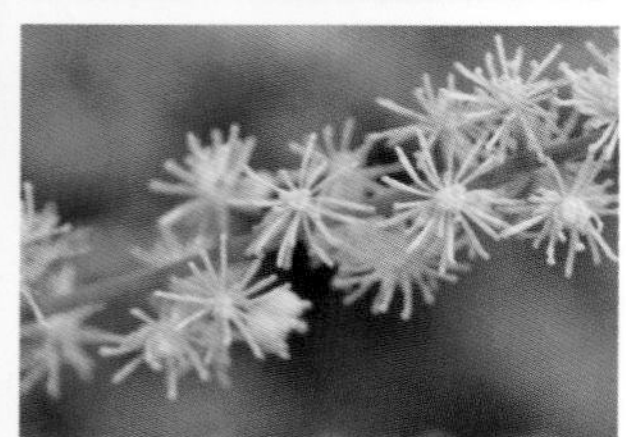

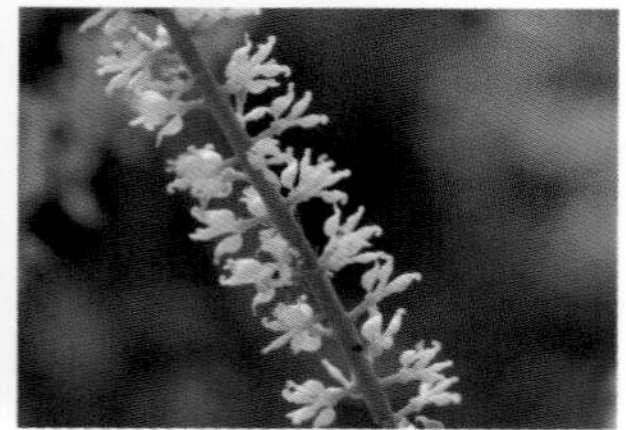

药材性状

升麻

不规则的长形块状，多分枝，呈结节状，长 10~20cm，直径 2~4cm。表面黑褐色或棕褐色，粗糙不平，有坚硬的细须根残留，上面有数个圆形空洞的茎基痕，洞内壁显网状沟纹；下面凹凸不平，具须根痕。体轻，质坚硬，不易折断，断面不平坦，有裂隙，纤维性，黄绿色或淡黄白色。气微，味微苦而涩。

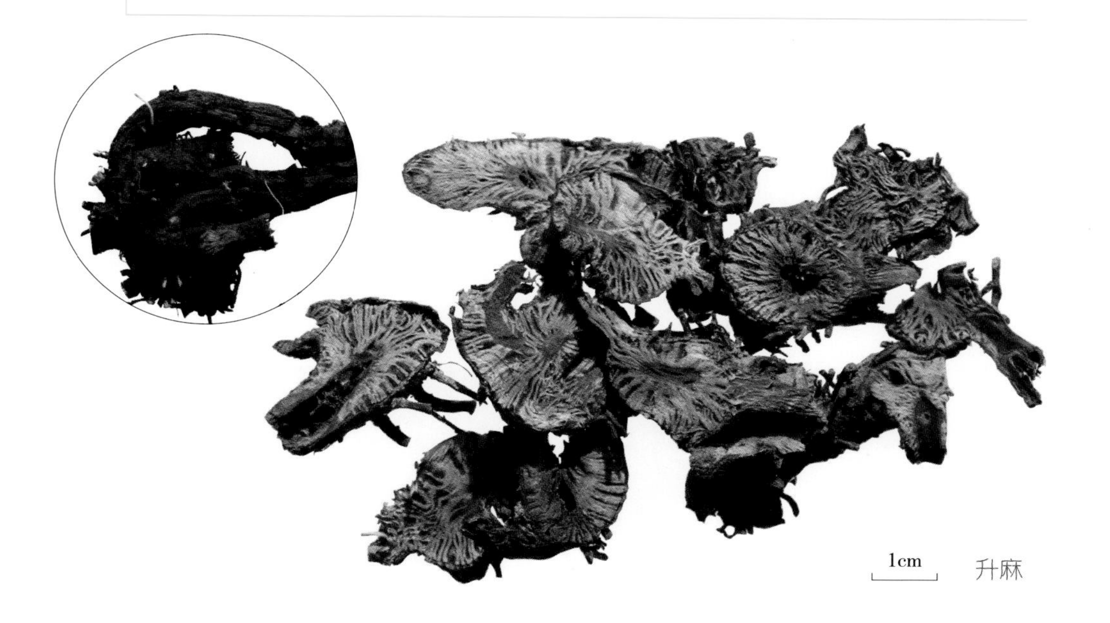

升麻

性味	辛、微甘，微寒。
功效	发表透疹，清热解毒，升举阳气。
主治	风热头痛，齿痛，口疮，咽喉肿痛，麻疹不透，阳毒发斑，脱肛，子宫脱垂。
用量用法	3~10g。

附　注：《中国药典》2015 年版记载同属植物大三叶升麻、升麻与兴安升麻的干燥根茎同等入药。

牛扁 *Aconitum barbatum* var. *puberulum* Ledeb.

药材名： 牛扁（根）。

植物形态

多年生草本，有直根。茎有反曲的短柔毛。基生叶 1~5 枚，基生叶和下部茎生叶都有长柄；叶圆肾形，两表面有短伏毛，3 全裂，中央裂片菱形，在中部 3 裂，2 回裂片有窄卵形小裂片。总状花序长 10~17cm，密生反曲的短柔毛；萼片 5 枚，花瓣状，黄色；花瓣 2 片，有长爪；雄蕊多数。蓇葖果长约 8mm。花期 8~9 月。

生境分布： 生于山地林中或林边草地。分布于河北、山西、陕西、甘肃等地。

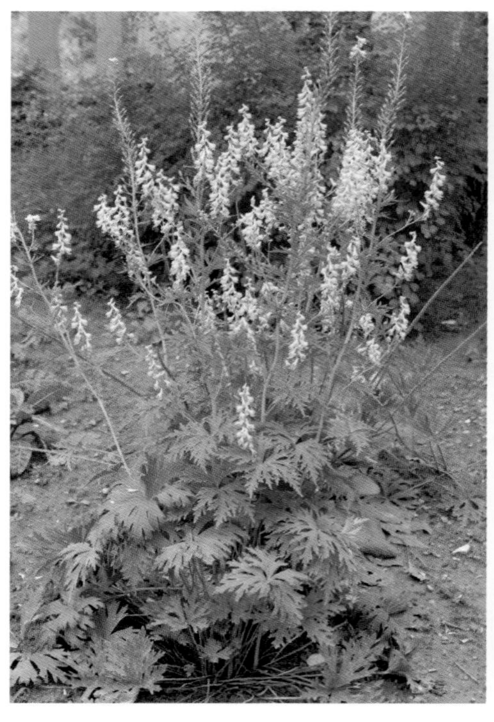

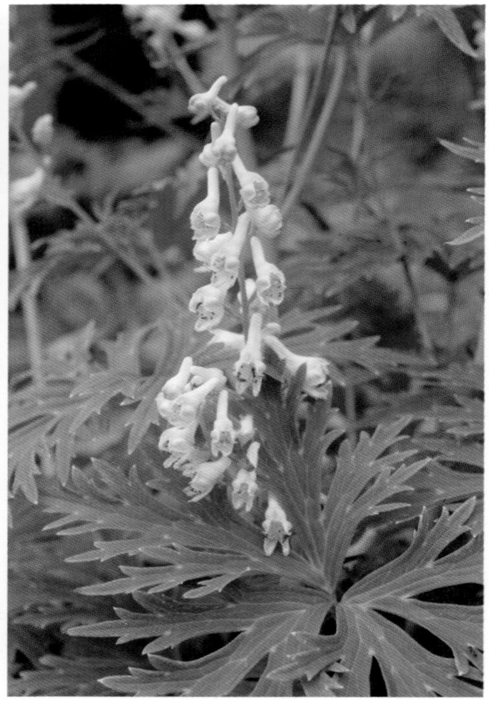

药材性状

牛扁

圆锥形，长 10~15cm，中部直径 2~4cm；表面暗棕色，外皮脱落处深棕色，粗糙，略显网纹。根头部常有多数根茎聚生，其下部分数股，每股有几个裂生根，互相扭结成辫子状。质轻而松脆，易折断，断面不平坦，木心淡黄褐色。气微，味苦、微辛。

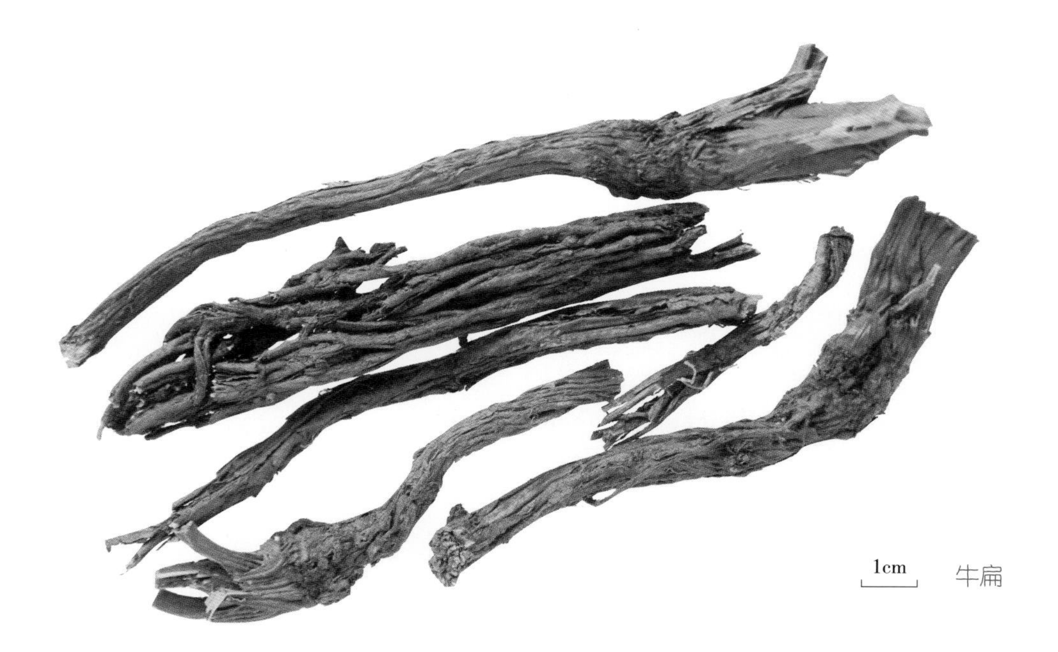

牛扁

性味	苦，温；有毒。
功效	祛风止痛，止咳，平喘，化痰。
主治	慢性支气管炎，腰脚痛，关节肿痛，疥癣，淋巴结结核。
用量用法	3~6g。外用适量。

★ 乌头 *Aconitum carmichaelii* Debx.

别名：鹅儿花、草乌。| **药材名：**川乌（母根）、附子（子根的加工品）。

植物形态

多年生草本，高60~120cm。块根通常2个连生。茎直立。叶互生，叶片卵圆形，革质，宽5~12cm或更宽，掌状3裂几达基部，两侧裂片再2裂，中央裂片菱状楔形，上部再3浅裂，各裂片边缘有粗齿或缺刻。总状花序窄长，花序轴密被卷曲短柔毛；花青紫色，盔瓣盔形，侧瓣近圆形，外被短毛。蓇葖果长圆形，长约2cm，无毛。花期6~7月，果期7~8月。

生境分布：生于山地、丘陵地、林缘。分布于辽宁、河南、山东、江苏、安徽、浙江、江西、广西、四川等地。

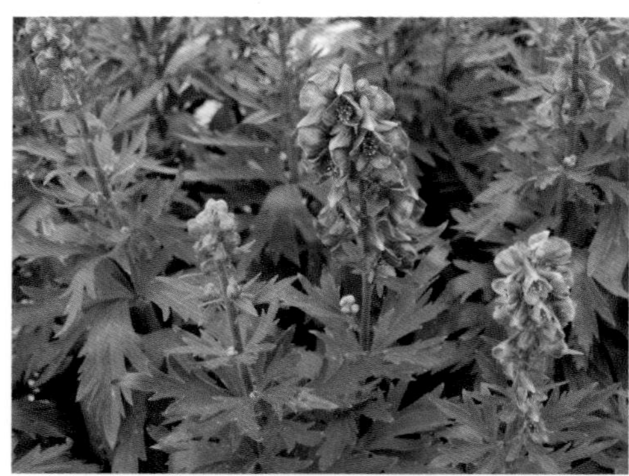

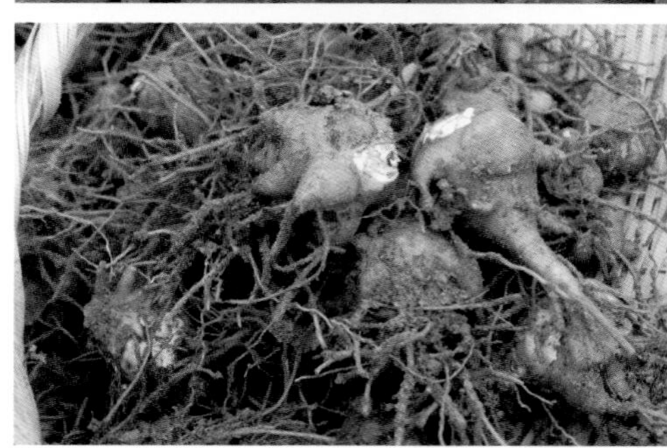

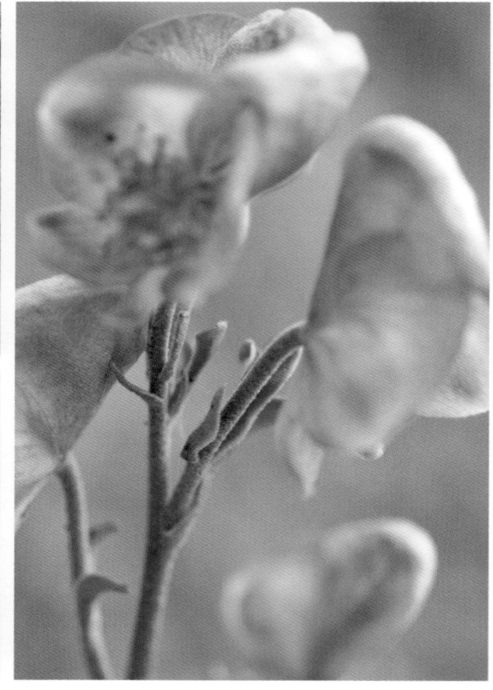

药材性状

川乌

不规则的圆锥形，稍弯曲，顶端常有残茎，中部多向一侧膨大，长2~7.5cm，直径1.2~2.5cm。表面棕褐色或灰棕色，皱缩，有小瘤状侧根及子根脱离后的痕迹。质坚实，断面类白色或浅灰黄色，形成层环纹呈多角形。气微，味辛辣，麻舌。

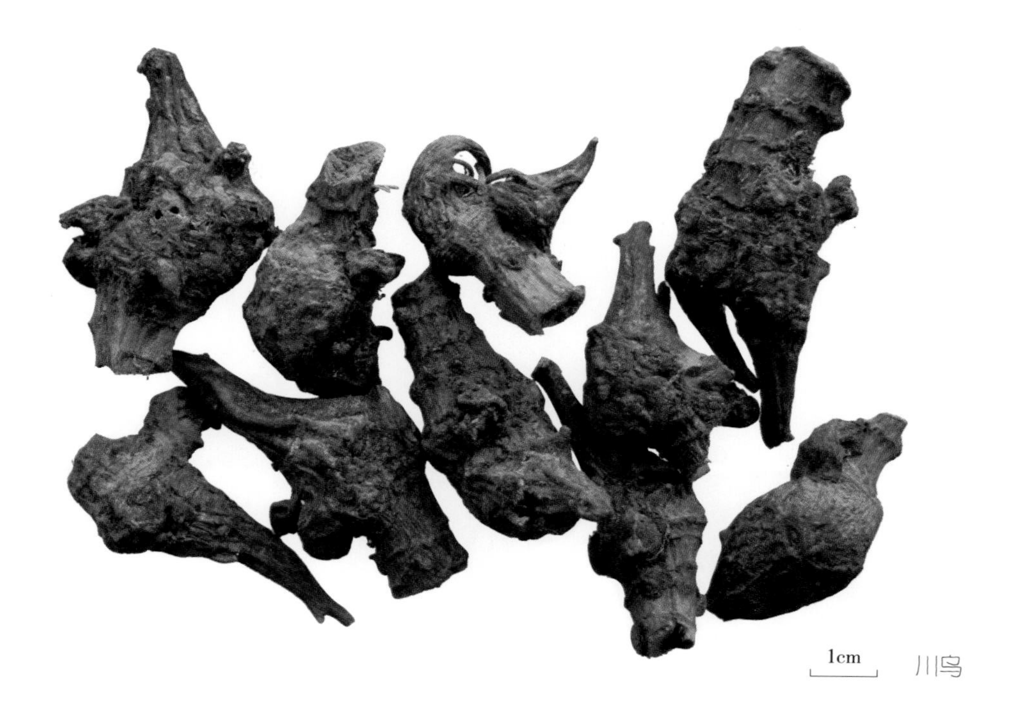

川乌

性味	辛、苦，热；有大毒。
功效	祛风除湿，温经止痛。
主治	风寒湿痹，关节疼痛，心腹冷痛，寒疝作痛及麻醉止痛。
用量用法	一般炮制后用；生品内服宜慎；孕妇禁用；不宜与半夏、瓜蒌、瓜蒌子、瓜蒌皮、天花粉、川贝母、浙贝母、平贝母、伊贝母、湖北贝母、白蔹、白及同用。

药材性状

附子

盐附子呈圆锥形，长 4~7cm，直径 3~5cm。表面灰黑色，被盐霜，顶端有凹陷的芽痕，周围有瘤状突起的支根或支根痕。质重，横切面灰褐色，可见充满盐霜的小空隙及多角形形成层环纹，环纹内侧导管束排列不整齐。气微，味咸而麻，刺舌。黑顺片为纵切片，上宽下窄，长 1.7~5cm，宽 0.9~3cm，厚 0.2~0.5cm。外皮黑褐色，切面暗黄色，油润具光泽，半透明状，并有纵向导管束。质硬而脆，断面角质样。气微，味淡。白附片无外皮，黄白色，半透明，厚约 0.3cm。

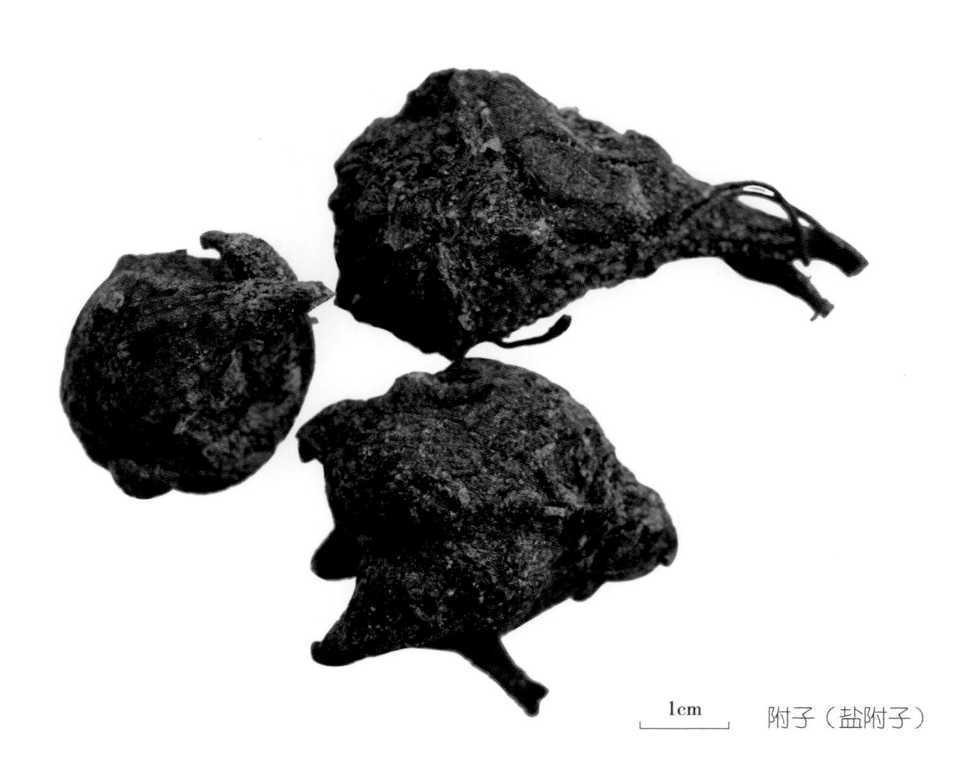

附子（盐附子）

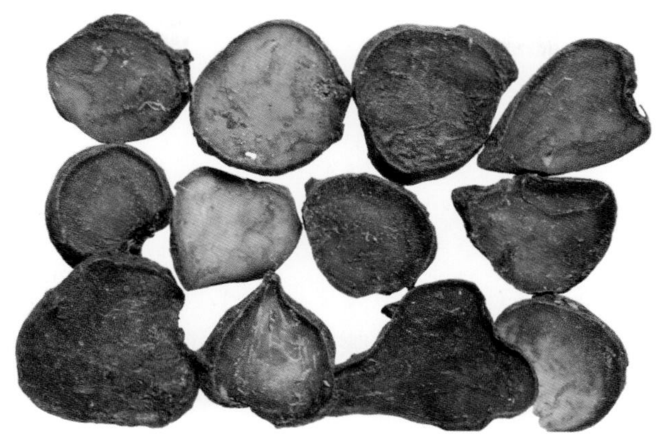

附子（黑顺片）

附子（白附片）

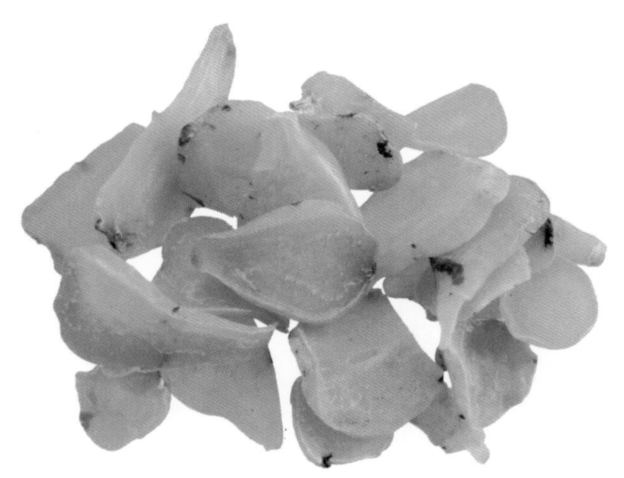

性味	辛、甘，大热；有毒。
功效	回阳救逆，补火助阳，散寒止痛。
主治	亡阳虚脱，肢冷脉微，心阳不足，胸痹心痛，虚寒吐泻，脘腹冷痛，肾阳虚衰，阳痿宫冷，阴寒水肿，阳虚外感，寒湿痹痛。
用量用法	3~15g，先煎，久煎。孕妇慎用；不宜与半夏、瓜蒌、瓜蒌子、瓜蒌皮、天花粉、川贝母、浙贝母、平贝母、伊贝母、湖北贝母、白蔹、白及同用。

★ 黄连 *Coptis chinensis* Franch.

别名： 味连、鸡爪黄连。| **药材名：** 黄连（根茎）。

植物形态

多年生草本，高15~25cm。根茎细长，多分枝，黄色。叶基生，硬纸质，3全裂，中裂片具长柄，卵状菱形，羽状深裂，边缘具尖锯齿，仅上表面叶脉有毛，下表面光滑。二歧或多歧聚伞花序，花3~8朵；苞片3枚，披针形，羽状裂；萼片5枚，黄绿色，狭卵形；花瓣线形或披针形，顶端尖；蓇葖果6~12个，具细长梗。花期2~4月，果期5~6月。

生境分布： 生于山地阴湿处，亦有栽培。分布于湖北、湖南、陕西、江苏、安徽、浙江、江西、福建、广东、广西、四川、云南、贵州等地。

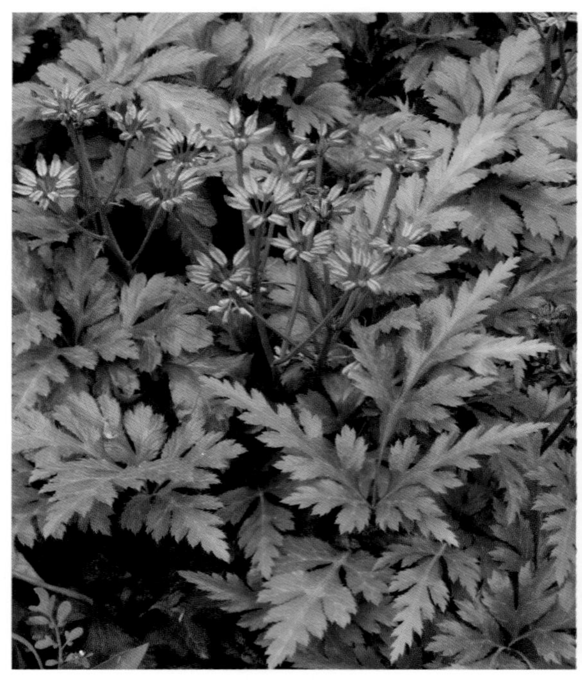

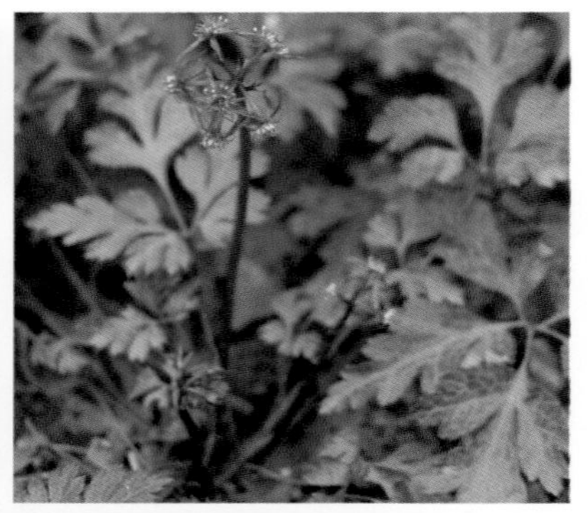

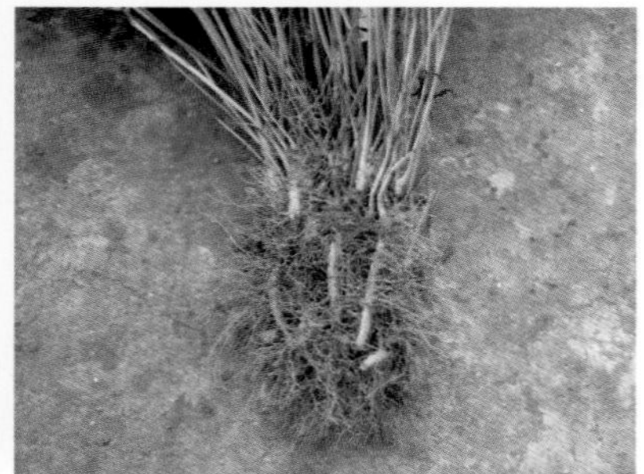

药材性状

黄连

多集聚成簇，常弯曲，形如鸡爪，单枝根茎长3~6cm，直径0.3~0.8cm。表面灰黄色或黄褐色，粗糙，有不规则结节状隆起、须根及须根残基，有的节间表面平滑如茎秆，习称“过桥”。上部多残留褐色鳞叶，顶端常留有残余的茎或叶柄。质硬，断面不整齐，皮部橙红色或暗棕色，木部鲜黄色或橙黄色，呈放射状排列，髓部有的中空。气微，味极苦。

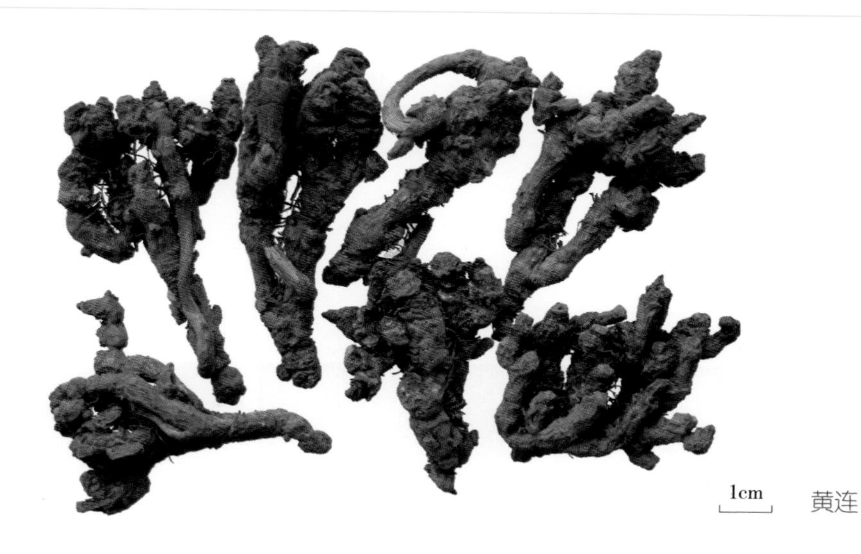

黄连

性味	苦，寒。
功效	清热燥湿，泻火解毒。
主治	湿热痞满，呕吐吞酸，泻痢，黄疸，高热神昏，心火亢盛，心烦不寐，心悸不宁，血热吐衄，目赤，牙痛，消渴，痈肿疔疮，湿疹，湿疮，耳道流脓。
用量用法	2~5g。外用适量。

附　注：《中国药典》2015年版记载同属植物三角叶黄连、云连与黄连的干燥根茎同等入药。

阿尔泰银莲花 *Anemone altaica* Fisch. ex C. A. Mey.

别名：菖蒲、九节菖蒲。| **药材名**：九节菖蒲（根茎）。

植物形态

多年生草本。根状茎圆柱形，直径2~4mm，节间长。基生叶无或1枚，三出复叶；叶片长2~4cm，中央小叶3全裂，裂片深裂并具缺刻状牙齿；叶柄长4~9cm。花葶高11~20cm，无毛；总苞苞片3枚，具柄，叶状，长2.4~2.8cm，3全裂，中央裂片狭菱形，中部3浅裂；花单个，顶生，无花瓣；萼片8~10枚，白色，狭倒卵形或矩圆形，长1.5~2cm，无毛；胚珠1枚。花期3~5月。

生境分布：生于山谷、沟边或灌丛中。分布于陕西、河南、山西等地。

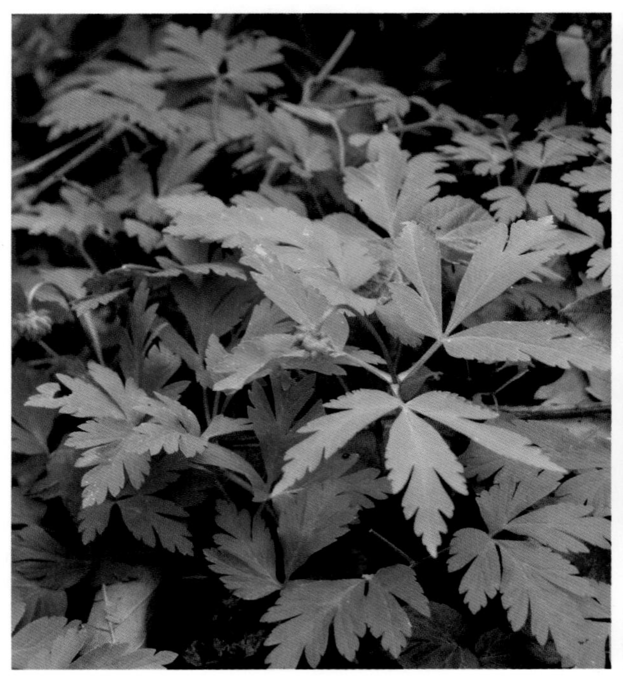

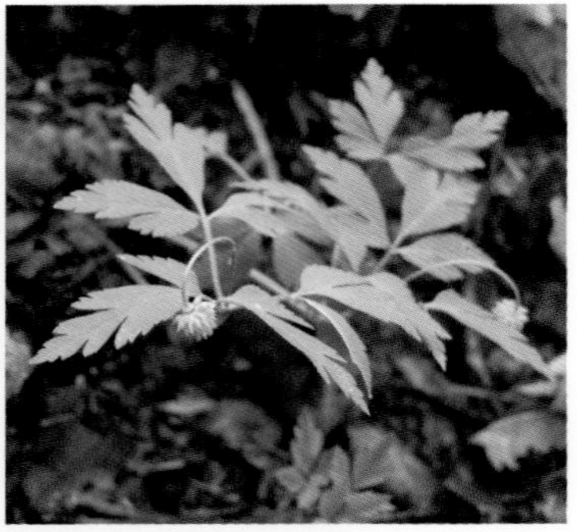

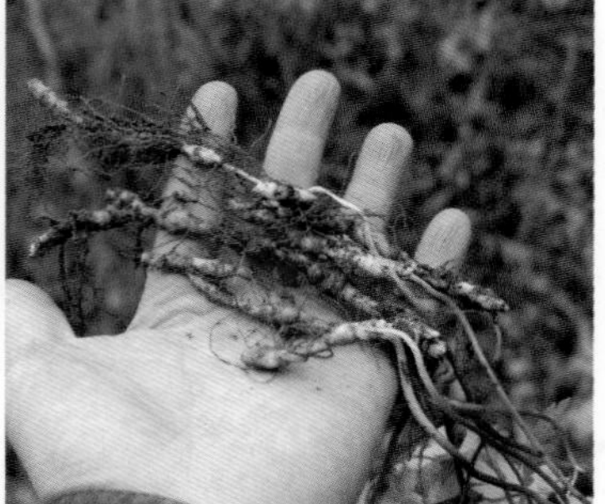

药材性状

九节菖蒲

略呈纺锤形，微弯曲，偶有分枝，长1~6cm，中部直径3~7mm。表面黄白色至棕色，具多数横向半环状突起的鳞叶痕，交互排列成节状，并可见细小根痕。质坚脆，易折断，断面平坦，类白色至浅黄色，粉性。气无，味淡而辛。

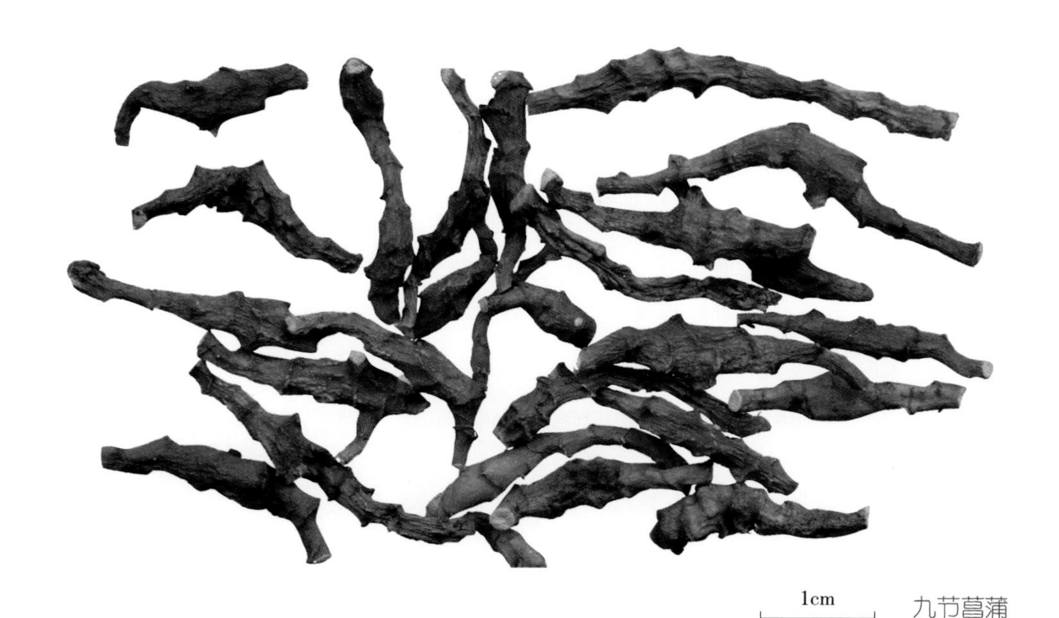

1cm 九节菖蒲

性味	辛，微温。
功效	开窍，祛痰，祛风化湿，健胃，解毒。
主治	神昏谵语，癫痫痰饮，风湿痹痛，疮疡肿毒。
用量用法	1.5~6g。

★ 威灵仙 *Clematis chinensis* Osbeck.

别名：老虎须。| **药材名**：威灵仙（根和根茎）。

植物形态

木质藤本，长3~10m。根丛生于块状根茎上，细长圆柱形。茎具明显条纹，近无毛。叶对生，1回羽状复叶；小叶5枚，略带革质，狭卵形或三角状卵形，全缘，上表面沿叶脉有细毛，下表面无毛。圆锥花序顶生或腋生；总苞片密生细长毛；萼片4枚，有时5枚，花瓣状，长圆状倒卵形，外被白色柔毛；子房及花柱上密生白毛。瘦果椭圆形，花柱宿存，延长成白色羽毛状。花期5~6月，果期6~7月。

生境分布：生于山谷、山坡林缘或灌木丛中。分布于江苏、浙江、江西、福建、台湾、湖北、湖南、广东、广西、四川、贵州、云南等地。

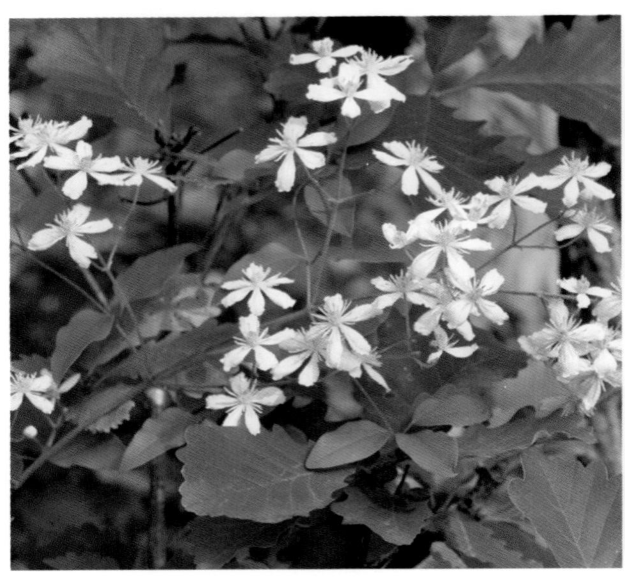

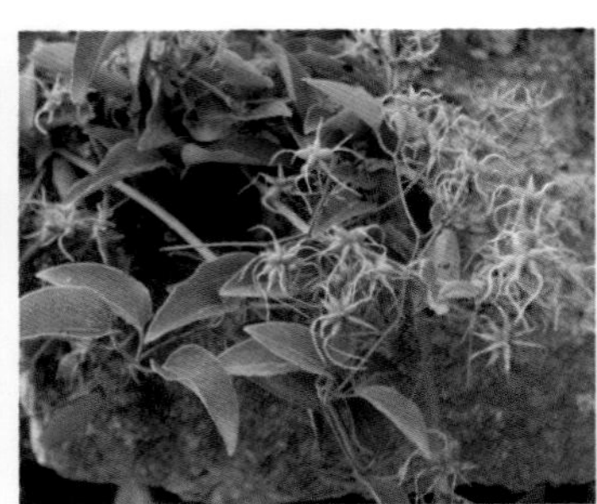

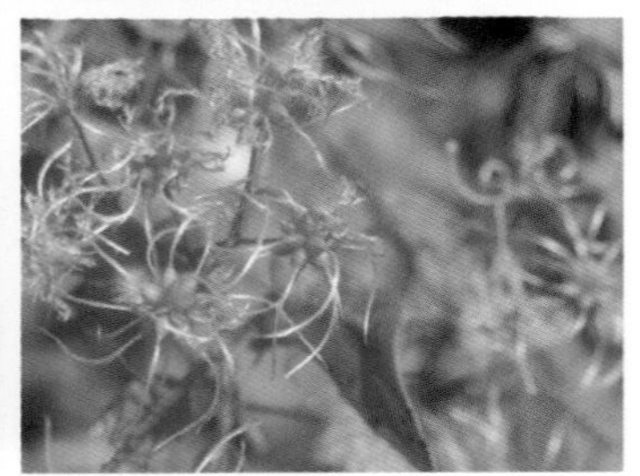

药材性状

威灵仙

根茎呈柱状，长 1.5~10cm，直径 0.3~1.5cm；表面淡棕黄色；顶端残留茎基；质较坚韧，断面纤维性；下侧着生多数细根。根呈细长圆柱形，稍弯曲，长 7~15cm，直径 0.1~0.3cm；表面黑褐色，有细纵纹，有的皮部脱落，露出黄白色木部；质硬脆，易折断，断面皮部较广，木部淡黄色，略呈方形，皮部与木部间常有裂隙。气微，味淡。

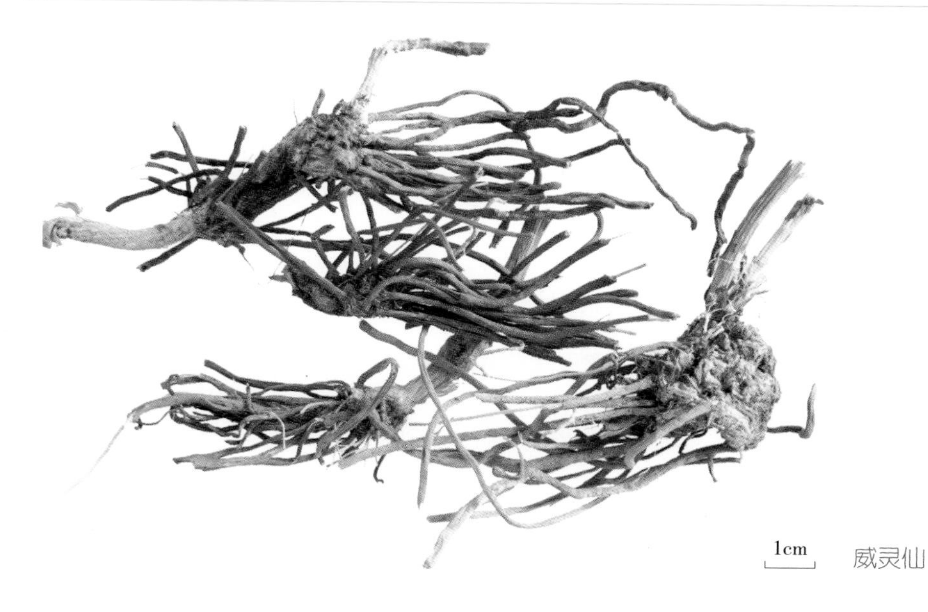

威灵仙

性味	辛、咸，温。
功效	祛风湿，通经络。
主治	风湿痹痛，肢体麻木，筋脉拘挛，屈伸不利。
用量用法	6~10g。

附　注：《中国药典》2015 年版记载同属植物棉团铁线莲、东北铁线莲与威灵仙的干燥根和根茎同等入药。

★ 芍药 *Paeonia lactiflora* Pall.

别名：赤芍。| 药材名：赤芍（根）、白芍（根）。

植物形态

多年生草本。根粗壮，黑褐色。茎无毛，基部具鳞片，株高 40~90cm。下部茎生叶为 2 回三出复叶，上部为三出复叶；小叶狭卵形、椭圆形或披针形，边缘有白色骨质细齿，两表面无毛；叶柄长 5~9cm。花数朵，生于茎顶和叶腋；萼片 4 枚，宽卵形或近圆形；花瓣 9~13 片，倒卵形，白色，有时基部具深紫色斑；雄蕊多数，花丝黄色。蓇葖果长 2.5~3cm，顶端具喙。种子圆形，黑色。花期 5~6 月，果熟期 9 月。

生境分布： 生于山坡、山谷、灌木丛。分布于东北、华北及河南、山东、陕西等地，全国各地均有栽培。

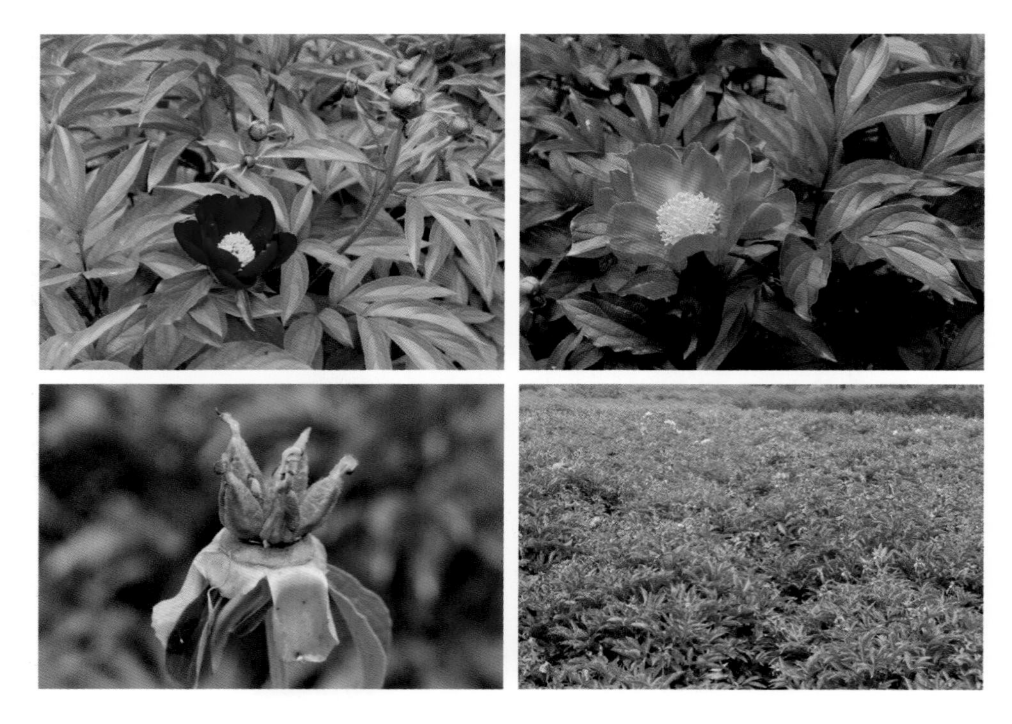

药材性状

赤芍

圆柱形，稍弯曲，长5~40cm，直径0.5~3cm。表面棕褐色，粗糙，有纵沟及皱纹，并有须根痕及横长的皮孔样突起，有的外皮易脱落。质硬而脆，易折断，断面粉白色或粉红色，皮部窄，木部放射状纹理明显，有的有裂隙。气微香，味微苦、酸涩。

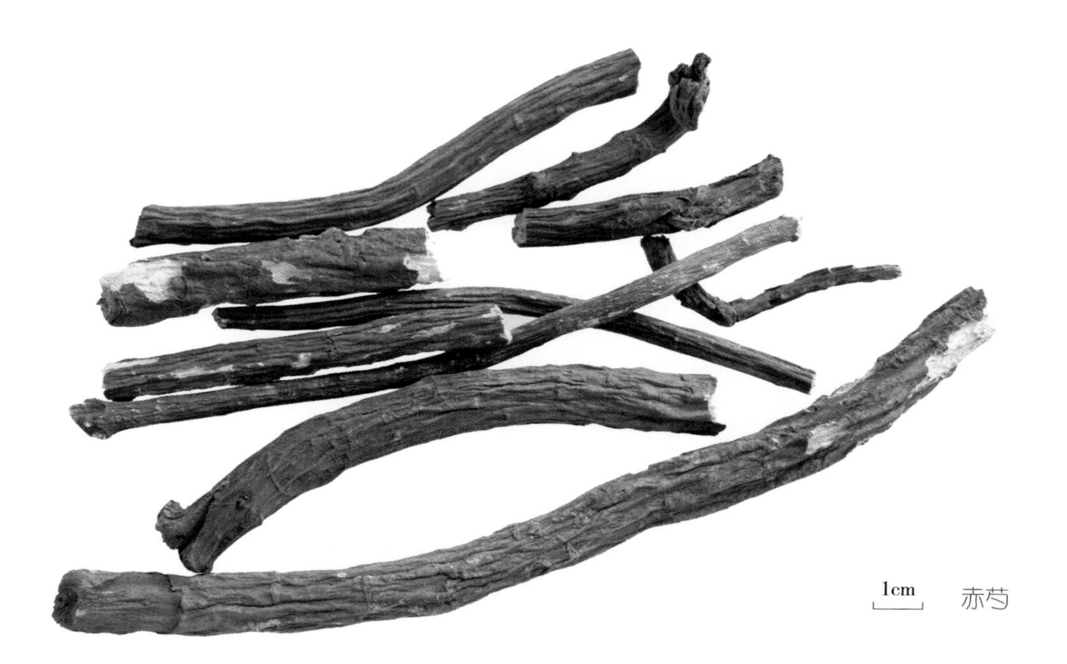

赤芍

性味	苦，微寒。
功效	清热凉血，散瘀止痛。
主治	热入营血，温毒发斑，吐血衄血，目赤肿痛，肝郁胁痛，经闭痛经，癥瘕腹痛，跌扑损伤，痈肿疮疡。
用量用法	6~12g。不宜与藜芦同用。

药材性状

白芍

圆柱形，平直或稍弯曲，两端平截，长5~18cm，直径1~2.5cm。表面类白色或淡红棕色，光洁或有纵皱纹及细根痕，偶有残存的棕褐色外皮。质坚实，不易折断，断面较平坦，类白色或微带棕红色，形成层环明显，射线放射状。气微，味微苦、酸。

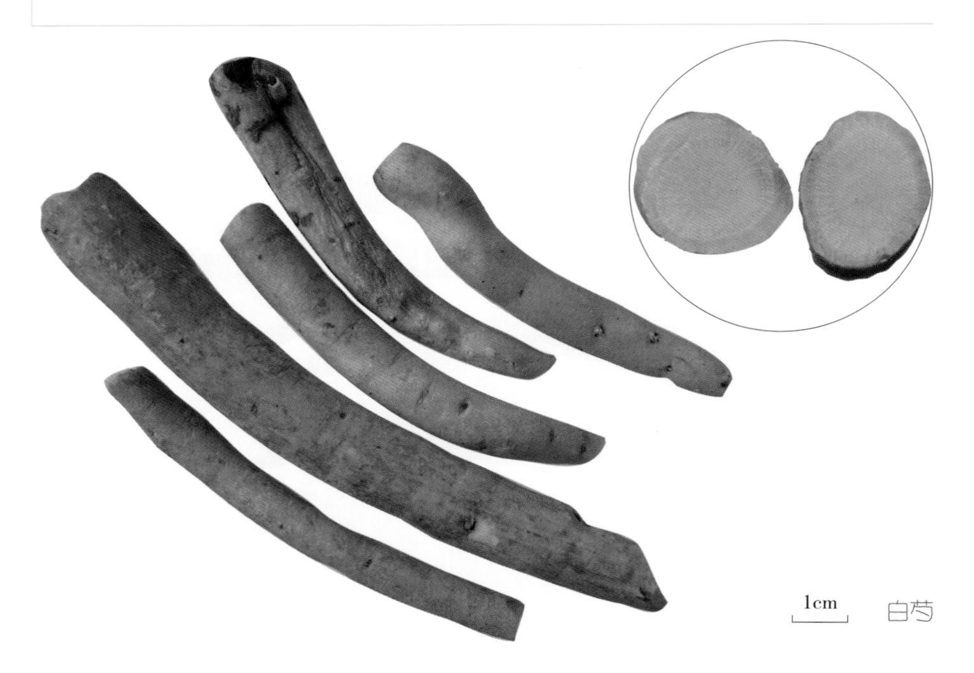

白芍

性味	苦、酸，微寒。
功效	养血调经，敛阴止汗，柔肝止痛，平抑肝阳。
主治	血虚萎黄，月经不调，自汗，盗汗，胁痛，腹痛，四肢挛痛，头痛眩晕。
用量用法	6~15g。不宜与藜芦同用。

附 注：《中国药典》2015年版记载同属植物川赤芍与芍药的根同等入药，药材名为赤药。

★牡丹 *Paeonia suffruticosa* Andr.

别名：丹皮。| **药材名：**牡丹皮（根皮）。

植物形态

灌木，株高约 2m。茎分枝短而粗。叶为 2 回三出复叶。顶生小叶宽卵形，3 裂至中部，上表面绿色，无毛；侧生小叶狭卵形或长圆状卵形，具不等的 2~3 浅裂或不裂，近无柄。花单生于枝顶；萼片 5 枚，绿色，宽卵形，大小不等；花瓣 5 片，常为重瓣，玫瑰色、红紫色、粉红色至白色，顶端呈不规则波状；花盘革质，杯状，紫红色。蓇葖果长圆形，密生黄褐色硬毛。花期 5~6 月，果期 8~9 月。

生境分布：生于向阳山坡及土壤肥沃处。大量栽培于山东、安徽、陕西、甘肃、四川、贵州、湖北、湖南等地。

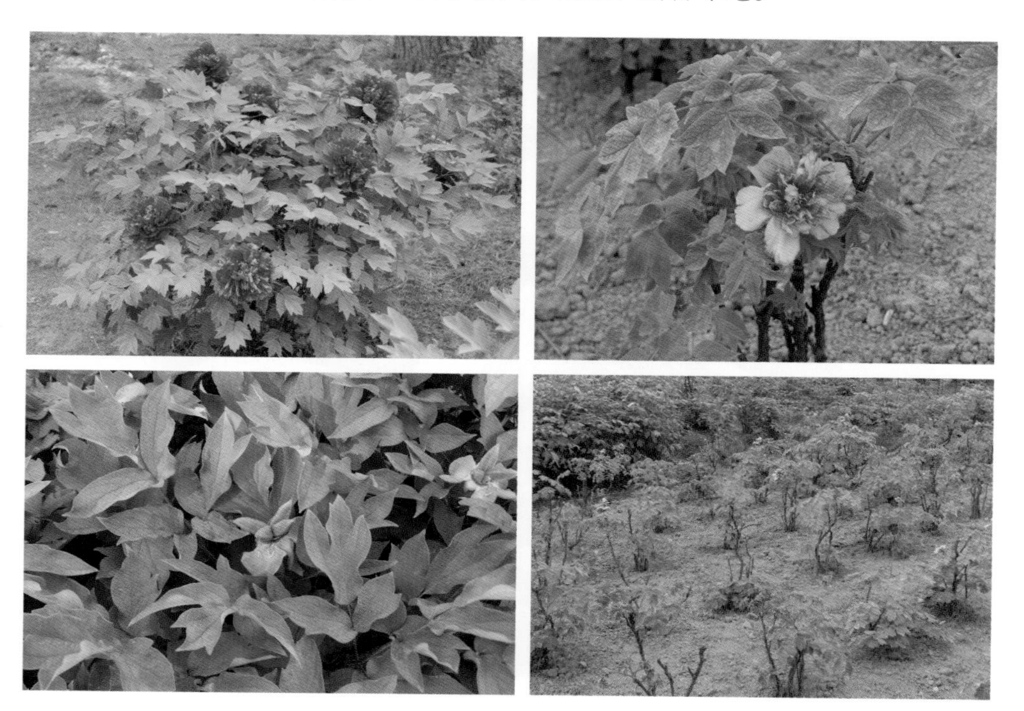

药材性状

牡丹皮

连丹皮呈筒状或半筒状，有纵剖开的裂缝，略向内卷曲或张开，长 5~20cm，直径 0.5~1.2cm，厚 0.1~0.4cm。外表面灰褐色或黄褐色，有多数横长皮孔样突起和细根痕，栓皮脱落处粉红色；内表面淡灰黄色或浅棕色，有明显的细纵纹，常见发亮的结晶。质硬而脆，易折断，断面较平坦，淡粉红色，粉性。气芳香，味微苦而涩。刮丹皮外表面有刮刀削痕，红棕色或淡灰黄色，有时可见灰褐色斑点状残存外皮。

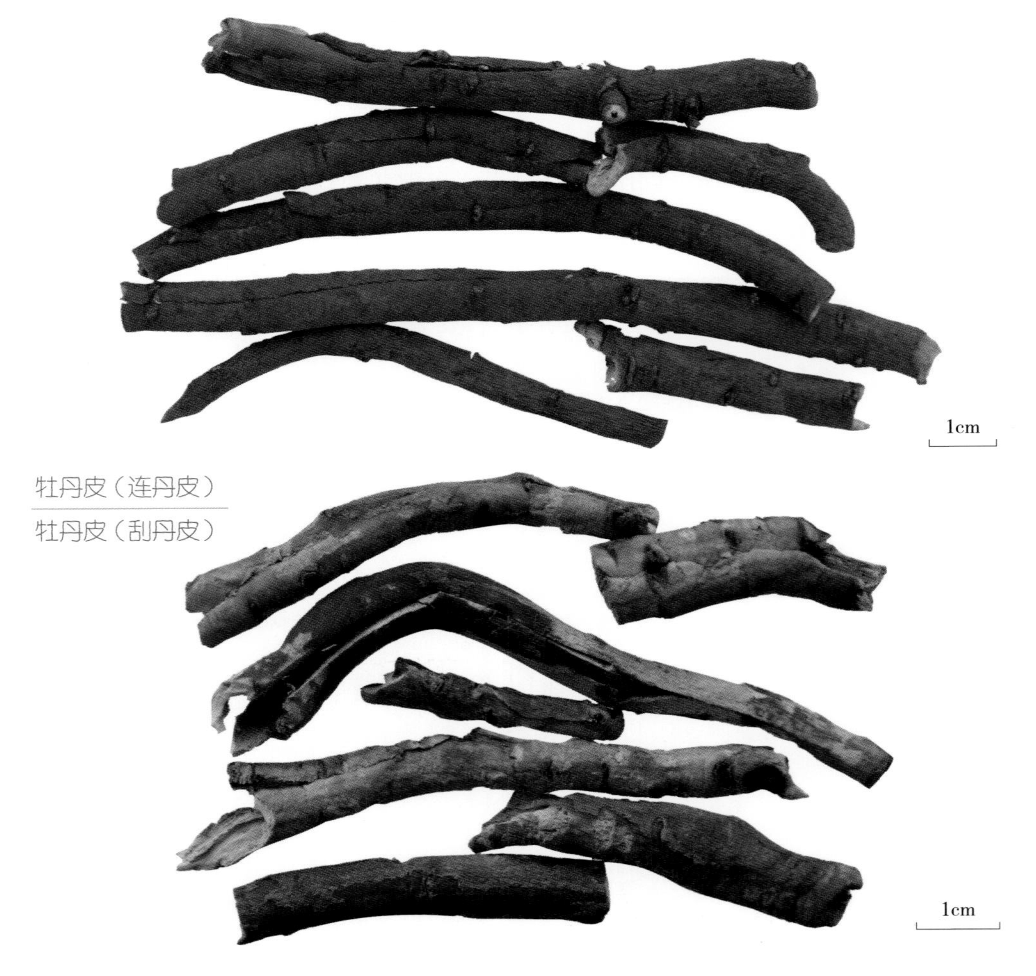

牡丹皮（连丹皮）
牡丹皮（刮丹皮）

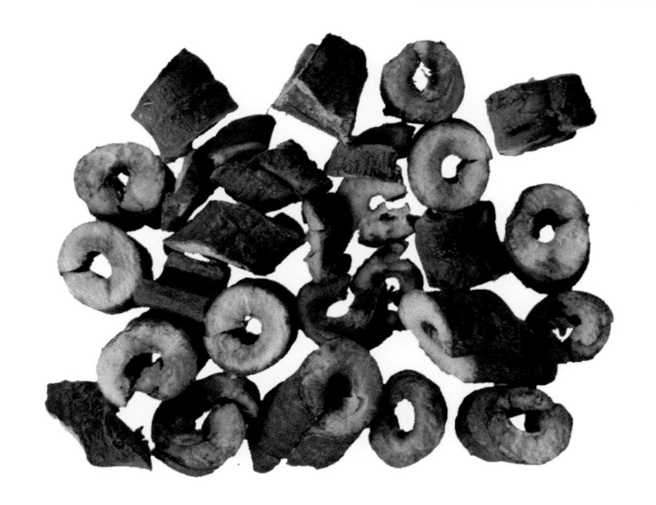

牡丹皮（连丹皮）

牡丹皮（刮丹皮）

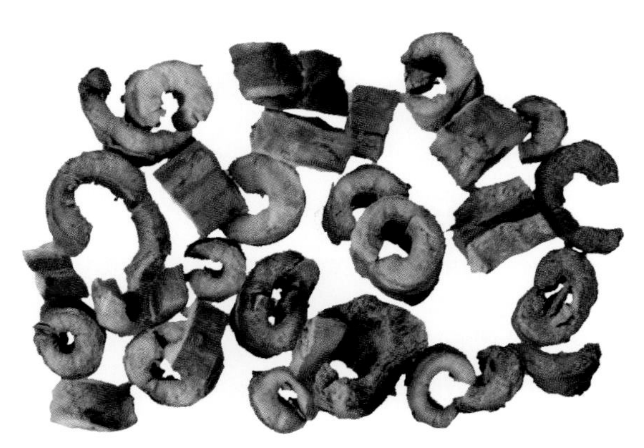

性味	苦、辛，微寒。
功效	清热凉血，活血化瘀。
主治	热入营血，温毒发斑，吐血衄血，夜热早凉，无汗骨蒸，经闭痛经，跌扑伤痛，痈肿疮毒。
用量用法	6~12g。孕妇慎用。

附　注：《常用中药材品种整理和质量研究》（南方协作组）调查牡丹皮类药材，发现除正品牡丹外，还有使用凤丹、滇牡丹和紫斑牡丹等，且凤丹为目前商品药材的主流。

小檗科

★ 细叶小檗 *Berberis poiretii* Schneid.

药材名： 三颗针（根）。

植物形态

落叶灌木，高达 2m。小枝紫红色，具条棱；刺单一，短小或 3 分叉，微弱，长 4~9mm。叶纸质，窄披针形至倒披针形，先端急尖，具一小短尖，基部窄楔形，全缘。总状花序，下垂，有花 8~20 朵；苞片钻形。浆果鲜红色，长圆形，长 9mm，直径 4~5mm。种子 1~2 枚。花期 5~6 月，果期 7~8 月。

生境分布： 生于丘陵山地、山沟河边。分布于黑龙江、吉林、辽宁、河北、河南、山东、山西、内蒙古、陕西等地。

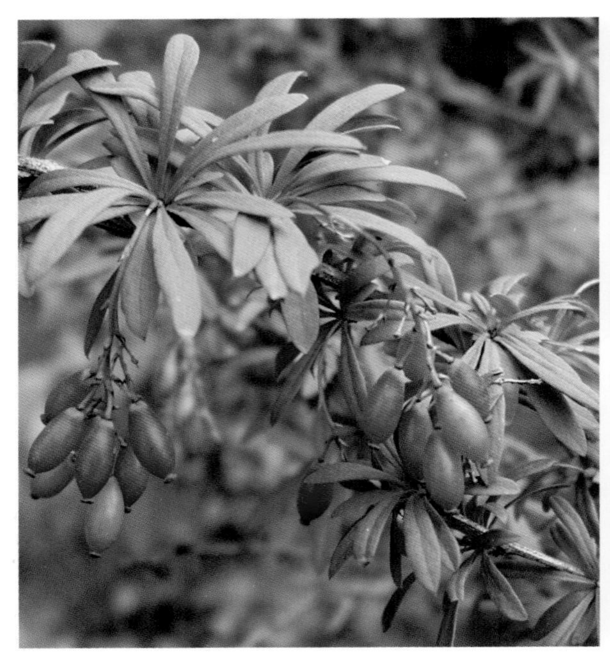

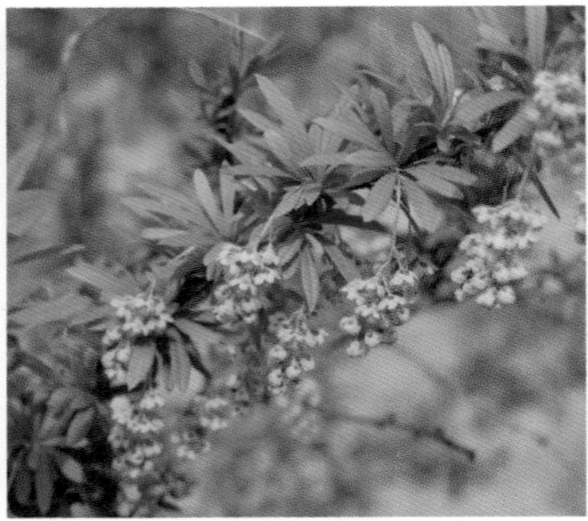

药材性状

三颗针

呈类圆柱形，稍扭曲，有少数分枝，长10~15cm，直径1~3cm。根头粗大，向下渐细。外皮灰棕色，有细皱纹，易剥落。质坚硬，不易折断，切面不平坦，鲜黄色。切片近圆形或长圆形，稍显放射状纹理，髓部棕黄色。气微，味苦。

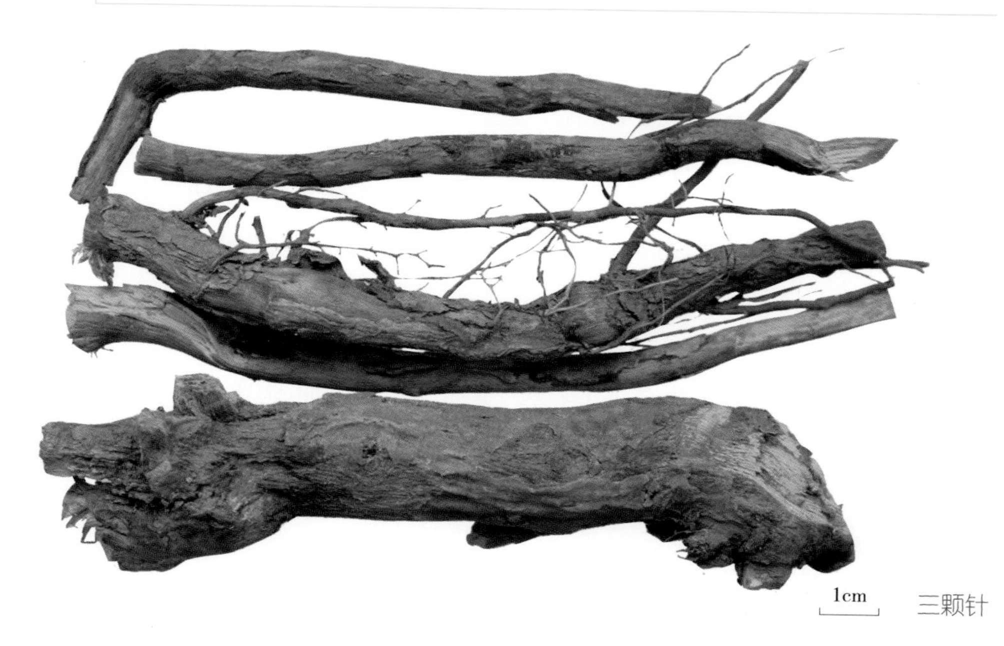

三颗针

性味	苦，寒；有毒。
功效	清热燥湿，泻火解毒。
主治	湿热泻痢，黄疸，湿疹，咽痛目赤，聤耳流脓，痈肿疮毒。
用量用法	9~15g。

附　注：小檗科小檗属在中国约有250种，该属植物的根皮和茎皮含有小檗碱，可代替黄连入药。《中国药典》2015年版记载同属植物拟獴猪刺、匙叶小檗、小黄连刺与细叶小檗的干燥根同等入药。

★淫羊藿 *Epimedium brevicornu* Maxim.

别名：心叶淫羊藿、三枝九叶草。| **药材名：**淫羊藿（叶）。

植物形态

多年生草本。茎直立，有棱。茎生叶 2 枚，2 回三出复叶；小叶 9 枚，小叶片宽卵形或近圆形，边缘有锯齿，齿缘黄色，基部深心形，侧生小叶不对称，外侧有小尖头，上表面有光泽，下表面疏生直立短毛，主脉上尤为明显。顶生聚伞状圆锥花序，花序轴及花梗被腺毛；花通常白色；花萼 8 枚，内轮萼片 4 枚，卵状长圆形，外轮萼片 4 枚，卵形；花瓣 4 片，距短于内轮萼片；蓇葖果纺锤形，成熟时 2 裂。种子 1~2 枚，褐色。花期 6~7 月，果期 8 月。

生境分布：生于山谷林下、山坡灌丛或山沟阴湿处。分布于全国大部分地区。

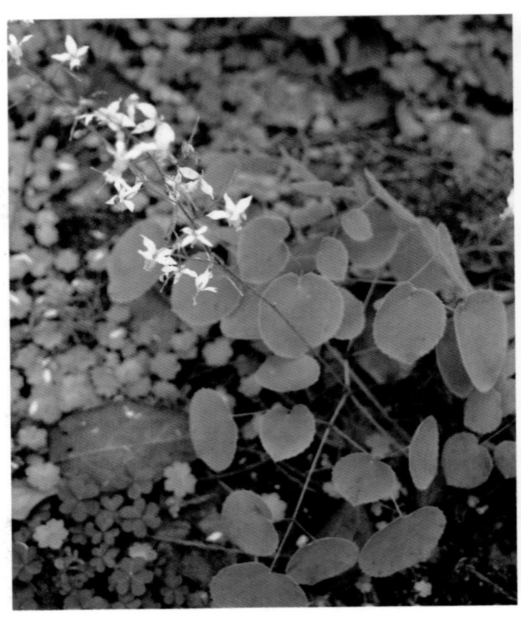

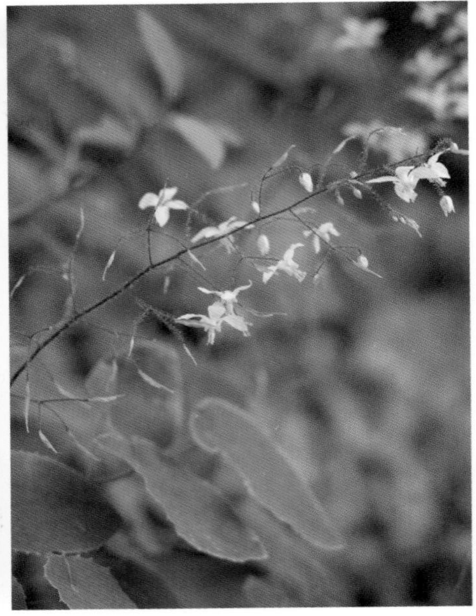

药材性状

淫羊藿

茎呈细圆柱形，长约20cm，表面黄绿色或淡黄色，具光泽。茎生叶对生，2回三出复叶；小叶片卵圆形，长3~8cm，宽2~6cm；先端微尖，顶生小叶基部心形，两侧小叶较小，偏心形，外侧较大，呈耳状，边缘具黄色刺毛状细锯齿；上表面黄绿色，下表面灰绿色，主脉7~9条，基部有稀疏细长毛，细脉两面突起，网脉明显；小叶柄长1~5cm。叶片近革质。气微，味微苦。

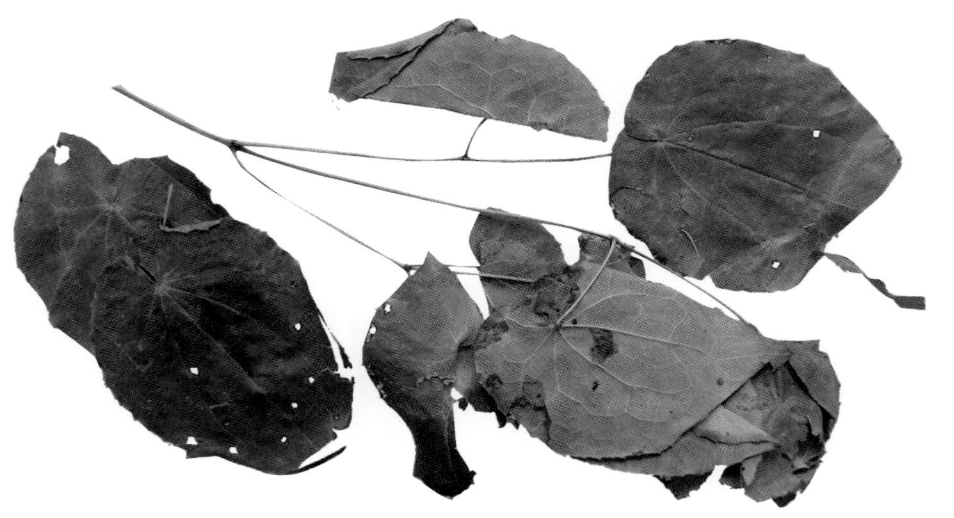

淫羊藿

性味	辛、甘，温。
功效	补肾阳，强筋骨，祛风湿。
主治	肾阳虚衰，阳痿遗精，筋骨痿软，风湿痹痛，麻木拘挛。
用量用法	3~10g。

附　注：《中国药典》2015年版记载同属植物箭叶淫羊藿、柔毛淫羊藿、朝鲜淫羊藿与淫羊藿的干燥叶同等入药。

★ 阔叶十大功劳 *Mahonia bealei* (Fort.) Carr.

别名： 刺黄柏。| **药材名：** 功劳木（茎）。

植物形态

常绿灌木，高达4m，全体无毛。根粗大，黄色。茎粗壮，直立，木材黄色。单数羽状复叶互生，小叶9~15枚，厚革质，侧生小叶无柄，宽卵形或卵状长圆形，大小不一，顶生小叶较大，具柄，边缘反卷，每边有2~8个刺状锐齿，上表面蓝绿色，下表面被白霜。花褐黄色，芳香，总状花序顶生，6~9个簇生；花序柄粗壮，扁状，花密聚；花瓣6片。浆果卵形，暗蓝色，被白粉。花期7~8月，果熟期11月至翌年3月。

生境分布： 生于山坡林下及灌木丛中。分布于陕西、河南、湖北、湖南、安徽、江西、浙江、福建、广东、广西、四川等地。

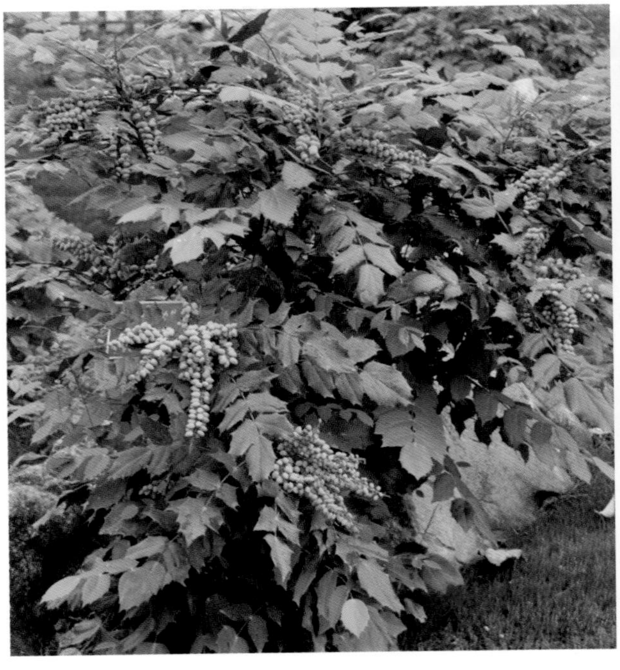

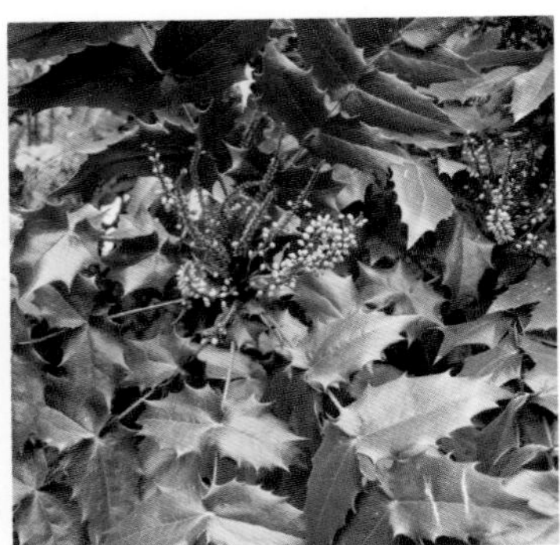

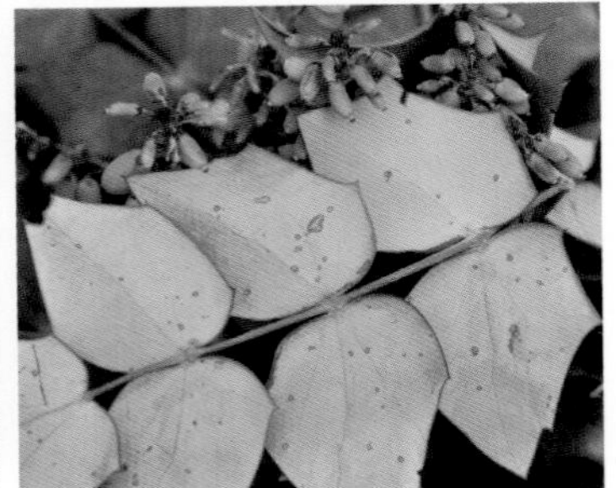

药材性状

功劳木

不规则的块片，大小不等。外表面灰黄色至棕褐色，有明显的纵沟纹及横向细裂纹，有的外皮较光滑，有光泽，或有叶柄残基。质硬，切面皮部薄，棕褐色，木部黄色，可见数个同心性环纹及排列紧密的放射状纹理，髓部色较深。气微，味苦。

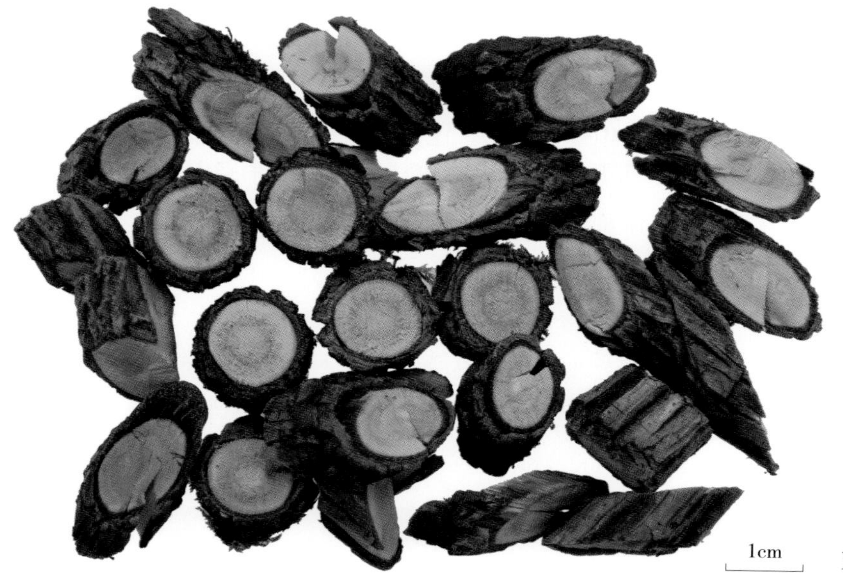

功劳木

性味	苦，寒。
功效	清热燥湿，泻火解毒。
主治	湿热泻痢，黄疸尿赤，目赤肿痛，胃火牙痛，疮疖痈肿。
用量用法	9~15g。外用适量。

附　注：《中国药典》2015 年版记载同属植物细叶十大功劳与阔叶十大功劳的干燥茎同等入药。十大功劳属的植物形态和药材性状相似，为地方或民间应用的商品，往往在一批商品中就有数种十大功劳属植物。

红毛七 *Caulophyllum robustum* Maxim.

别名：牡丹草、类叶牡丹、葳严仙。| **药材名**：红毛七（根和根茎）。

植物形态

多年生草本，植株高达 80cm。根状茎粗短。茎生叶 2 枚，互生，2~3 回三出复叶；小叶卵形、长圆形或阔披针形，全缘，有时 2~3 裂，上表面绿色，下表面淡绿色或带灰白色，顶生小叶具柄，侧生小叶近无柄。圆锥花序顶生；花淡黄色；萼片 6 枚，倒卵形，花瓣状；花瓣 6 片，蜜腺状，扇形，基部缢缩，呈爪状；花后子房开裂，露出 2 枚球形种子。果熟时果柄增粗。种子浆果状，微被白粉，熟后蓝黑色，外被肉质假种皮。花期 5~6 月，果期 7~9 月。

生境分布：生于山坡林下或山沟阴湿处。分布于黑龙江、吉林、山西、陕西、甘肃、湖南、湖北、河南、河北、安徽、浙江、四川、云南、贵州、西藏等地。

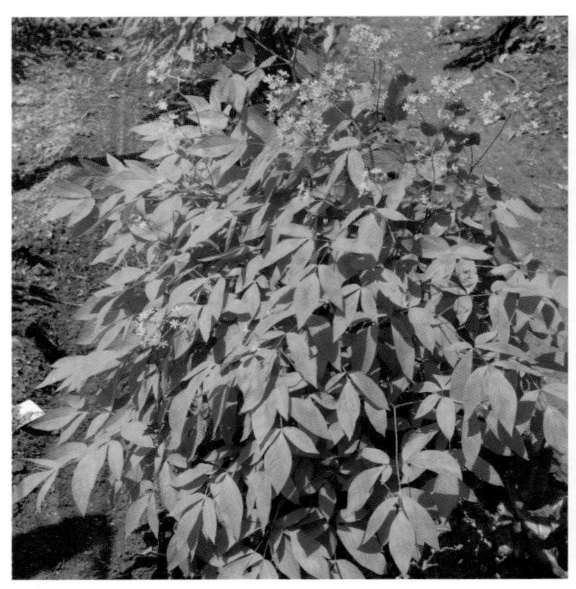

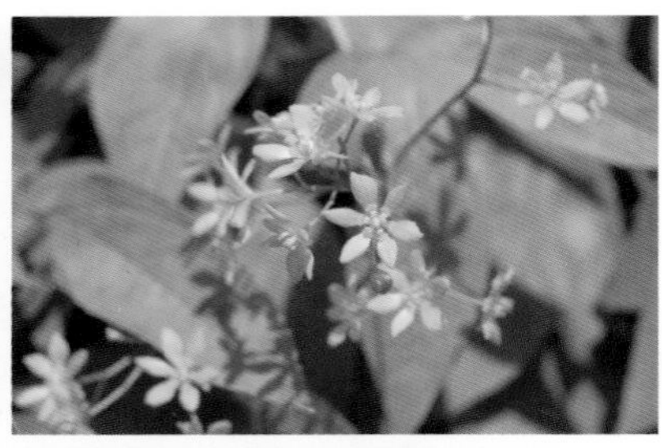

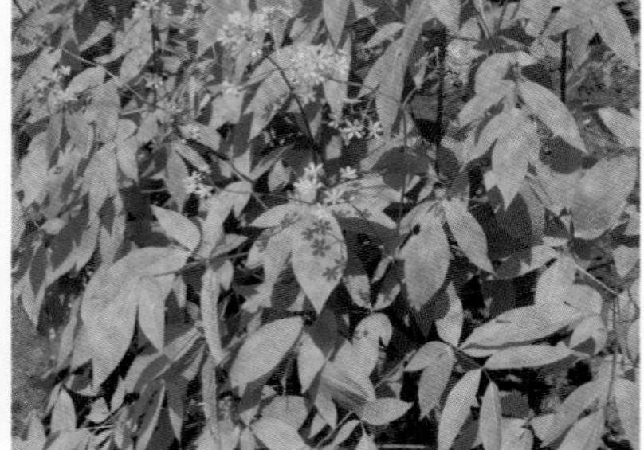

药材
性状

红毛七

根茎圆柱形，多分枝，节明显，上端有圆形茎痕，下端及侧面着生多数须状根。须状根直径 1~2mm，交织成团。根茎及根表面均紫棕色。质较软，断面红色。气微，味苦。

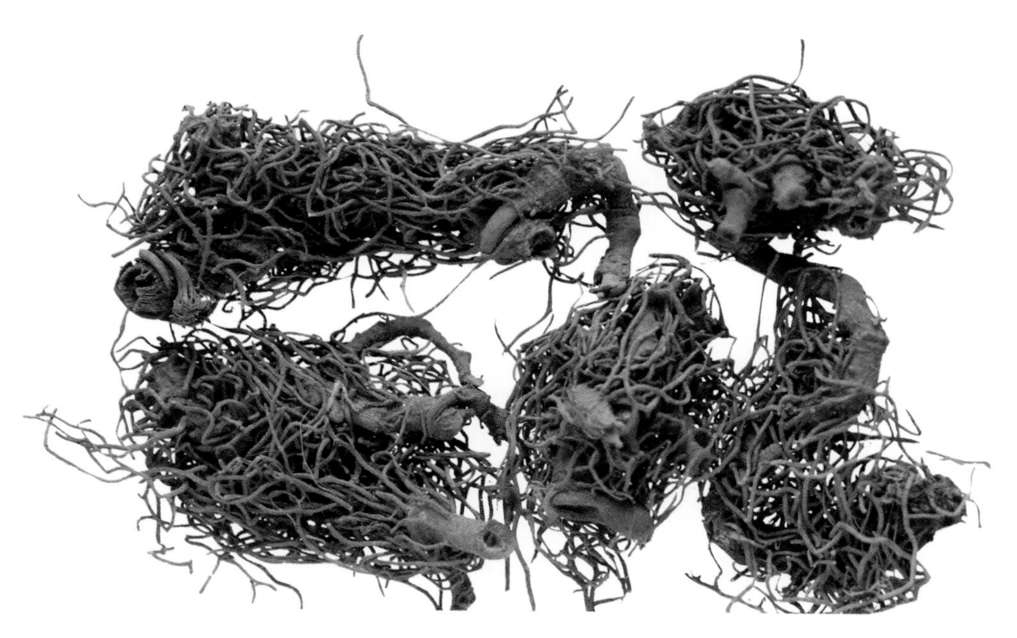

1cm 红毛七

性味	辛、苦，温。
功效	活血散瘀，祛风除湿，行气止痛。
主治	月经不调，痛经，产后血瘀腹痛，脘腹寒痛，跌打损伤，风湿痹痛。
用量用法	3~15g。

木通科

★ 大血藤 *Sargentodoxa cuneata* (Oliv.) Rehd. et Wils.

别名： 血藤、血通、红藤。| **药材名：** 大血藤（藤茎）。

植物形态

落叶木质藤本。叶互生，三出复叶，具长柄。中央小叶片菱状倒卵形至椭圆形，小叶柄短；两侧小叶较大，斜卵形，全缘，两侧不对称，近无柄。总状花序腋生，下垂。花单性，雌雄异株。雄花的花梗长 10~15mm；花萼 6 枚，花瓣状，长圆形，黄绿色；花瓣 6 片，退化成腺体。雌花与雄花同，有退化雄蕊 6 枚，心皮多数，螺旋状排列，浆果卵圆形，成熟时蓝黑色。花期 3~5 月，果期 7~9 月。

生境分布： 生于山野灌木丛及疏林中，或溪边林中。分布于河南、江苏、安徽、浙江、江西、福建、湖北、湖南、广东、广西、四川、贵州、云南等地。

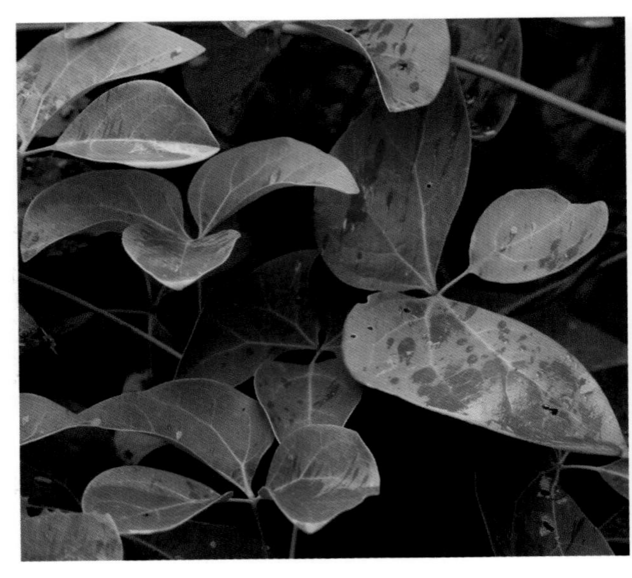

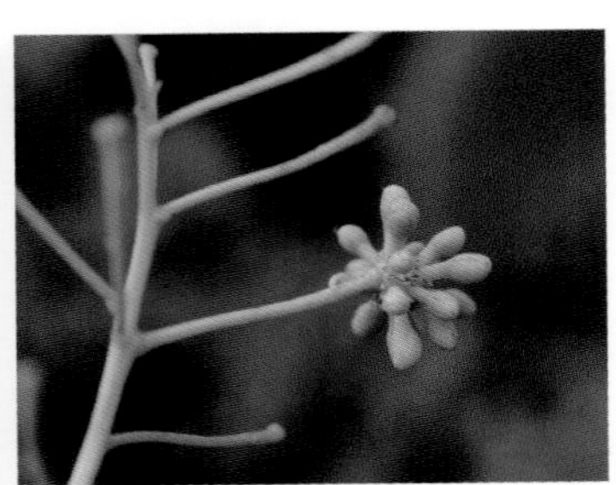

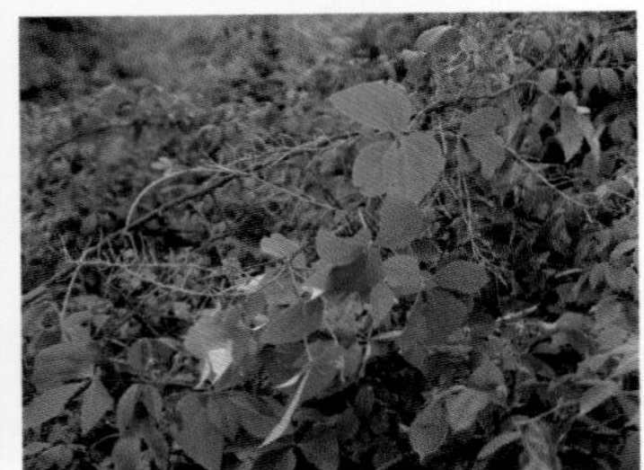

药材性状

大血藤

圆柱形，略弯曲，长30~60cm，直径1~3cm。表面灰棕色，粗糙，外皮常呈鳞片状剥落，剥落处显暗红棕色，有的可见膨大的节及略凹陷的枝痕或叶痕。质硬，断面皮部红棕色，有数处向内嵌入木部，木部黄白色，有多数细孔状导管，射线呈放射状排列。气微，味微涩。

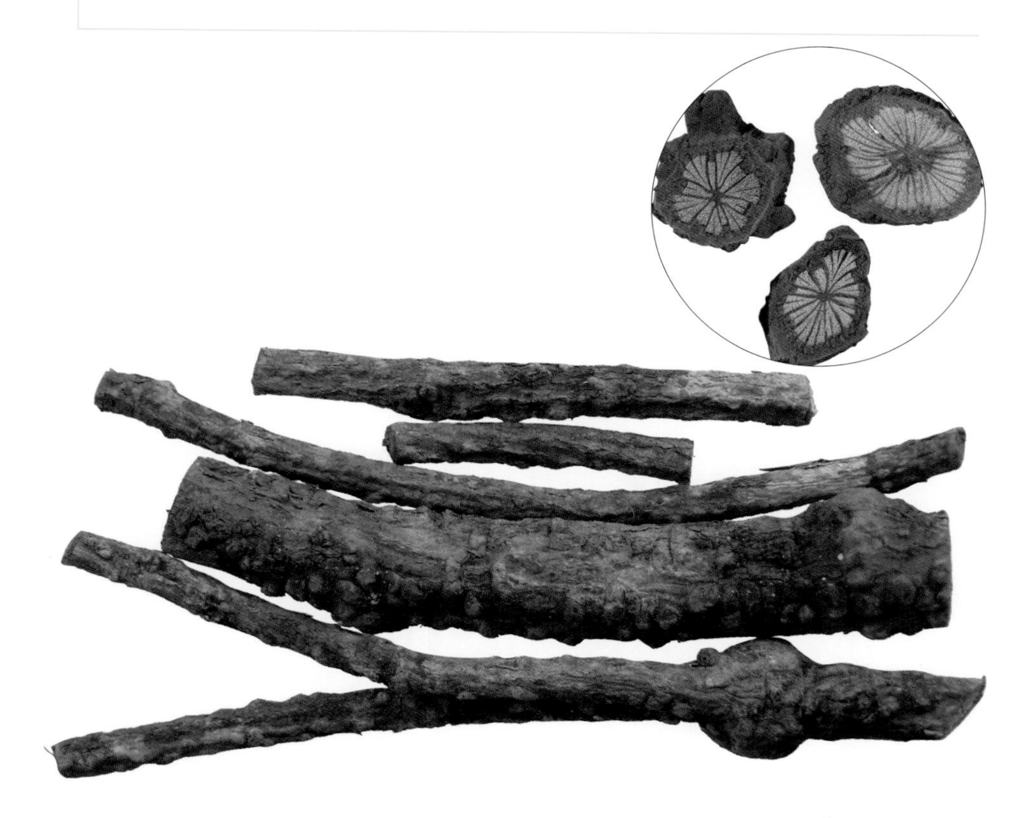

1cm 大血藤

性味	苦，平。
功效	清热解毒，活血，祛风止痛。
主治	肠痈腹痛，热毒疮疡，经闭，痛经，跌扑肿痛，风湿痹痛。
用量用法	9~15g。

★ 木通 *Akebia quinata* (Thunb.) Decne.

别名：五叶木通。| **药材名：**木通（藤茎）、预知子（近成熟果实）。

植物形态

落叶或半常绿缠绕藤本。掌状复叶，常5枚叶簇生于短枝顶端；小叶5枚，革质，倒卵形至椭圆形，全缘，下表面稍呈粉白色。花单性，紫色，雌雄同株；总状花序腋生。雄花密生于花序上部，较小，具小苞片；花被片3片。雌花1~2朵生于花序下部，较大；苞片线状披针形；花被片3片，宽椭圆形；浆果状蓇葖果，肉质，长椭圆形或略呈肾形，成熟时紫色，沿腹缝线裂开。种子多数。花期4~5月，果期5~8月。

生境分布：生于山坡、山沟、溪旁等处。分布于陕西、河南、山东、安徽、江苏、江西、湖北、湖南、广东、广西、四川等地。

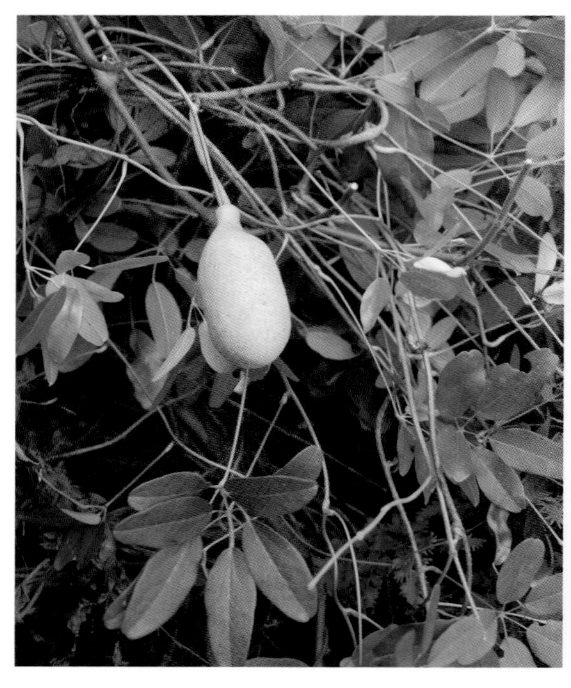

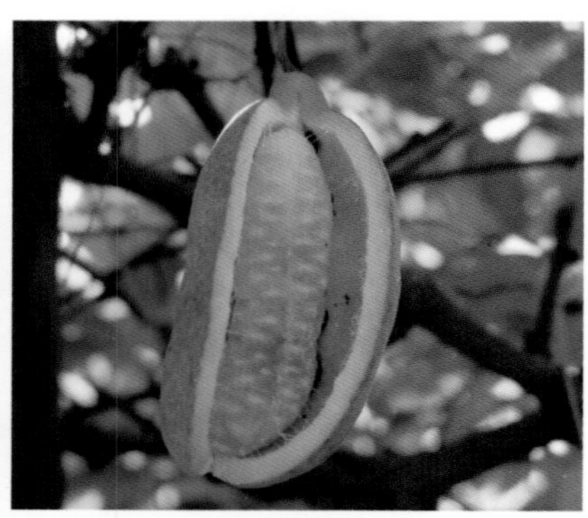

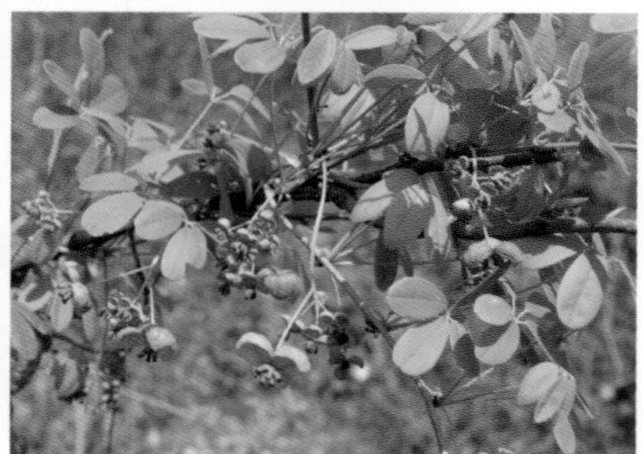

药材性状

木通

圆柱形，常稍扭曲，长 30~70cm，直径 0.5~2cm。表面灰棕色至灰褐色，外皮粗糙而有许多不规则的裂纹或纵沟纹，具突起的皮孔。节部膨大或不明显，具侧枝断痕。体轻，质坚实，不易折断，断面不整齐，皮部较厚，黄棕色，可见淡黄色颗粒状小点，木部黄白色，射线呈放射状排列，髓小或有时中空，黄白色或黄棕色。气微，味微苦而涩。

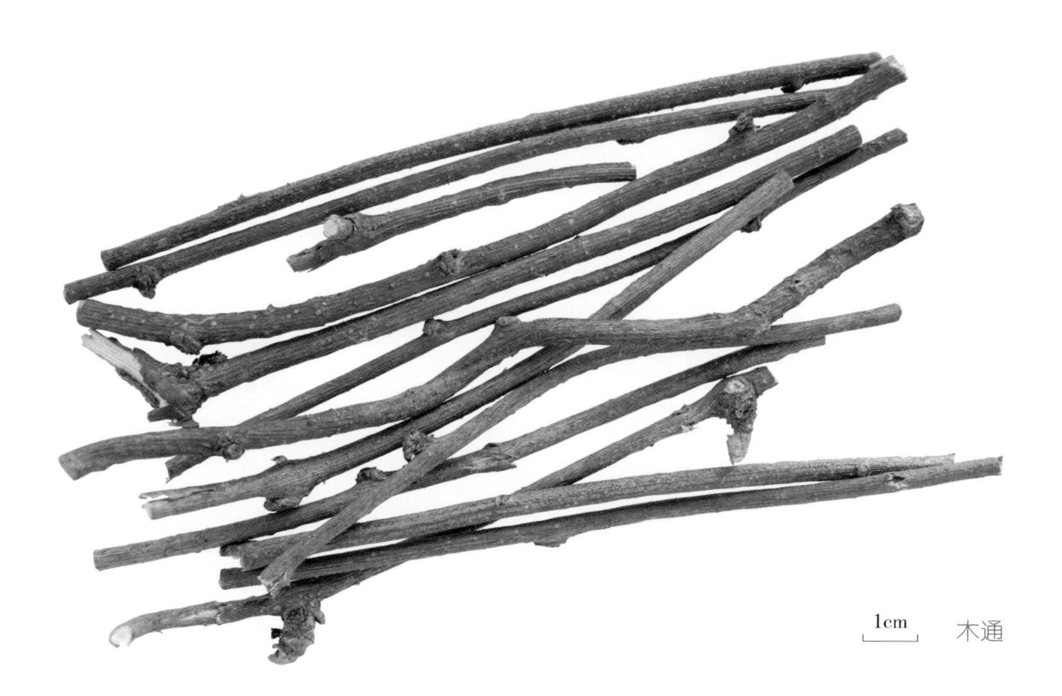

木通

性味	苦，寒。
功效	利尿通淋，清心除烦，通经下乳。
主治	淋证，水肿，心烦尿赤，口舌生疮，经闭乳少，湿热痹痛。
用量用法	3~6g。

预知子

药材性状

肾形或长椭圆形，稍弯曲，长3~9cm，直径1.5~3.5cm。表面黄棕色或黑褐色，有不规则的深皱纹，顶端钝圆，基部有果梗痕。质硬，破开后，果瓤淡黄色或黄棕色。种子多数，扁长卵形，黄棕色或紫褐色，具光泽，有条状纹理。气微香，味苦。

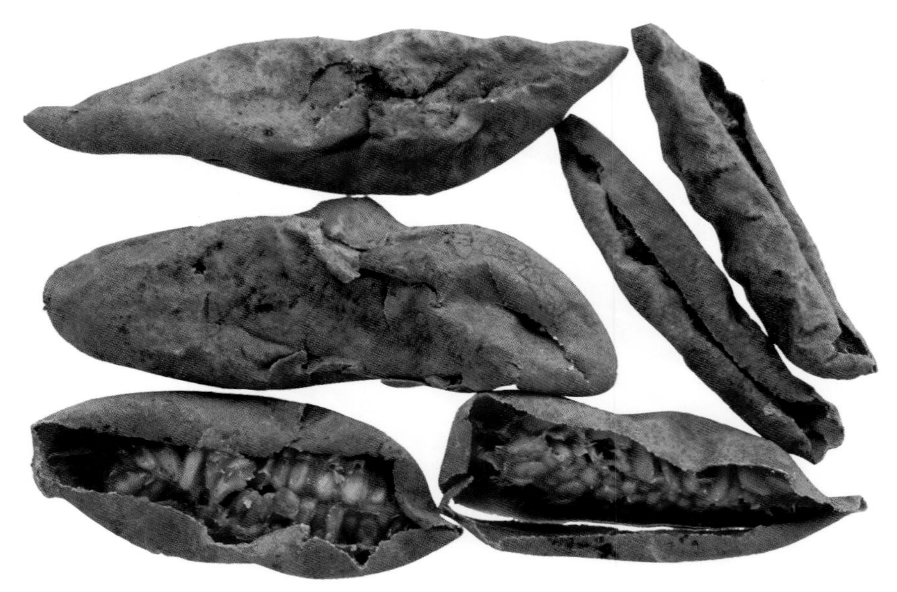

1cm 预知子

性味	苦，寒。
功效	疏肝理气，活血止痛，散结，利尿。
主治	脘胁胀痛，经闭痛经，痰核痞块，小便不利。
用量用法	3~9g。

防己科

★ 青牛胆 *Tinospora sagittata* (Oliv.) Gagnep.

别名：苦地胆。| 药材名：金果榄（块根）。

植物形态

草质藤本。块根连珠状，膨大部分呈不规则球形，断面黄色。枝纤细，有条纹，常被毛。叶纸质或薄纸质，披针状箭形，有时披针状戟形，偶有卵形或椭圆状箭形。花序腋生，疏散，通常有花少数或多数簇生，或组成聚伞花序、假圆锥花序，总梗、花梗均丝状。雄花萼片 6 枚，外轮小，内轮倒卵形或阔倒卵形，顶端钝或圆；花瓣 6 片。雌花花瓣常楔形。核果红色，近球形。花期 4 月，果期秋季。

生境分布：生于疏林下、山坡草丛。分布于山西、湖北、湖南、江西、福建、广东、广西、海南、云南、贵州、四川、西藏等地。

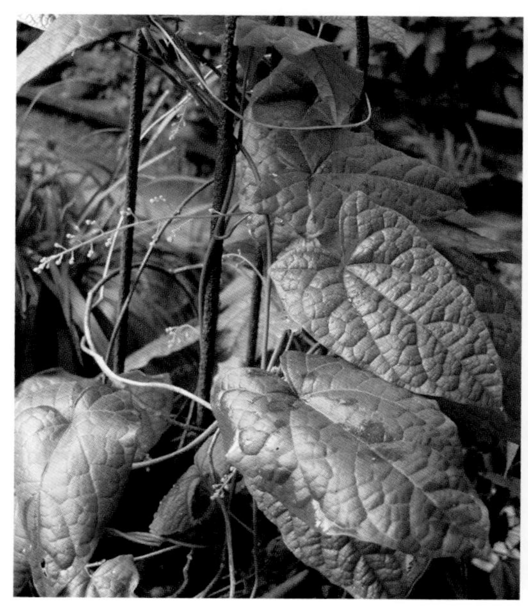

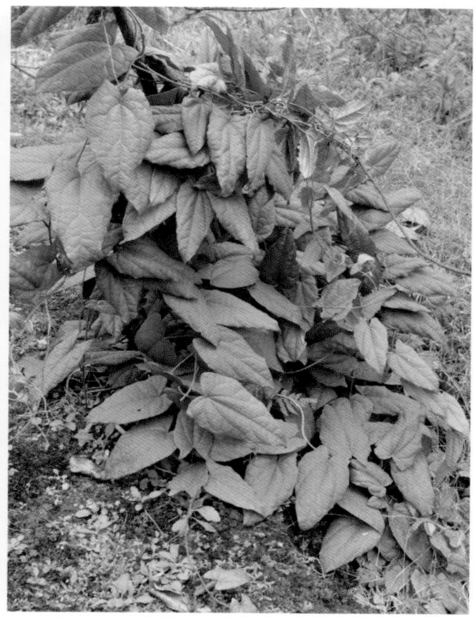

药材性状

金果榄

不规则圆块状，长 5~10cm，直径 3~6cm。表面棕黄色或淡褐色，粗糙不平，有深皱纹。质坚硬，不易击碎、破开，横断面淡黄白色，导管束略呈放射状排列，色较深。气微，味苦。

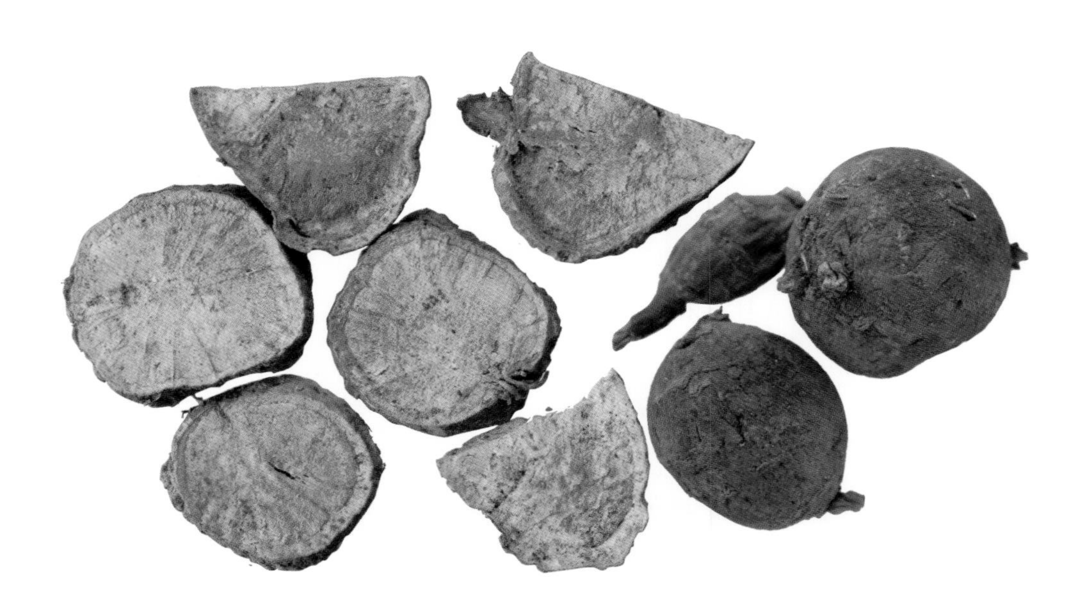

1cm 金果榄

性味	苦，寒。
功效	清热解毒，利咽，止痛。
主治	咽喉肿痛，痈疽疔毒，泄泻，痢疾，脘腹疼痛。
用量用法	3~9g。外用适量，研末吹喉或醋磨涂敷患处。

附　注：《中国药典》2015 年版记载同属植物青牛胆和金果榄的干燥块根同等入药。

木防己 *Cocculus orbiculatus* (L.) DC.

别名：防己、土木香、白木香。| **药材名**：木防己（根）。

植物形态

落叶缠绕性木质藤本，长达 3m。叶互生；叶柄长 1~3cm；叶片多形，多数宽卵形或卵状长圆形，全缘或微波状，两面有灰褐色柔毛。小花淡黄色，组成圆锥聚伞花序，腋生，花单性，雌雄异株。雄花萼片 6 枚，2 轮，卵状披针形；雄蕊 6 枚，花药短，近球形；花瓣 6 片，2 轮，淡黄色。雌花的萼片、花瓣与雄花相似。核果近球形，熟时蓝黑色，有白粉，内有 1 枚马蹄形种子。花期 7~8 月，果期 9~10 月。

生境分布：生于丘陵、山坡低地、路旁草地及低山灌木丛中。分布于河北、河南、陕西、山东、浙江、安徽、江西、湖北、四川、贵州、广东及福建等地。

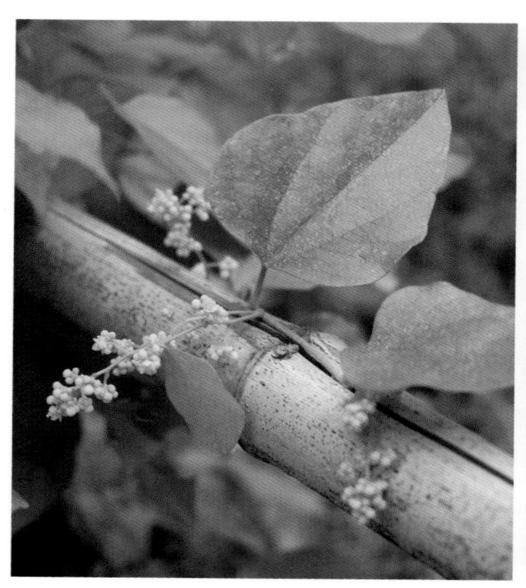

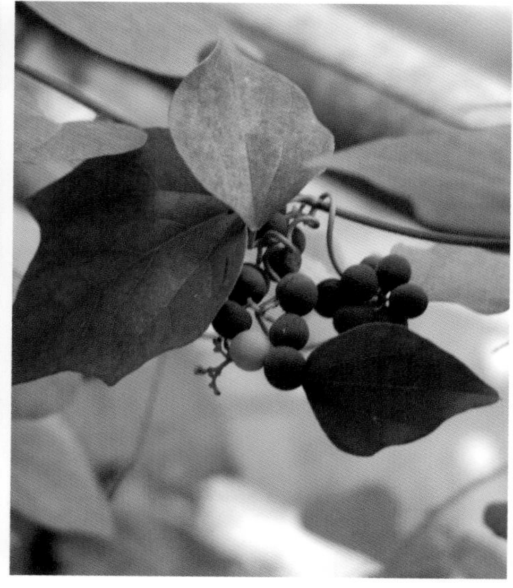

药材性状

木防己

不规则圆柱形，屈曲不直，稍扁，长约15cm，直径1~2.5cm。表面黑褐色，有深陷而扭曲的沟纹，可见横长的皮孔状物及除去支根的痕迹。质较坚硬，呈木质性，不易折断，断面黄白色，无粉质，皮部极薄，木部几全部木化，有放射状纹理。气无，味微苦。

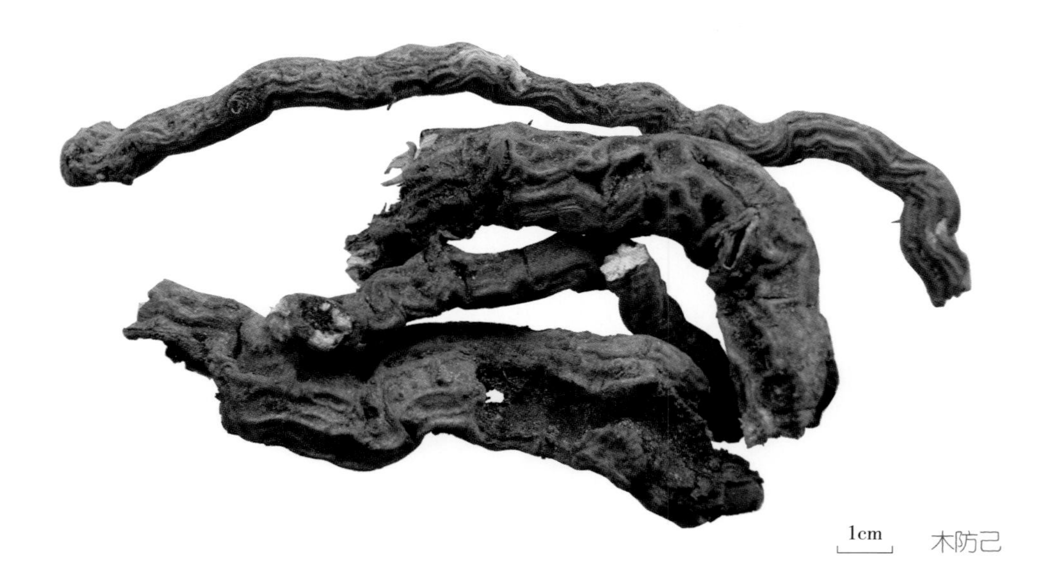

1cm 木防己

性味	辛、苦，寒。
功效	祛风止痛，利尿消肿，解毒。
主治	风湿关节痛，肋间神经痛，急性肾炎，尿路感染，毒蛇咬伤。
用量用法	6~15g。

罂粟科

★ 罂粟 *Papaver somniferum* L.

别名：米壳、罂子粟、大烟。| 药材名：罂粟壳（果壳）。

植物形态

一年生草本，株高 80~120cm，无毛或微被毛，灰绿色。叶片长圆形或长卵形，边缘具不整齐缺刻或粗锯齿或微羽状浅裂。基生叶具短柄；茎生叶无柄，基部抱茎。花单生于茎顶，大而美丽；萼片 2 枚，卵状长圆形，无毛；花瓣 4 片，有时重瓣，白色、粉红色、红色或紫红色；雄蕊多数；柱头盘状，7~15 个星状裂。蒴果球形，光滑无毛，顶孔开裂。种子多数，细小，肾形，灰褐色。花、果期 3~11 月。

生境分布：栽培于田圃或庭园间。

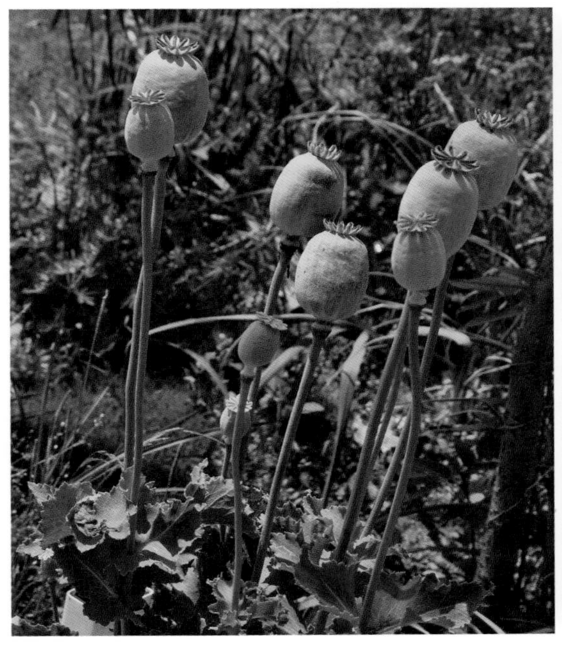

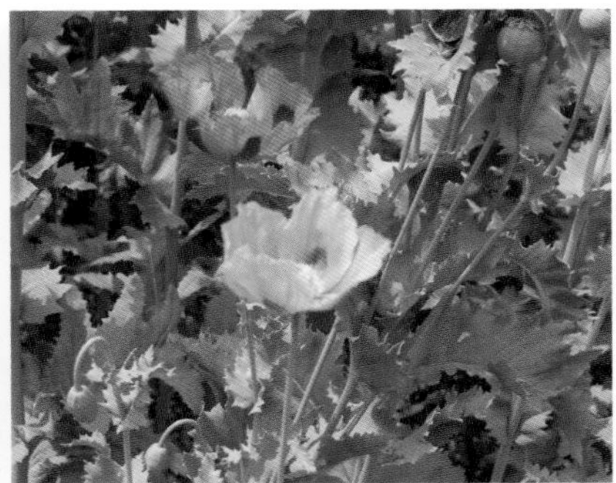

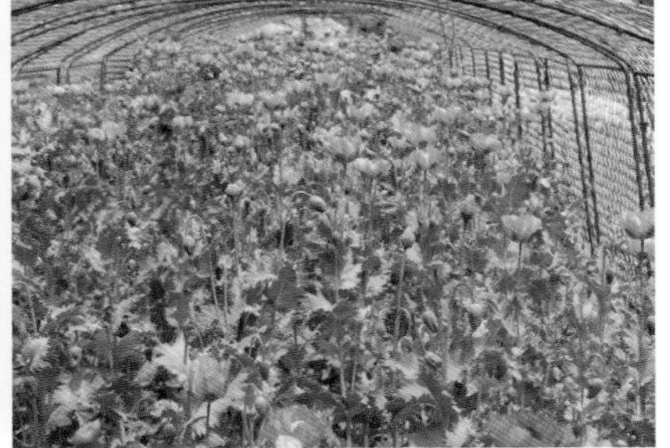

药材性状

罂粟壳

椭圆形或瓶状卵形，多已破碎成片状，直径 1.5~5cm，长 3~7cm。外表面黄白色、浅棕色至淡紫色，平滑，略有光泽，有纵向或横向的割痕；顶端有 6~14 条放射状排列呈圆盘状的残留柱头；基部有短柄。内表面淡黄色，微有光泽；有纵向排列的假隔膜，棕黄色，上面密布略突起的棕褐色小点。体轻，质脆。气微清香，味微苦。

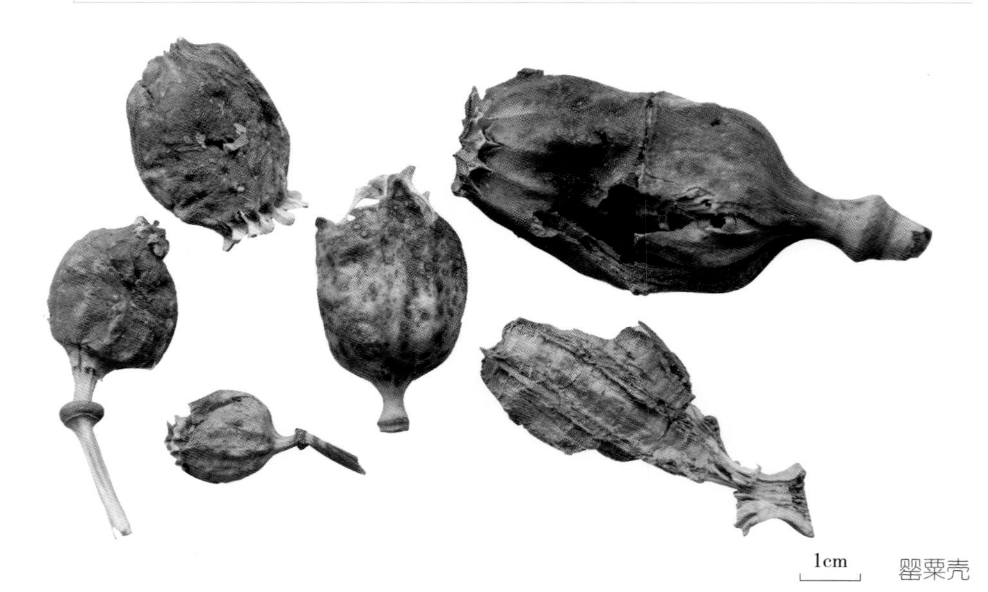

罂粟壳

性味	酸、涩，平；有毒。
功效	敛肺，涩肠，止痛。
主治	久咳，久泻，脱肛，脘腹疼痛。
用量用法	3~6g。本品易成瘾，不宜常服；孕妇及儿童禁用；运动员慎用。

附　注：罂粟均来源于栽培，由政府指定农场生产。同属植物虞美人、东方罂粟为著名花卉，常见栽培于庭院、公园。

杜仲科

★ 杜仲 *Eucommia ulmoides* Oliv.

别名：丝棉木、丝棉皮。| 药材名：杜仲（树皮）、杜仲叶（叶）。

植物形态

落叶乔木，株高约 10m。树皮灰色，折断后有银白色橡胶丝。小枝无毛，淡褐色至黄褐色，枝具片状髓心。单叶互生；叶片椭圆形或卵形，边缘有锯齿，下表面脉上有长柔毛；叶柄长 1~2cm。雌雄异株，无花被，花常先叶开放，生于小枝基部。雄花具短梗，长约 9mm；雄蕊 4~10 枚，花药线形，花丝极短。雌花具短梗；子房狭长，胚珠 2 枚。果为具翅小坚果，扁平，长 3~4cm（连翅）。花期 4~5 月，果期 9~10 月。

生境分布： 生于山地林中或栽培。分布于陕西、甘肃、河南、湖北、湖南、四川、云南、贵州、浙江等地。

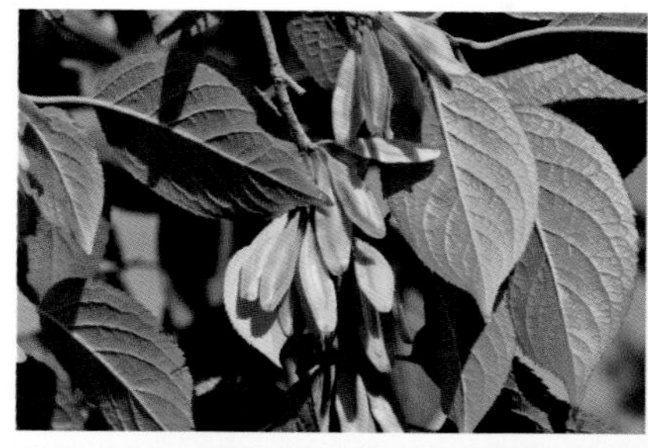

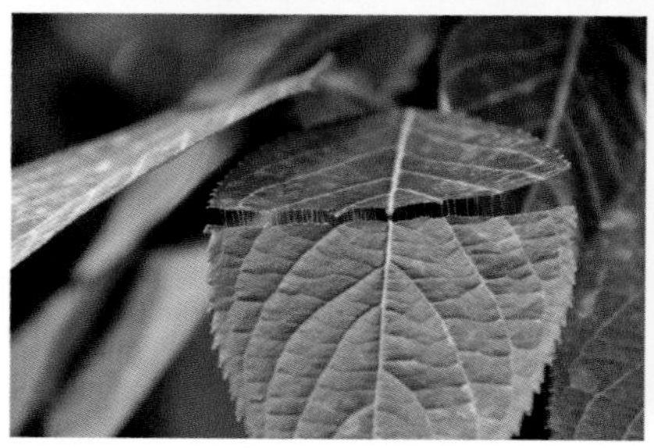

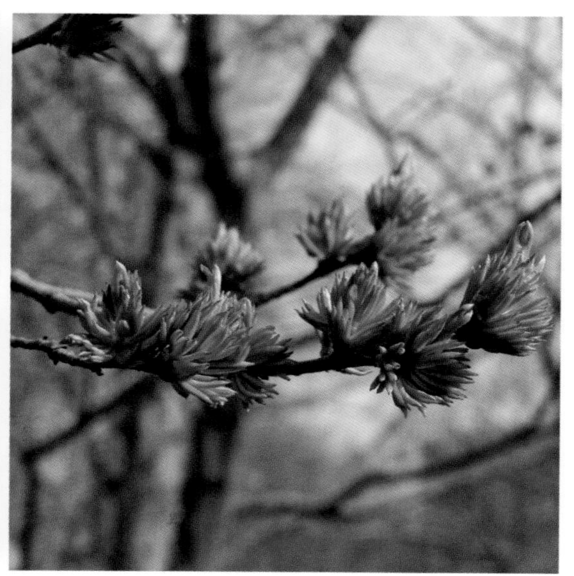

药材性状

杜仲

板片状或两边稍向内卷，大小不一，厚 3~7mm。外表面淡棕色或灰褐色，有明显的皱纹或纵裂槽纹，有的树皮较薄，未去粗皮，可见明显的皮孔；内表面暗紫色，光滑。质脆，易折断，断面有细密、银白色、富弹性的橡胶丝相连。气微，味稍苦。

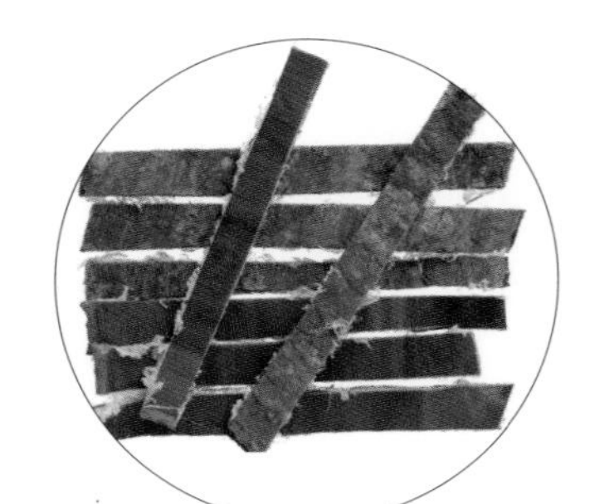

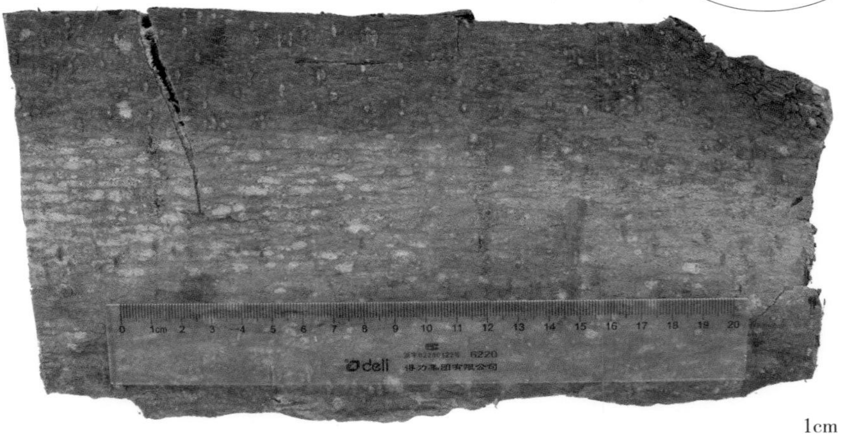

1cm 杜仲

性味	甘、温。
功效	补肝肾，强筋骨，安胎。
主治	肝肾不足，腰膝酸痛，筋骨无力，头晕目眩，妊娠漏血，胎动不安。
用量用法	6~10g。

药材性状

杜仲叶

多破碎，完整叶片展平后呈椭圆形或卵形，长 7~15cm，宽 3.5~7cm。表面黄绿色或黄褐色，微有光泽，先端渐尖，基部圆形或广楔形，边缘有锯齿，具短叶柄。质脆，搓之易碎，折断面有少量银白色橡胶丝相连。气微，味微苦。

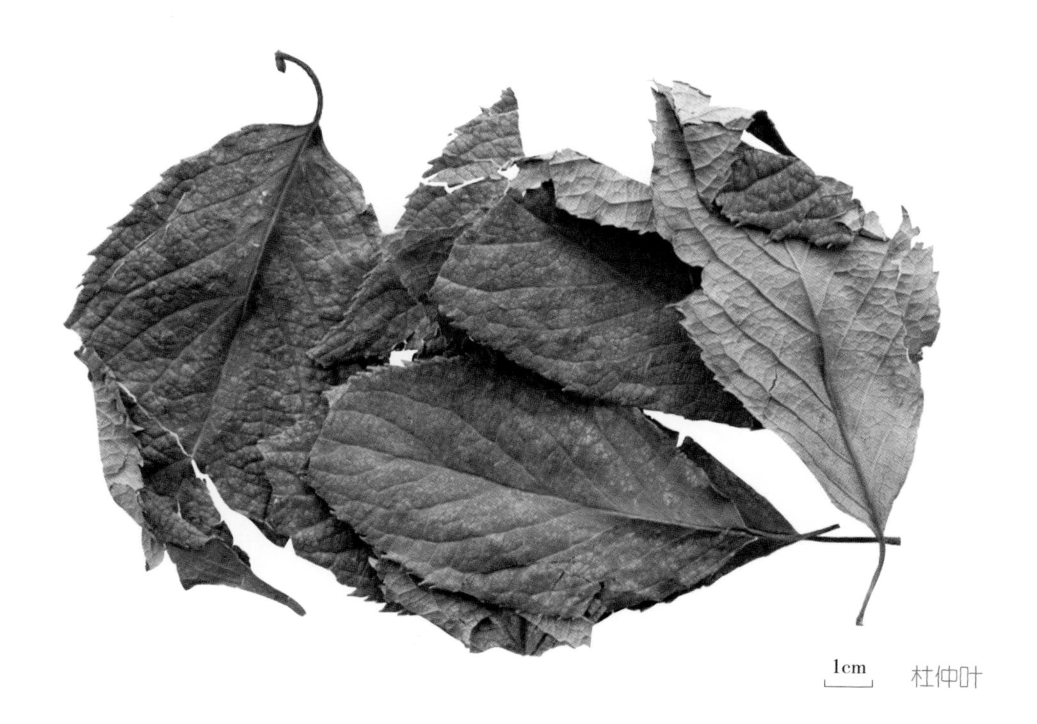

杜仲叶

性味	微辛，温。
功效	补肝肾，强筋骨。
主治	肝肾不足，头晕目眩，腰膝酸痛，筋骨痿软。
用量用法	10~15g。

桑科

★ 大麻 *Cannabis sativa* L.

别名：线麻。| **药材名**：火麻仁（种子）。

植物形态

一年生直立草本。茎灰绿色，具纵沟，密生柔毛。叶互生或下部的叶为对生；叶片掌状全裂，裂片3~9枚，披针形，叶缘具锯齿，上表面被短毛，下表面被长毛；叶柄长4~13cm，被糙毛。花单性，雌雄异株。雄花序圆锥形；花被片5片，卵形。雌花序短，腋生，球形或穗状；每苞片内生1朵雌花；花被退化，膜质，紧包球形子房。瘦果扁卵形，为宿存的黄褐色苞片所包被，质硬，灰色。花期6~8月，果期9~10月。

生境分布：生长于排水良好的沙质土壤中，全国各地均有栽培。

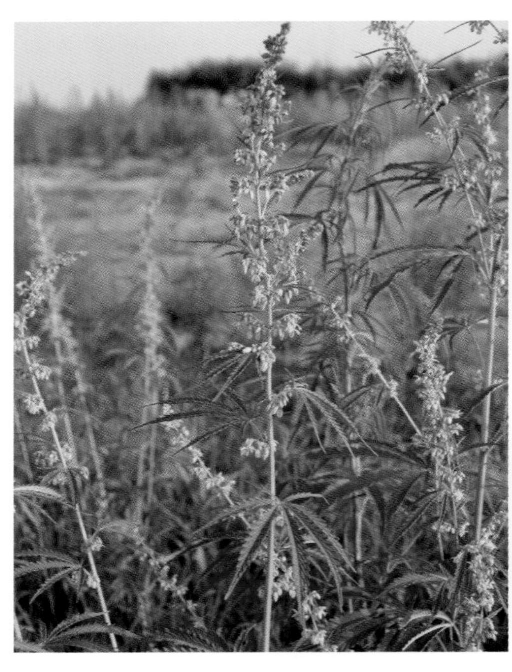

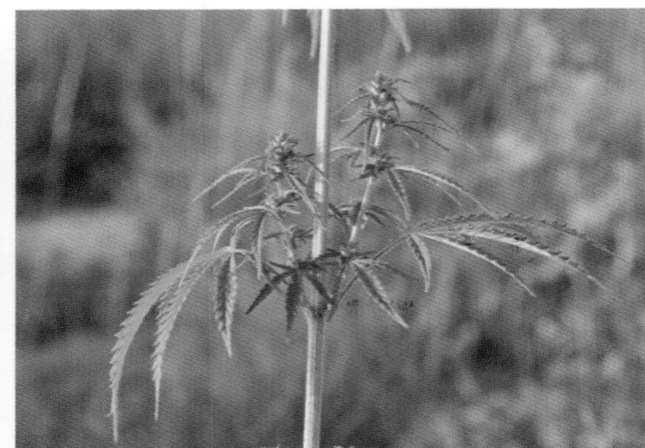

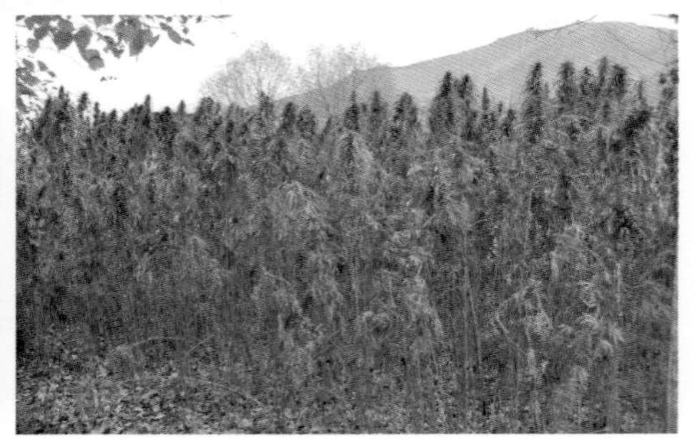

药材性状

火麻仁

卵圆形，长4~5.5mm，直径2.5~4mm。表面灰绿色或灰黄色，有微细的白色或棕色网纹，两边有棱，顶端略尖，基部有1个圆形果梗痕。果皮薄而脆，易破碎。种皮绿色，子叶2枚，乳白色，富油性。气微，味淡。

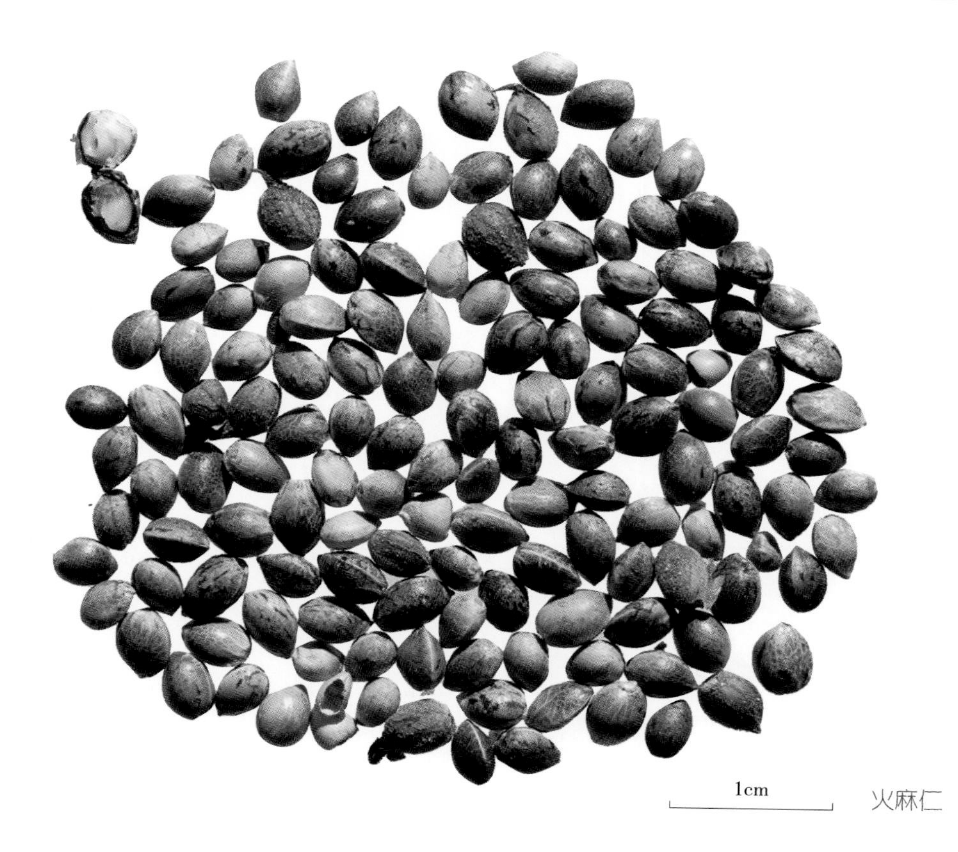

火麻仁

性味	甘，平。
功效	润肠通便。
主治	血虚津亏，肠燥便秘。
用量用法	10~15g。

★ 桑 *Morus alba* L.

别名： 桑树、家桑。| **药材名：** 桑叶（叶）、桑白皮（根皮）、桑枝（嫩枝）、桑椹（果穗）。

植物形态

落叶乔木。单叶互生；叶片卵形或宽卵形，叶缘具锯齿，有时不规则分裂，上表面近光滑，下表面脉上有疏毛，脉腋有簇生毛；叶柄具柔毛；托叶披针形，早落。雌、雄花均排成柔荑花序，花单性，雌雄异株；雄花花被片 4 片，雄蕊与花被片同数且对生，中央具不育雌蕊；雌花花被片 4 片，结果时肉质化，常无花柱，柱头 2 裂，宿存。聚花果成熟时为黑紫色或白色。花期 5 月，果期 6 月。

生境分布： 多栽培于村旁、田间。分布于全国各地。

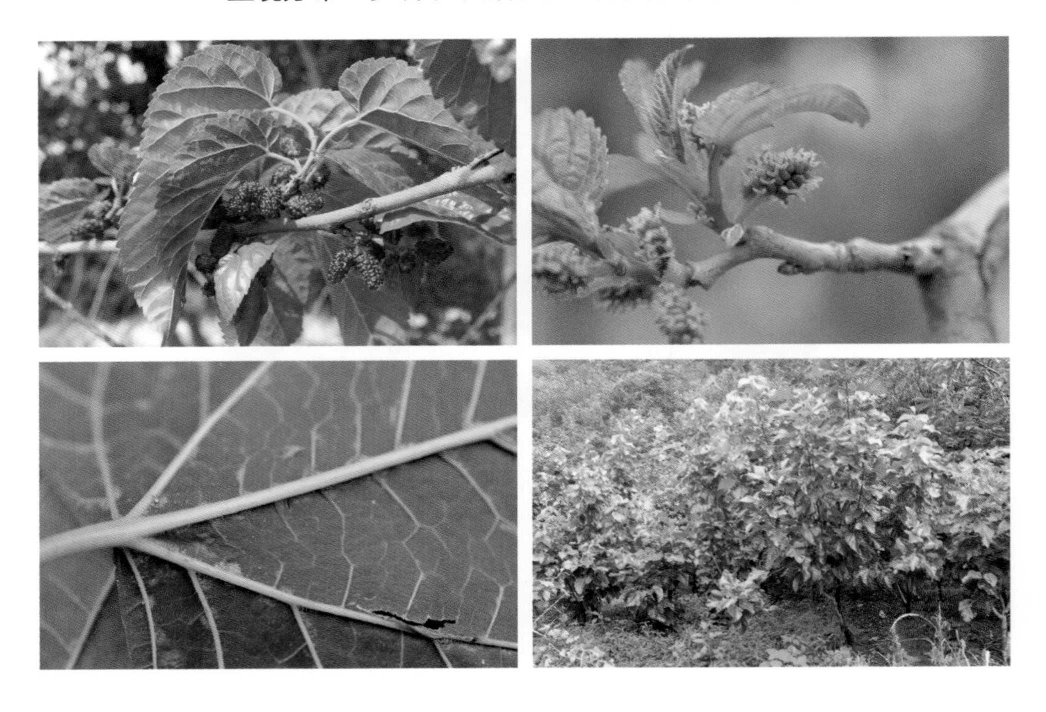

药材性状

桑叶

多皱缩、破碎。完整者有柄，叶片展平后呈卵形或宽卵形，长 8~15cm，宽 7~13cm。先端渐尖，基部截形、圆形或心形，边缘有锯齿或钝锯齿，有的不规则分裂。上表面黄绿色或浅黄棕色，有的有小疣状突起；下表面颜色稍浅，叶脉突出，小脉网状，脉上被疏毛，脉基具簇毛。质脆。气微，味淡、微苦涩。

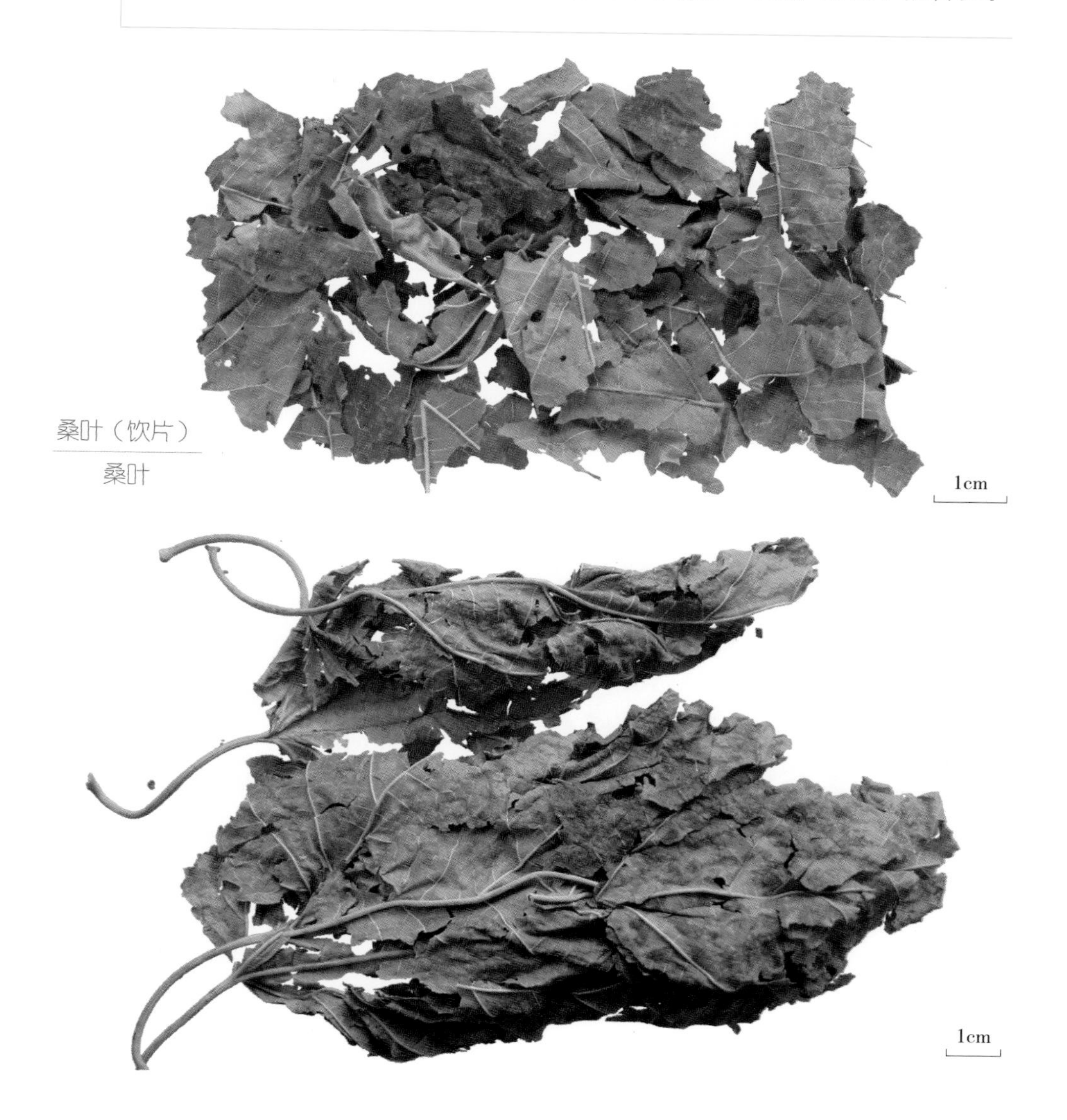

桑叶（饮片）

桑叶

性味	苦、甘，寒。
功效	疏散风热，清肺润燥，清肝明目。
主治	风热感冒，肺热燥咳，头晕头痛，目赤昏花。
用量用法	5~10g。

药材性状

桑白皮

扭曲的卷筒状、槽状或板片状，长短宽窄不一，厚1~4mm。外表面白色或淡黄白色，较平坦，有的残留橙黄色或棕黄色鳞片状粗皮；内表面黄白色或灰黄色，有细纵纹。体轻，质韧，纤维性强，难折断，易纵向撕裂，撕裂时有粉尘飞扬。气微，味微甘。

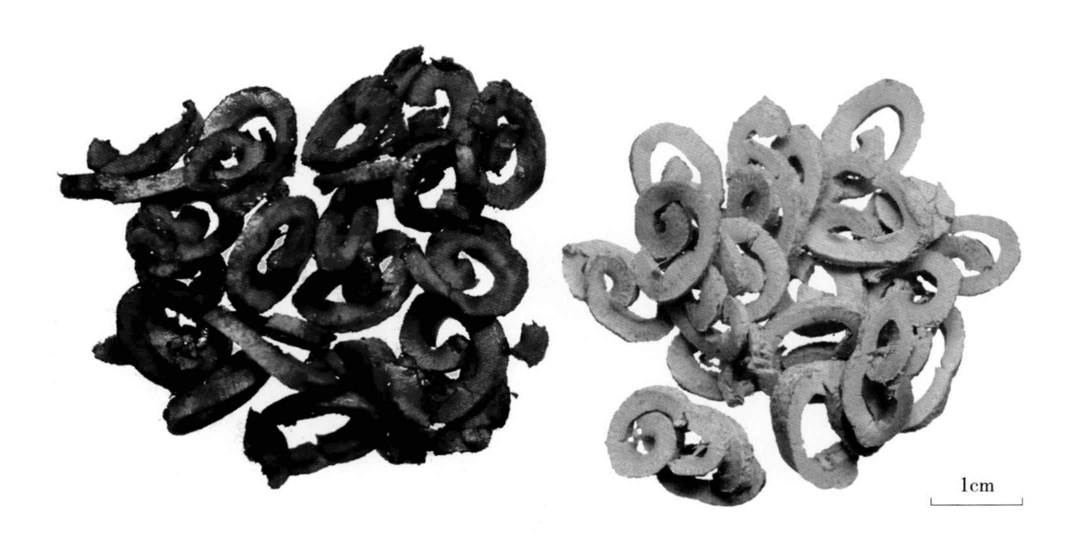

蜜桑白皮 | 桑白皮

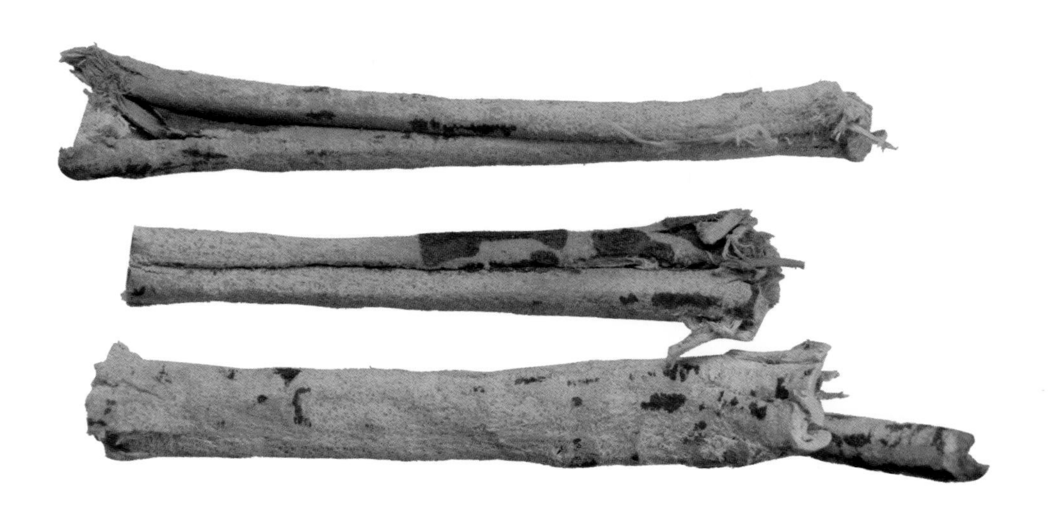

1cm 桑白皮

性味	甘，寒。
功效	泻肺平喘，利水消肿。
主治	肺热喘咳，水肿胀满尿少，面目肌肤浮肿。
用量用法	6~12g。

药材性状

桑枝

长圆柱形，少有分枝，长短不一，直径0.5~1.5cm。表面灰黄色或黄褐色，有多数黄褐色点状皮孔及细纵纹，并有灰白色略呈半圆形的叶痕和黄棕色的腋芽。质坚韧，不易折断，断面纤维性。切片厚0.2~0.5cm，皮部较薄，木部黄白色，射线放射状，髓部白色或黄白色。气微，味淡。

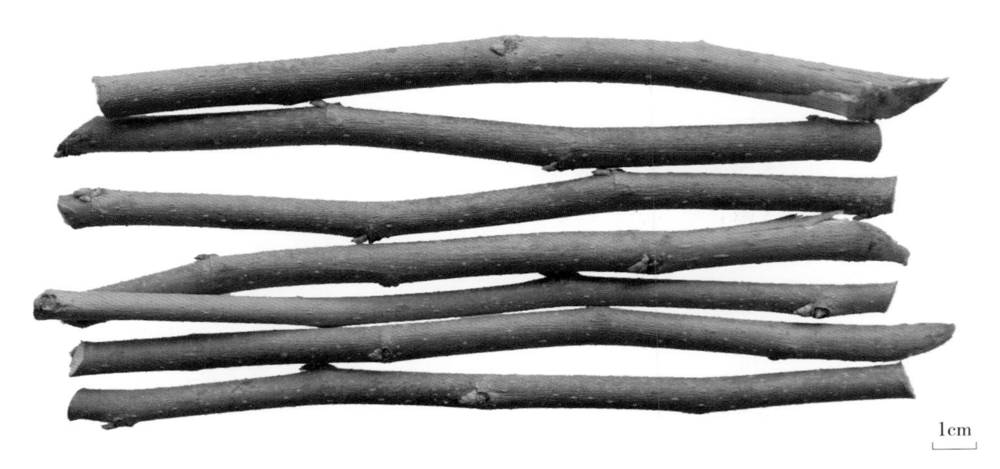

桑枝

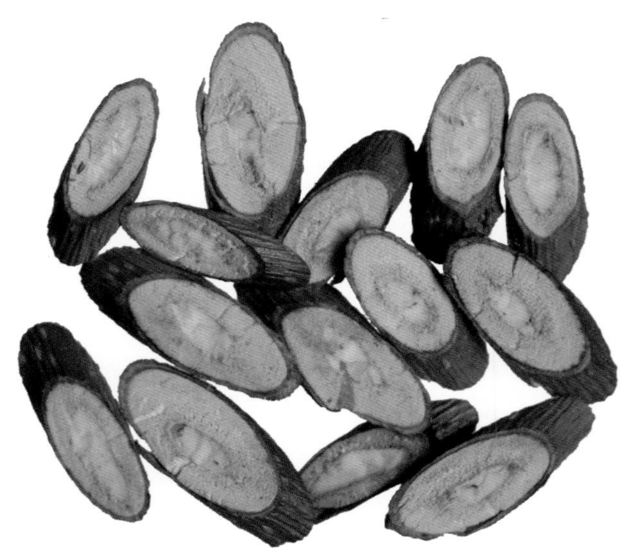

炒桑枝

性味	微苦，平。
功效	祛风湿，利关节。
主治	风湿痹证，肩臂、关节酸痛麻木。
用量用法	9~15g。

药材性状

桑椹

聚花果，由多数小瘦果集合而成，呈长圆形，长1~2cm，直径0.5~0.8cm。黄棕色、棕红色至暗紫色，有短果序梗。小瘦果卵圆形，稍扁，长约2mm，宽约1mm，外具肉质花被片4片。气微，味微酸而甜。

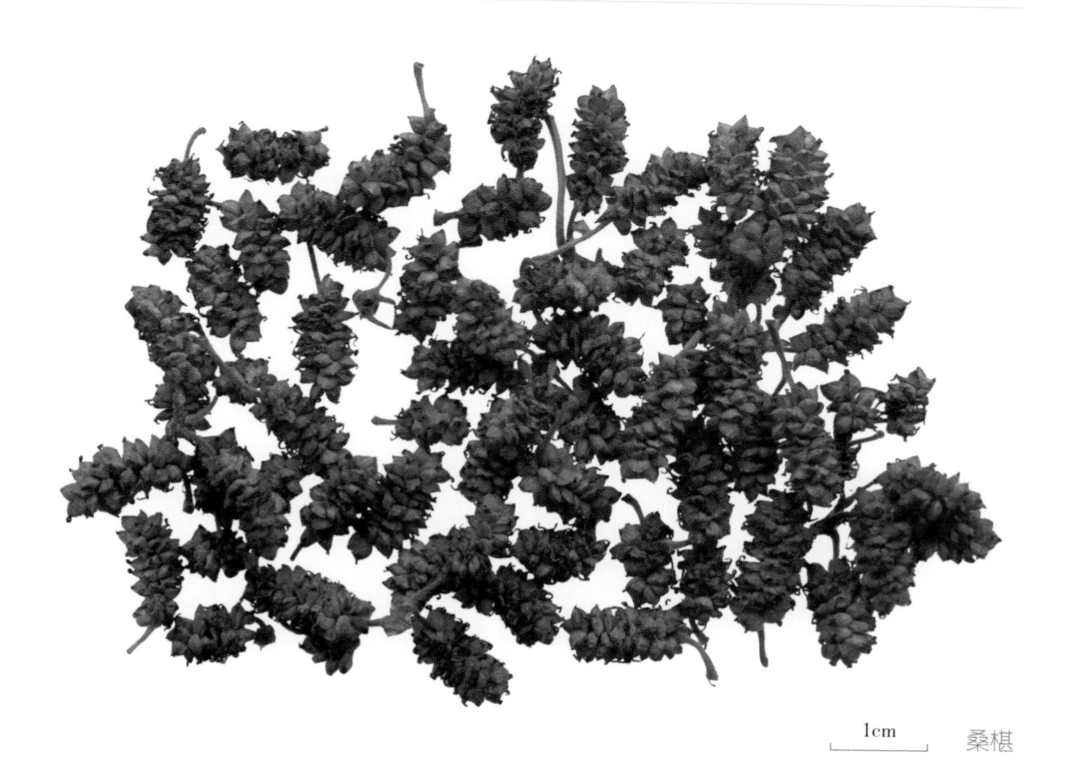

1cm 桑椹

性味	甘、酸，寒。
功效	滋阴补血，生津润燥。
主治	肝肾阴虚，眩晕耳鸣，心悸失眠，须发早白，津伤口渴，内热消渴，肠燥便秘。
用量用法	9~15g。

胡桃科

★ 胡桃 *Juglans regia* L.

别名：核桃。| **药材名：**核桃仁（种子）。

植物形态

落叶乔木。树皮幼时平滑，灰绿色，老时灰白色，有浅纵裂。小枝无毛，具光泽，常被盾状着生的腺体。奇数羽状复叶，小叶常为5~9枚，椭圆状卵形至长椭圆形，常为全缘，光滑。雄性柔荑花序下垂；雄花的苞片、小苞片及花被片均被腺毛；雄蕊6~30枚。雌性穗状花序通常具花1~3（~4）朵。果序短，具果1~3个；果实近于球状，无毛，具2条纵棱和不规则浅刻纹。花期4~5月，果期9~10月。

生境分布：多栽培于平地或丘陵地带。分布于我国大部分地区。

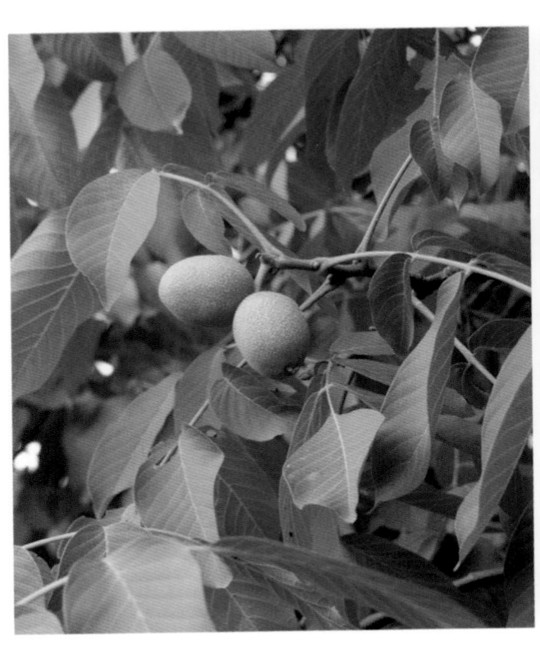

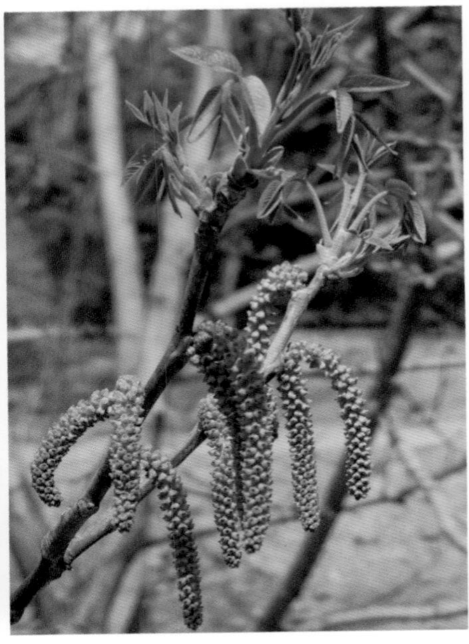

药材性状

核桃仁

多破碎，为不规则的块状，有皱曲的沟槽，大小不一；完整者类球形，直径2~3cm。种皮淡黄色或黄褐色，膜状，维管束脉纹深棕色。子叶类白色。质脆，富油性。气微，味甘；种皮味涩、微苦。

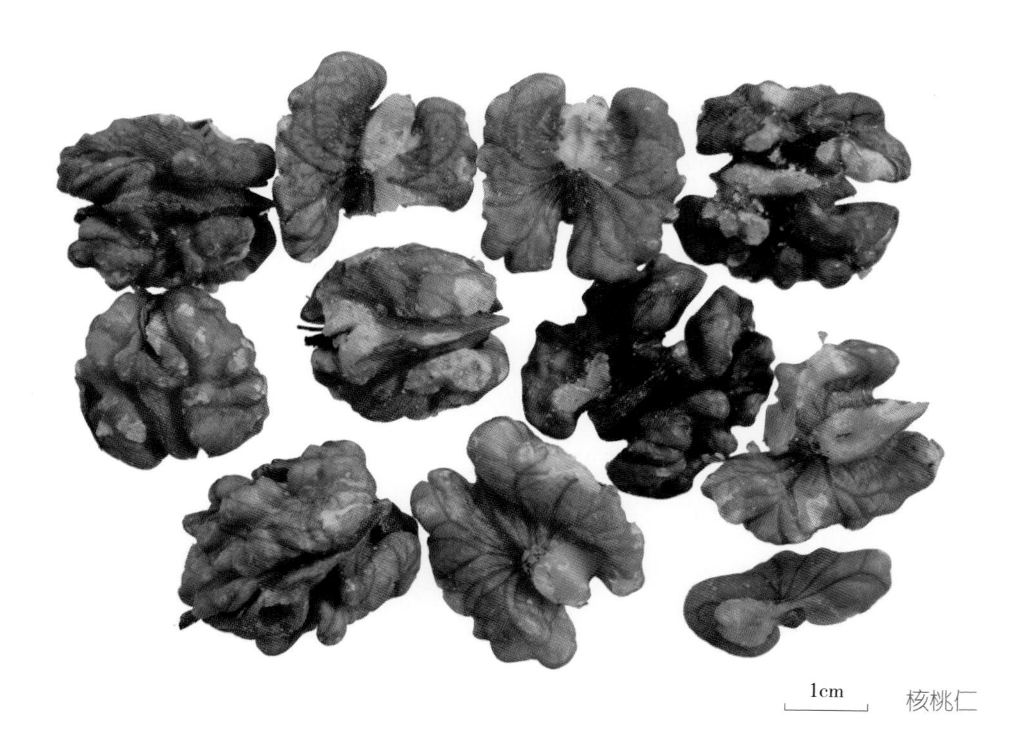

核桃仁

性味	甘，温。
功效	补肾，温肺，润肠。
主治	肾阳不足，腰膝酸软，阳痿遗精，虚寒喘嗽，肠燥便秘。
用量用法	6~9g。

商陆科

★ 商陆 *Phytolacca acinosa* Roxb.

别名：水萝卜。| 药材名：商陆（根）。

植物形态

多年生草本，无毛。根肥大，肉质，圆锥形。茎直立，圆柱形，具纵沟，绿色或紫红色。单叶互生；叶片椭圆形或长椭圆形，全缘；叶柄长约 3cm。总状花序顶生或与叶对生，花序长达 15cm；花柄基部的苞片线形，膜质，花柄上部的 2 枚小苞片为线状披针形，膜质；花两性；萼片 5 裂，黄绿色或淡红色；雄蕊 8~10 枚，有时具 10 枚以上。浆果扁球形，熟时黑色。种子肾形，黑褐色。花期 4~7 月，果期 7~10 月。

生境分布：生于山沟边、林下、林缘、路边，常栽培。分布于全国大部分地区。

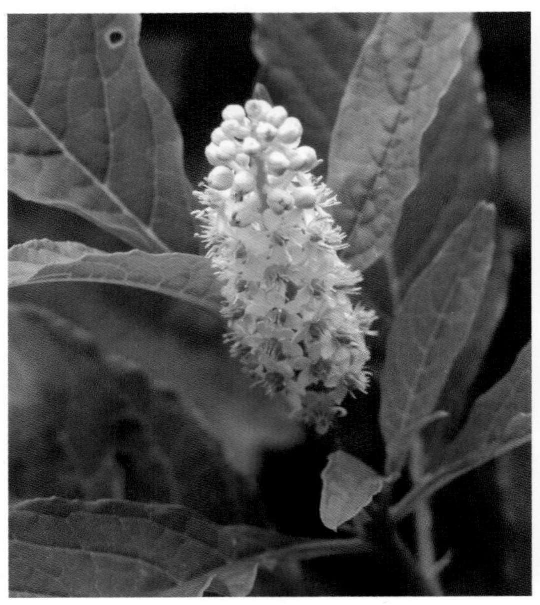

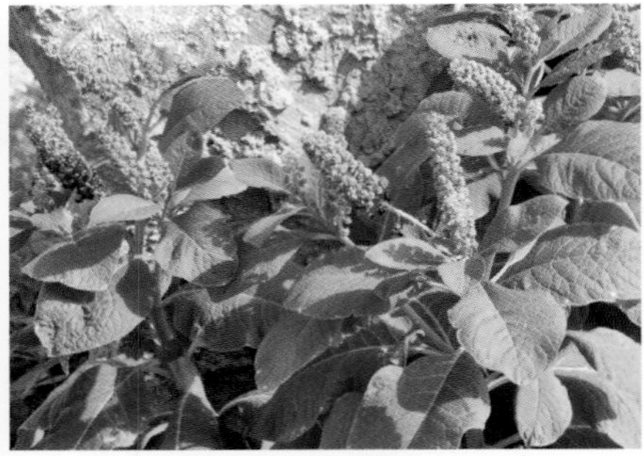

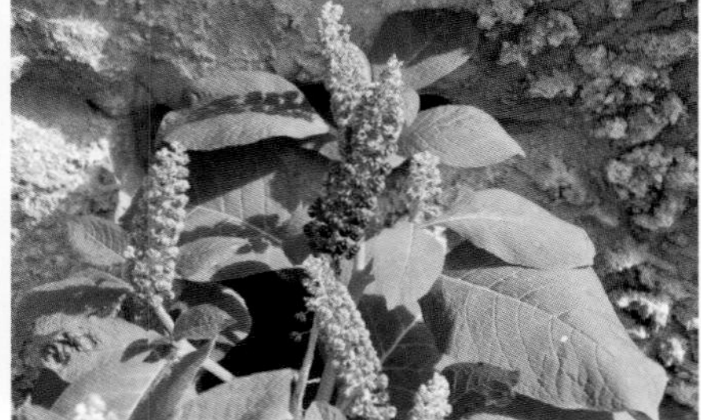

药材性状

商陆

横切或纵切的不规则块片，厚薄不等。外皮灰黄色或灰棕色。横切片弯曲不平，边缘皱缩，直径2~8cm；切面浅黄棕色或黄白色，木部隆起，形成数个突起的同心性环轮。纵切片弯曲或卷曲，长5~8cm，宽1~2cm，木部呈平行条状突起。质硬。气微，味稍甜，久嚼麻舌。

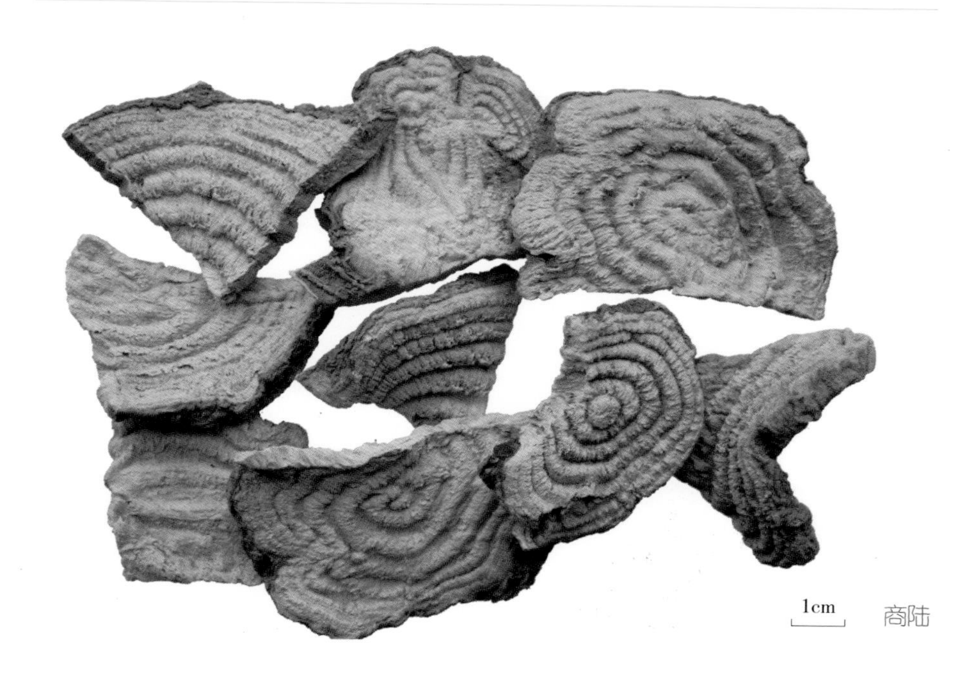

商陆

性味	苦，寒；有毒。
功效	逐水消肿，通利二便；外用解毒散结。
主治	水肿胀满，二便不通，痈肿疮毒。
用量用法	3~9g。外用适量，煎汤熏洗。

附　注：《中国药典》2015年版记载同属植物垂序商陆与商陆的干燥根同等入药。

藜科

★ 地肤 *Kochia scoparia* (L.) Schrad.

别名： 扫帚草、扫帚苗。| **药材名：** 地肤子（果实）。

植物形态

一年生草本，株高 50~100cm。根略呈纺锤形。茎直立，多分枝，淡绿色或带紫红色，具多数纵棱。叶披针形或线状披针形，边缘具疏生的锈色绢状缘毛；茎上部叶较小。花两性或雌性，通常 1~3 朵簇生于叶腋，构成穗状圆锥花序；花被近球形，淡绿色，裂片近三角形；翅端附属物常三角形至倒卵形，膜质，边缘微波状或具缺刻。胞果扁球形。种子卵形，黑褐色，稍有光泽。花期 6~9 月，果期 7~10 月。

生境分布： 生于山野荒地、田野、路旁，或栽培于庭院，几乎遍布全国。

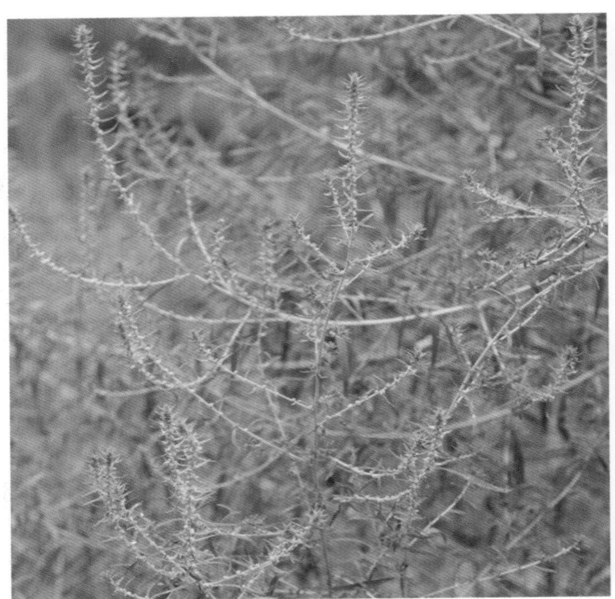

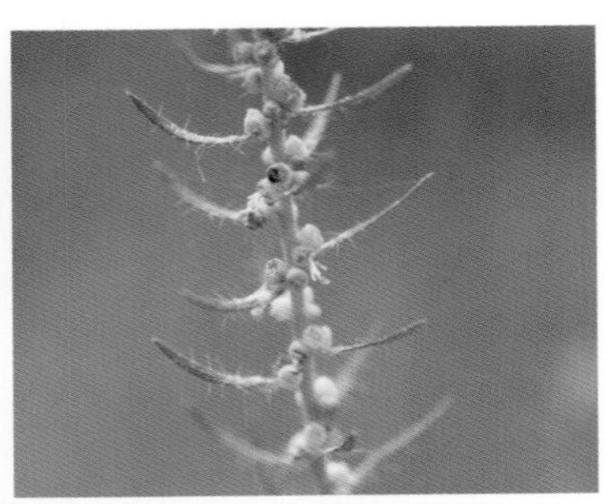

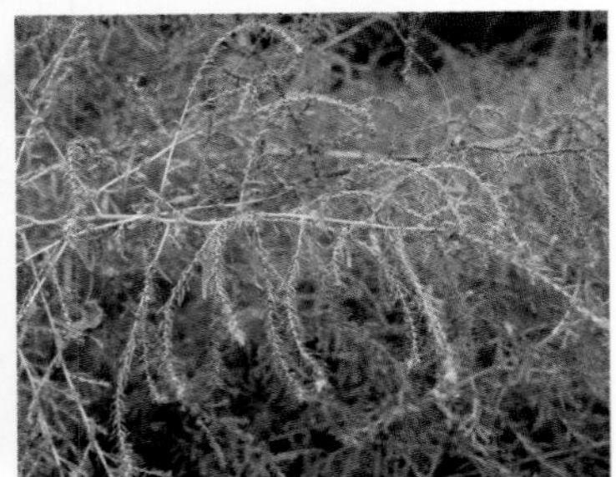

药材性状

地肤子

扁球状五角星形，直径 1~3mm。外被宿存花被，表面灰绿色或浅棕色，周围具膜质小翅 5 枚，背面中心有微突起的点状果梗痕及放射状脉纹 5~10 条；剥离花被，可见膜质果皮，半透明。种子扁卵形，长约 1mm，黑色。气微，味微苦。

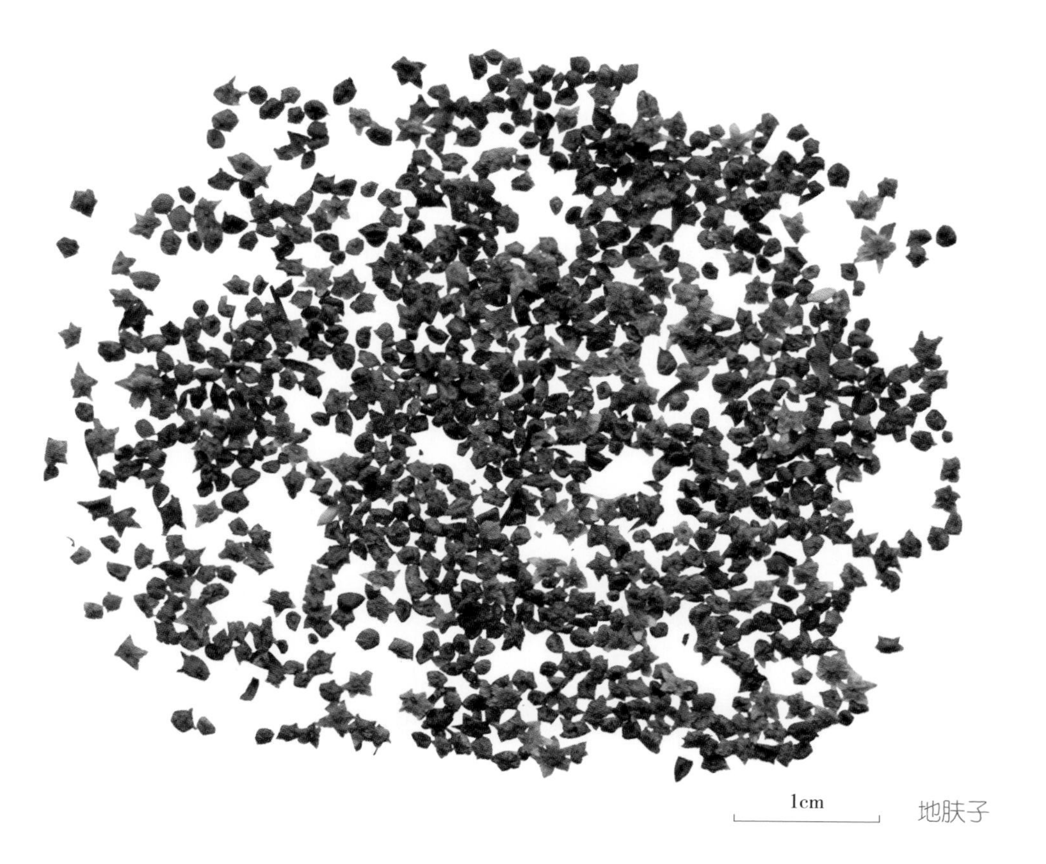

地肤子

性味	辛、苦，寒。
功效	清热利湿，祛风止痒。
主治	小便涩痛，阴痒带下，风疹，湿疹，皮肤瘙痒。
用量用法	9~15g。外用适量，煎汤熏洗。

苋科

★ 青葙 *Celosia argentea* L.

别名：野鸡冠花、狼尾巴。| **药材名**：青葙子（种子）。

植物形态

一年生草本，无毛。茎直立，有分枝，绿色或红色，具明显条纹。叶片披针形或椭圆状披针形。花多数，密生，在茎端或枝端呈单一无分枝的塔状或圆柱状穗状花序；苞片和小苞片披针形，白色，顶端延长成细芒；花被片长圆状披针形，初为白色顶端带红色，或全部粉红色；雄蕊 5 枚。胞果卵形或近球形，包裹于宿存的花被片内。花期 5~8 月，果期 6~10 月。

生境分布：生于坡地、路旁干燥向阳处，也有栽培。分布于全国各地。

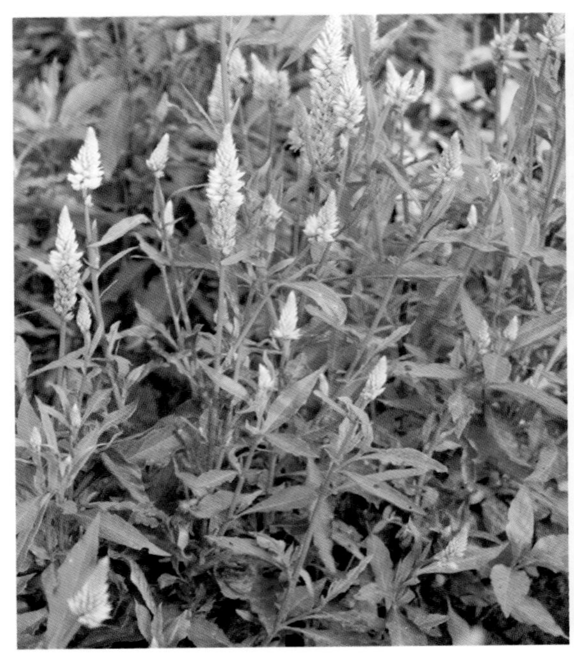

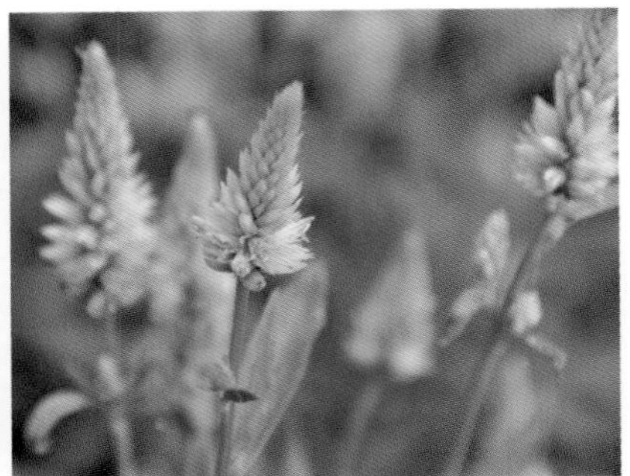

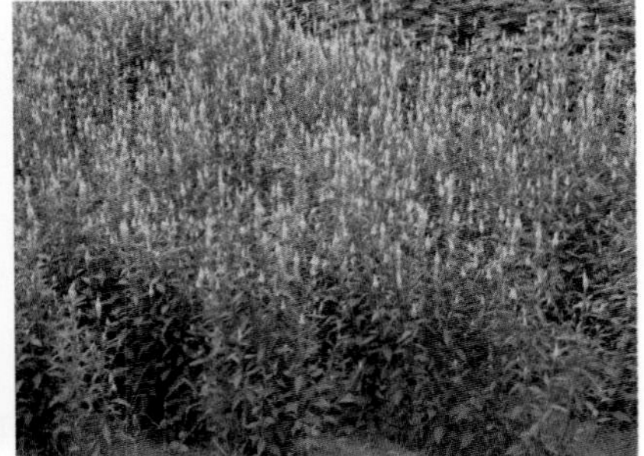

药材性状

青葙子

扁圆形，少数呈圆肾形，直径1~1.5mm。表面黑色或红黑色，光亮，中间微隆起，侧边微凹处有种脐。种皮薄而脆。气微，味淡。

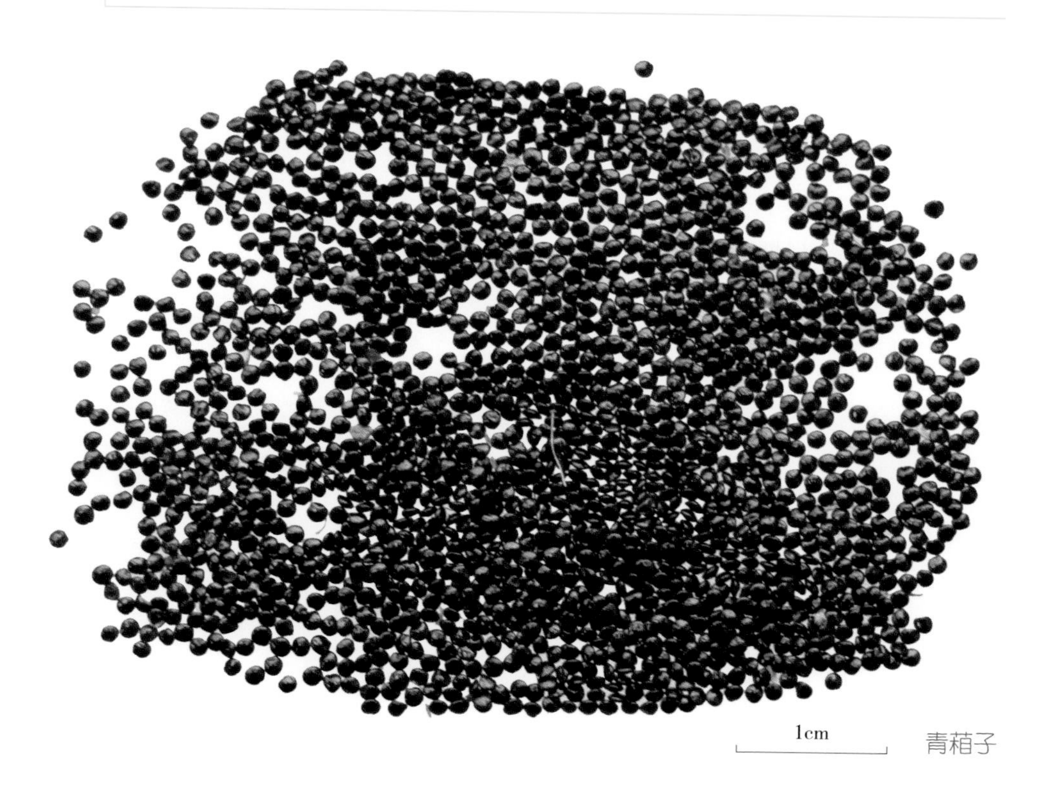

青葙子

性味	苦，微寒。
功效	清肝泻火，明目退翳。
主治	肝热目赤，目生翳膜，视物昏花，肝火眩晕。
用量用法	9~15g。本品有扩散瞳孔的作用，青光眼患者忌用。

附　注：苋科植物鸡冠花与青葙的种子形态相近，常被混用。

★ 鸡冠花 *Celosia cristata* L.

别名： 鸡冠头花。| **药材名：** 鸡冠花（花序）。

植物形态

一年生草本，无毛。茎直立，粗壮。叶卵形或卵状披针形，先端渐尖，基部渐狭，全缘。花多数，密生成扁平肉质鸡冠状、卷冠状或羽毛状的穗状花序，中部以下多花；苞片、小苞片和花被片呈红色、紫色、黄色、淡红色，干膜质，宿存；雄蕊花丝下部合生成杯状。胞果卵形，包裹于宿存的花被片内。花、果期 7~10 月。

生境分布： 栽培于全国各地。

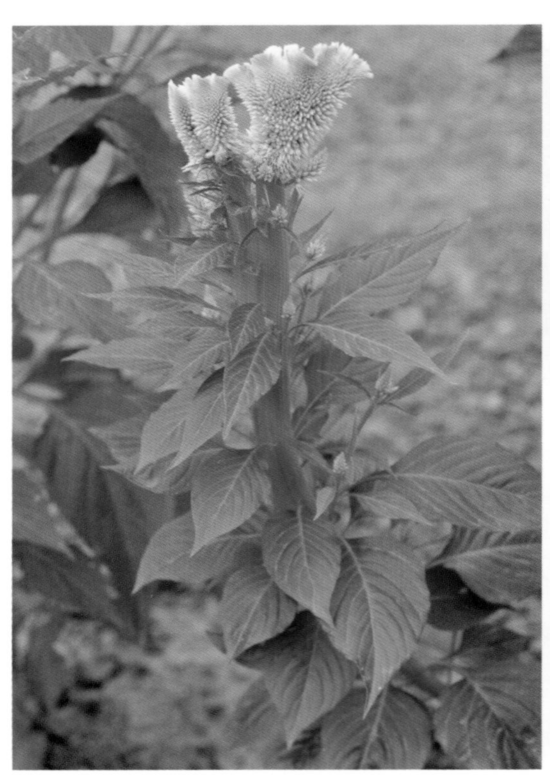

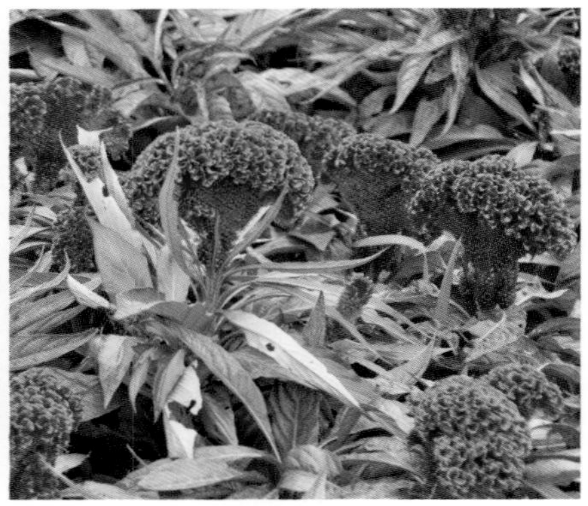

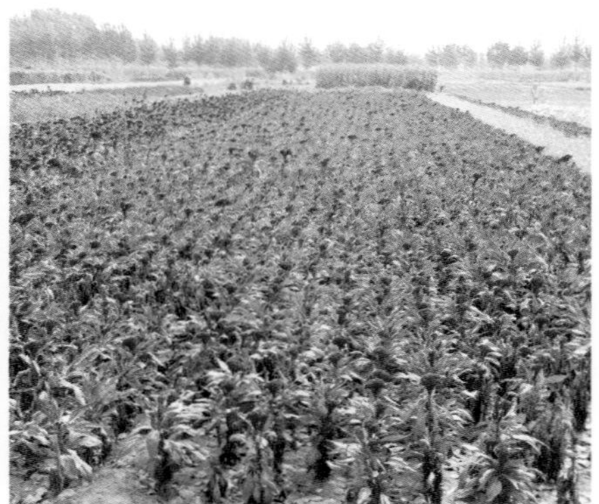

药材性状

鸡冠花

穗状花序，多扁平而肥厚，呈鸡冠状，长8~25cm，宽5~20cm，上缘宽，具皱褶，密生线状鳞片，下端渐窄，常残留扁平的茎。表面红色、紫红色或黄白色。中部以下密生多数小花，每花宿存的苞片及花被片均呈膜质。果实盖裂。种子扁圆肾形，黑色，有光泽。体轻，质柔韧。气微，味淡。

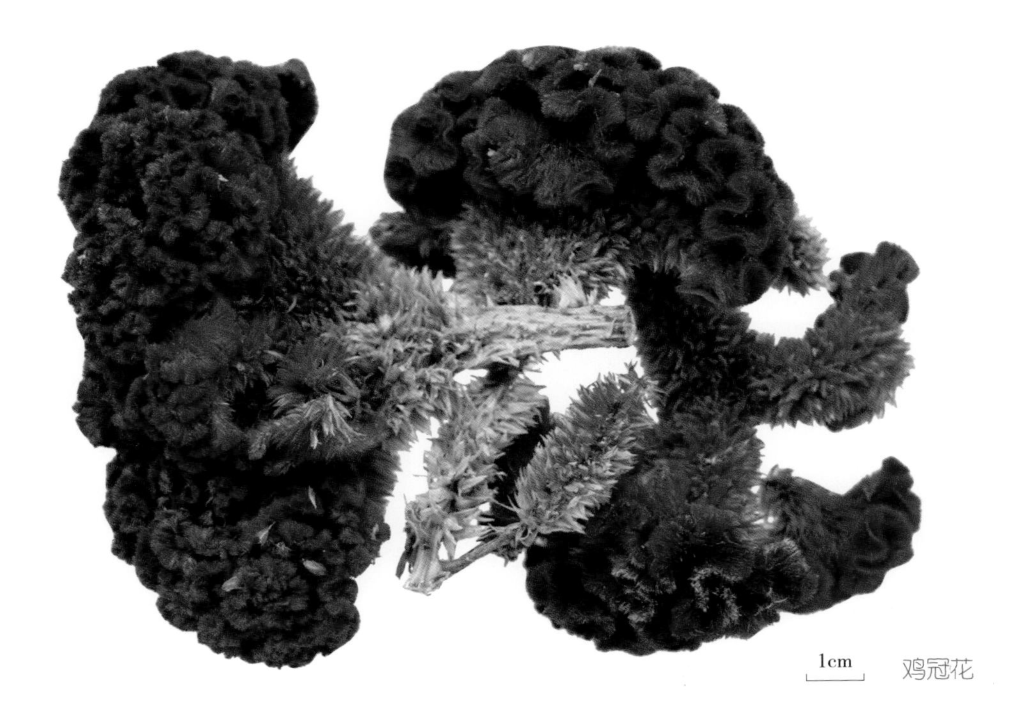

1cm 鸡冠花

性味	甘、涩，凉。
功效	收敛止血，止带，止痢。
主治	吐血，崩漏，便血，痔血，赤白带下，久痢不止。
用量用法	6~12g。

马齿苋科

★ 马齿苋 *Portulaca oleracea* L.

别名： 猪母菜、瓜子菜。| **药材名：** 马齿苋（地上部分）。

植物形态

一年生草本，植物体肉质。茎多分枝，平卧地面，淡绿色，有时呈暗红色。单叶互生，有时为对生，扁倒卵形，全缘，肉质，光滑无毛。花 3~8 朵，黄色，顶生枝端；总苞片 4~5 枚，三角状卵形，先端具细尖；萼片 2 枚，绿色；花瓣 5 片，倒卵状长圆形，具凹头，下部结合；雄蕊 8~12 枚。果为盖裂的蒴果。种子多数，黑褐色，肾状卵圆形。花期 5~8 月，果期 7~9 月。

生境分布： 生于田野、路旁及荒地。分布于全国各地。

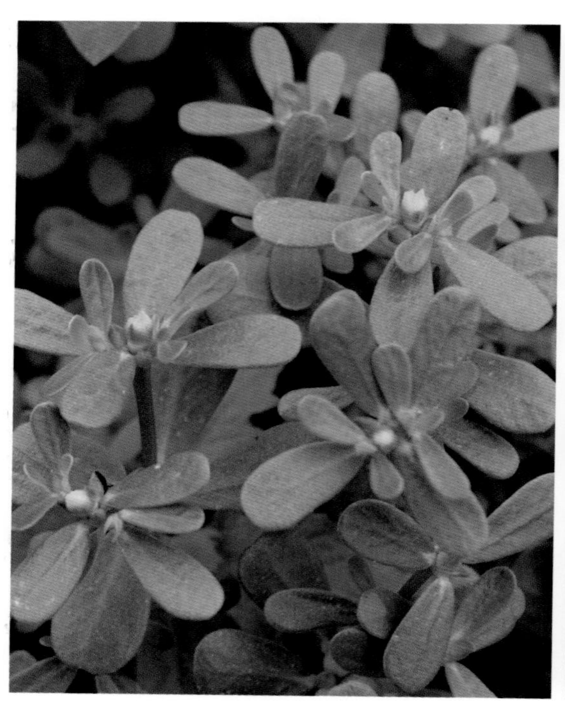

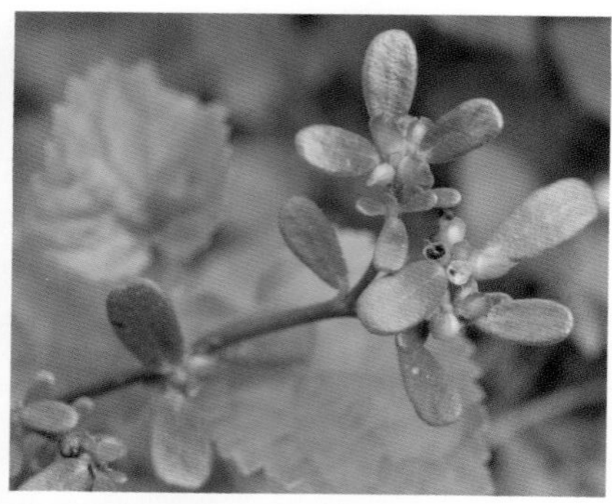

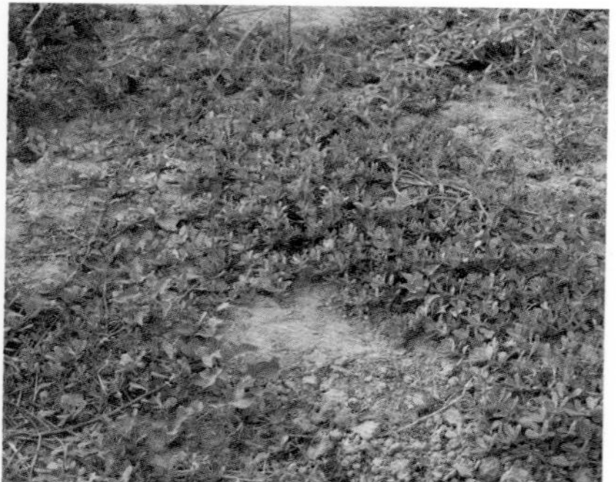

药材性状

马齿苋

多皱缩卷曲，常结成团。茎圆柱形，长可达30cm，直径0.1~0.2cm；表面黄褐色，有明显纵沟纹。叶对生或互生，易破碎，完整叶片倒卵形，长1~2.5cm，宽0.5~1.5cm，绿褐色，先端钝平或微缺，全缘。花小，3~5朵生于枝端，花瓣5片，黄色。蒴果圆锥形，长约5mm，内含多数细小种子。气微，味微酸。

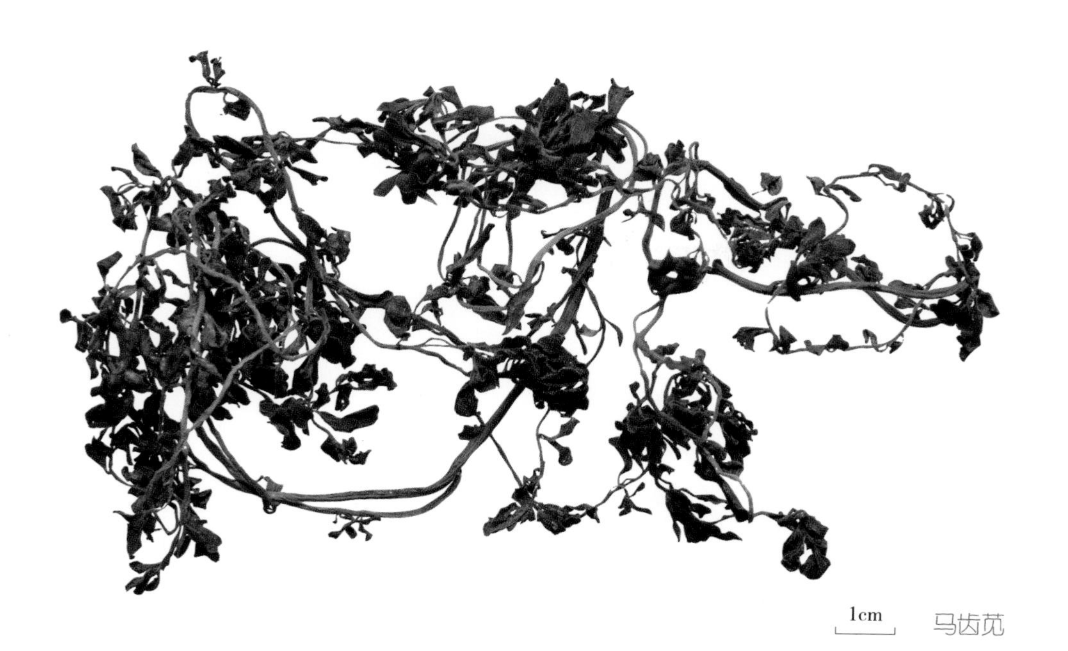

马齿苋

性味	酸，寒。
功效	清热解毒，凉血止血，止痢。
主治	热毒血痢，痈肿疔疮，湿疹，丹毒，蛇虫咬伤，便血，痔血，崩漏下血。
用量用法	9~15g。外用适量，捣敷患处。

石竹科

★ 孩儿参 *Pseudostellaria heterophylla* (Miq.) Pax ex Pax et Hoffm.

别名：太子参。| 药材名：太子参（块根）。

植物形态

多年生草本。块根肉质，纺锤形，直径约 6 mm。茎单一，稀有双生者，直立，节略膨大，茎上有 2 行短柔毛。叶对生，近无柄，通常 4~5 对；叶片倒披针形。茎顶端有 4 枚大型叶状总苞，总苞片卵状披针形至长卵形。花二型，普通花 1~3 朵生于茎端总苞内，白色；花梗长，有短柔毛；萼片 5 枚，花瓣状；雄蕊 10 枚。闭锁花生于茎下部叶腋，小型。蒴果卵形，内有种子 7~8 粒。花期 5~6 月，果期 7~8 月。

生境分布： 生于山坡林下和岩石缝中。分布于黑龙江、辽宁、吉林、河北、河南、山东、山西、江苏、安徽、浙江、江西、湖北、陕西等地。

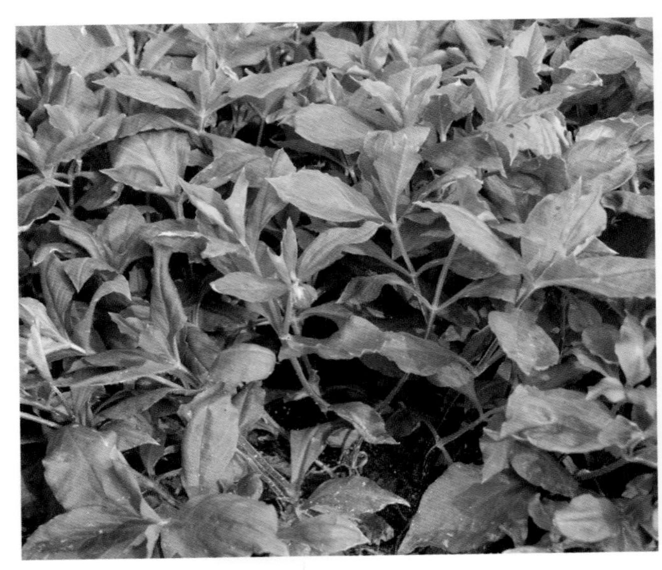

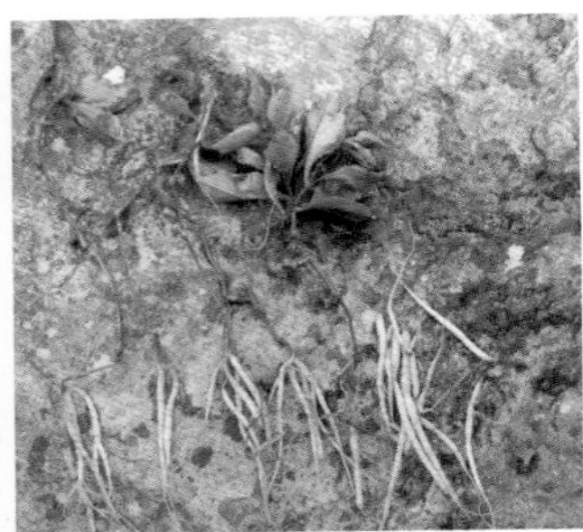

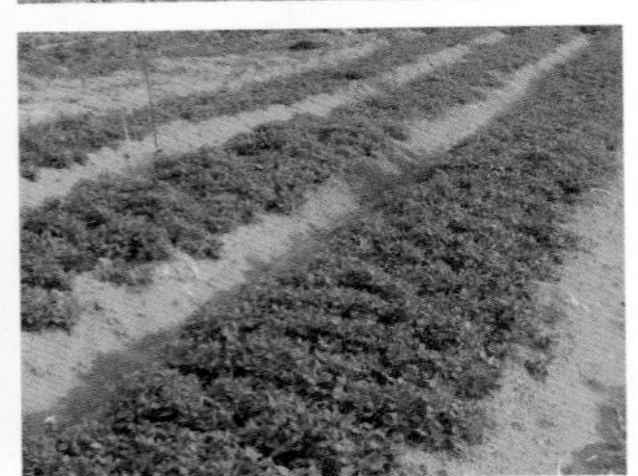

药材性状

太子参

细长纺锤形或细长条形，稍弯曲，长3~10cm，直径0.2~0.6cm。表面黄白色，较光滑，微有纵皱纹，凹陷处有须根痕。顶端有茎痕。质硬而脆，断面平坦，淡黄白色或类白色，角质样，有粉性。气微，味微甘。

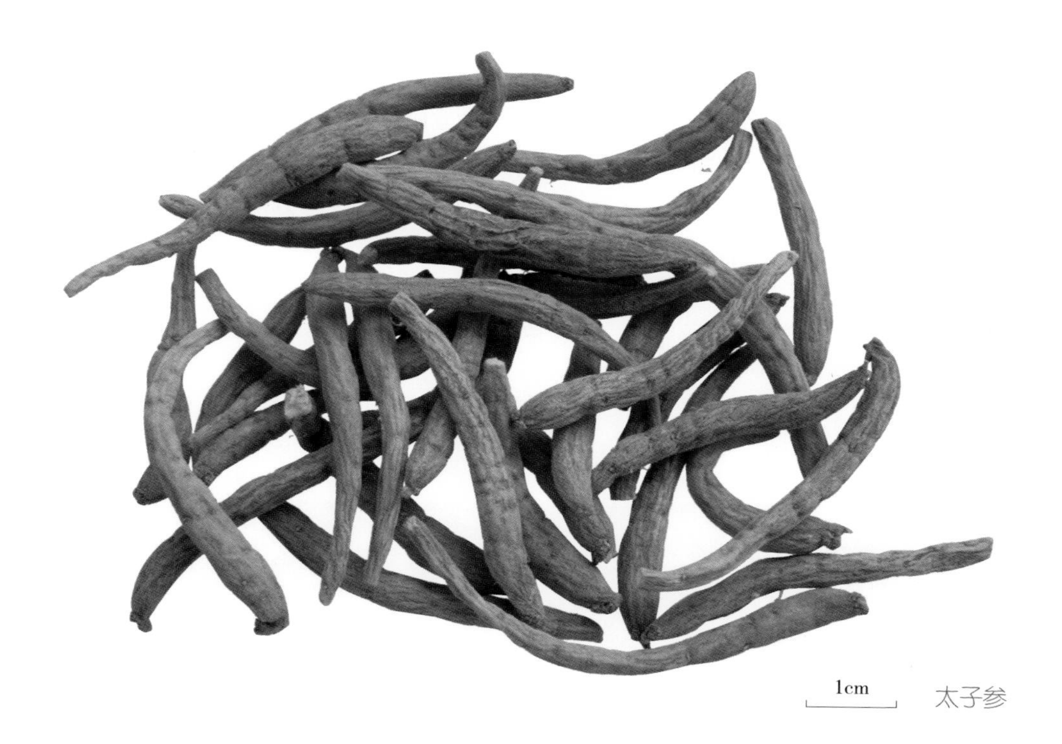

太子参

性味	甘、微苦，平。
功效	益气健脾，生津润肺。
主治	脾虚体倦，食欲不振，病后虚弱，气阴不足，自汗口渴，肺燥干咳。
用量用法	9~30g。

蓼科

★ 金荞麦 *Fagopyrum dibotrys* (D. Don) Hara

别名：野荞麦、金锁银开。| **药材名：**金荞麦（根茎）。

植物形态

多年生草本。主根粗大，呈结节状，横走，红棕色。茎直立，常微带红色。叶互生，具长柄；托叶鞘筒状，膜质，灰棕色；叶片戟状三角形，先端长渐尖或尾尖状，基部戟状心形。花小，聚伞花序顶生或腋生；花被片 5 枚，白色；雄蕊 8 枚，花药红色。小坚果卵状三角棱形，表面平滑，角棱锐利。花期 7~9 月，果期 10~11 月。

生境分布：生于海拔 300~3200m 的荒地、路旁、河边阴湿地。分布于河南、江苏、安徽、浙江、江西、湖北、湖南、广东、广西、陕西、甘肃、西藏等地。

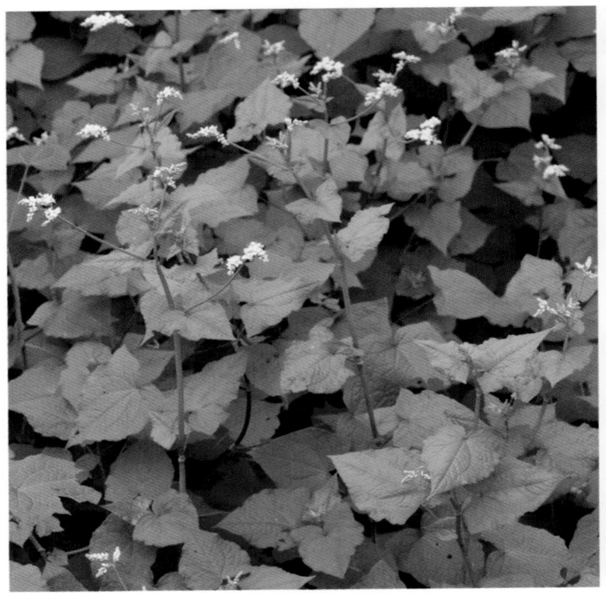

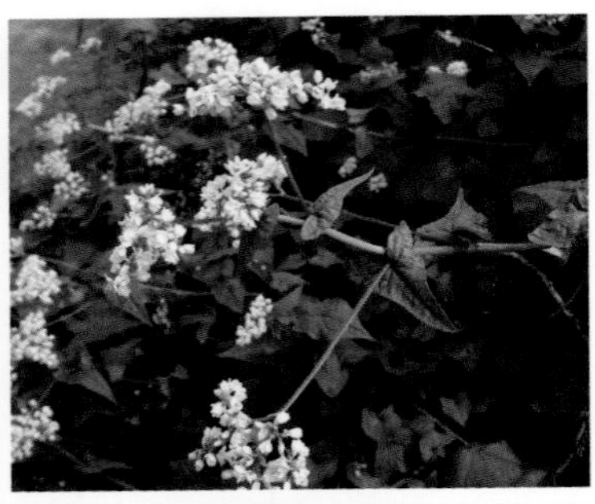

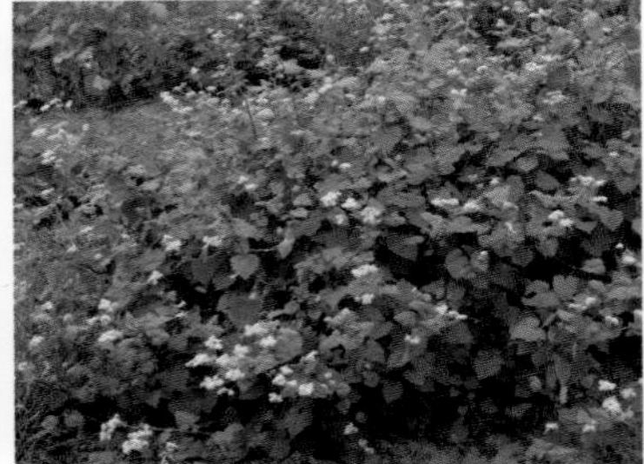

药材性状

金荞麦

不规则团块或圆柱状，常有瘤状分枝，顶端有的有茎残基，长 3~15cm，直径 1~4cm。表面棕褐色，有横向环节及纵皱纹，密布点状皮孔，并有凹陷的圆形根痕及残存须根。质坚硬，不易折断，断面淡黄白色或淡棕红色，有放射状纹理，中央髓部色较深。气微，味微涩。

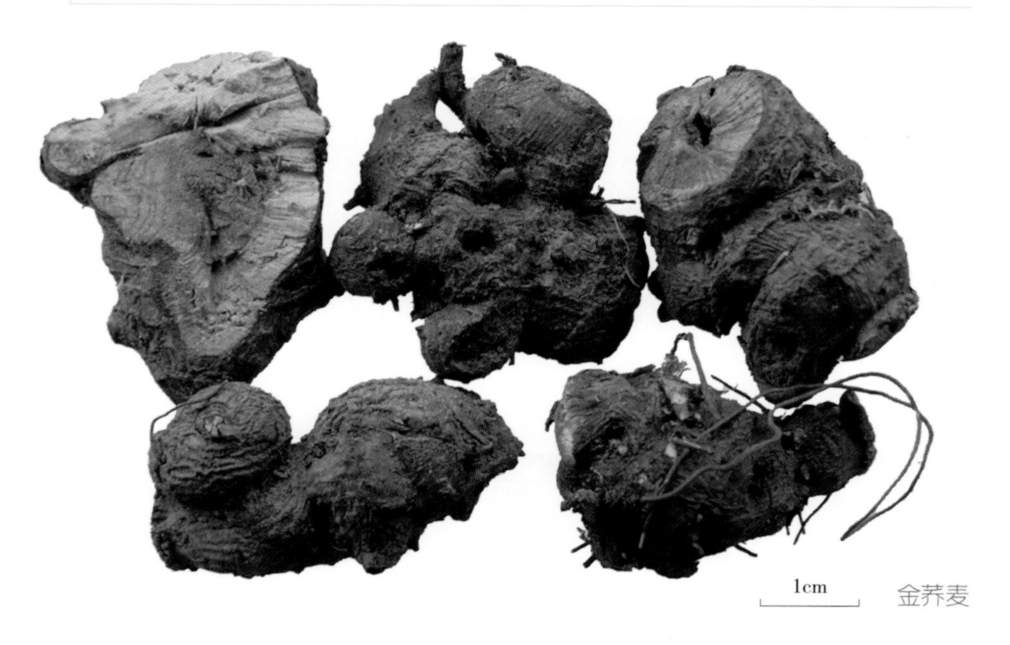

金荞麦

性味	微辛、涩，凉。
功效	清热解毒，排脓祛瘀。
主治	肺痈吐脓，肺热喘咳，乳蛾肿痛。
用量用法	15~45g，用水或黄酒隔水密闭炖服。

附　注：我国蓼科荞麦属植物共 10 种，其中以金荞麦、荞麦和苦荞麦较为常见。荞麦也叫甜荞，种子供食用，各地栽培。苦荞麦也叫苦荞，种子供食用，野生或栽培。

★ 木藤蓼 *Polygonum aubertii* L. Henry

别名：康藏何首乌、绛头、赤地胆。| **药材名：**木藤蓼（茎）。

植物形态

半灌木。茎缠绕。叶簇生，稀互生；叶片长卵形或卵形，近革质，两面均无毛。花序圆锥状，腋生或顶生，花序梗具小突起；苞片膜质，每苞片内具花 3~6 朵；花梗细，下部具关节；花被 5 深裂，淡绿色或白色，花被片外面 3 片较大，背部具翅，果时增大，基部下延，花被果时外形呈倒卵形；雄蕊 8 枚。瘦果卵形，具 3 条棱，黑褐色，密被小颗粒，微有光泽，包于宿存花被内。花期 7~8 月，果期 8~9 月。

生境分布：生于山坡草地、山谷灌丛中。分布于内蒙古、山西、河南、陕西、甘肃、宁夏、青海、湖北、四川、贵州、云南及西藏等地。

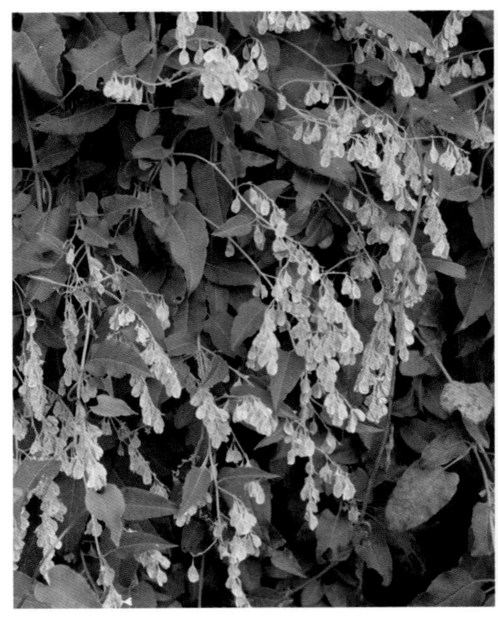

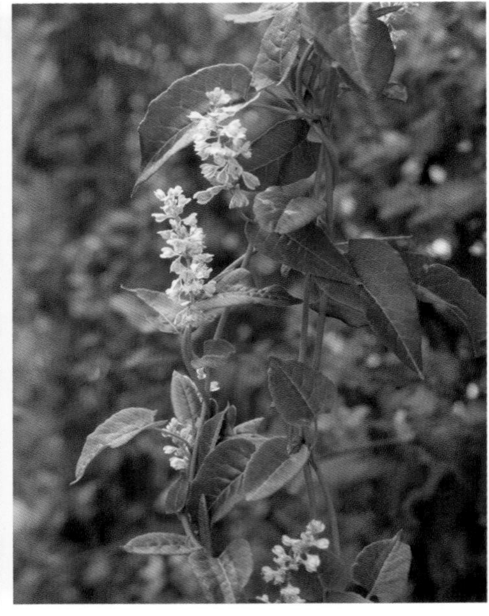

药材性状

木藤蓼

圆柱形，长短不一，直径 3~10mm，稍扭曲，具膨大的节，节间长 2.5~8cm，表面灰紫棕色，具密集的纵向细棱，粗糙。体轻，质脆，易折断，断面纤维性，皮部窄，浅棕色，易与木部分离，木部黄色，导管孔多数，中心具灰白色髓，约占半径的 1/3。气无，味淡。

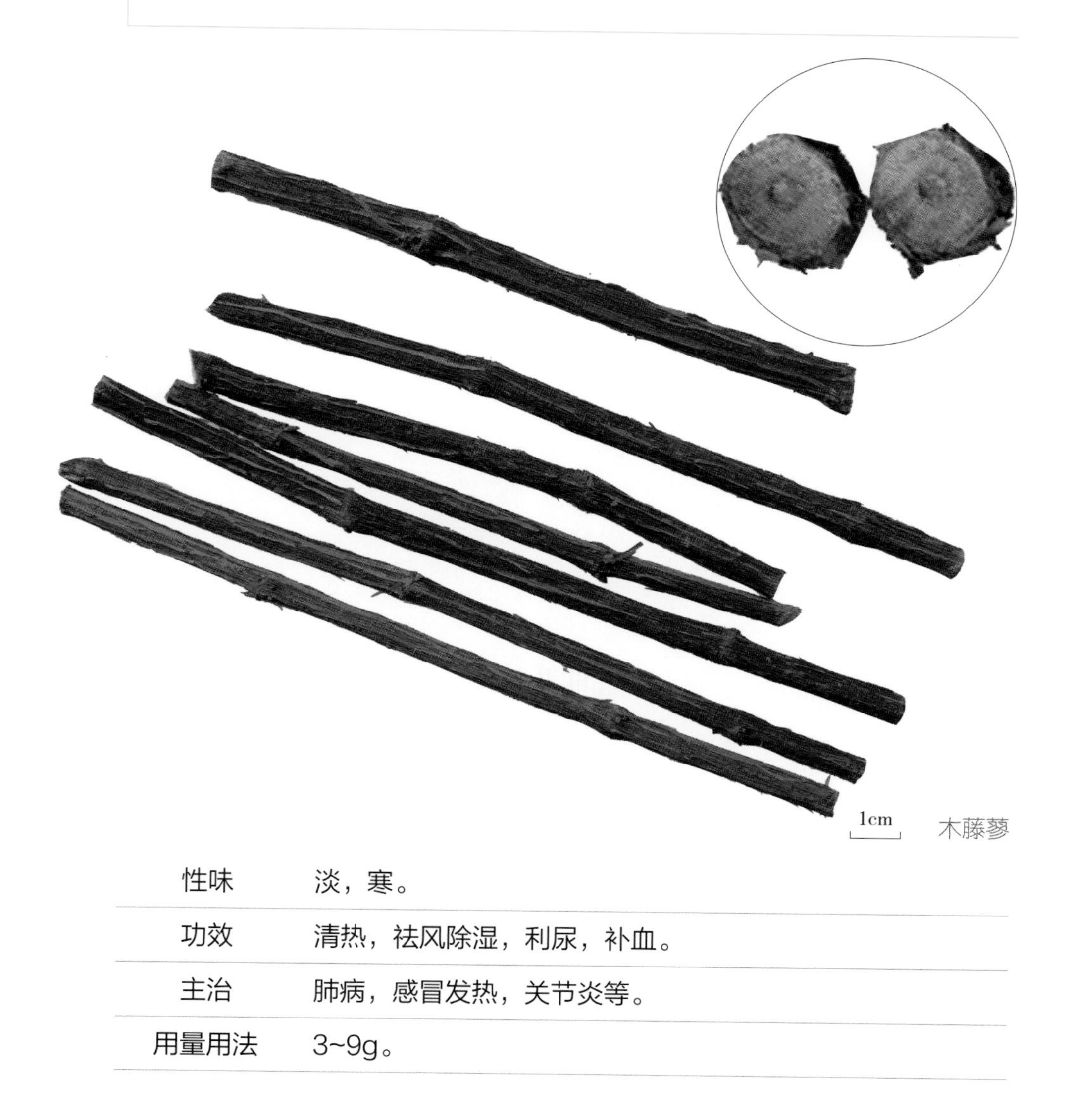

木藤蓼

性味	淡，寒。
功效	清热，祛风除湿，利尿，补血。
主治	肺病，感冒发热，关节炎等。
用量用法	3~9g。

★萹蓄 *Polygonum aviculare* L.

别名：扁竹、地蓼。| **药材名：**萹蓄（地上部分）。

植物形态

一年生草本。茎平卧或直立。叶窄椭圆形、长圆状倒卵形，全缘，两面白色透明，具脉纹，无毛。花生于叶腋，1~5朵簇生；花被片5裂，裂片具窄的白色或粉红色的边缘；雄蕊8枚，花丝短。瘦果三棱状卵形，长约3mm，褐色，表面具明显的浅纹，果稍伸出宿存花被。花期5~7月，果期8~10月。

生境分布：生于田野、路旁、水边和湿地。分布于全国大部分地区。

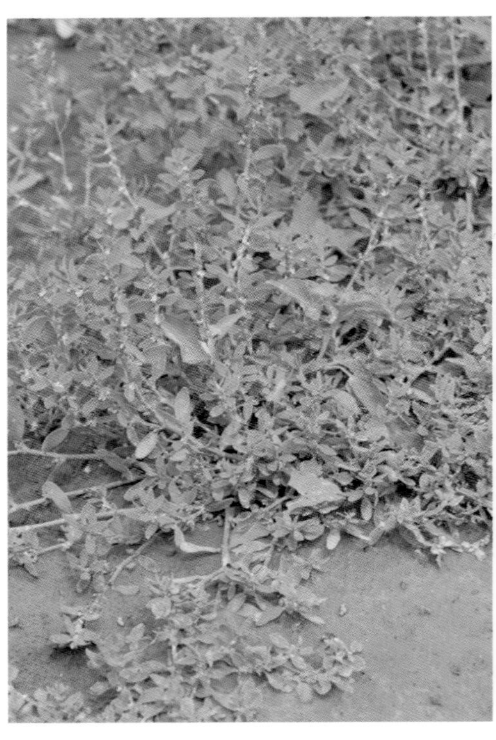

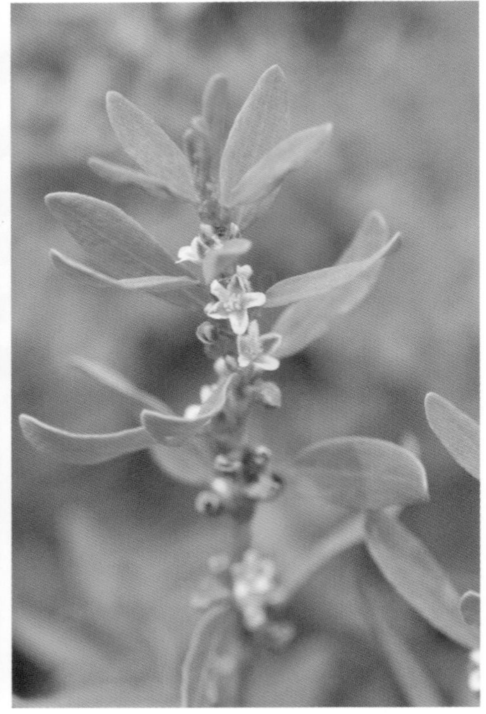

药材性状

萹蓄

茎呈圆柱形而略扁，有分枝，长15~40cm，直径0.2~0.3cm；表面灰绿色或棕红色，有细密微突起的纵纹；节部稍膨大，有浅棕色膜质的托叶鞘，节间长约3cm；质硬，易折断，断面髓部白色。叶互生，近无柄或具短柄；叶片多脱落或皱缩、破碎，完整者展平后呈披针形，全缘，两面均呈棕绿色或灰绿色。气微，味微苦。

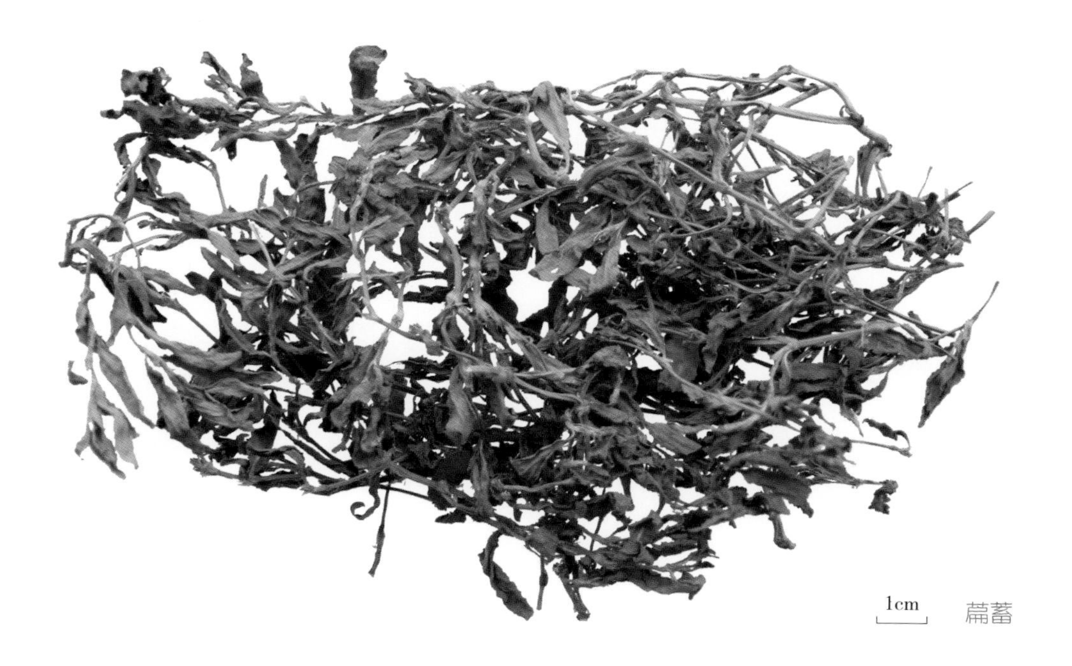

萹蓄

性味	苦，微寒。
功效	利尿通淋，杀虫，止痒。
主治	热淋涩痛，小便短赤，虫积腹痛，皮肤湿疹，阴痒带下。
用量用法	9~15g。外用适量，煎洗患处。

★何首乌 *Polygonum multiflorum* Thunb.

别名： 首乌。| **药材名：** 何首乌（块根）、首乌藤（藤茎）。

植物形态

多年生草本。块根肥大。茎缠绕，多分枝，有时呈淡红色，具纵条纹，中空，无毛。叶卵状心形，全缘，两面较粗糙，无毛；托叶鞘短筒状，膜质，无缘毛，常早落。花序圆锥状，顶生或腋生，苞片卵形，边缘膜质透明，无毛；苞片内生白色小花 2~4 朵；花被 5 深裂，不等大，结果时外轮 3 片增大、肥厚，背部生宽翅，翅下延至花梗的节处。瘦果三棱形，黑色，具光泽，包于宿存的花被内。花期 6~9 月，果期 8~10 月。

生境分布： 生于山坡、石缝、林下。分布于河北、河南、山东以及长江以南各地。

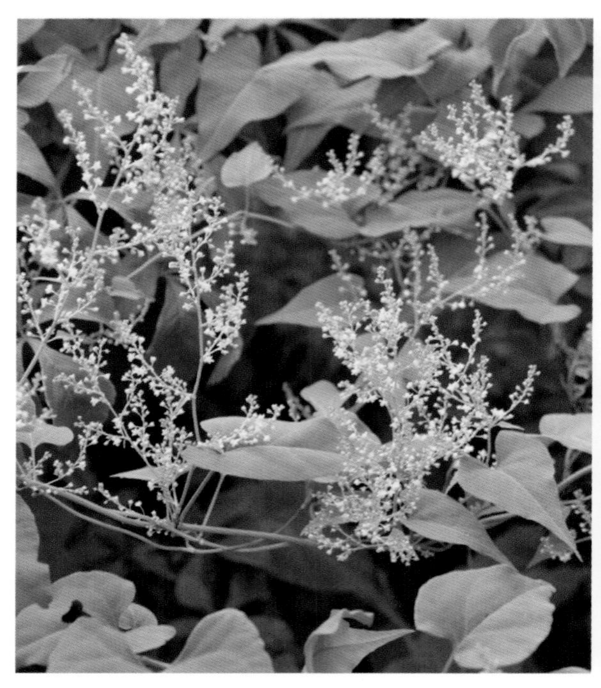

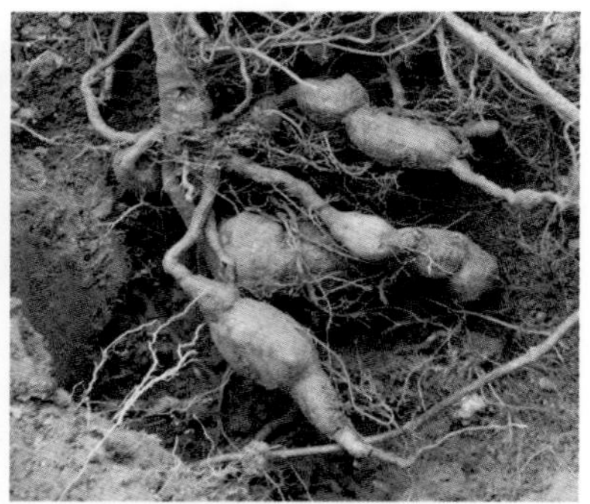

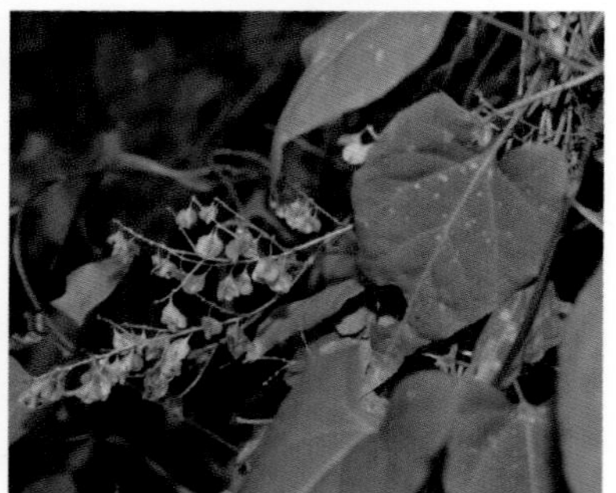

药材性状

何首乌

团块状或不规则纺锤形，长 6~15cm，直径 4~12cm。表面红棕色或红褐色，皱缩不平，有浅沟，并有横长皮孔样突起及细根痕。体重，质坚实，不易折断，断面浅黄棕色或浅红棕色，显粉性，皮部有 4~11 个类圆形异型维管束环列，形成云锦状花纹，中央木部较大，有的呈木心。气微，味微苦而甘涩。

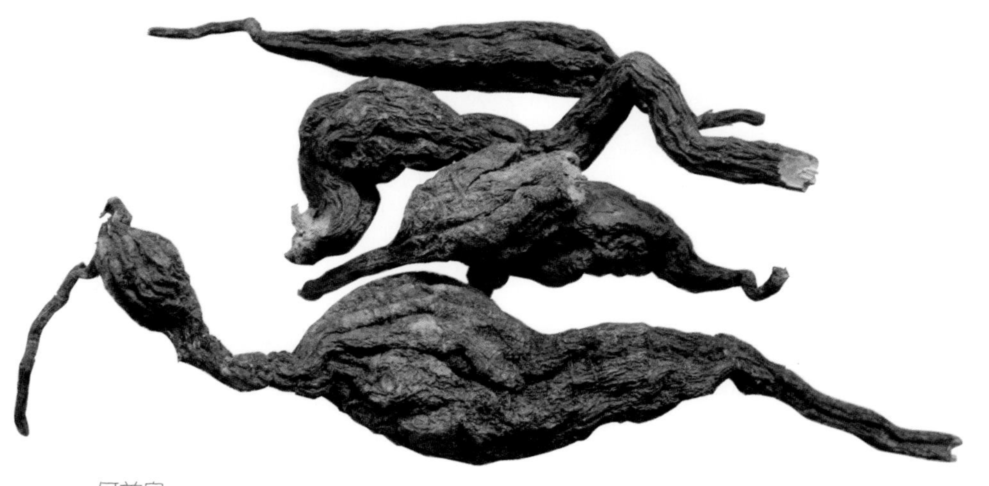

何首乌

何首乌（纵切） | 何首乌（横切）

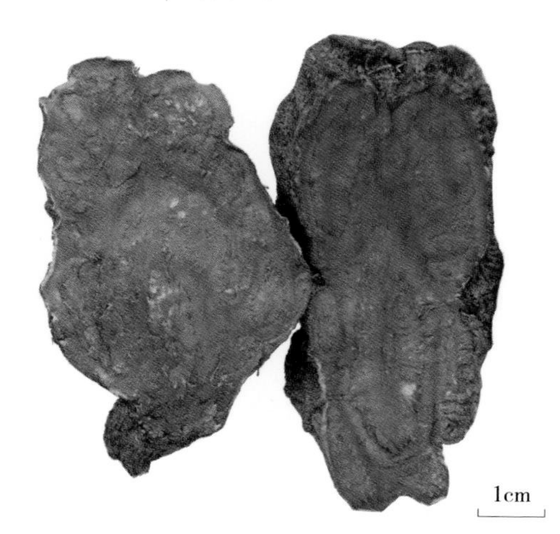

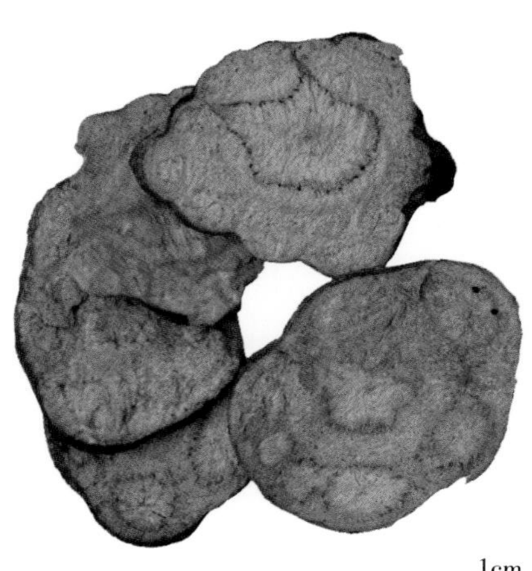

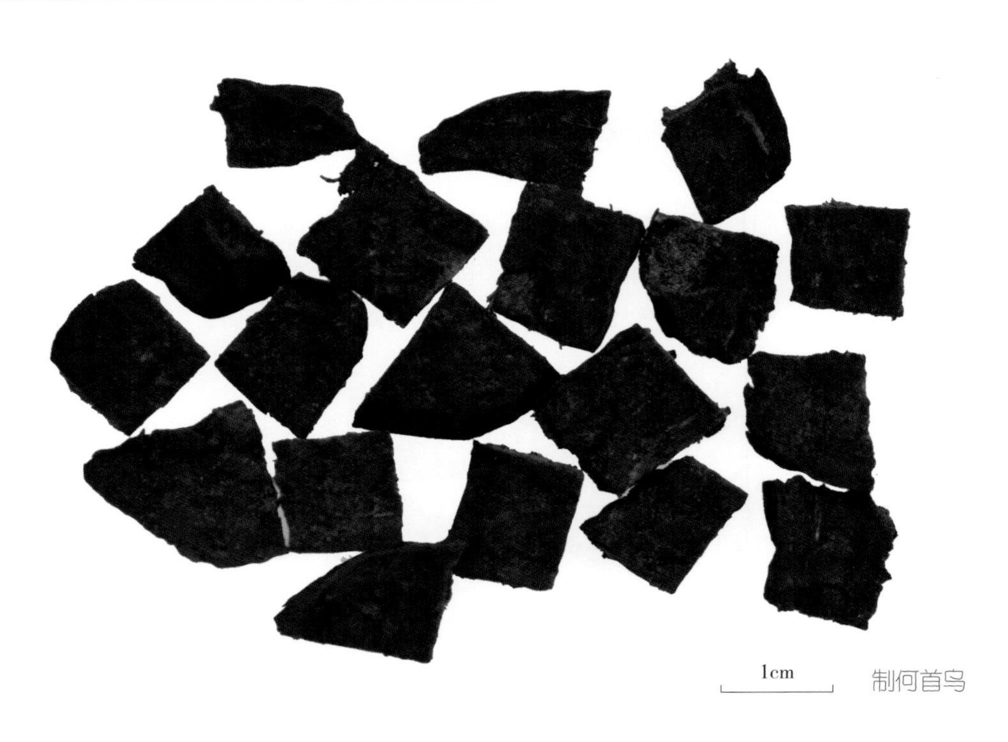

制何首乌

性味	苦、甘、涩，微温。
功效	解毒，消痈，截疟，润肠通便。制何首乌补肝肾，益精血，乌须发，强筋骨，化浊降脂。
主治	疮痈，瘰疬，风疹瘙痒，久疟体虚，肠燥便秘。
用量用法	3~6g。

药材性状

首乌藤

长圆柱形，稍扭曲，具分枝，长短不一，直径 4~7mm。表面紫红色或紫褐色，粗糙，具扭曲的纵皱纹，节部略膨大，有侧枝痕，外皮菲薄，可剥离。质脆，易折断，断面皮部紫红色，木部黄白色或淡棕色，导管孔明显，髓部疏松，类白色。切段者呈圆柱形。气微，味微苦涩。

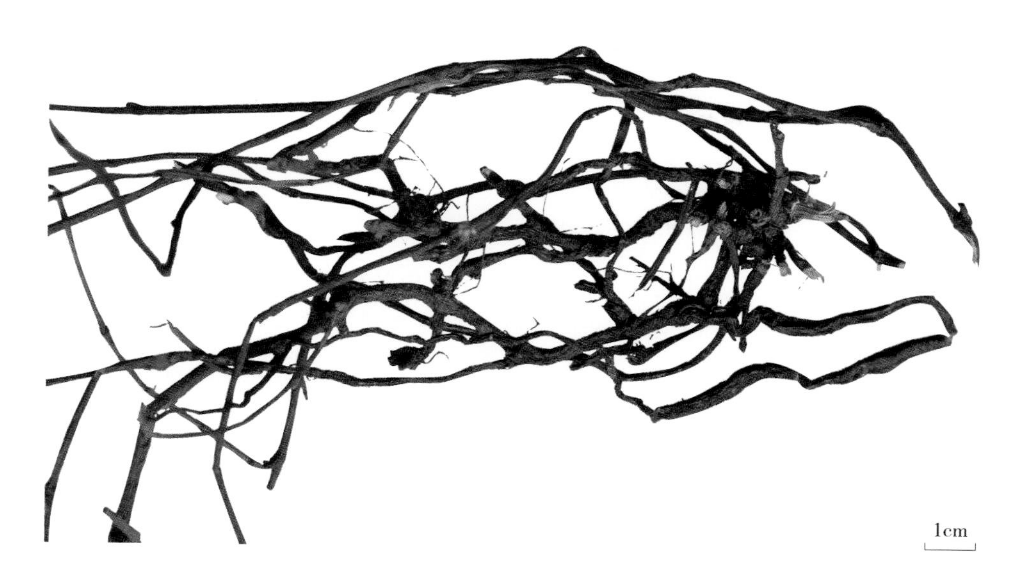

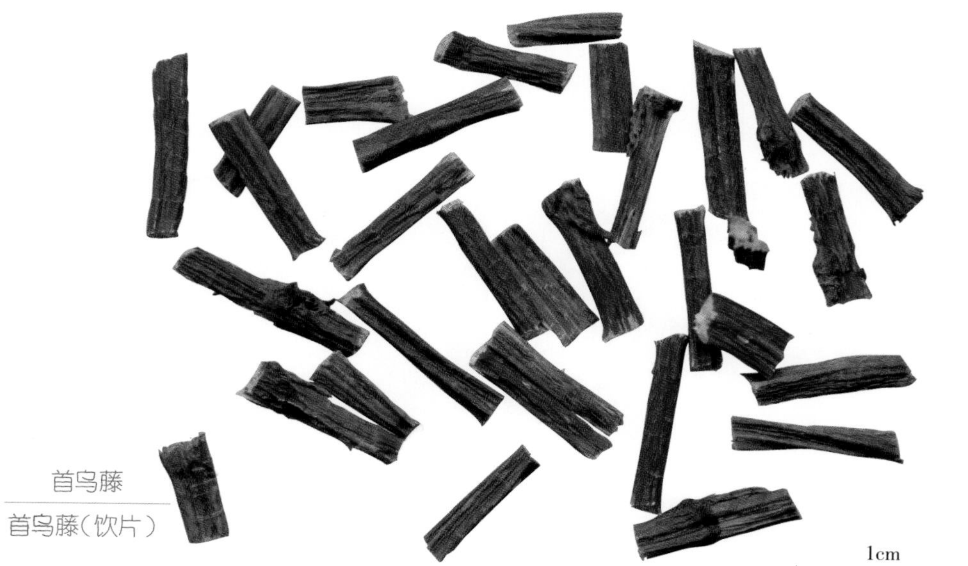

首乌藤

首乌藤（饮片）

性味	甘，平。
功效	养血安神，祛风通络。
主治	失眠多梦，血虚身痛，风湿痹痛，皮肤瘙痒。
用量用法	9~15g。外用适量，煎水洗患处。

★药用大黄 *Rheum officinale* Baill.

别名：南大黄。| 药材名：大黄（根和根茎）。

植物形态

多年生草本，高1~1.5m。根及根茎肥壮，黄褐色。茎直立，中空。叶片宽卵形或近圆形，掌状浅裂，浅裂片呈大齿形或宽三角形，下表面脉上有疏柔毛。茎生叶较小，互生，有短柄。托叶鞘状，膜质，密生柔毛。圆锥花序大型；花稍大，数朵成簇，黄白色；花梗中下部有关节；花蕾椭圆形；花被片6枚，排成2轮，内轮稍大，椭圆形；果枝多，开展，瘦果有3条棱，沿棱生翅，顶端凹陷，基部楔形，棕色。花期6~7月，果期7~8月。

生境分布：生于山地林缘或草地，有栽培。分布于陕西南部、河南西部、湖北西北部、云南西北部及贵州、四川等地。

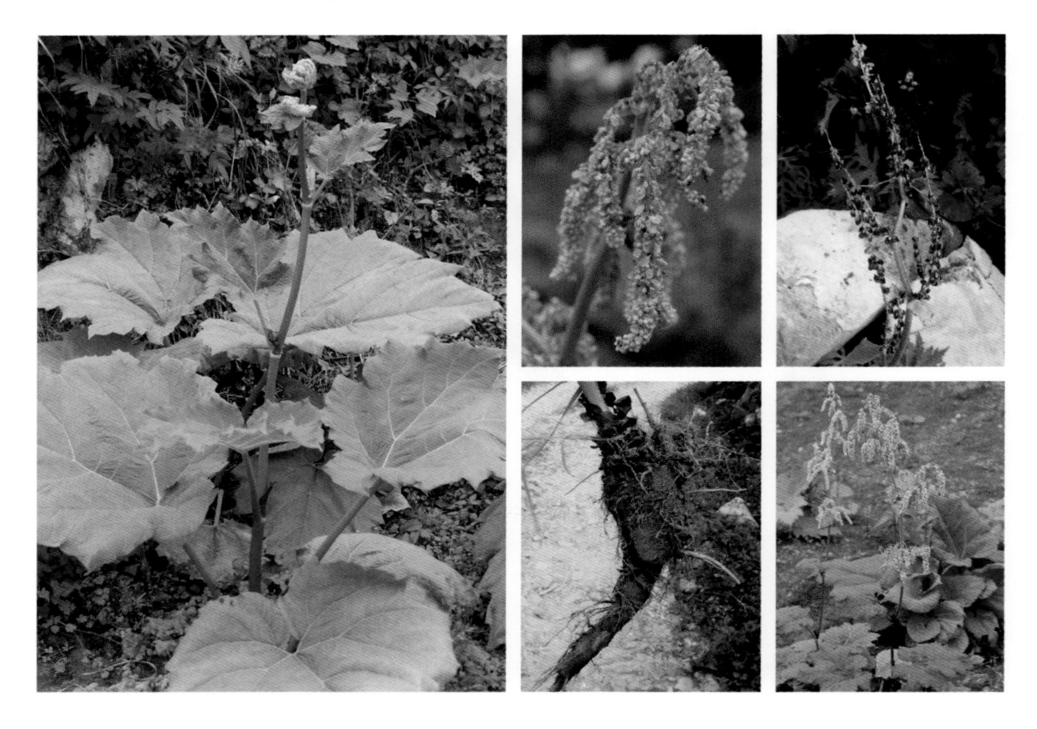

药材性状

大黄

类圆柱形、圆锥形、卵圆形或不规则块状，长3~17cm，直径3~10cm。除尽外皮者表面黄棕色至红棕色，有的可见类白色网状纹理及星点（异型维管束）散在，残留的外皮棕褐色，多具绳孔及粗皱纹。质坚实，有的中心稍松软，断面淡红棕色或黄棕色，显颗粒性。根茎髓部宽广，有星点环列或散在；根木部发达，具放射状纹理，形成层环明显，无星点。气清香，味苦而微涩，嚼之粘牙，有沙粒感。

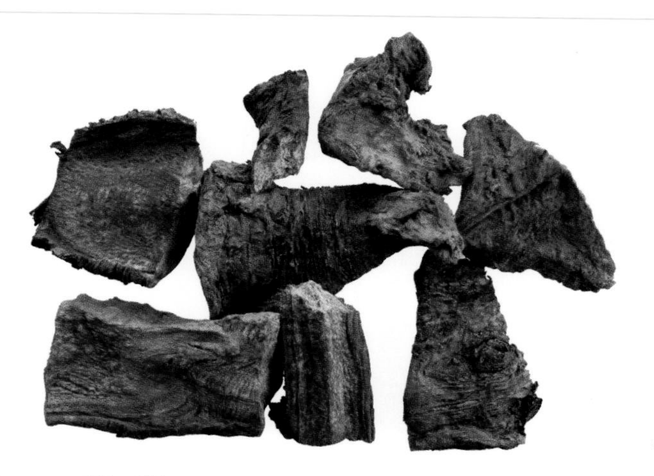

1cm　大黄

性味	苦，寒。
功效	泻下攻积，清热泻火，凉血解毒，逐瘀通经，利湿退黄。
主治	实热积滞便秘，血热吐衄，目赤咽肿，痈肿疔疮，肠痈腹痛，瘀血经闭，产后瘀阻，跌打损伤，湿热痢疾，黄疸尿赤，淋证，水肿，烧烫伤。
用量用法	3~15g；用于泻下，不宜久煎。外用适量，研末敷于患处。孕妇及月经期、哺乳期慎用。

附　注：《中国药典》2015年版记载同属植物掌叶大黄、唐古特大黄与药用大黄的干燥根和根茎同等入药。

猕猴桃科

猕猴桃 *Actinidia chinensis* Planch.

别名：羊桃、阳桃。| 药材名：猕猴桃根（根）。

植物形态

落叶木质藤本，长 5~9m。幼枝褐色，被柔毛，髓大，白色，呈薄片状。叶互生；叶柄被棕色柔毛；叶片厚纸质或薄革质，近圆形、椭圆形或倒卵形，边缘有刺毛状齿，上表面叶脉被疏毛，下表面密被灰棕色绒毛。花杂性，3~6 朵排成腋生聚伞状花序，少有单生；萼片 5 枚，外被黄色绒毛；花瓣 5 片，初开时乳色，后变橙黄色，近圆形，先端内凹或缺刻状。浆果卵圆形或长圆形，密被棕色长毛，果皮黄绿色，有斑点。种子多数，黑色。花期 4~5 月，果期 8~9 月。

生境分布：生于向阳山坡、溪边或灌木丛中。分布于陕西、甘肃、河南、山东及长江以南各地。

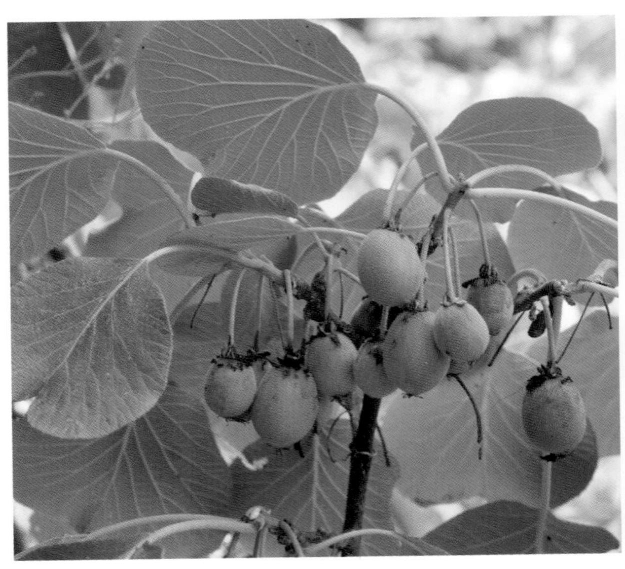

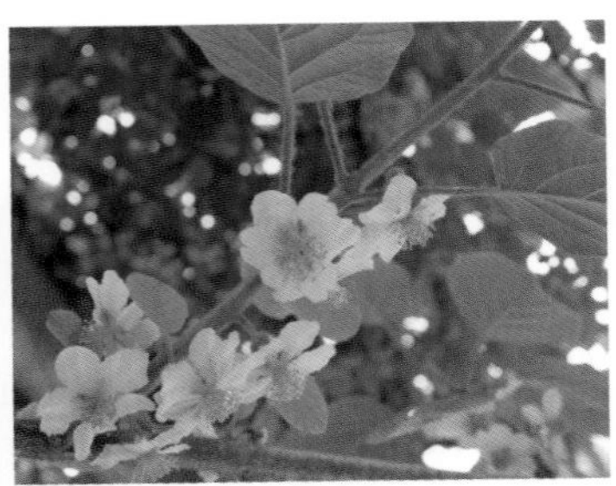

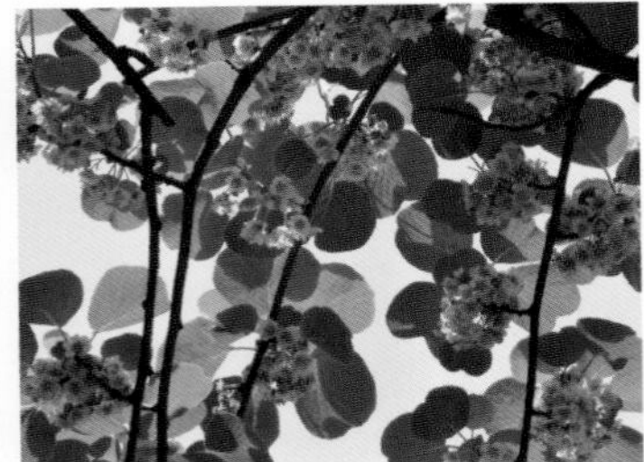

药材性状

猕猴桃根

根长圆柱形，具少数分枝，直径3~5cm。表面棕褐色或灰棕色，粗糙，具不规则纵沟纹；皮孔层厚2~5mm，粗皮脱落处呈暗红色，略具颗粒性。木部淡棕色，质坚硬，强木化，密布小孔（导管）；髓较大，直径约4mm，髓心呈膜质片层状，淡棕白色。气微，味淡、微涩。

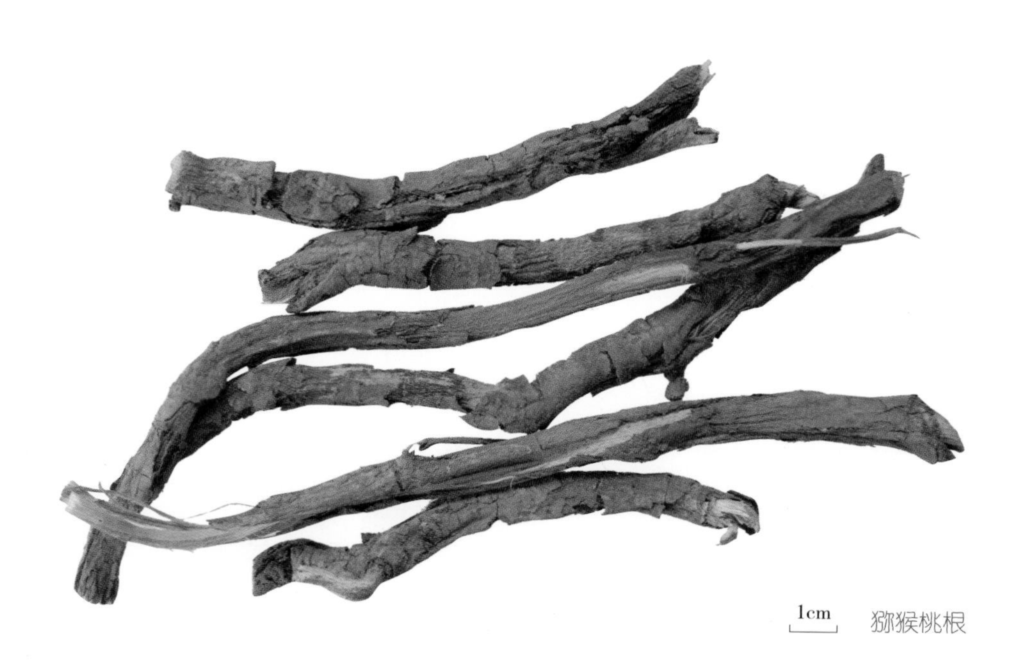

猕猴桃根

性味	甘、涩，凉；有小毒。
功效	清热解毒，祛风利湿，活血消肿。
主治	肝炎，痢疾，消化不良，淋浊，带下，风湿关节痛，水肿，跌打损伤，疮疖，瘰疬，胃肠道肿瘤及乳腺癌。
用量用法	30~60g。外用适量，捣敷。

椴树科

★ 破布叶 *Microcos paniculata* L.

别名：破布树。| **药材名**：布渣叶（叶）。

植物形态

灌木或小乔木，高 3~12m。树皮灰黑色。单叶互生；托叶线状披针形，长为叶柄的 1/2；叶柄粗壮，长约 1.5cm；叶片卵状矩圆形或卵形，纸质或薄革质，先端常破裂，边缘有不明显小锯齿，幼叶下表面被星状柔毛，基出脉 3 条。圆锥花序由多个具 3 朵花的小聚伞花序所组成，被灰黄色短毛及星状柔毛；萼片长圆形；花瓣 5 片，较萼片短，长圆形，淡黄色。核果近球形，无毛。花期 6~7 月。

生境分布：生于原野、山坡、林缘及灌丛中。分布于广西、广东、海南和云南等地。

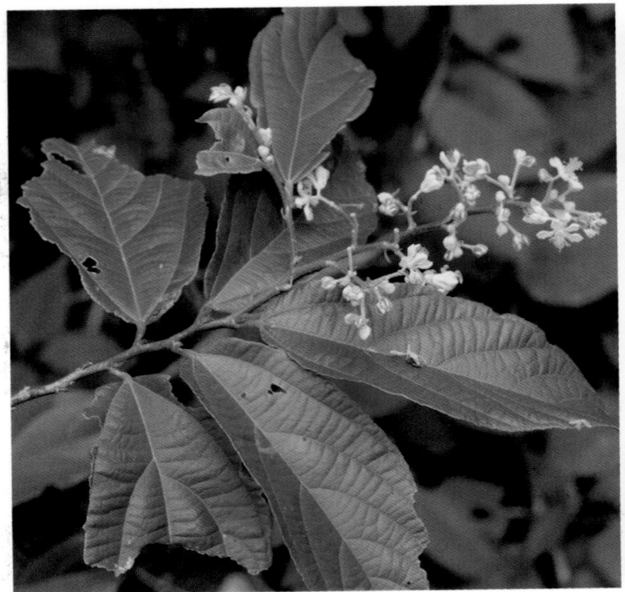

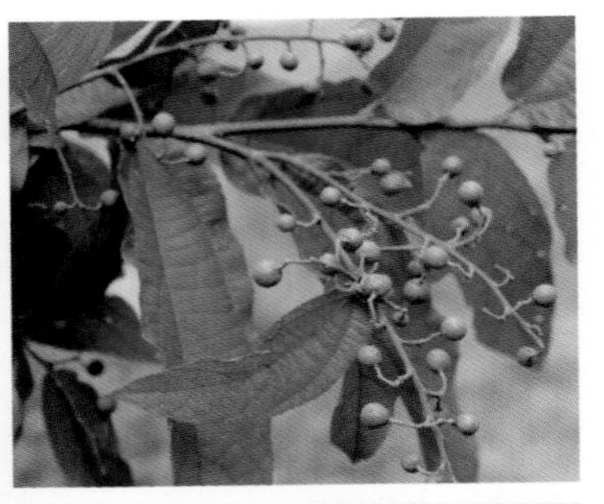

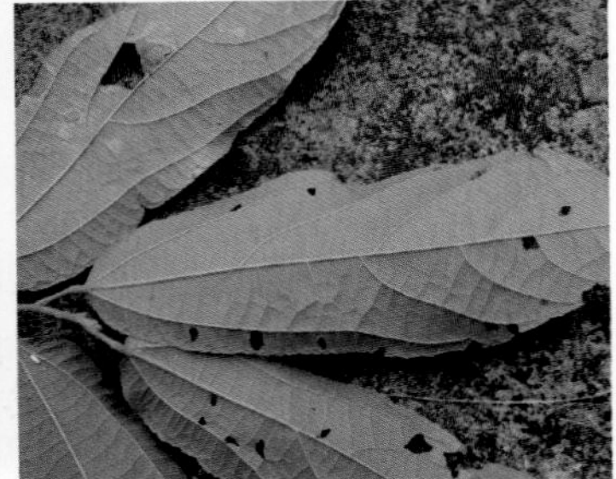

药材性状

布渣叶

多皱缩或破碎，完整者展平后呈卵状长圆形或卵状矩圆形，长 8~18cm，宽 4~8cm。表面黄绿色、绿褐色或黄棕色，先端渐尖，基部钝圆，稍偏斜，边缘具细齿，基出脉 3 条，侧脉羽状，小脉网状。具短柄，叶脉及叶柄被柔毛。纸质，易破碎。气微，味淡，微酸涩。

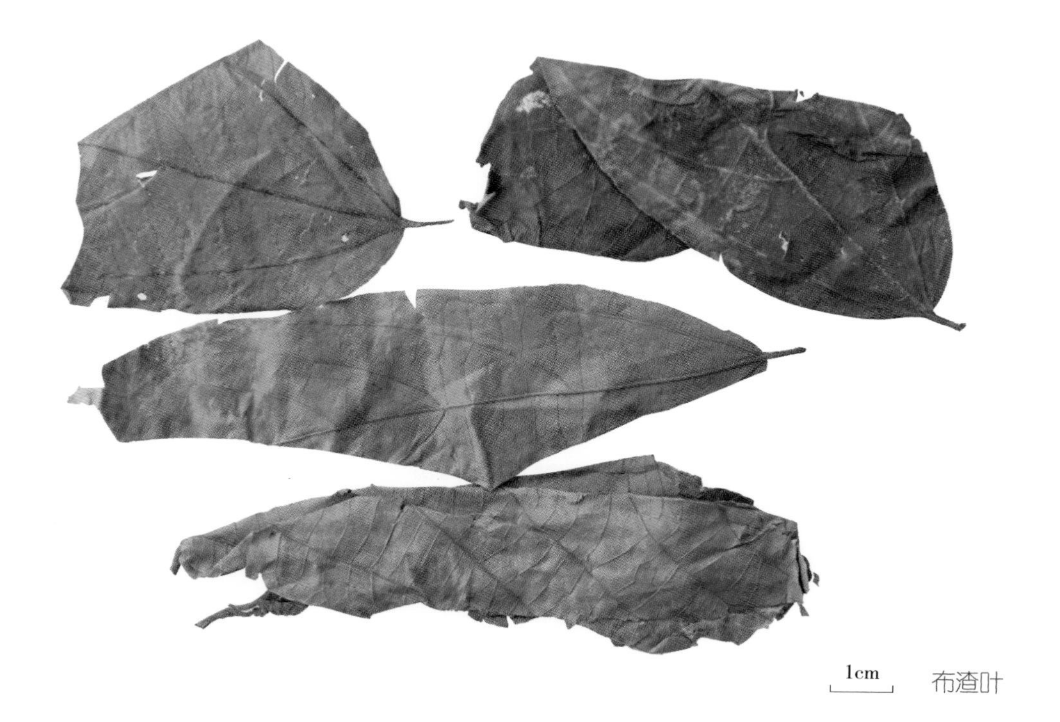

布渣叶

性味	微酸，凉。
功效	消食化滞，清热利湿。
主治	饮食积滞，感冒发热，湿热黄疸。
用量用法	15~30g。

锦葵科

★ 冬葵 *Malva verticillata* L.

别名：野葵。| 药材名：冬葵果（果实）。

植物形态

一年生或多年生草本，高60~90cm，全株被星状柔毛。根单生，长而弯曲。茎直立，多分枝。单叶互生；叶柄长2~9cm；叶片掌状5~7裂，近圆形，裂片圆形或卵状三角形，边缘有不规则锯齿。花数朵至十数朵，淡粉色；花梗长约2.5cm；萼杯状，5齿裂；花瓣5片，三角状卵形。蒴果扁球形，生于宿萼内，由10~11个心皮组成，熟后心皮彼此分离，并与中轴脱离，形成分果。花期6~9月。

生境分布：生于村边、路旁、田埂草丛中，也有栽培。分布于吉林、辽宁、河北、陕西、甘肃、青海、江西、湖南、四川、贵州、云南等地。

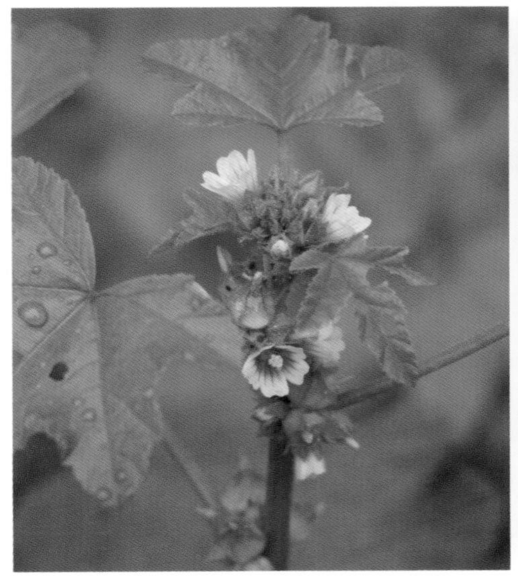

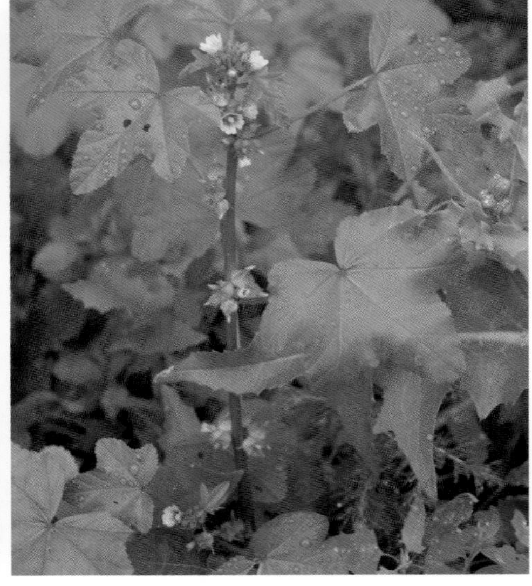

药材性状

冬葵果

扁球状盘形，直径4~7mm。外被膜质宿萼，宿萼钟状，黄绿色或黄棕色，有的微带紫色，先端5齿裂，裂片内卷，其外有条状披针形的小苞片3枚。果梗细短。果实由分果瓣10~12枚组成，在圆锥形中轴周围排成1轮；分果类扁圆形，直径1.4~2.5mm。表面黄白色或黄棕色，具隆起的环向细脉纹。种子肾形，棕黄色或黑褐色。气微，味涩。

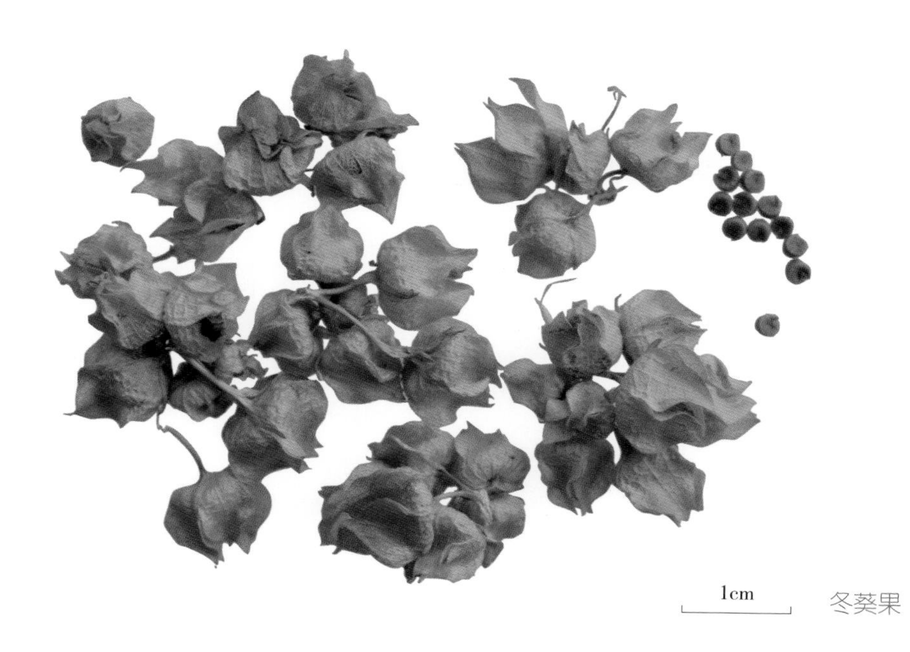

冬葵果

性味	甘、涩，凉。
功效	清热利尿，消肿。
主治	尿闭，水肿，口渴，尿路感染。
用量用法	3~9g。

★ 苘麻 *Abutilon theophrasti* Medic.

别名： 青麻、白麻。| **药材名：** 苘麻子（种子）。

植物形态

一年生草本。茎直立，高可达 2m，上部有分枝，具柔毛。叶互生，圆心形，先端尖，基部心形，两面密生软毛。花单生于叶腋，黄色，花梗长 1~3cm；萼及花瓣皆为 5 片；心皮多数，轮生。分果瓣具喙，芒长 3mm 以上。种子肾形，具星状毛。花期 6~8 月，果期 8~9 月。

生境分布： 生于田野、山坡，亦有栽培。广布于全国各地。

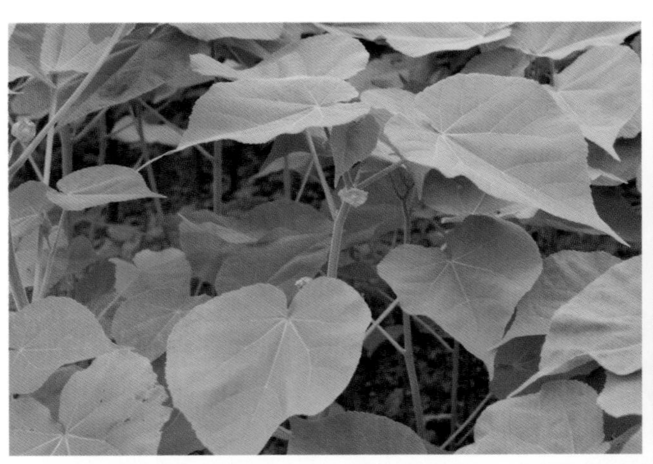

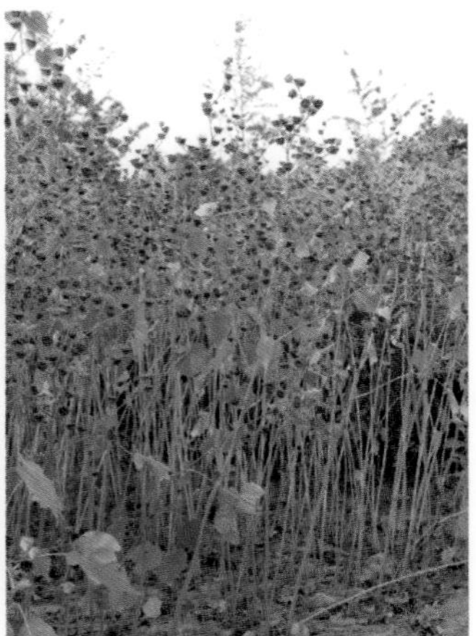

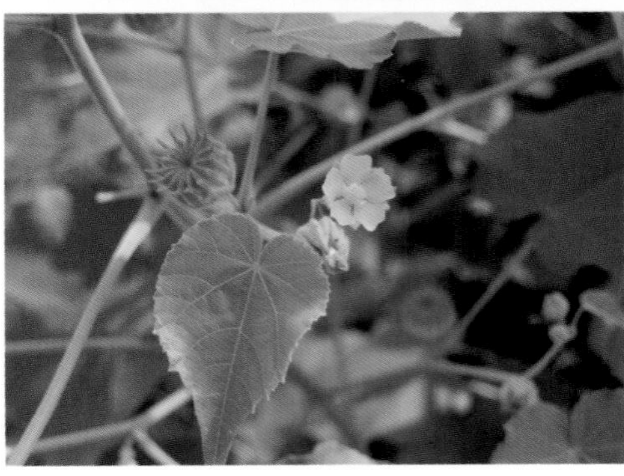

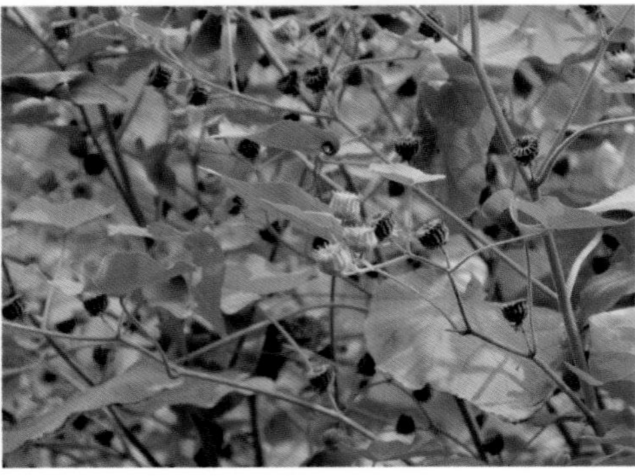

药材性状

苘麻子

三角状肾形，长 3.5~6mm，宽 2.5~4.5mm，厚 1~2mm。表面灰黑色或暗褐色，有白色稀疏绒毛，凹陷处有类椭圆状种脐，淡棕色，四周有放射状细纹。种皮坚硬，子叶 2 枚，重叠折曲，富油性。气微，味淡。

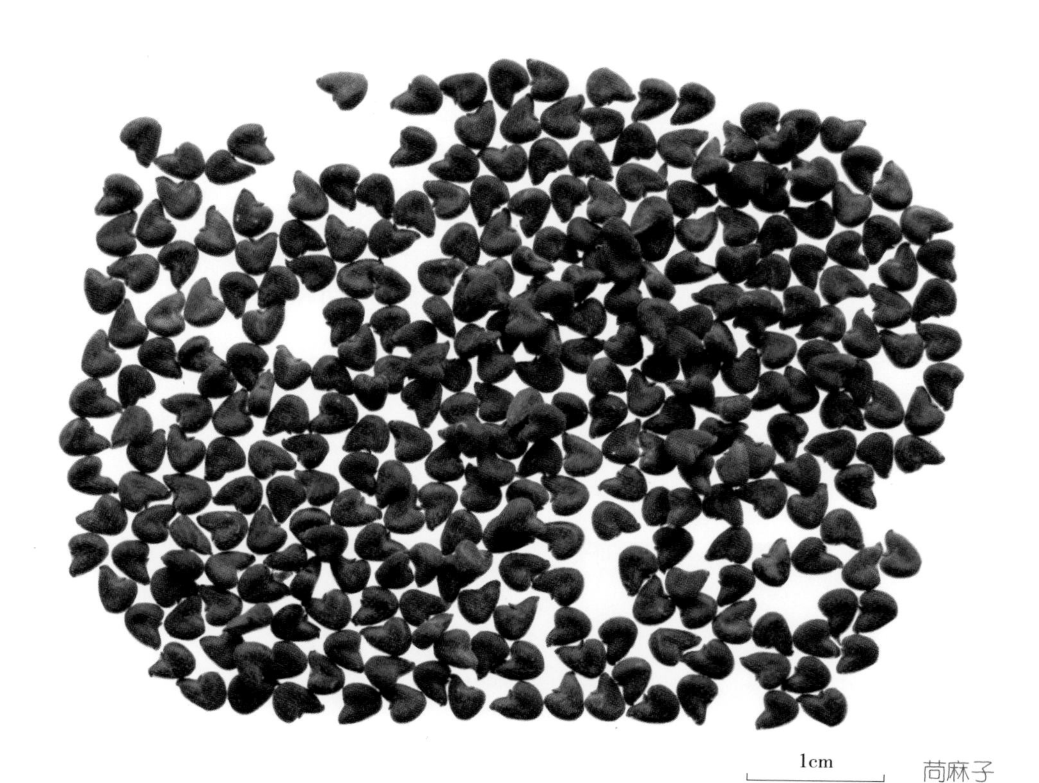

苘麻子

性味	苦，平。
功效	清热解毒，利湿，退翳。
主治	赤白痢疾，淋证涩痛，痈肿疮毒，目生翳膜。
用量用法	3~9g。

大风子科

★ 大风子 *Hydnocarpus anthelminthicus* Pierre

别名：泰国大风子。| **药材名**：大风子（种子）。

植物形态

常绿乔木。单叶互生；叶柄长 1.2~2cm；叶片革质，窄长椭圆形或椭圆状披针形，先端渐尖，有短尖头，全缘，上表面暗绿色，下表面黄绿色，两面无毛。花单生或数朵簇生，杂性；花梗长 1~4cm，被短柔毛。雄花萼片 5 枚，卵形，两面被长毛；花瓣 5 片，卵形，黄绿色；退化雄蕊鳞片状，线形，能育雄蕊 5 枚，退化子房圆柱形，被长柔毛。雌花的花萼、花瓣与雄花相同；子房卵形或倒卵形，被长硬毛。浆果球形，果皮坚硬。花期 1~3 月，果期 8~10 月。

生境分布：分布于越南、柬埔寨、泰国、马来西亚、印度尼西亚、印度等，我国台湾、海南、云南有引种栽培。

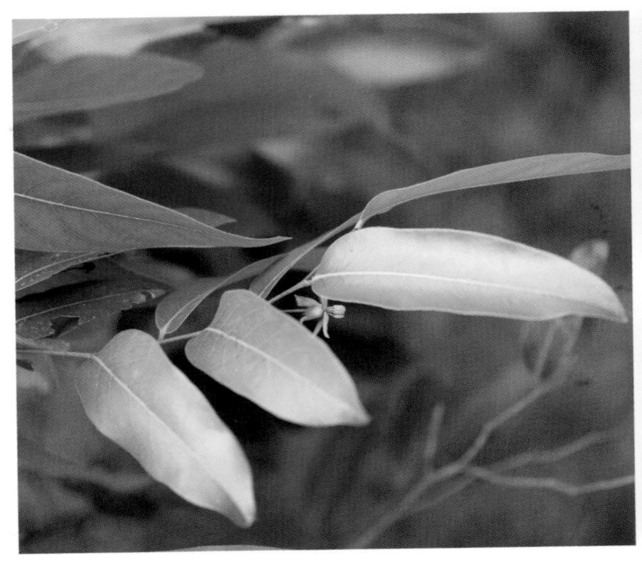

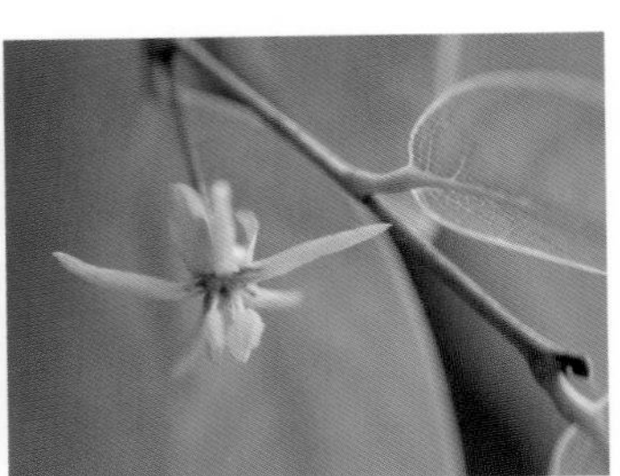

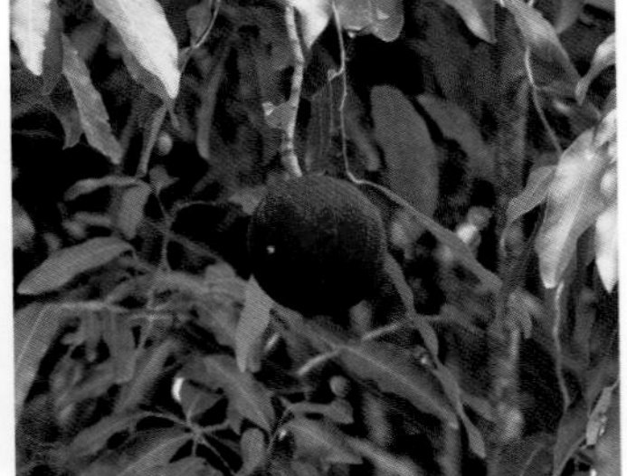

药材性状

大风子

不规则卵圆形或三至四面体，稍有钝棱，长 1~2.5cm，直径 1~2cm。外皮灰棕色至黑棕色，较小的一端有凹纹射出至种子的 1/3 处，全体有细纵纹。种皮坚硬，厚 1.5~2mm，内表面浅黄色至黄棕色。种仁与皮分离，两瓣，灰白色，有油性，外被红棕色或暗紫色薄膜。子叶 2 枚，浅黄色或黄棕色，心脏形。气微，味淡，有油性。

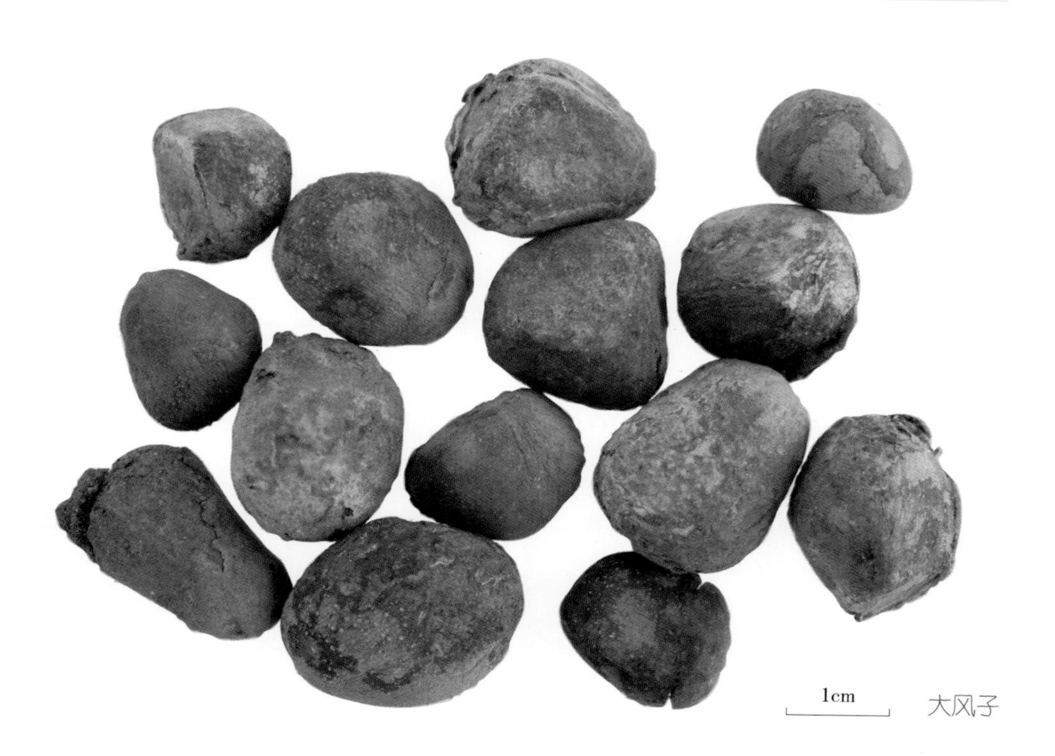

大风子

性味	辛，热；有毒。
功效	祛风，攻毒，杀虫。
主治	麻风，疥，癣。
用量用法	1.5~3g。外用适量，研烂搽或烧存性麻油调搽。

堇菜科

匍伏堇 *Viola diffusa* Ging.

别名：蔓茎堇菜、七星草、七星莲。| **药材名：**匍伏堇（全草）。

植物形态

一年生草本。全体被糙毛或白色柔毛，或近无毛。匍匐枝先端具莲座状叶丛，通常生不定根。叶片卵形或卵状长圆形，边缘具钝齿及缘毛；叶柄具明显的翅，通常有毛。花较小，淡紫色或浅黄色，具长梗；花梗纤细，中部有1对线形苞片；萼片披针形，顶端尖；侧方花瓣倒卵形或长圆状倒卵形，无须毛，下方花瓣连距长约6mm，明显比其他花瓣短；距极短，子房无毛，花柱棍棒状。蒴果长圆形。花期3~5月，果期5~8月。

生境分布：生于山地林下、林缘、草坡、溪谷旁、岩石缝隙中。分布于河北、陕西、甘肃、江苏、安徽、江西、福建、河南、湖北、湖南、广东、广西、海南、贵州、浙江、台湾、四川、云南、西藏等地。

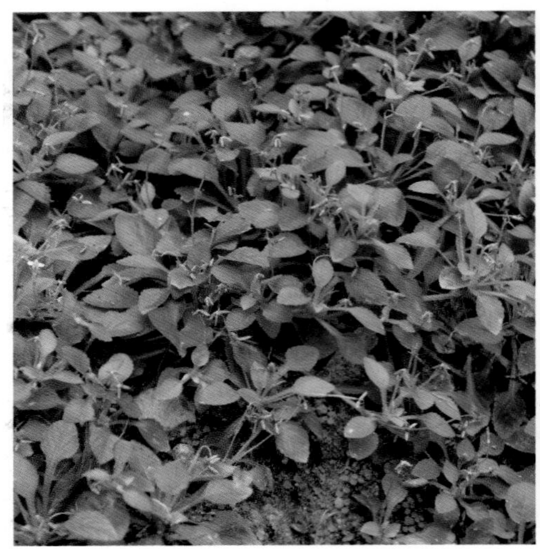

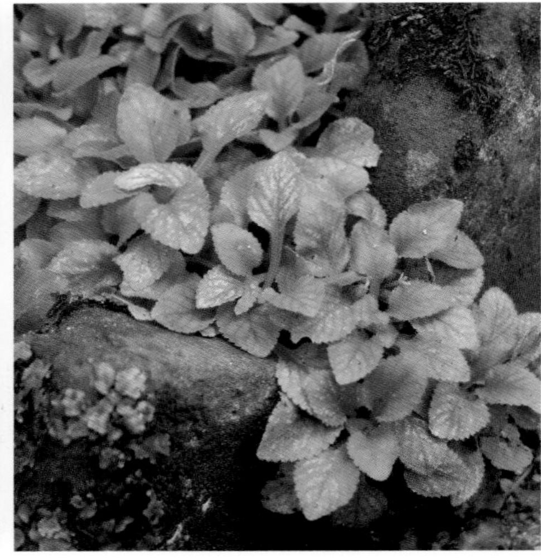

药材性状

匍伏堇

多皱缩成团，全草被糙毛或白色柔毛。根状茎短，具多条白色细根及纤维状根。匍匐枝先端具莲座状叶丛，通常生不定根。基生叶多数，丛生，呈莲座状，完整叶片展平后呈卵形或卵状长圆形，长 1.5~3.5cm，宽 1~2cm，先端钝或稍尖，基部宽楔形或截形，稀浅心形，明显下延至叶柄，边缘具钝齿及缘毛，两面被白色柔毛。花梗纤细；花瓣 5 片，淡紫色或浅黄色。蒴果长圆形或 3 裂。种子多数。

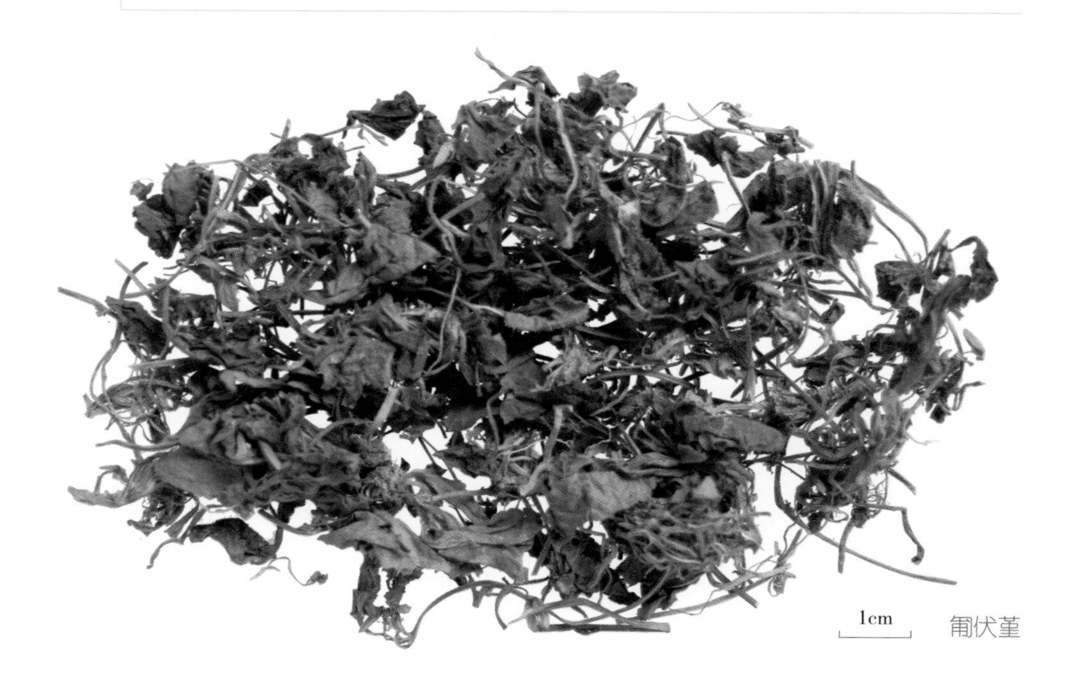

匍伏堇

性味	苦、微辛，寒。
功效	清热解毒，消肿排脓。
主治	肝炎，百日咳，目赤肿痛，急性乳腺炎，疔疮，痈疖，带状疱疹，毒蛇咬伤，跌打损伤。
用量用法	25~50g。外用适量，鲜品捣烂敷患处。

葫芦科

★ 土贝母 *Bolbostemma paniculatum* (Maxim.) Franquet

别名：大贝母、假贝母。| 药材名：土贝母（块茎）。

植物形态

多年生攀缘草本。鳞茎肥厚；茎细弱，卷须单一或分 2 叉。叶片轮廓心形或卵形，掌状 5 深裂，裂片再 3~5 浅裂，两面被极短硬毛，基部小裂片顶端有 2 个腺体。花单性，雌雄异株，排成腋生疏散的圆锥花序或有时单生。雄花直径约 1.5cm；花萼淡绿色；花冠和花萼相似。雌花子房卵形或近球形。蒴果长圆形，平滑，成熟后顶端盖裂，具 4~6 粒种子。花期 6~8 月，果期 8~9 月。

生境分布：生于山阴坡、林下。分布于辽宁、河北、河南、山东、山西、陕西、甘肃、云南等地。

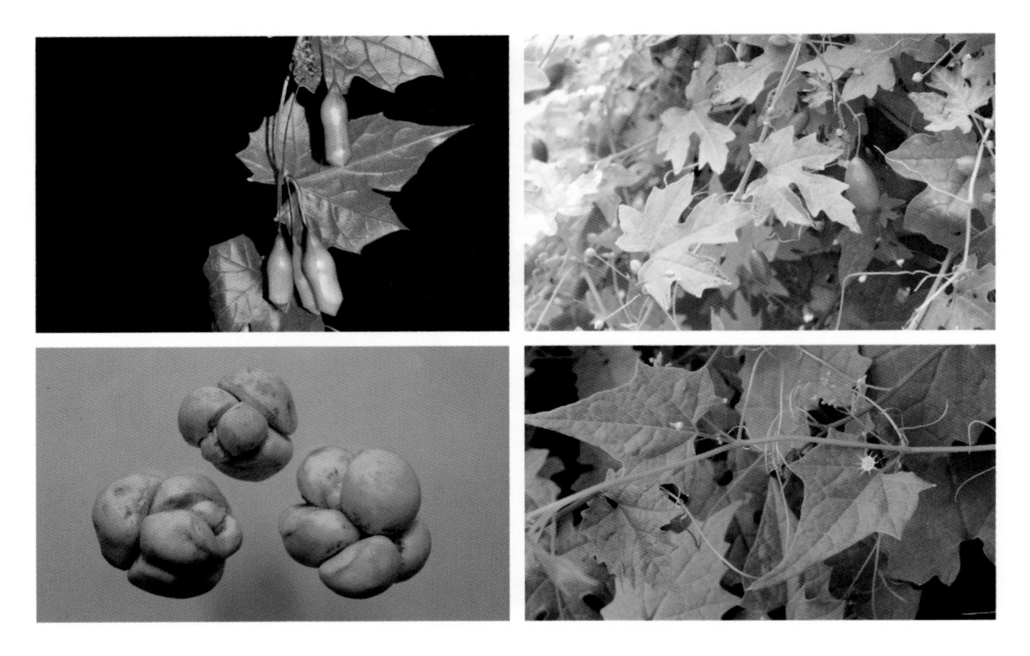

药材性状

土贝母

不规则的块，大小不等。表面淡红棕色或暗棕色，凹凸不平。质坚硬，不易折断，断面角质样。气微，味微苦。

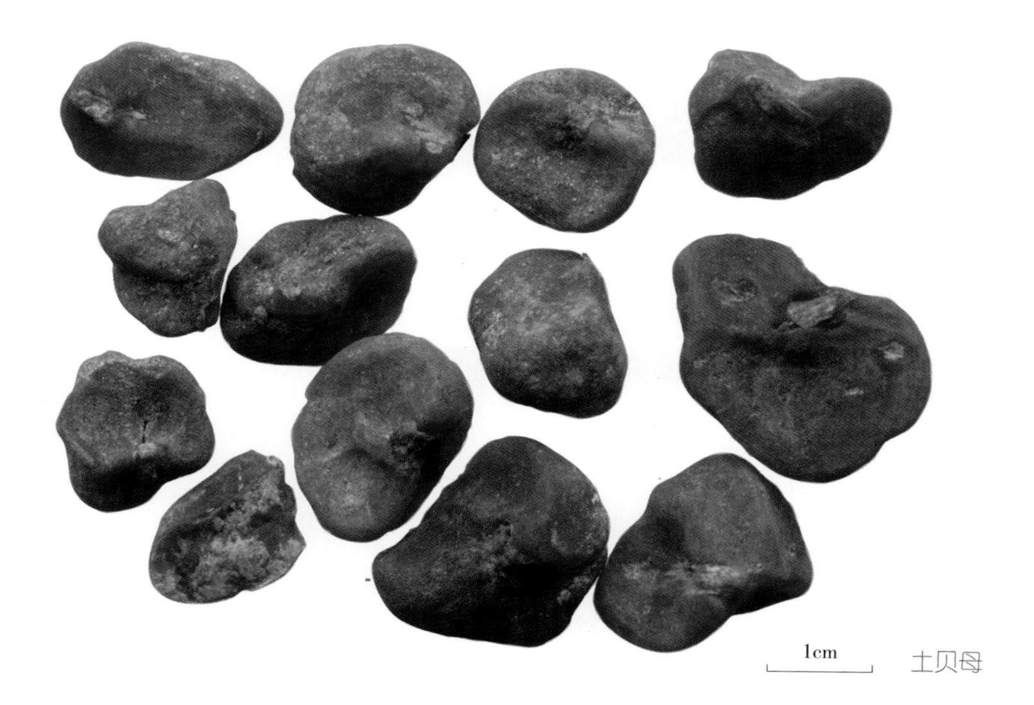

土贝母

性味	苦，微寒。
功效	解毒，散结，消肿。
主治	乳痈，瘰疬，痰核。
用量用法	5~10g。

★罗汉果 *Siraitia grosvenorii* (Swingle) C. Jeffrey ex A. M. Lu et Z. Y. Zhang

别名：拉汉果。| **药材名：**罗汉果（果实）。

植物形态

多年生草质藤本。叶互生；叶柄长 3~10cm；叶片心状卵形，膜质，全缘，两面有白柔毛，下表面有红棕色腺毛。花单性，雌雄异株。雄花腋生，6~10 朵排成总状花序，有柔毛及腺毛；花梗长 5~15mm；花萼宽钟形，被柔毛；花冠 5 全裂，黄色；雄蕊 5 枚，有白色柔毛。雌花单生或 2~5 朵花簇生于叶腋。瓠果圆形或长圆形，有黄色及黑色茸毛。花期 5~7 月，果期 7~9 月。

生境分布：生于山区海拔较低的林中、灌丛、沟边，多为栽培。分布于湖南、江西、广东、广西、贵州等地。

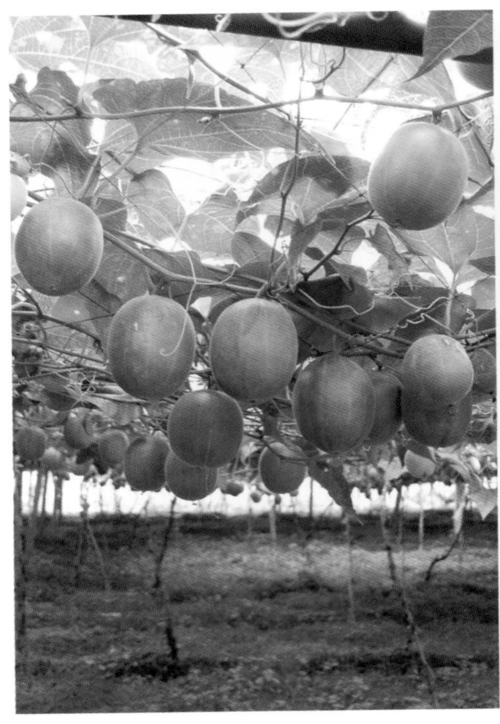

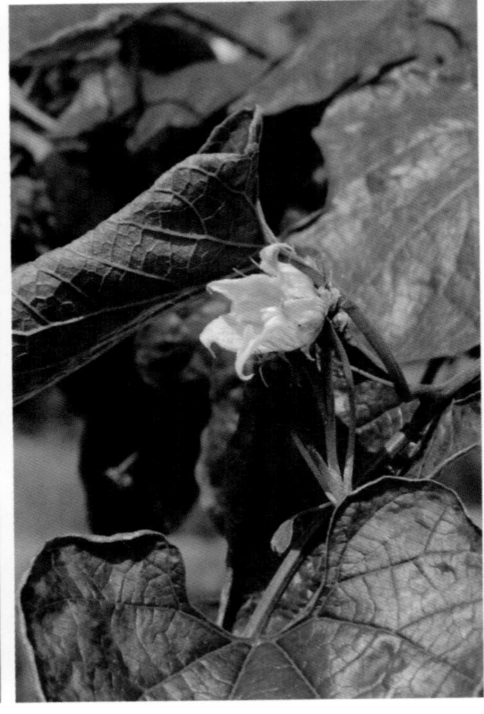

药材性状

罗汉果

卵形、椭圆形或球形，长4.5~8.5cm，直径3.5~6cm。表面褐色、黄褐色或绿褐色，有深色斑块及黄色柔毛，有的具6~11条纵纹。顶端有花柱残痕，基部有果梗痕。体轻，质脆，果皮薄，易破。果瓤（中、内果皮）海绵状，浅棕色。种子扁圆形，多数，长约1.5cm，宽约1.2cm，浅红色至棕红色，两面中间微凹陷，四周有放射状沟纹，边缘有槽。气微，味甜。

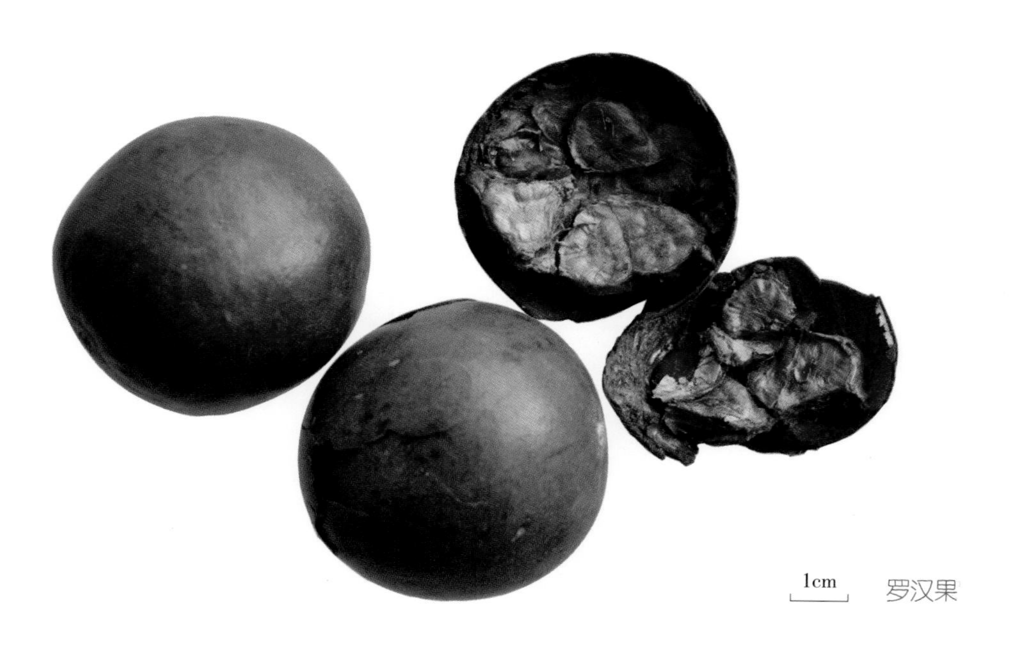

罗汉果

性味	甘，凉。
功效	清热润肺，利咽开音，润肠通便。
主治	肺热燥咳，咽痛失音，肠燥便秘。
用量用法	9~15g。

★ 绞股蓝 *Gynostemma pentaphyllum* (Thunb.) Makino

别名：七叶胆。| **药材名：**绞股蓝（全草）。

植物形态

多年生攀缘草本。根状茎长 50~100cm，直径达 1cm，节上生须根。茎细弱，节部疏生细毛，卷须 2 歧。叶互生，掌状复叶鸟趾状；小叶通常 5~7 枚，卵状长椭圆形或卵形，有小叶柄。圆锥花序腋生；花单性，雌雄异株；花萼细小，5 裂；花冠淡绿色，5 深裂，裂片披针形，顶端长尖；雄花有雄蕊 5 枚；子房球形。浆果圆形，绿黑色，顶端有 3 枚小鳞脐状突起。种子长椭圆形，有皱纹。花期 7~8 月，果期 9~10 月。

生境分布：生于山间的阴湿环境，山地林下、沟边。分布于陕西以南和长江以南各地。

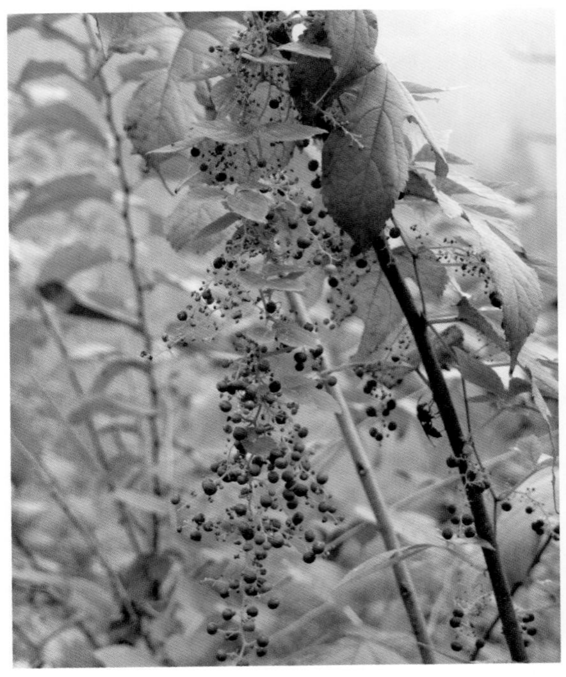

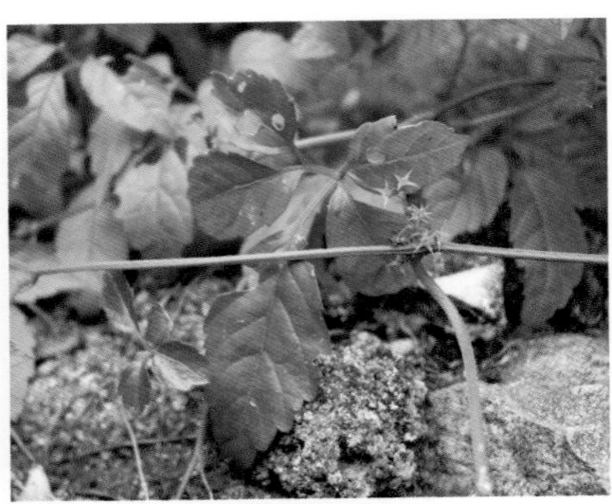

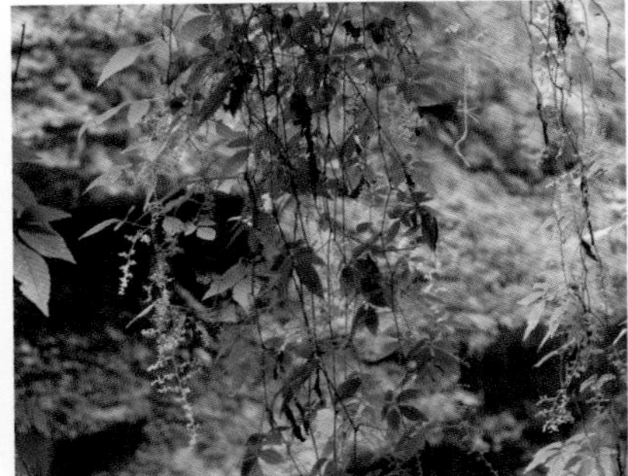

药材性状

绞股蓝

皱缩。茎纤细灰棕色或暗棕色，表面具纵沟纹，被稀疏毛茸。润湿展开后，叶为复叶，小叶膜质，通常5~7枚，少数9枚，侧生小叶卵状长圆形或长圆状披针形，中央1枚较大，长4~12cm，宽1.5~4cm，先端渐尖，基部楔形，两面被粗毛，叶缘有锯齿，齿尖具芒；叶柄长2~6cm，被糙毛。果实圆球形，直径约5mm。味苦，具草腥气。

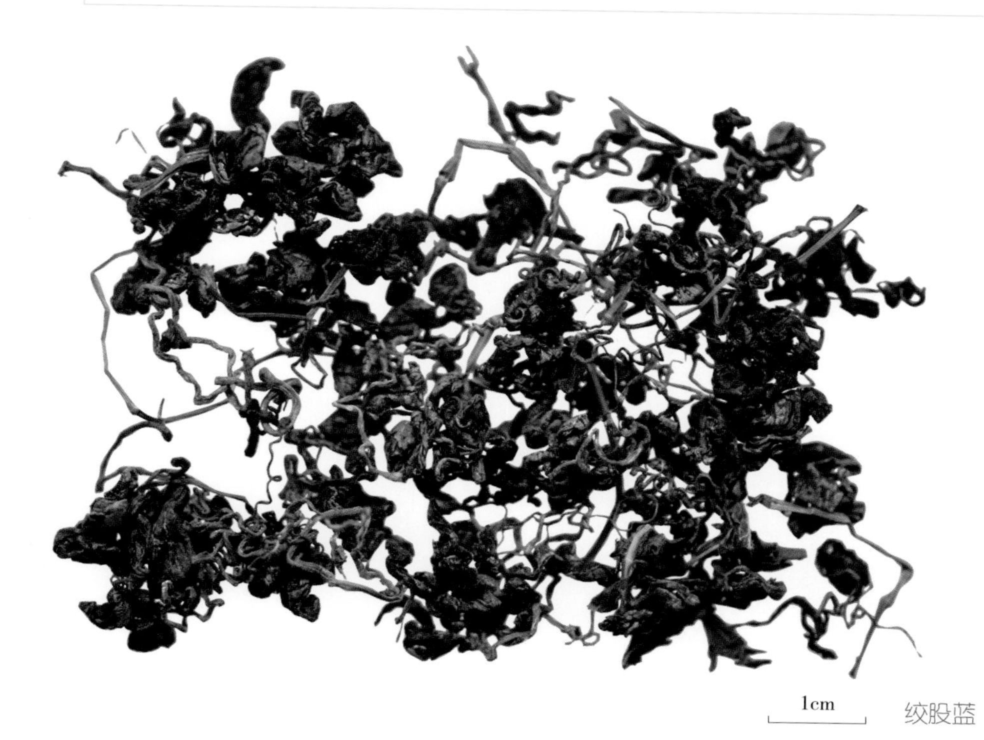

绞股蓝

性味	苦，寒。
功效	清热解毒，止咳祛痰。
主治	高血压，高脂血症，动脉硬化，肝炎，肾盂肾炎，胃肠炎，梦遗滑精。
用量用法	6~9g; 2~3g，研末服; 或制成冲剂、口服液、保健茶及饮料。

十字花科

油菜 *Brassica campestris* L.

别名：芸苔。| 药材名：芸苔子（种子）。

植物形态

一年生或二年生草本，高约 1m，无毛或稍被毛，有白粉。茎直立，粗壮，具纵棱。基生叶及茎下部叶有柄，大头羽状分裂，顶端裂片最大，近长圆形或宽椭圆形；茎中部叶及上部叶宽椭圆形或长倒卵形，边缘具疏齿。总状花序顶生和侧生；萼片 4 枚，绿色，内轮 2 枚基部稍呈囊状；花瓣 4 片，鲜黄色，宽倒卵形，基部具爪，瓣片具明显脉纹。长角果圆柱形，顶端具长喙。种子近球形，细小，多数，红褐色或黑褐色。花期 3~5 月，果期 4~6 月。

生境分布：全国各地均有栽培。

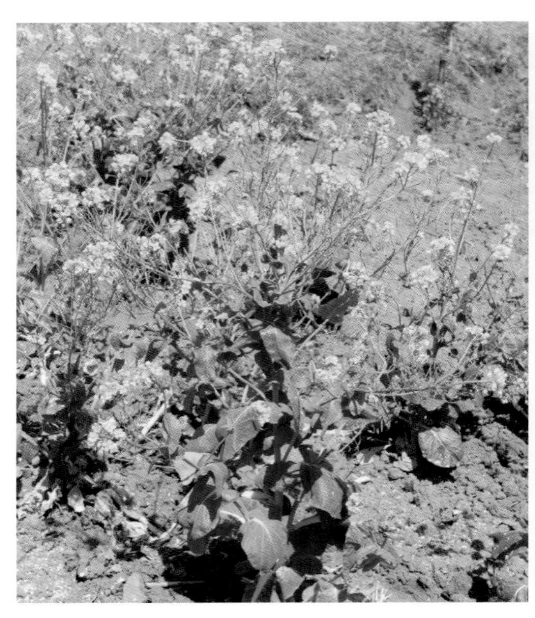

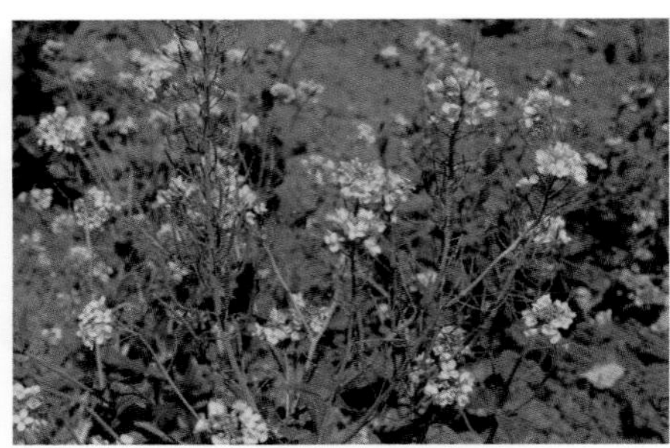

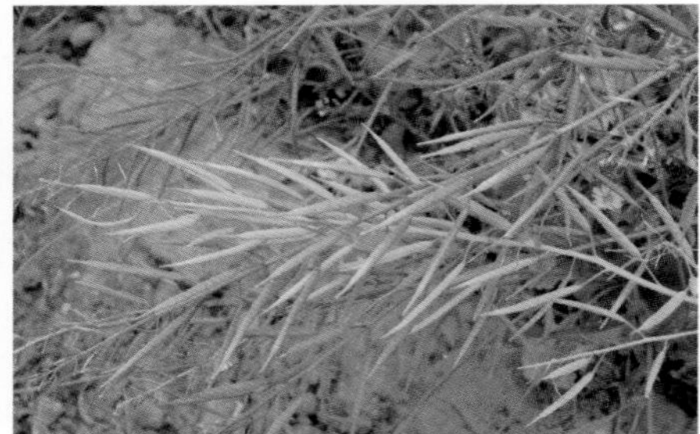

药材
性状

芸苔子

近球形，直径 1.5~2mm。种皮红褐色或棕黑色，置放大镜下观察其表面具网状纹理，一端具黑色而近圆形的种脐。子叶 2 枚，肥厚，乳黄色，富油质，沿中脉相重对折，胚根位于两纵折的子叶之间。气微，味淡。

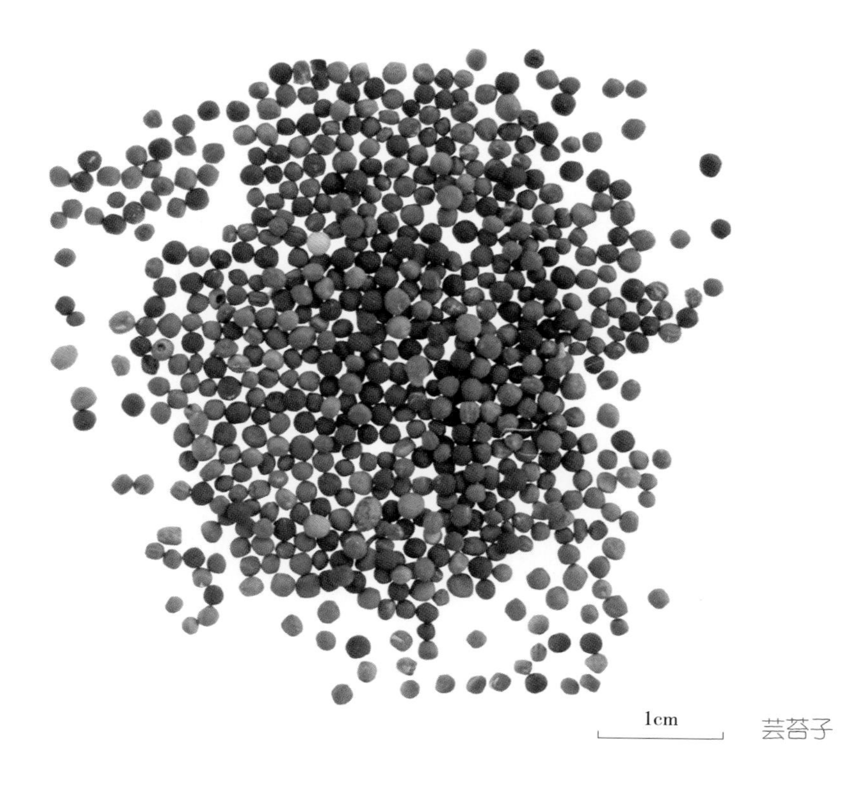

芸苔子

性味	甘、辛，温。
功效	行气祛瘀，消肿散结。
主治	痛经，产后瘀血腹痛，恶露不净，痈疖肿痛。
用量用法	5~10g。外用适量，研末调敷。

★ 芥 *Brassica juncea* (L.) Czern. et Coss.

别名：芥菜。| **药材名**：芥子（种子）。

植物形态

一年生草本，带粉霜或无。叶片卵形、椭圆形至披针形，大头羽裂或羽裂，中裂片卵形，边缘有波状缺刻或牙齿。萼片开展；花瓣黄色，卵形或倒卵形，具爪。长角果线形。种子圆球形，黑色至浅棕色或灰色，表面有细的网脉。花期 3~5 月，果期 5~6 月。

生境分布：我国南北各地均有栽培。

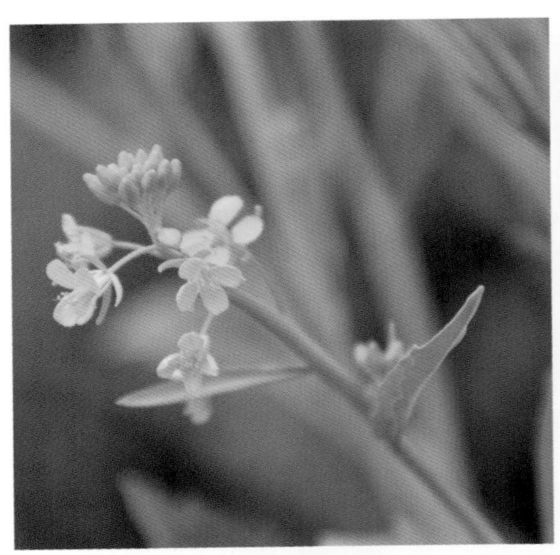

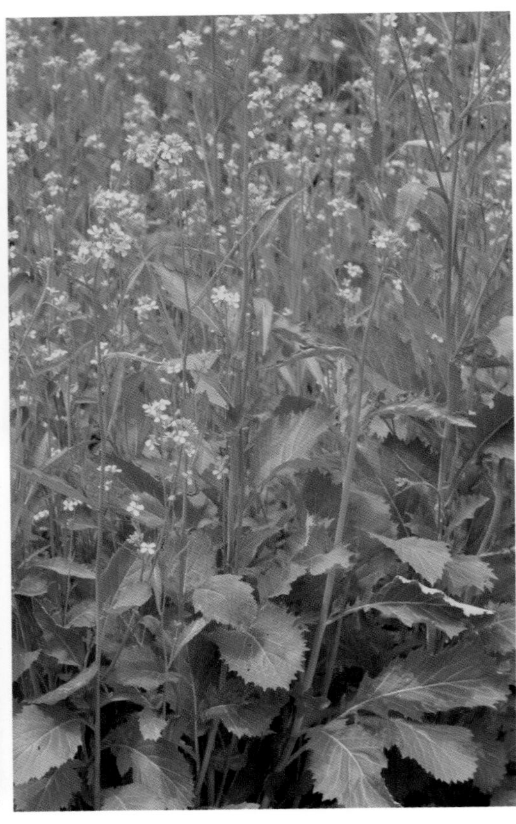

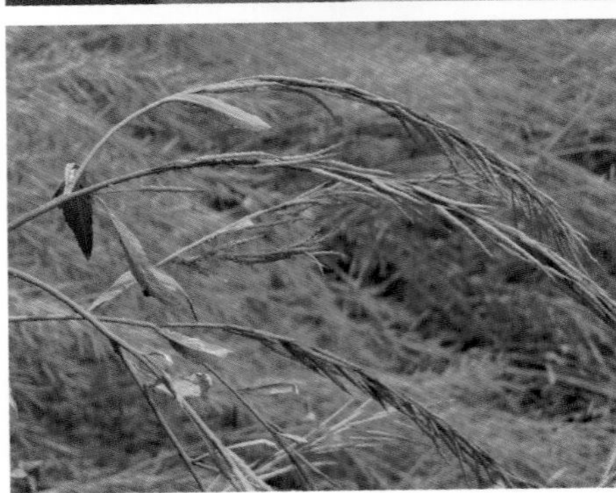

药材性状

芥子

球形，直径1~2mm。表面黄色至棕黄色，少数呈暗红棕色。研碎后加水浸湿则产生辛烈的特异臭气。

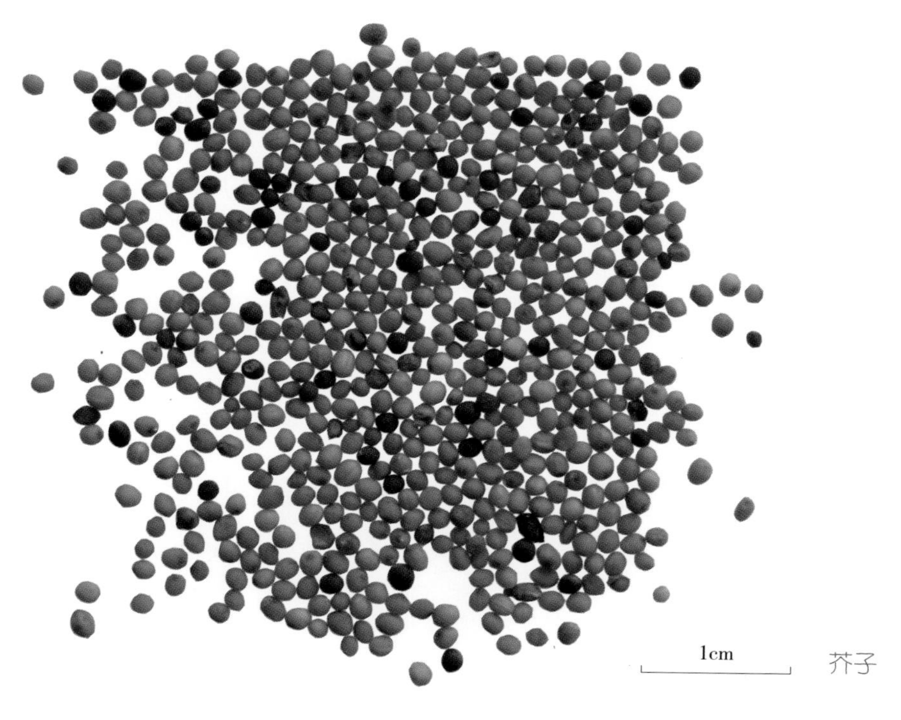

芥子

性味	辛，温。
功效	温肺豁痰利气，散结通络止痛。
主治	寒痰咳嗽，胸胁胀痛，痰滞经络，关节麻木，疼痛，痰湿流注，阴疽肿毒。
用量用法	3~9g。外用适量。

附　注：《中国药典》2015年版记载十字花科植物白芥与芥的干燥种子同等入药。

★ 播娘蒿 *Descurainia sophia* (L.) Webb. ex Prantl.

别名：眉毛蒿、麦蒿。| **药材名：**葶苈子（种子）。

植物形态

一年生或二年生草本，高 20~100cm。植株幼时被灰黄色柔毛及分叉毛，老时毛渐少。茎单一，上部多分枝。叶互生，下部叶呈 2~3 回羽状全裂或深裂，裂片纤细，近线形，两面密生灰黄色柔毛及分叉毛，老时几无毛。总状花序顶生，花小，多数；萼片 4 枚，线形或狭长圆形；花瓣 4 片，黄色，匙形。长角果细圆柱形，果瓣中肋明显，成熟时果实稍呈念珠状。种子 1 行，多数，细小，褐色，近椭圆形而扁，无膜质边缘。花期 4~6 月，果期 5~8 月。

生境分布：生于田野、村旁、荒地及山坡。几乎遍布全国各地。

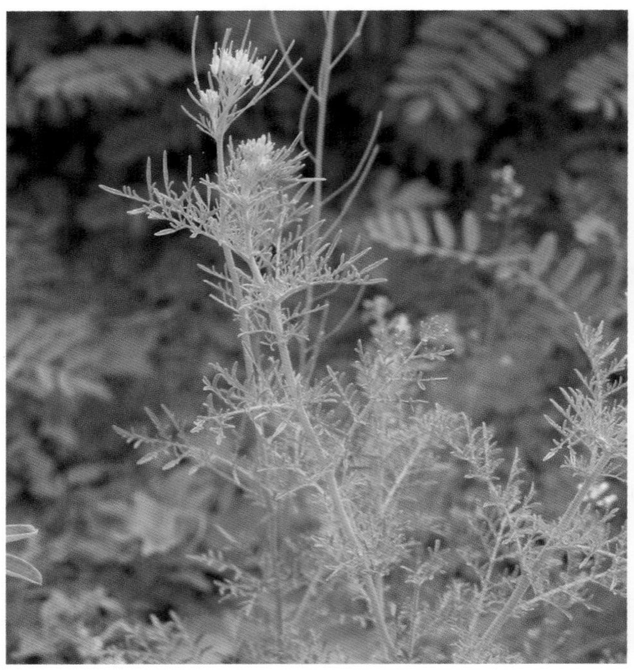

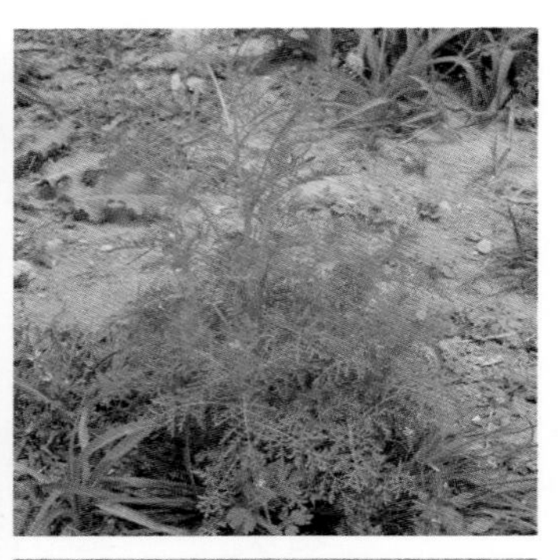

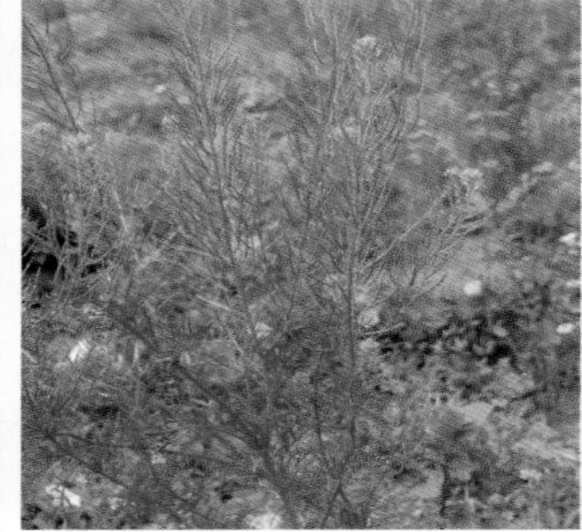

药材性状

葶苈子

长圆形，略扁，长0.8~1.2mm，宽约0.5mm。表面棕色或红棕色，微有光泽，具纵沟2条，其中1条较明显。一端钝圆，另端微凹或较平截，种脐类白色，位于凹入端或平截处。气微，味微辛、苦，略带黏性。

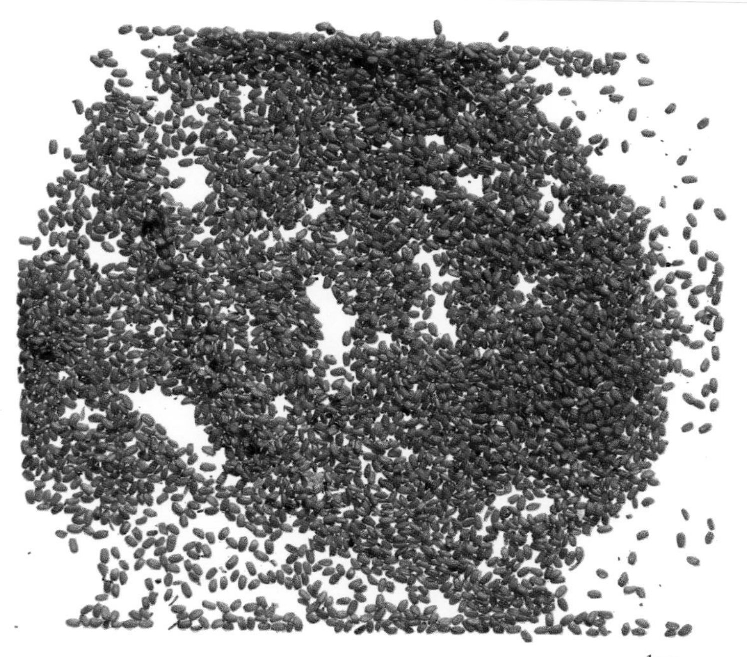

葶苈子

性味	辛、苦，大寒。
功效	泻肺平喘，行水消肿。
主治	痰涎壅肺，喘咳痰多，胸胁胀满，不得平卧，胸腹水肿，小便不利。
用量用法	3~10g，包煎。

附　注：《中国药典》2015年版记载十字花科植物独行菜与播娘蒿的干燥种子同等入药。

柿树科

★柿 *Diospyros kaki* Thunb.

药材名： 柿蒂（宿萼）。

植物形态

落叶乔木，株高达20m。枝粗壮，具褐色或黄褐色毛，后脱落。叶片卵状椭圆形、倒卵状椭圆形或长圆形，上表面绿色，下表面淡绿色，沿叶脉常有毛；叶柄长1~1.5cm。雄花序多由1~3朵花组成，雌花及两性花单生；花萼4裂，果熟时增大；花冠黄白色，4裂，有毛；雌花有退化雄蕊8枚，子房上位。浆果卵球形或扁球形，橘黄色或黄色。花期5~6月，果期9~10月。

生境分布： 全国各地均有栽培。

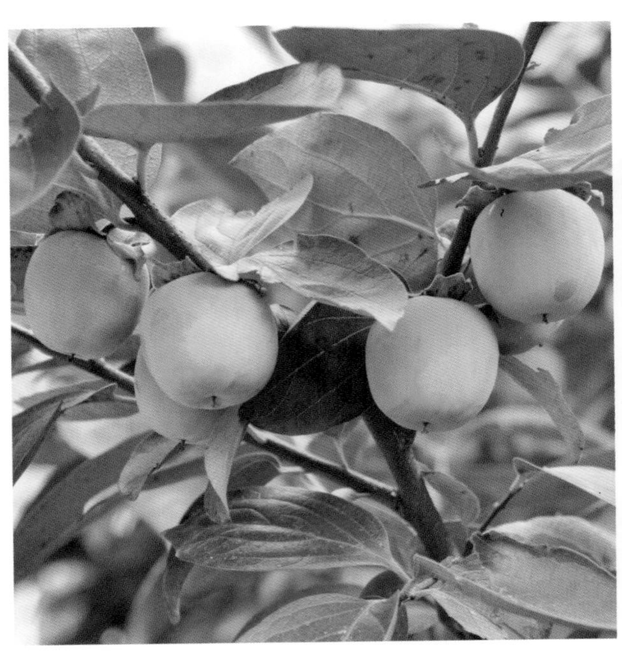

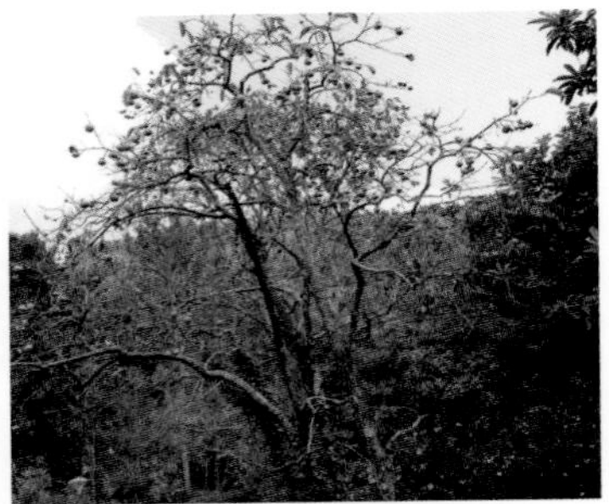

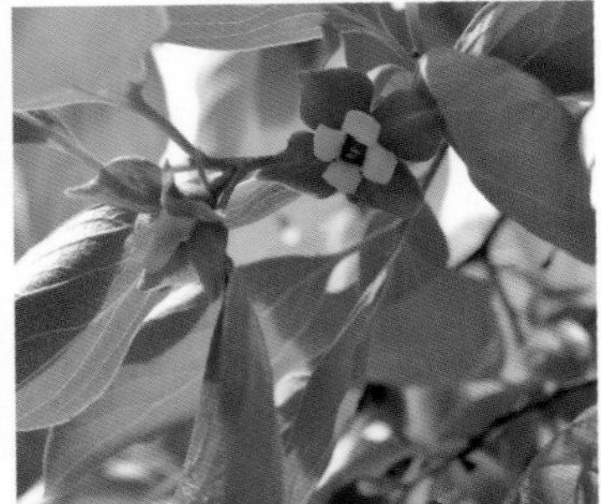

药材性状

柿蒂

扁圆形，直径 1.5~2.5cm。中央较厚，微隆起，有果实脱落后的圆形疤痕，边缘较薄，4 裂，裂片多反卷，易碎；基部有果梗或圆孔状的果梗痕。外表面黄褐色或红棕色，内表面黄棕色，密被细绒毛。质硬而脆。气微，味涩。

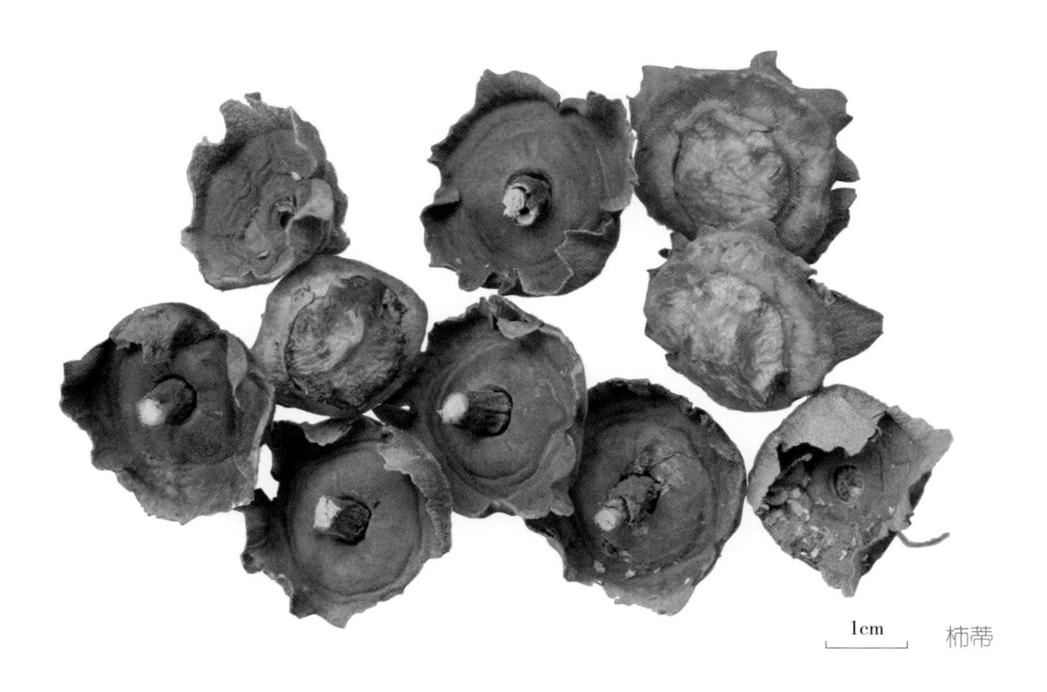

柿蒂

性味	苦、涩，平。
功效	降逆止呃。
主治	呃逆。
用量用法	5~10g。

附　注：同属植物君迁子全国广布，是嫁接柿树的砧木，易与柿树混淆。

景天科

★瓦松 *Orostachys fimbriata* (Turcz.) Berg.

别名：瓦塔、石塔花。| **药材名：**瓦松（地上部分）。

植物形态

基生叶莲座状排列，线形，先端增大，为白色软骨质，半圆形，边缘有流苏状软骨片和1枚针状尖头；茎生叶线形至倒卵形。花茎高10~20（~40）cm；总状花序或圆锥状花序；苞片线形；萼片长圆形，长1~3mm；花瓣红色或白色，长卵状披针形或披针形。蓇葖果长圆形。种子多数，卵形。花期8~9月，果期9~10月。

生境分布：生于海拔1600m（青海及甘肃可达3500m）以下的屋顶瓦缝、墙头、山坡石缝及长苔藓的树干上。分布于全国各地。

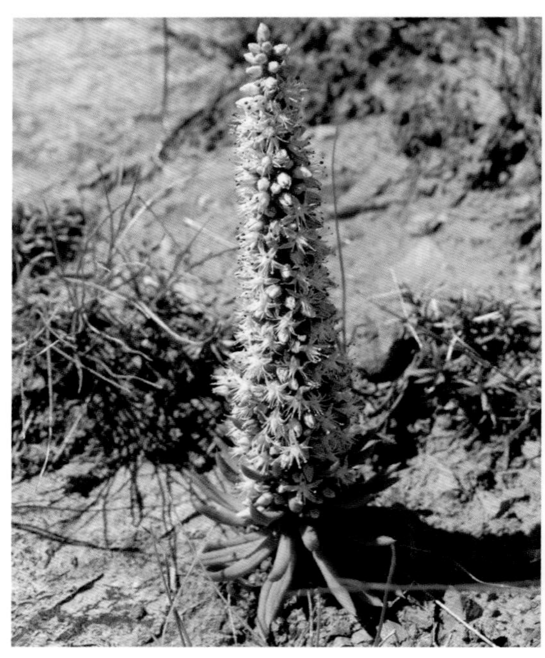

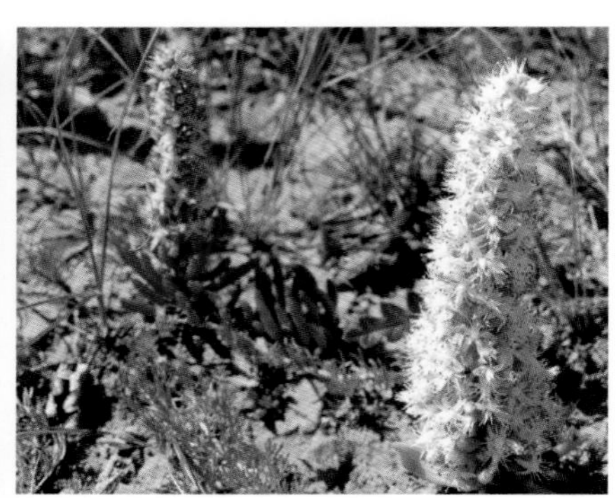

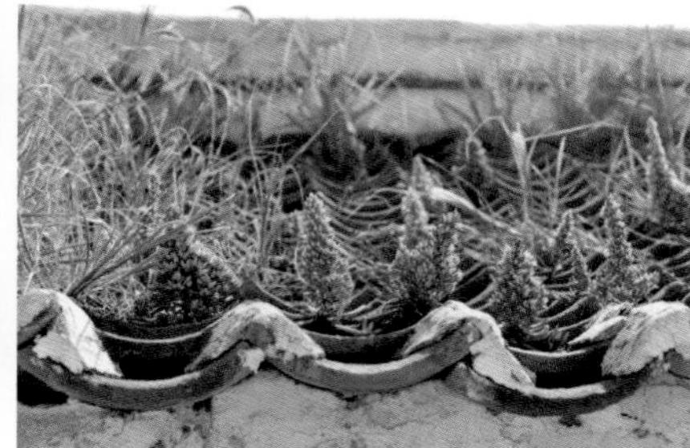

药材性状

瓦松

茎呈细长圆柱形，长 5~27cm，直径 2~6mm。表面灰棕色，具多数突起的残留叶基，有明显的纵棱线。叶多脱落，破碎或卷曲，灰绿色。圆锥花序穗状，小花白色或粉红色，花梗长约 5mm。体轻，质脆，易碎。气微，味酸。

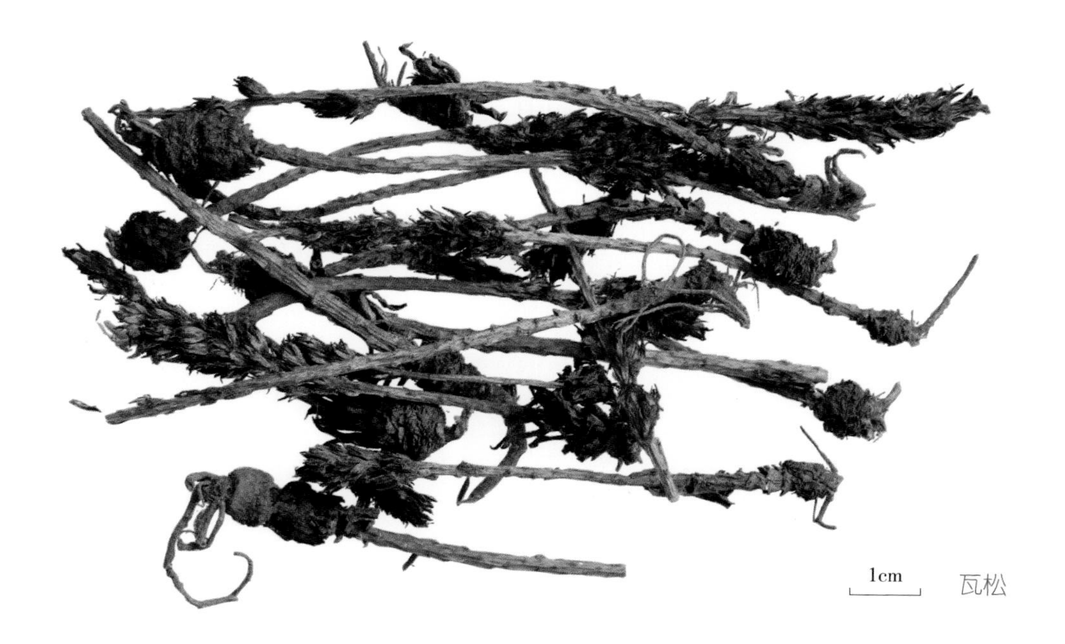

瓦松

性味	酸、苦，凉。
功效	凉血止血，解毒，敛疮。
主治	血痢，便血，痔血，疮口久不愈合。
用量用法	3~9g。外用适量，研末涂敷患处。

景天三七 *Sedum aizoon* L.

别名：土三七、费菜。| **药材名：**景天三七（根或全草）。

植物形态

多年生肉质草本，全体无毛，冬季无叶。根状茎粗，近木质化。茎不簇生，直立，粗壮。单叶互生或近对生，无柄；叶片广卵形或窄倒披针形，边缘具细齿或近全缘，光滑或粗糙。伞房状聚伞花序顶生，花无梗，黄色；萼片条形至披针形；花瓣长圆状披针形。蓇葖果呈星芒状排列，黄色至红色。种子边缘具窄翼。花期 6~7 月，果期 8~9 月。

生境分布：生于山间岩石上或较阴湿处。分布于黑龙江、辽宁、吉林、河北、陕西、甘肃、宁夏、山东、江苏、浙江、江西、湖北及四川等地。

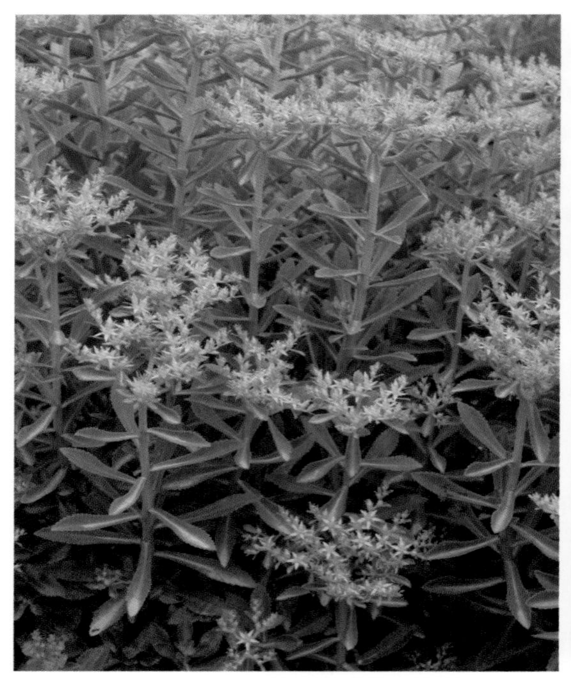

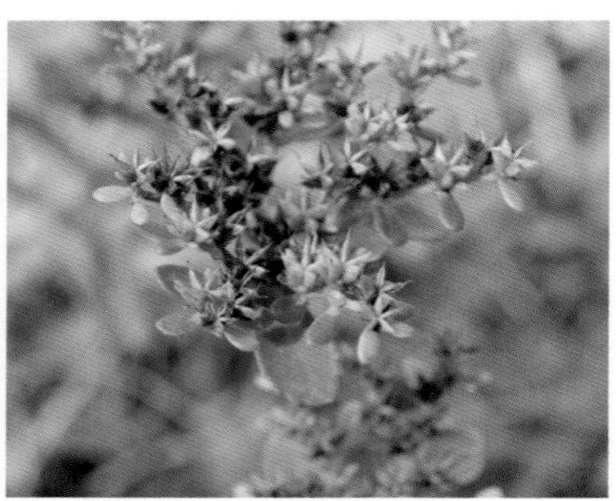

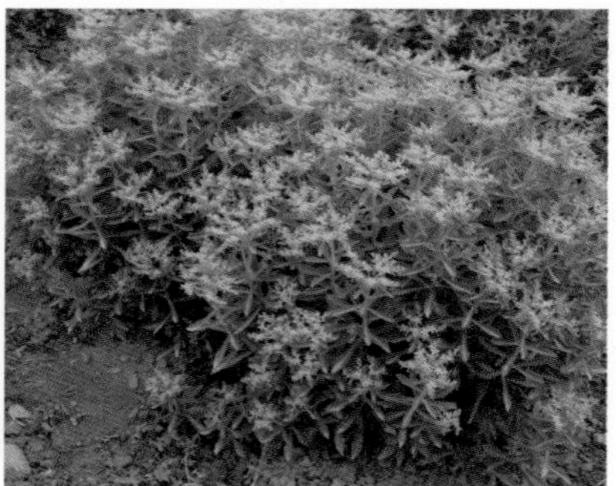

药材性状

景天三七

根茎短小，略呈块状；表面灰棕色，根数条，粗细不等；质硬，断面暗棕色或类灰白色。茎圆柱形，长 15~40cm，直径 2~5mm；表面暗棕色或紫棕色；质脆，易折断，断面常中空。叶互生或近对生，无柄；叶片皱缩，完整者展平后呈广卵形至窄倒披针形，长 3~8cm，宽 1~2cm，灰绿色或棕褐色，先端渐尖，基部楔形，边缘上部有锯齿，下部全缘。聚伞花序顶生，花黄色。气微，味微涩。

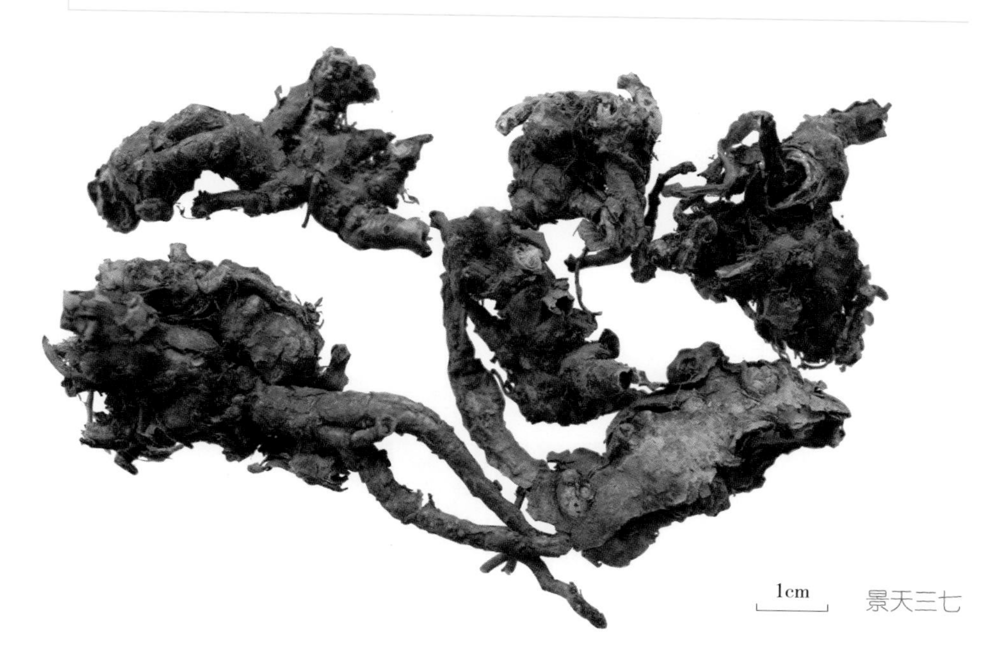

景天三七

性味	甘、微酸，平。
功效	散瘀止血，安神镇痛。
主治	血小板减少性紫癜，衄血，吐血，咯血，牙龈出血，消化道出血，功能失调性子宫出血，心悸，烦躁失眠，跌打损伤，外伤出血，烧烫伤。
用量用法	9~30g；鲜品 60~90g，捣汁服。外用适量。

蔷薇科

野山楂 *Crataegus cuneata* S. et Z.

别名：南山楂、山梨、小叶山楂。| **药材名**：山楂（果实）。

植物形态

落叶灌木，常有细刺。叶互生；托叶长，镰刀状；叶柄两侧有叶翼，长4~15mm；叶片宽倒卵形至卵状长圆形，顶端有3裂或少有5~7浅裂，基部楔形，边缘有锐锯齿，下表面幼时被疏柔毛。伞房花序，有花5~7朵；总梗及花梗均被柔毛，花梗长约1cm；苞片草质，披针形；萼筒钟状，萼片5枚，三角状卵形；花瓣5片，白色，近圆形或倒卵形，基部有短爪；雄蕊20枚。果实近球形或扁球形，红色或黄色。花期5~6月，果期9~11月。

生境分布：生于山谷或山地灌丛中。分布于河南、安徽、江苏、浙江、江西、福建、湖北、湖南、广东、广西、贵州、云南等地。

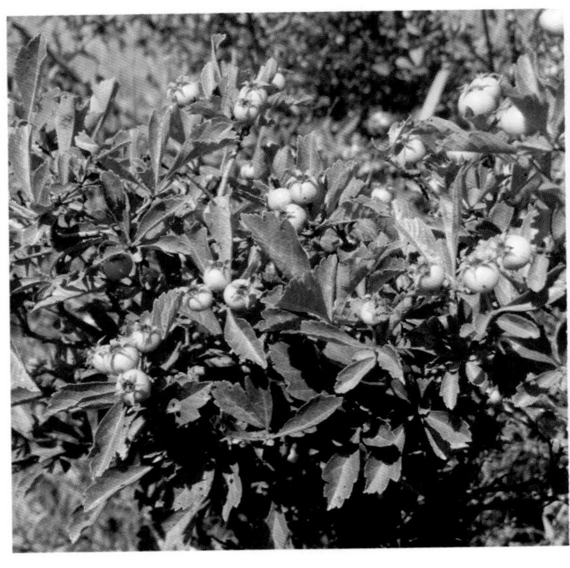

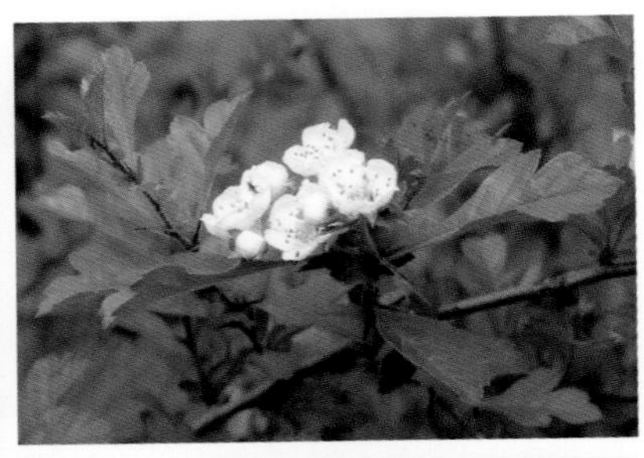

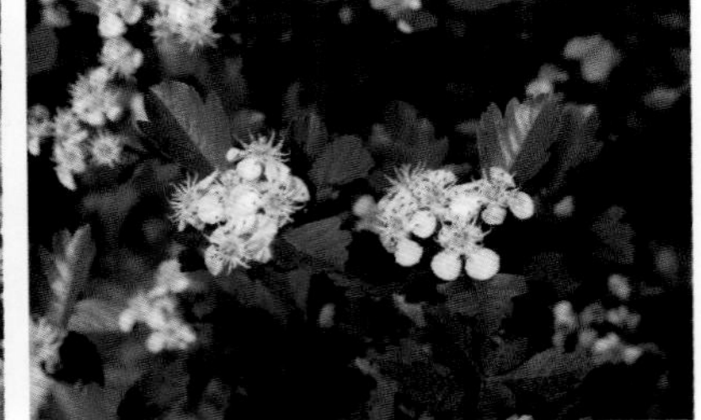

药材性状

山楂

球形，直径0.8~1.2cm，棕色至棕红色，通常切成半球形或压成饼状，顶端有圆形或凹窝（宿存花萼），基部有短果柄或柄痕；果肉薄，果皮常皱缩。种子5粒，土黄色。质坚硬，气微弱，味酸涩。

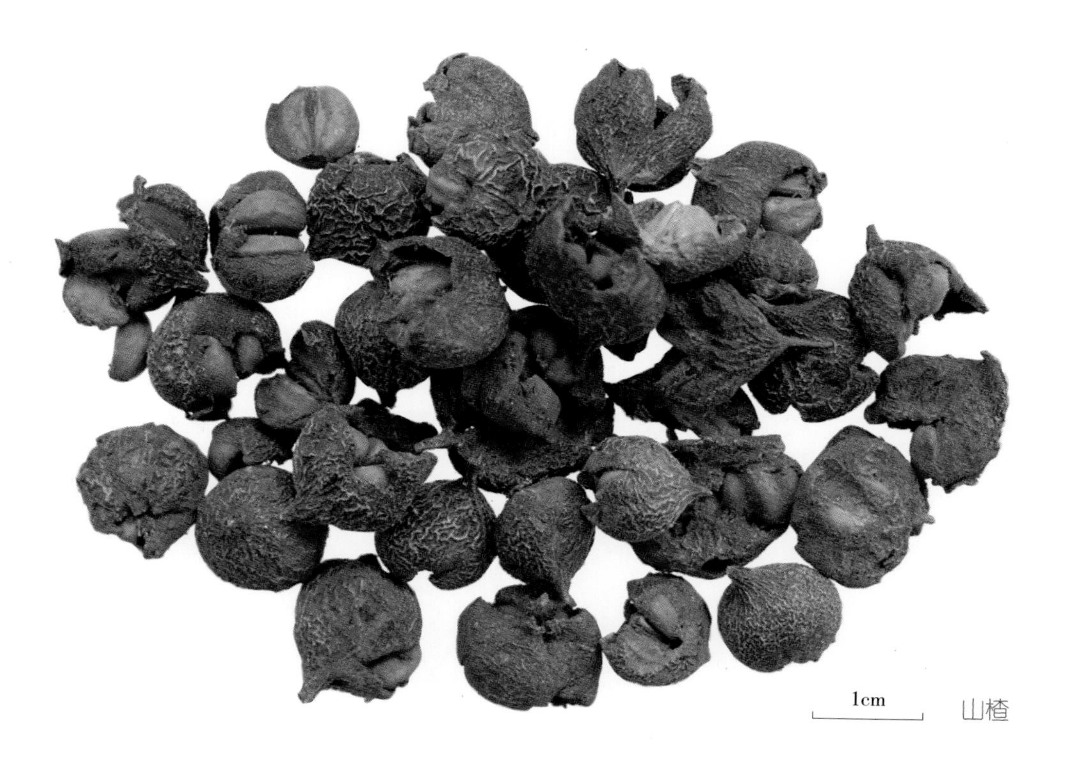

山楂

性味	甘、酸，温。
功效	消积化滞，止痛散瘀。
主治	肉食积滞，消化不良，小儿疳积，脘腹胀痛，痢疾，泄泻，痛经，产后瘀血，腹痛，疝气，高脂血症，高血压，绦虫病。
用量用法	6~15g。

石楠 *Photinia serrulata* Lindl.

别名：冬青。| 药材名：石楠叶（叶）。

植物形态

常绿灌木或小乔木，高 4~10m。树皮灰褐色。多分枝，小枝灰褐色，无毛。叶互生；叶柄长 2~4cm；叶片革质，长椭圆形、长倒卵形或倒卵状椭圆形，边缘有带腺点的锯齿，上表面深绿色，有光泽，下表面常有白粉。圆锥状伞房花序顶生；总花梗及花梗短；花萼钟状，萼片 5 枚，三角形，宿存；花瓣 5 片，广卵圆形，白色；雄蕊多数。梨果近球形，熟时红色，顶端有宿存花萼。花期 4~5 月，果期 9~10 月。

生境分布： 生于山谷、河边、林缘及杂木林中，也有栽培于庭园。分布陕西及长江以南各地。

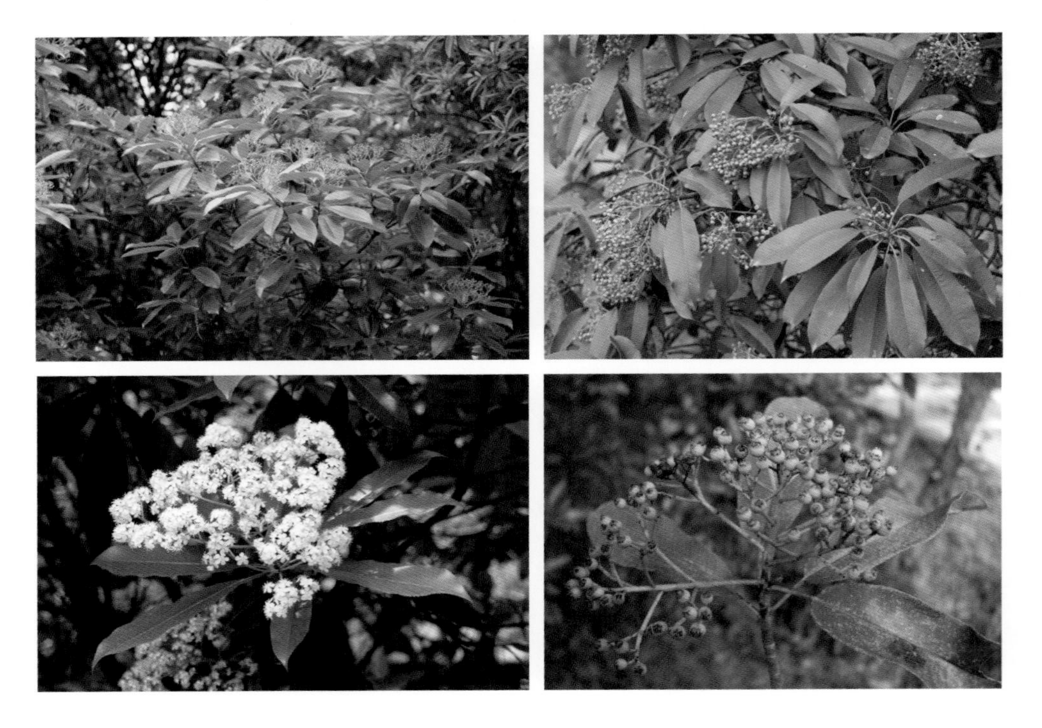

药材性状

石楠叶

叶片长椭圆形、长倒卵形至倒卵状椭圆形，革质，长6~20cm，宽1.5~6.5cm，先端急尖或渐尖，基部楔形或圆形，稍不对称，叶缘具尖锐齿或微锯齿，齿端棕色。上表面棕色或棕绿色，无毛，中脉下凹，下表面中脉明显凸出。叶柄圆柱形，长2~4cm，上表面有纵槽。气微，味稍辣。

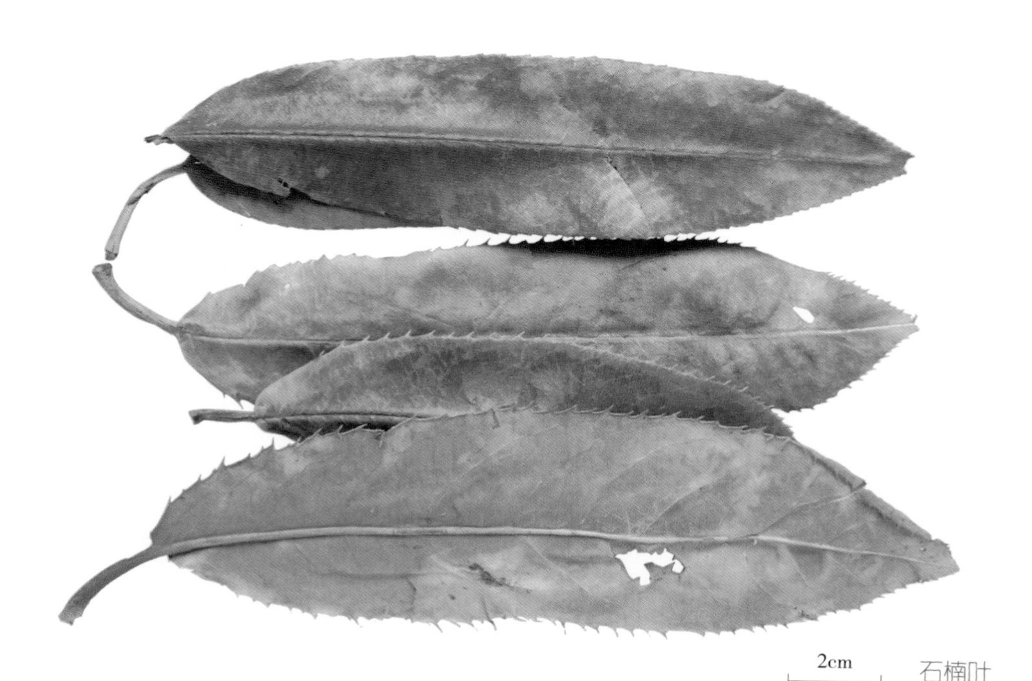

2cm 石楠叶

性味	辛、苦，平；有小毒。
功效	祛风通络，益肾，止痛。
主治	风湿痹证，腰背酸痛，肾虚脚弱，偏头痛，阳痿，滑精，宫冷不孕，月经不调等。
用量用法	4.5~9g。

★贴梗海棠 *Chaenomeles speciosa* (Sweet) Nakai

别名： 皱皮木瓜、宣木瓜、木瓜。| **药材名：** 木瓜（果实）。

植物形态

灌木，株高约 2m。枝条常具刺，小枝紫褐色或黑褐色，无毛。叶片卵形至椭圆形，边缘具锯齿，较圆钝，齿尖有腺体，两面光滑；叶柄长约 1cm，无腺体；托叶肾形或椭圆形，边缘有尖锐重锯齿。花先叶开放，一般 3~5 朵簇生；花梗短；萼筒钟状，萼片直立，圆形；花瓣猩红色，甚美丽；雄蕊 40~50 枚。果实球形或卵圆形，直径 5~8cm，黄色或黄绿色，有芳香，萼片脱落；果梗甚短。花期 3~5 月，果期 9~10 月。

生境分布： 全国各地常见有栽培。分布于陕西、甘肃、四川、贵州、云南、广东、湖南、湖北、福建、浙江、安徽和山东等地。

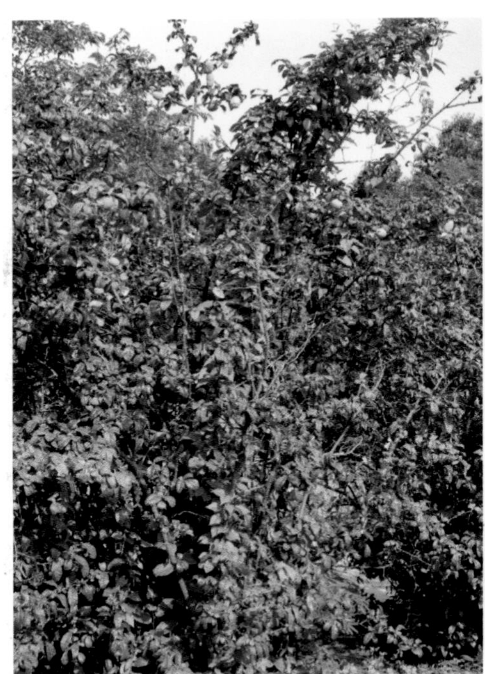

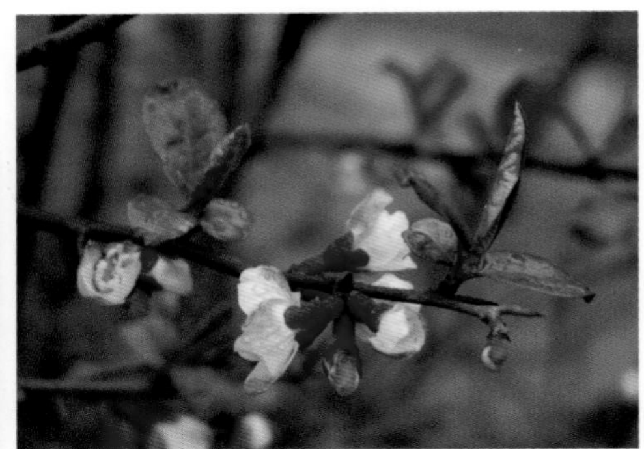

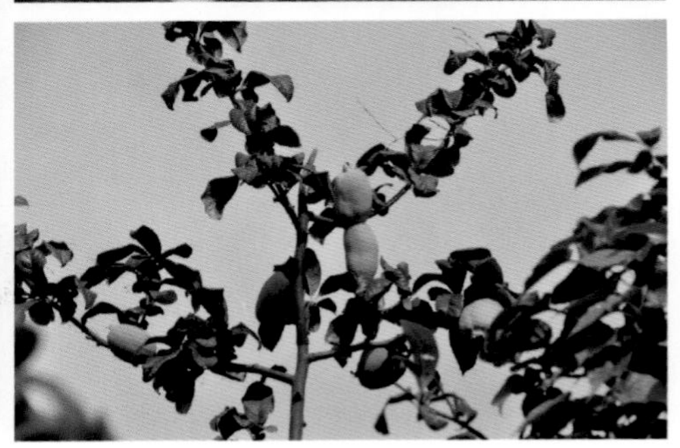

药材性状

木瓜

长圆形，多纵剖成两半，长4~9cm，宽2~5cm，厚1~2.5cm。外表面紫红色或红棕色，有不规则的深皱纹；剖面边缘向内卷曲，果肉红棕色，中心部分凹陷，棕黄色。种子扁长三角形，多脱落。质坚硬。气微清香，味酸。

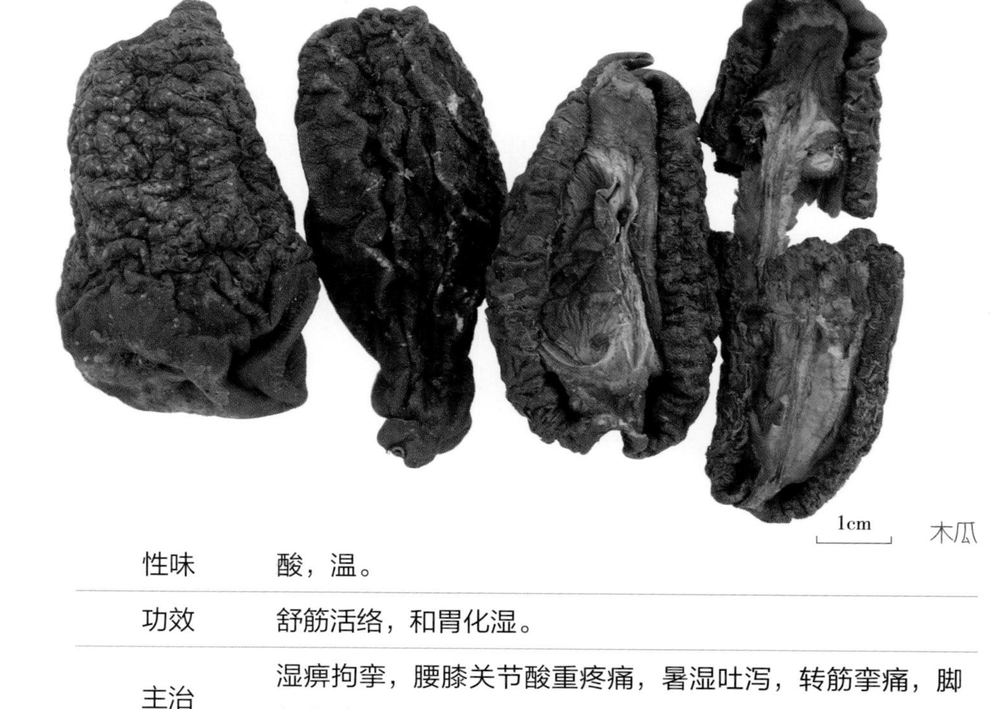

木瓜

性味	酸，温。
功效	舒筋活络，和胃化湿。
主治	湿痹拘挛，腰膝关节酸重疼痛，暑湿吐泻，转筋挛痛，脚气水肿。
用量用法	6~9g。

附　注：我国蔷薇科木瓜属植物共5种，除正品外，还有毛叶木瓜、木瓜、西藏木瓜、日本木瓜，其植物及干燥果实的性状相近，容易混淆。番木瓜科植物番木瓜的名称与贴梗海棠的别名“木瓜”相近，亦容易混淆。

★路边青 *Geum aleppicum* Jacq.

别名：草本水杨梅。| **药材名：**蓝布正（全草）。

植物形态

多年生草本，全体被长刚毛。基生叶丛生，有长柄，羽状全裂或近羽状复叶；顶生裂片最大，菱状卵形至宽卵圆形，3裂或具缺刻，边缘有大锯齿，两面疏生长刚毛；侧生裂片小，卵形或倒卵形，边缘均有不规则粗齿。茎生叶互生，卵形，3浅裂或羽状分裂。花单生于茎顶；花萼5裂，副萼片披针形；花冠黄色，花瓣5片，宽卵形至近圆形；雄蕊及心皮均为多数。聚合瘦果近球形，果托被短硬毛，毛长约1mm。花期夏季，果期7~10月。

生境分布：生于林缘、水边及山坡草丛中。分布于东北、华北、西北、中南及西南各地。

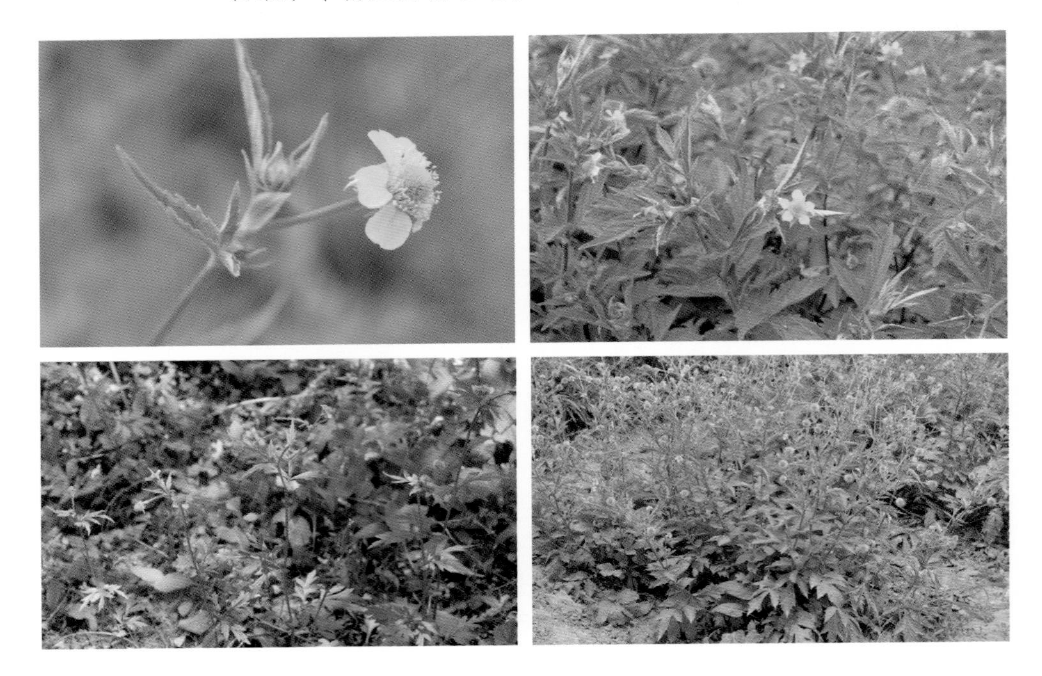

药材性状

蓝布正

长 20~100cm。主根短，有多数细根，褐棕色。茎圆柱形，被毛或近无毛。基生叶有长柄，羽状全裂或近羽状复叶；顶生裂片较大，卵形或宽卵形，边缘有大锯齿，两面被毛或几无毛；侧生裂片小，边缘有不规则的粗齿。茎生叶互生，卵形，3 浅裂或羽状分裂。花顶生，常脱落。聚合瘦果近球形。气微，味辛、微苦。

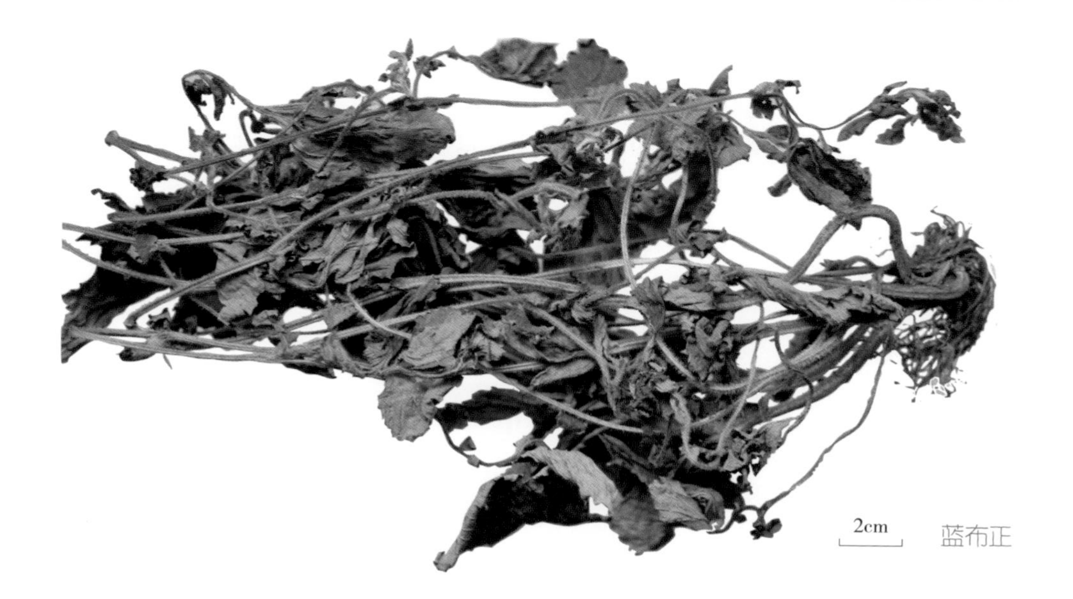

蓝布正

性味	甘、微苦，凉。
功效	益气健脾，补血养阴，润肺化痰。
主治	气血不足，虚痨咳嗽，脾虚带下。
用量用法	9~30g。

附　注：《中国药典》2015 年版记载同属植物柔毛路边青与路边青的干燥全草同等入药。

★ 金樱子 *Rosa laevigata* Michx.

别名：糖罐子、刺梨。| **药材名**：金樱子（果实）。

植物形态

常绿攀缘灌木，长达5m。茎红褐色，有倒钩状皮刺或刺毛。羽状复叶互生；小叶多为3枚，有时5枚，革质，椭圆状卵形或披针状卵形，边缘具尖锐细锯齿，两面无毛，上表面光泽；叶柄长达2cm，具褐色腺毛及细刺；托叶条状披针形，早落。花大，单生于侧枝顶端；梗与萼筒外密生棕色刚毛；萼片5枚，宿存；花瓣5片，平展，白色，倒阔卵形；雄蕊多数。蔷薇果梨形或倒卵形，熟时黄红色，外被直刺，顶端具长且向外弯的宿萼，味甜，花期3~4月，果期6~12月。

生境分布：生于海拔200~1600m的向阳多石山坡灌木丛中或山谷两旁。分布于华东、华中、华南、西南及陕西等地。

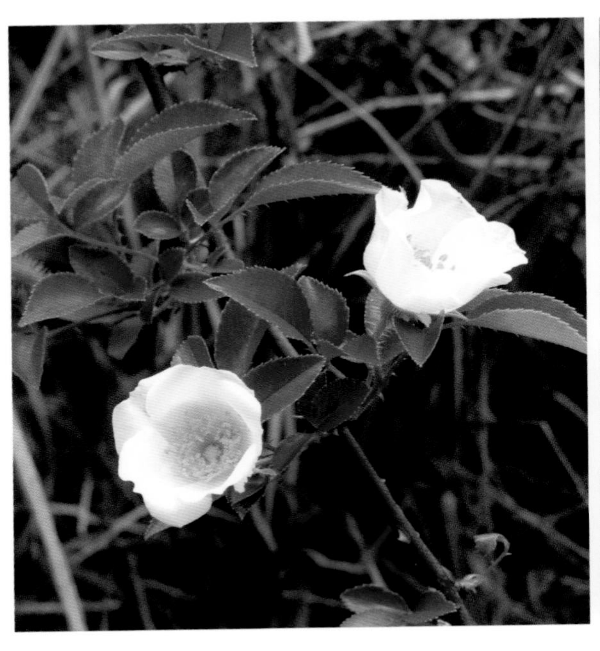

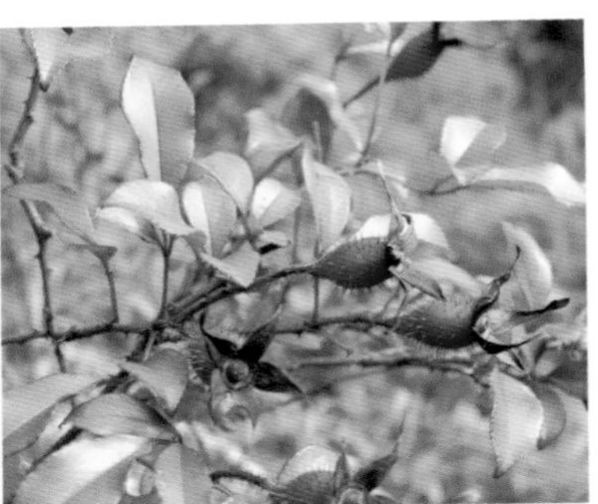

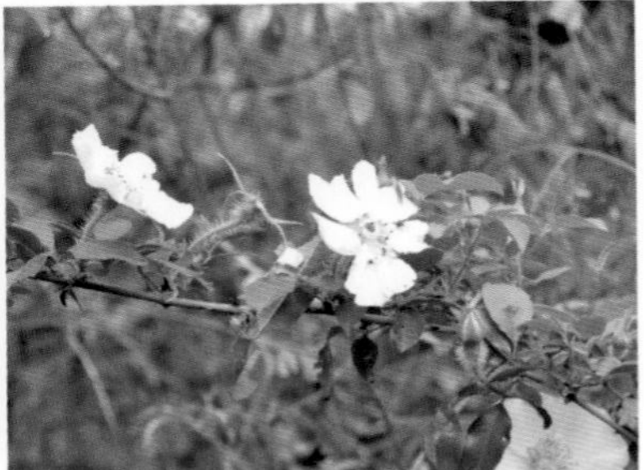

药材性状

金樱子

由花托发育而成的假果，呈倒卵形，长2~3.5cm，直径1~2cm。表面红黄色或红棕色，有突起的棕色小点，系毛刺脱落后的残基。顶端有盘状花萼残基，中央有黄色柱基，下部渐尖。质硬。切开后，花托壁厚1~2mm，内有多数坚硬的小瘦果，内壁及瘦果均有淡黄色绒毛。气微，味甘、微涩。

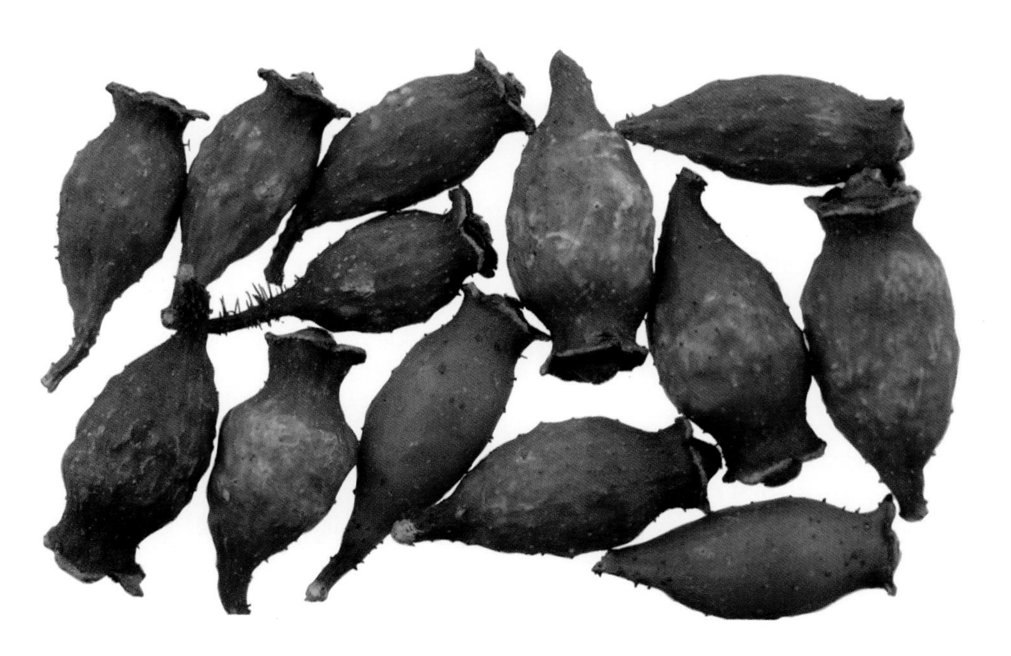

金樱子

性味	酸、甘、涩，平。
功效	固精缩尿，固崩止带，涩肠止泻。
主治	遗精滑精，遗尿尿频，崩漏带下，久泻久痢。
用量用法	6~12g。

★长叶地榆 *Sanguisorba officinalis* L. var. *longifolia* (Bert.) Yü et Li

别名：绵地榆。| **药材名：**地榆（根）。

植物形态

多年生草本。根茎粗壮。茎直立，有细棱，无毛。奇数羽状复叶；小叶通常4~6对，两面均无毛，基生小叶带状长圆形至带状披针形。花小，密集成近球形或短圆柱形的穗状花序；花序长1~4cm；花暗紫红色、紫红色或红色，自花序顶端向下逐渐开放，每朵小花有2枚膜质苞片；萼片4枚，宿存；无花冠；雄蕊4枚，花丝与萼片近等长。瘦果暗棕色，被细毛。花、果期8~11月。

生境分布：生于海拔100~3000m的山坡、草地、溪边、灌丛。分布于黑龙江、辽宁、河北、山西、甘肃、河南、湖北、湖南、江西、山东、江苏、安徽、浙江、广东、广西、台湾、贵州、四川、云南等地。

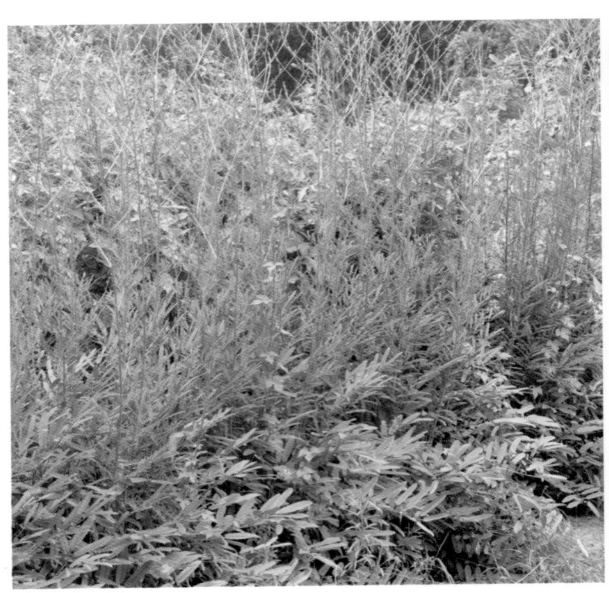

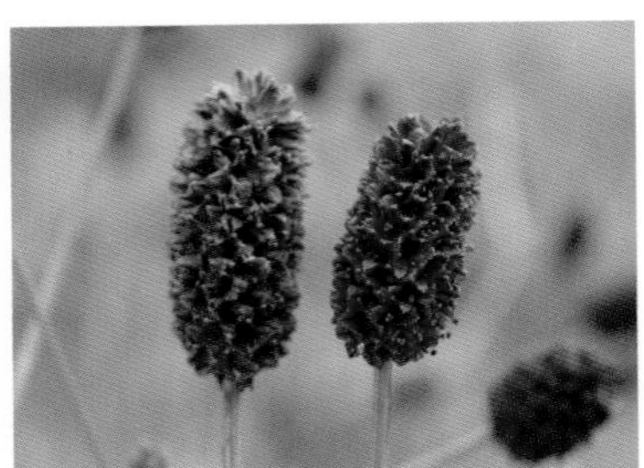

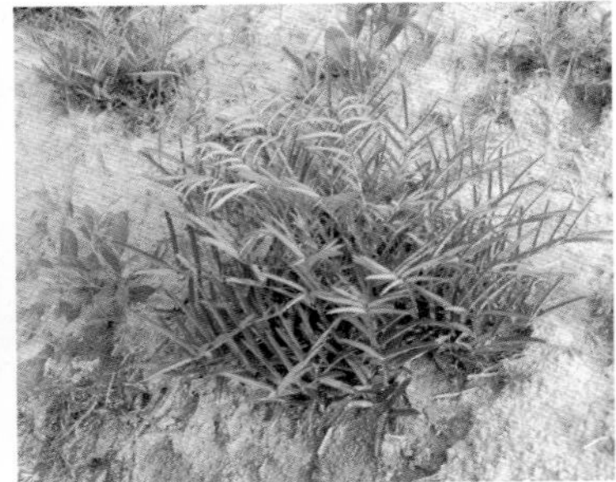

药材性状

地榆

长圆柱形，稍弯曲，着生于短粗的根茎上；表面红棕色或棕紫色，有细纵纹。质坚韧，断面黄棕色或红棕色，皮部有多数黄白色或黄棕色绵状纤维。气微，味微苦涩。

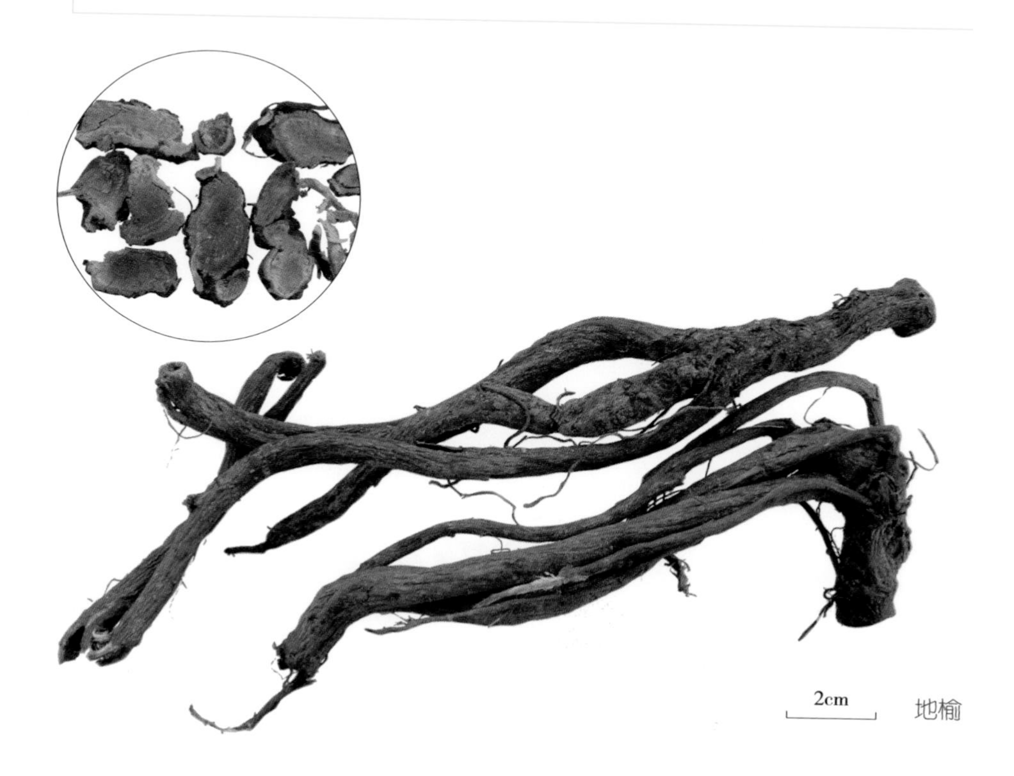

地榆

性味	苦、酸、涩，微寒。
功效	凉血止血，解毒敛疮。
主治	便血，痔血，血痢，崩漏，水火烫伤，痈肿疮毒。
用量用法	9~15g。外用适量，研末调敷患处。

附　注：《中国药典》2015 年版记载同属植物地榆与长叶地榆的干燥根同等入药。

★ 杏 *Prunus armeniaca* L.

别名： 杏树。| **药材名：** 苦杏仁（种子）。

植物形态

落叶乔木。叶片卵圆形或近圆形，基部圆形或近心形，边缘具圆钝锯齿，两面无毛或仅在脉腋处具毛；叶柄近顶端处常有 2 个腺体。花单生，先叶开放；萼筒圆筒形，紫红色或绿色，萼片卵圆形至椭圆形，花后反折；花瓣白色或浅粉红色；雄蕊 20~50 枚。核果球形，直径超过 2.5cm，微被短柔毛；果肉多汁，成熟时不开裂；果核表面粗糙或光滑，基部对称，稀不对称。种子扁球形。花期 4 月，果期 6~7 月。

生境分布： 生于海拔 700~3000m 的低山地或丘陵山地，多为栽培。分布于河北、山西、陕西、甘肃、新疆、山东、四川，以华北、西北和华东等地种植较多。

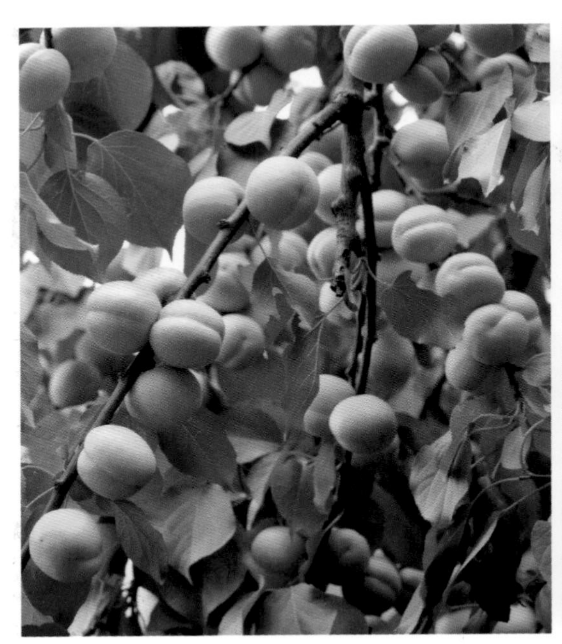

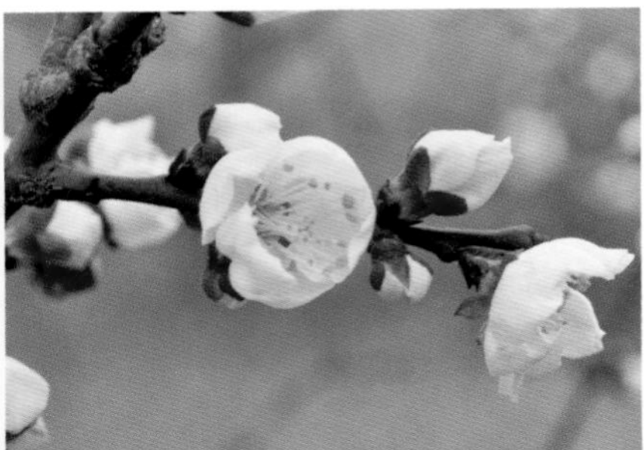

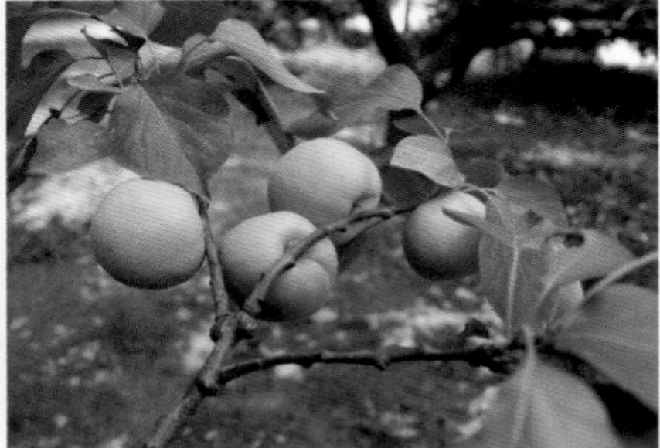

药材
性状

苦杏仁

扁心形，长1~1.9cm，宽0.8~1.5cm，厚0.5~0.8cm。表面黄棕色至深棕色，一端尖，另端钝圆，肥厚，左右不对称，尖端一侧有短线形种脐，圆端合点处向上具多数深棕色的脉纹。种皮薄，子叶2枚，乳白色，富油性。气微，味苦。

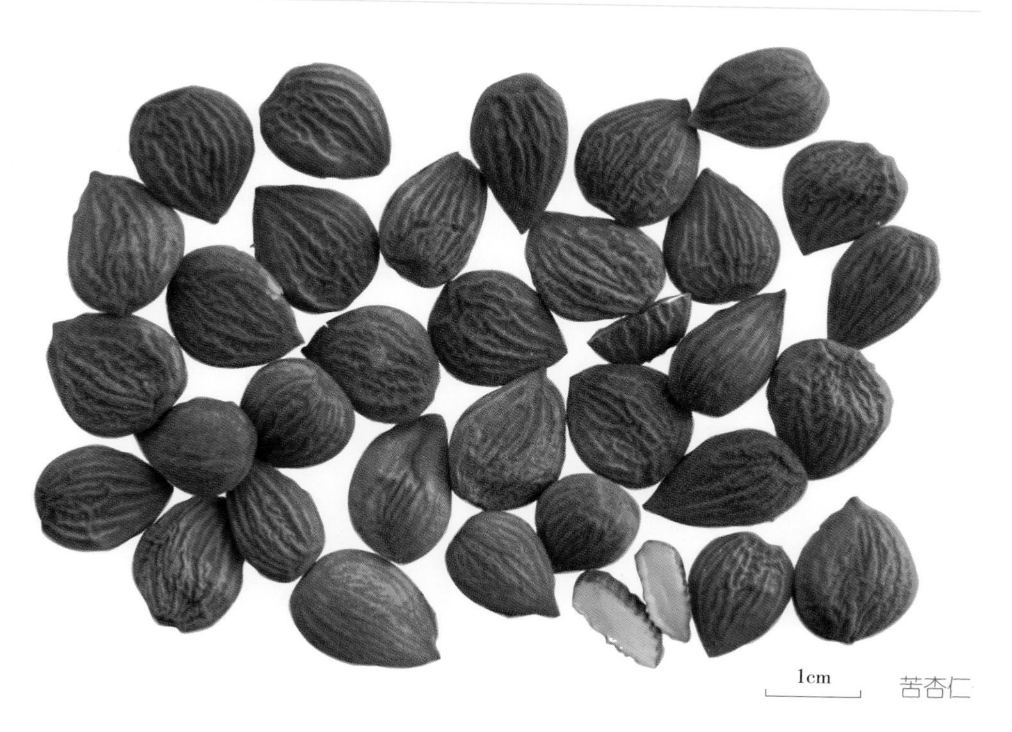

苦杏仁

性味	苦，微温；有小毒。
功效	降气止咳平喘，润肠通便。
主治	咳嗽气喘，胸满痰多，肠燥便秘。
用量用法	5~10g，生品入煎剂后下。内服不宜过量，以免中毒。

附　注：《中国药典》2015年版记载同属植物杏、山杏、西伯利亚杏与东北杏的干燥种子同等入药。

豆科

★儿茶 *Acacia catechu* (L. f.) Willd.

别名：黑儿茶、孩儿茶。| **药材名**：儿茶（去皮枝、干的干燥煎膏）。

植物形态

落叶乔木，高6~13m。树皮棕色。2回偶数羽状复叶，互生；叶轴上被灰色柔毛，着生羽片10~20对，羽片长2~4cm，每片羽片上具小叶片20~50对，小叶线形，两面被疏毛。总状花序腋生；萼筒状，先端5裂，有疏毛；花瓣5片，黄色或白色；雄蕊多数，伸出花冠外；雌蕊1枚，子房长卵形。荚果扁而薄，紫褐色，有光泽。花期8~9月，果期10~11月。

生境分布：多生于路边。分布于云南，广东、广西有栽培。

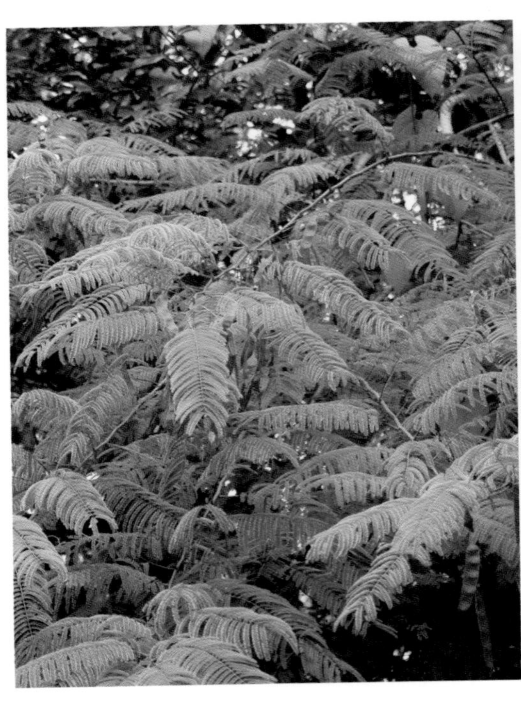

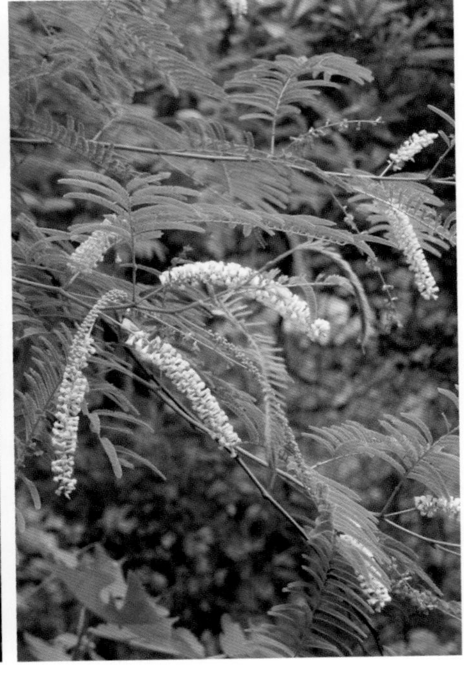

药材
性状

儿茶

方形或不规则块状，大小不一。表面棕褐色或黑褐色，光滑而稍有光泽。质硬，易碎，断面不整齐，具光泽，有细孔，遇潮有黏性。气微，味涩、苦，略回甜。

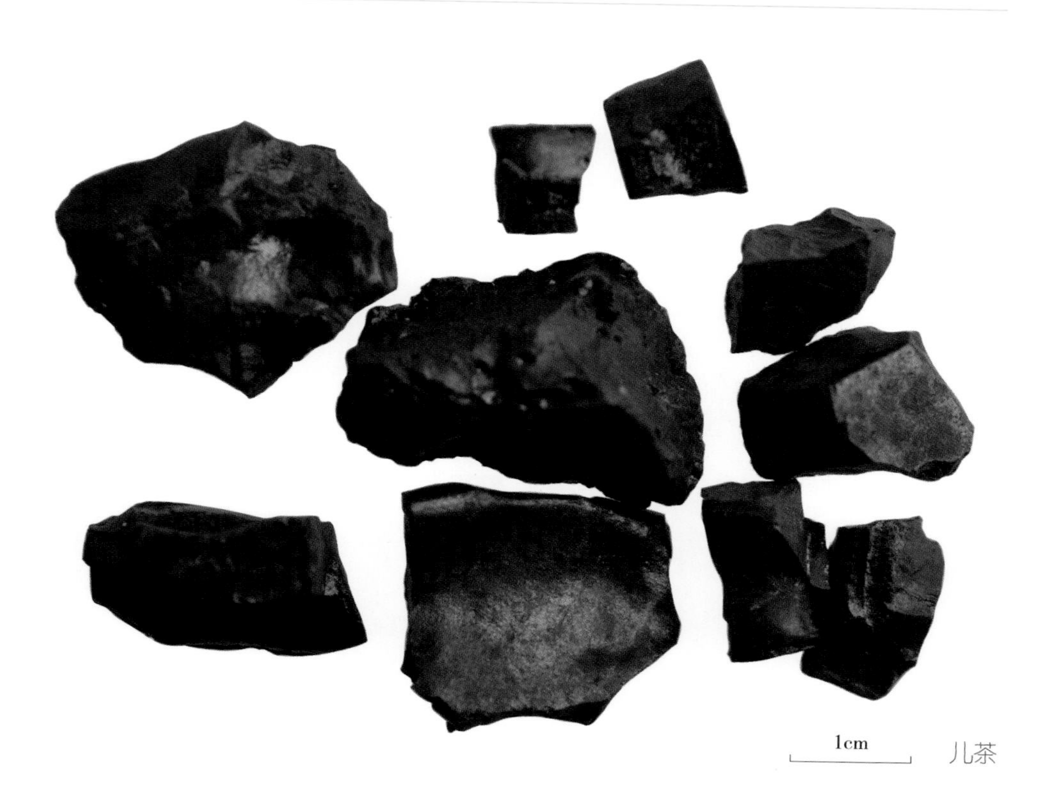

儿茶

性味	苦、涩，微寒。
功效	活血止痛，止血生肌，收湿敛疮，清肺化痰。
主治	跌扑伤痛，外伤出血，吐血衄血，疮疡不敛，湿疹，湿疮，肺热咳嗽。
用量用法	1~3g，包煎，多入丸、散。外用适量。

★合欢 *Albizia julibrissin* Durazz.

别名： 绒花树。| **药材名：** 合欢花（花序或花蕾）、合欢皮（树皮）。

植物形态

落叶乔木，株高16m。小枝绿棕色，皮孔明显。羽片4~12对；小叶10~30对，镰刀形或长圆形，全缘，有夜晚闭合现象；托叶线状披针形，早落。头状花序，多数，呈伞房状排列；小花粉红色，连同雄蕊长25~50mm；萼片5裂，钟形；花冠长为萼管的2~3倍，淡黄色，漏斗状，顶端5裂；雄蕊多数；花柱丝状，粉红色。荚果扁平，带状。种子8~14粒，扁平，椭圆形。花期6~7月，果期8~10月。

生境分布： 生于山谷、平原，或栽培于庭园中。分布于华东、华南、西南，及辽宁、河北、河南、陕西等地。

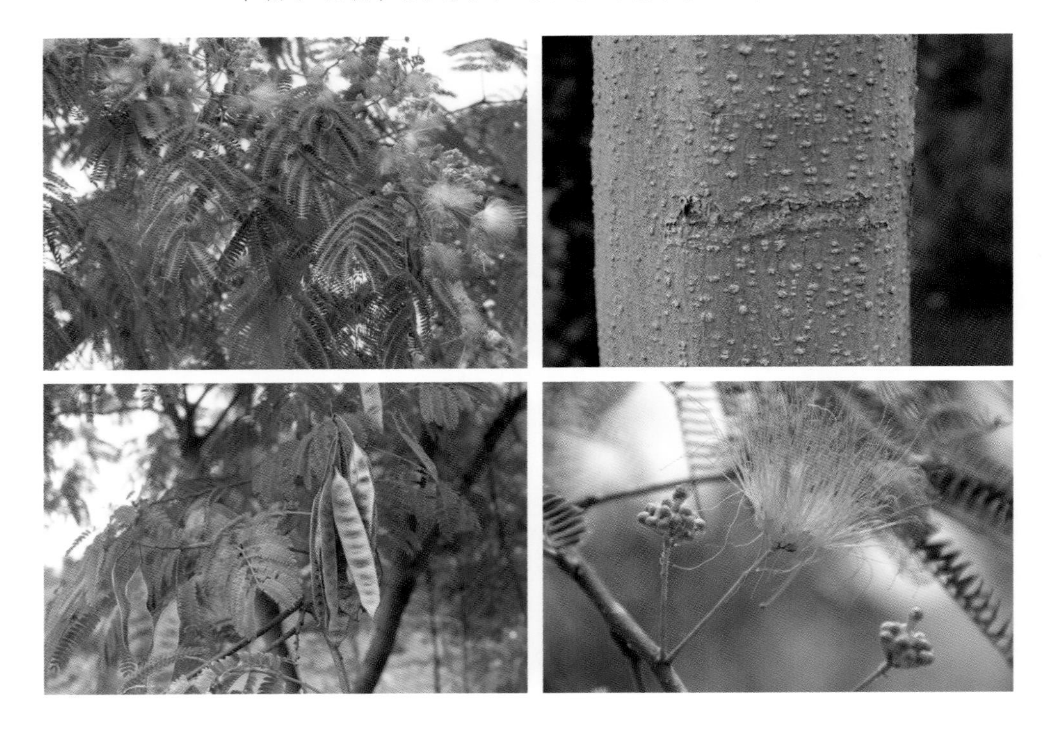

药材
性状

合欢花

花蕾（合欢米）呈棒槌状，长2~6mm，膨大部分直径为2mm，淡黄色至黄褐色，全体被毛茸。花序头状，皱缩成团。总花梗长3~4cm，有时与花序脱离，黄绿色，有纵纹，被稀疏毛茸。花全体密被毛茸，细长而弯曲，长0.7~1cm，淡黄色或黄褐色，无花梗或几无花梗。花萼筒状，先端有5枚小齿；花冠筒长约为萼筒的2倍，先端5裂，裂片披针形；雄蕊多数，花丝细长，黄棕色至黄褐色，下部合生，上部分离，伸出花冠筒外。气微香，味淡。

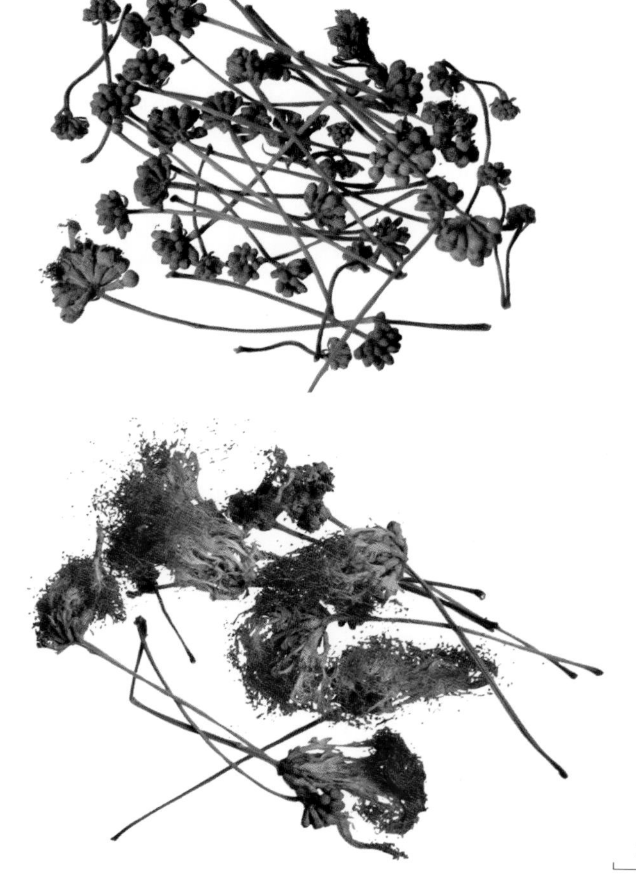

合欢花（花蕾）
合欢花（花序）

性味	甘，平。
功效	解郁安神。
主治	心神不安，忧郁失眠。
用量用法	5~10g。

药材性状

合欢皮

卷曲筒状或半筒状，长 40~80cm，厚 0.1~0.3cm。外表面灰棕色至灰褐色，稍有纵皱纹，有的呈浅裂纹，密生明显的椭圆形横向皮孔，棕色或棕红色，偶有突起的横棱或较大的圆形枝痕，常附有地衣斑；内表面淡黄棕色或黄白色，平滑，有细密纵纹。质硬而脆，易折断，断面呈纤维性片状，淡黄棕色或黄白色。气微香，味淡、微涩，稍刺舌，而后喉头有不适感。

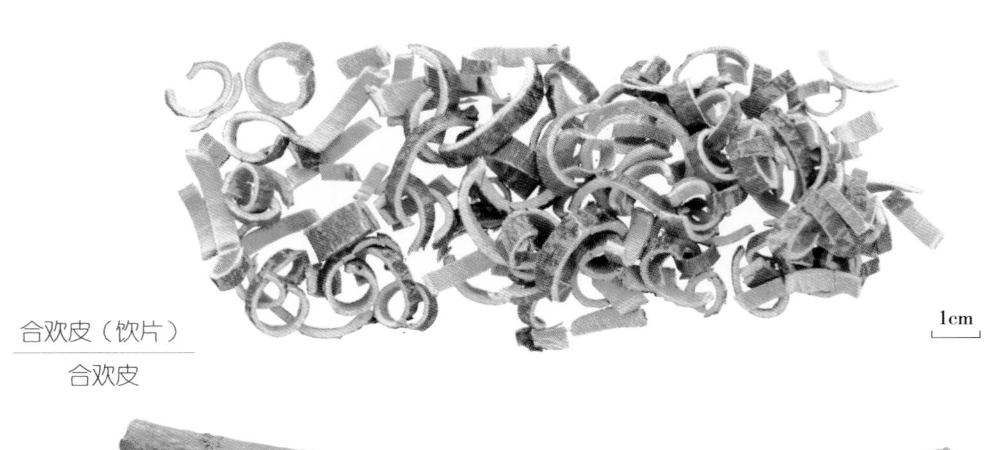

合欢皮（饮片）

合欢皮

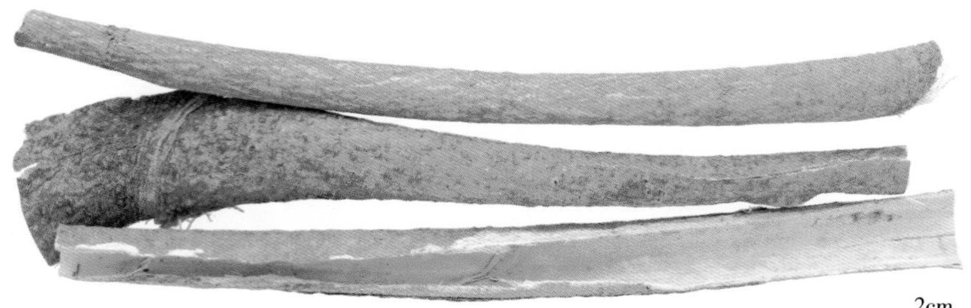

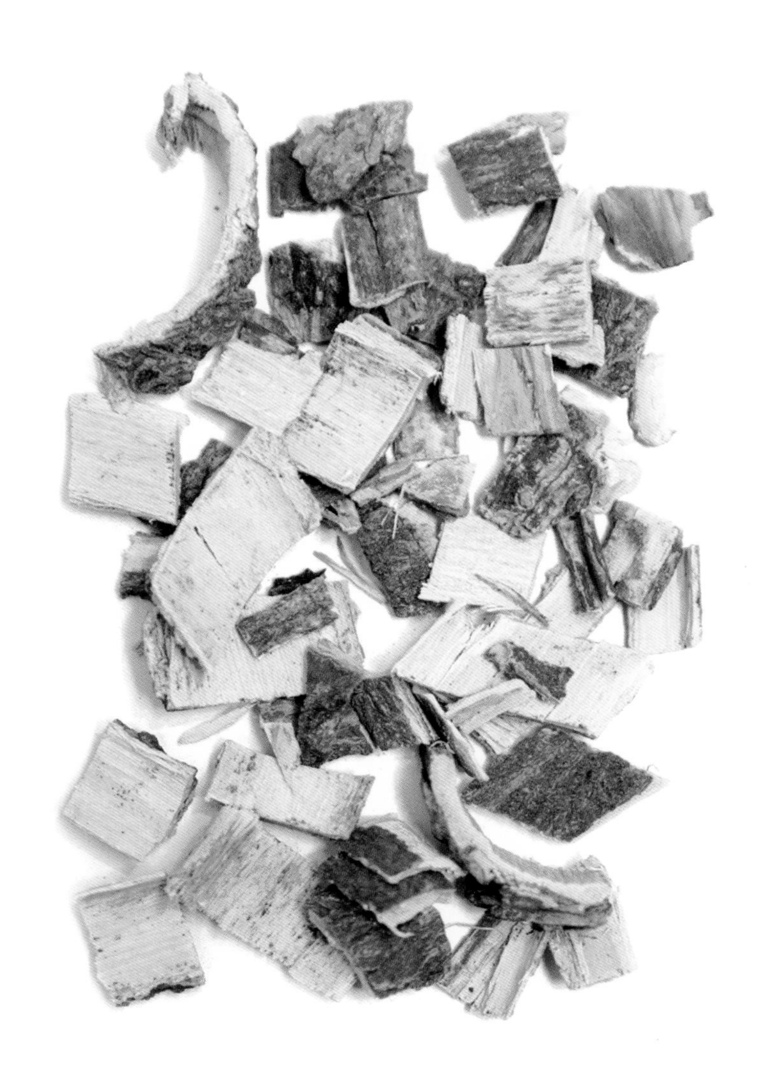

合欢皮

性味	甘，平。
功效	解郁安神，活血消肿。
主治	心神不安，忧郁失眠，肺痈，疮肿，跌扑伤痛。
用量用法	6~12g。外用适量，研末调敷。

★ 决明 *Cassia obtusifolia* L.

别名：大决明子、草决明。| **药材名：**决明子（种子）。

植物形态

一年生亚灌木状草本，株高 1~2m。偶数羽状复叶；叶柄无腺体，在叶柄顶端 1 对小叶之间的叶轴上有 1 个钻形腺体；小叶 6 枚，倒卵形或倒卵状长圆形，幼时疏生柔毛。花通常 2 朵生于叶腋；萼片 5 枚，卵形或卵状披针形，外面有毛；花瓣倒卵形或椭圆形，基部有短爪，黄色；雄蕊 10 枚，上面 3 枚退化；子房具柄，被毛。荚果直，细长，具 4 条棱，稍弯曲。种子多粒，近菱形。花期 7~8 月，果期 9 月。

生境分布：生于村边、路旁、山坡，全国各地均有栽培。主要分布于江苏、安徽、四川等地。

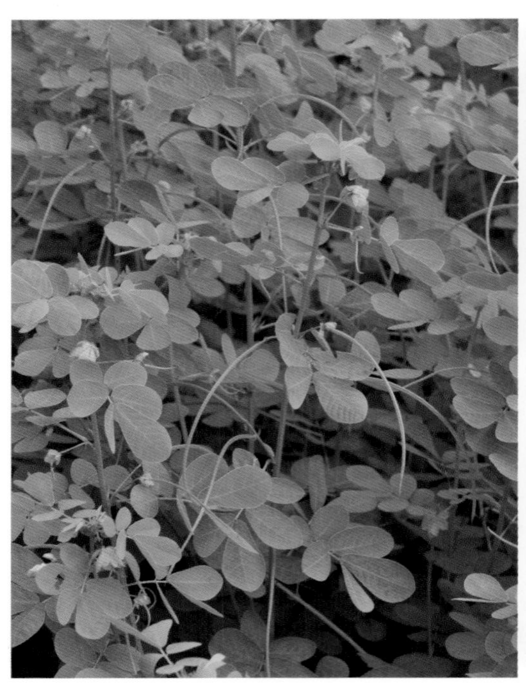

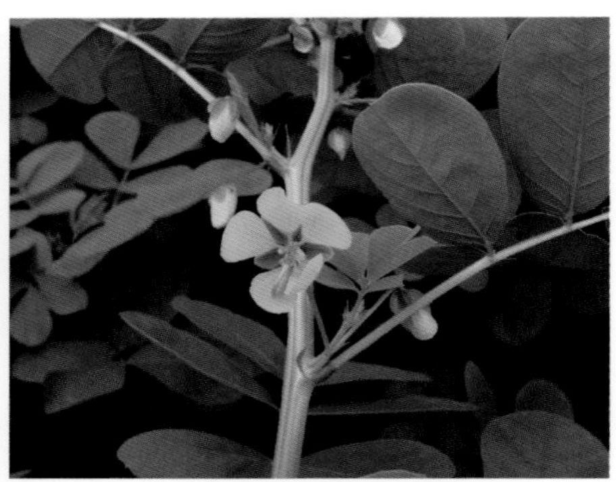

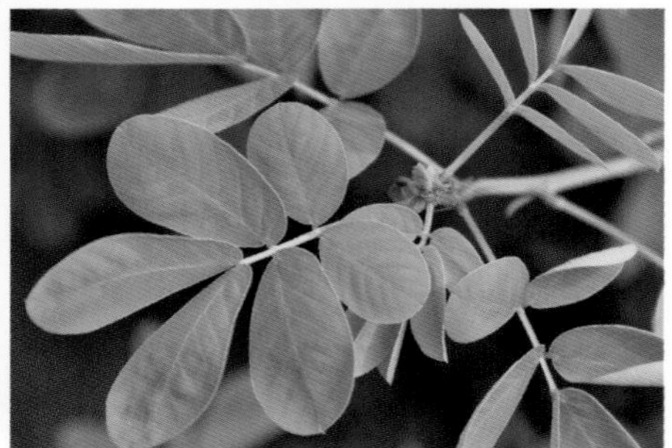

药材性状

决明子

略呈菱方形或短圆柱形，两端平行倾斜，长3~7mm，宽2~4mm。表面绿棕色或暗棕色，平滑有光泽。一端较平坦，另端斜尖，背腹面各有1条突起的棱线，棱线两侧各有1条斜向对称而色较浅的线形凹纹。质坚硬，不易破碎。种皮薄，子叶2枚，黄色，呈“S”字形折曲并重叠。气微，味微苦。

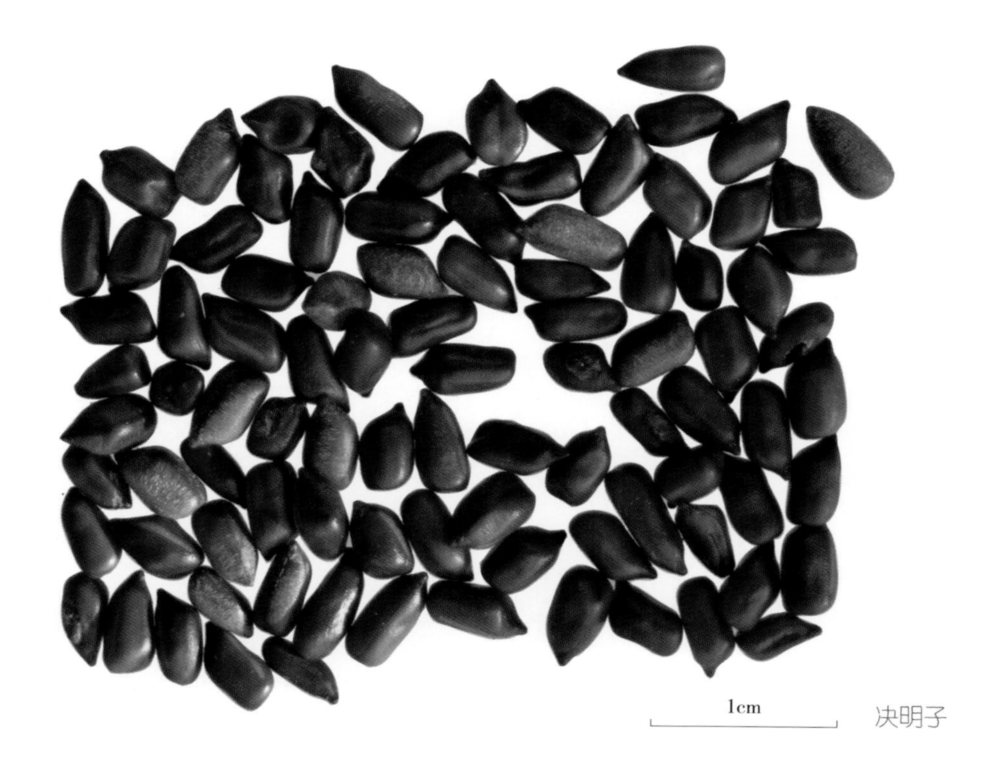

决明子

性味	甘、苦、咸，微寒。
功效	清热明目，润肠通便。
主治	目赤涩痛，羞明多泪，头痛眩晕，目暗不明，大便秘结。
用量用法	9~15g。

★ 苦参 *Sophora flavescens* Ait.

别名： 野槐、山槐。| **药材名：** 苦参（根）。

植物形态

亚灌木或多年生草本。枝绿色、暗绿色或灰褐色，密生黄色细毛，老枝常无毛。奇数羽状复叶，有小叶 15~25 枚；叶柄长 1.5~2cm；小叶线状披针形或窄卵形，下表面有伏柔毛。总状花序，顶生，长 10~20cm；花黄白色，长 15~18mm；萼具 5 枚短齿，有短伏毛；旗瓣匙形，无爪，翼瓣无耳。荚果圆柱形，呈不明显的念珠状，长 5~10cm，先端有长喙。种子 1~5 粒，近球形，黑色。花期 6~7 月，果期 8~9 月。

生境分布： 生于山地、平原、沙质地。分布于除新疆、青海外的全国各地。

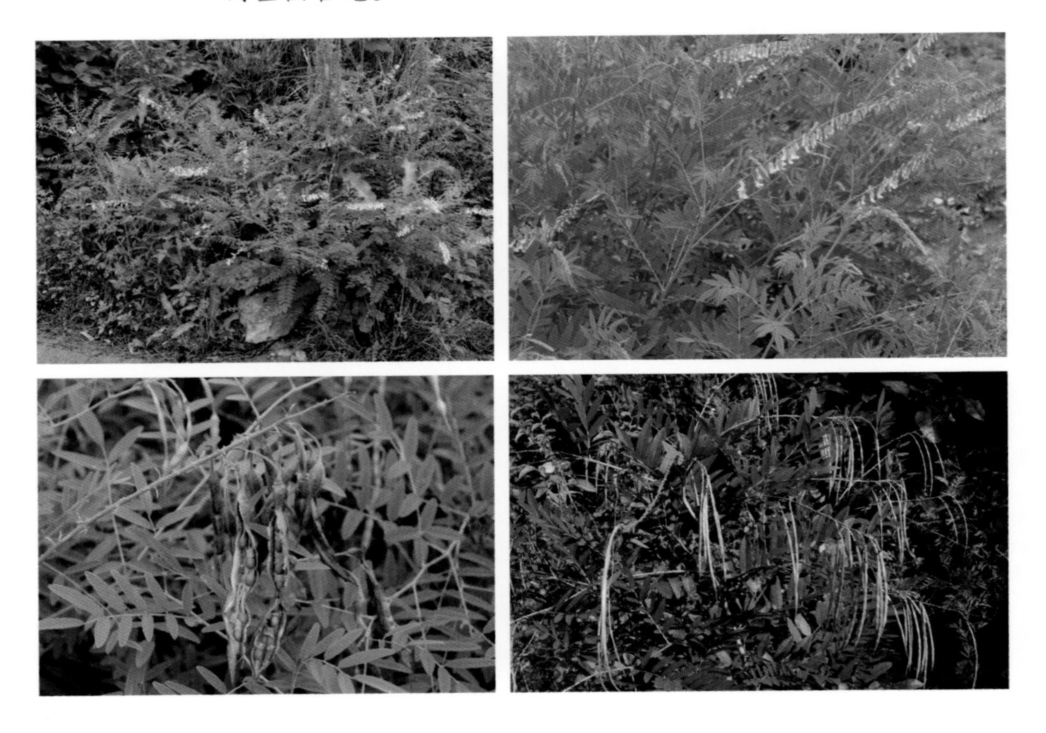

药材性状

苦参

长圆柱形，下部常有分枝，长 10~30cm，直径 1~6.5cm。表面灰棕色或棕黄色，具纵皱纹及横长皮孔，外皮薄，多破裂反卷，易剥落，剥落处显黄色，光滑。质硬，不易折断，断面纤维性。切片厚 3~6mm，切面黄白色，具放射状纹理及裂隙，有的具异型维管束，呈同心性环列或不规则散在。气微，味极苦。

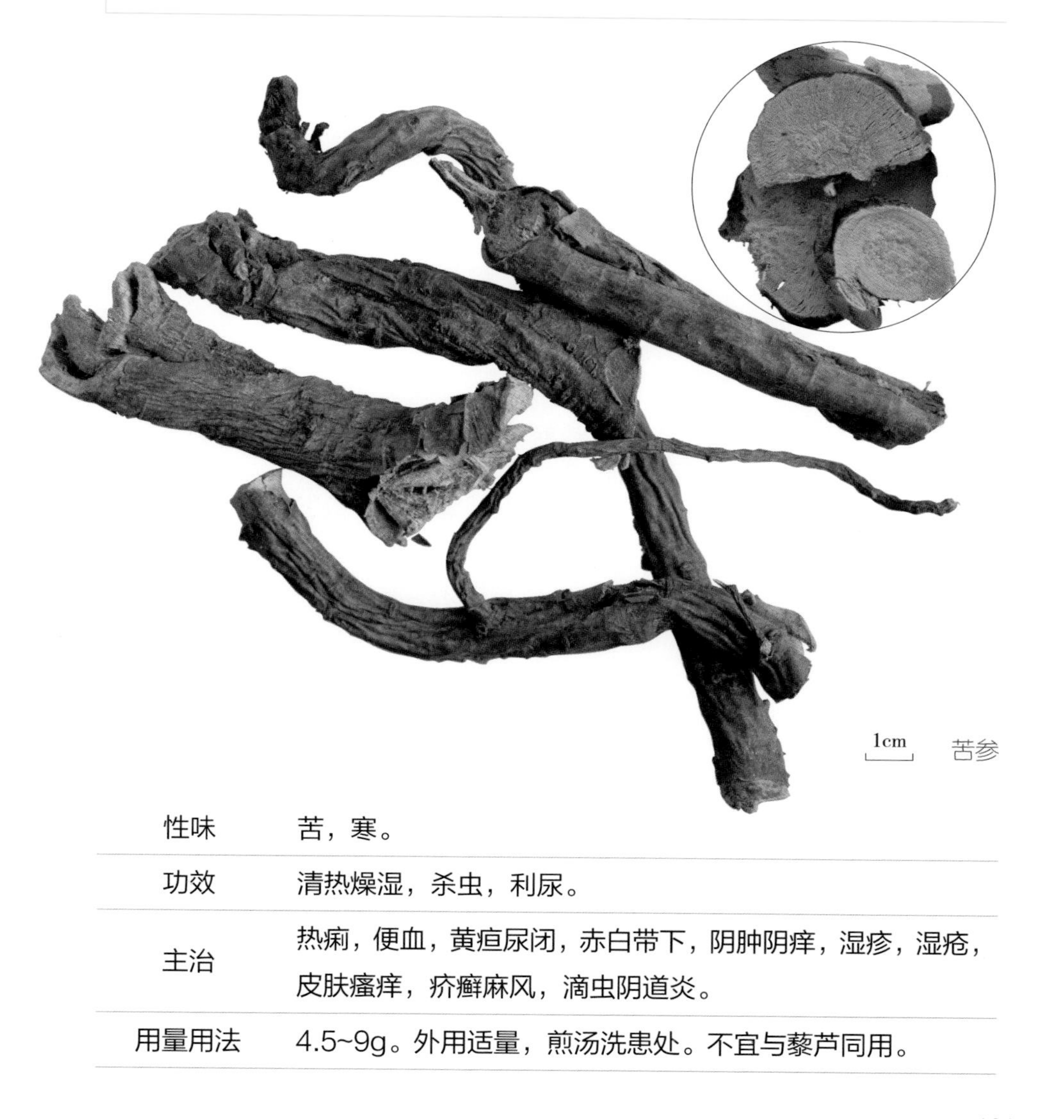

苦参

性味	苦，寒。
功效	清热燥湿，杀虫，利尿。
主治	热痢，便血，黄疸尿闭，赤白带下，阴肿阴痒，湿疹，湿疮，皮肤瘙痒，疥癣麻风，滴虫阴道炎。
用量用法	4.5~9g。外用适量，煎汤洗患处。不宜与藜芦同用。

★广州相思子 *Abrus cantoniensis* Hance

别名：大黄草、红母鸡草。| **药材名：**鸡骨草（全株）。

植物形态

披散小灌木。茎细，直径约 1mm。偶数羽状复叶互生。托叶线状披针形。小叶 8~11 对，膜质，长圆形或倒卵形，先端平截，有小尖头。总状花序腋生，总轴密被棕黄色柔毛；花 3~5 朵聚生于花序的短枝上；花萼杯状；花冠淡紫红色，旗瓣宽椭圆形，翼瓣狭，龙骨瓣弓形；雄蕊 9 枚，花丝合生成一束，第 10 枚雄蕊缺。荚果长圆形，扁平，先端有喙，长 2.5~3cm。种子 4~6 枚，扁平，褐黑色，光滑。花期 8 月。

生境分布：生于山地或旷野灌丛中。分布于广东、广西等地。

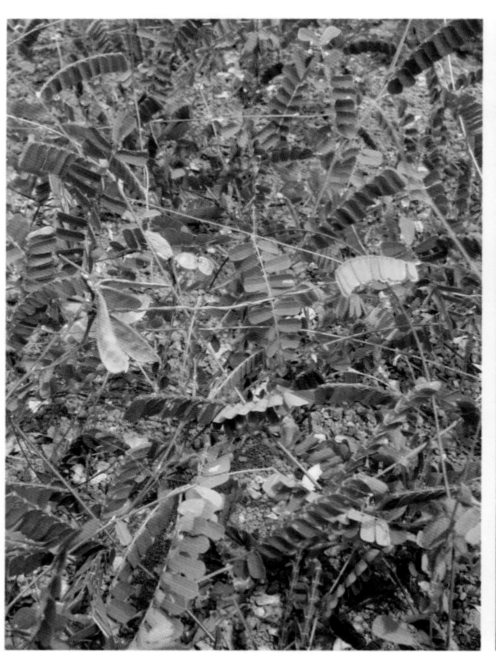

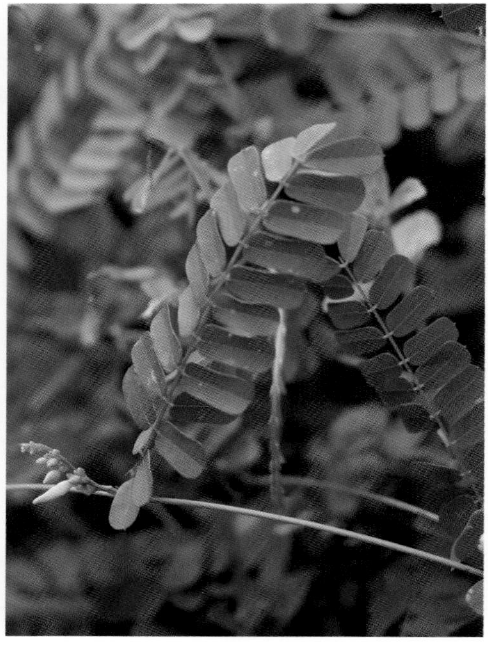

药材
性状

鸡骨草

根多呈圆锥形，上粗下细，有分枝，长短不一，直径0.5~1.5cm；表面灰棕色，粗糙，有细纵纹，支根极细，有的断落或留有残基；质硬。茎丛生，长50~100cm，直径约0.2cm；灰棕色至紫褐色，小枝纤细，疏被短柔毛。羽状复叶互生；小叶8~11对，多脱落，矩圆形，长0.8~1.2cm，先端平截，有小突尖，下表面被伏毛。气微香，味微苦。

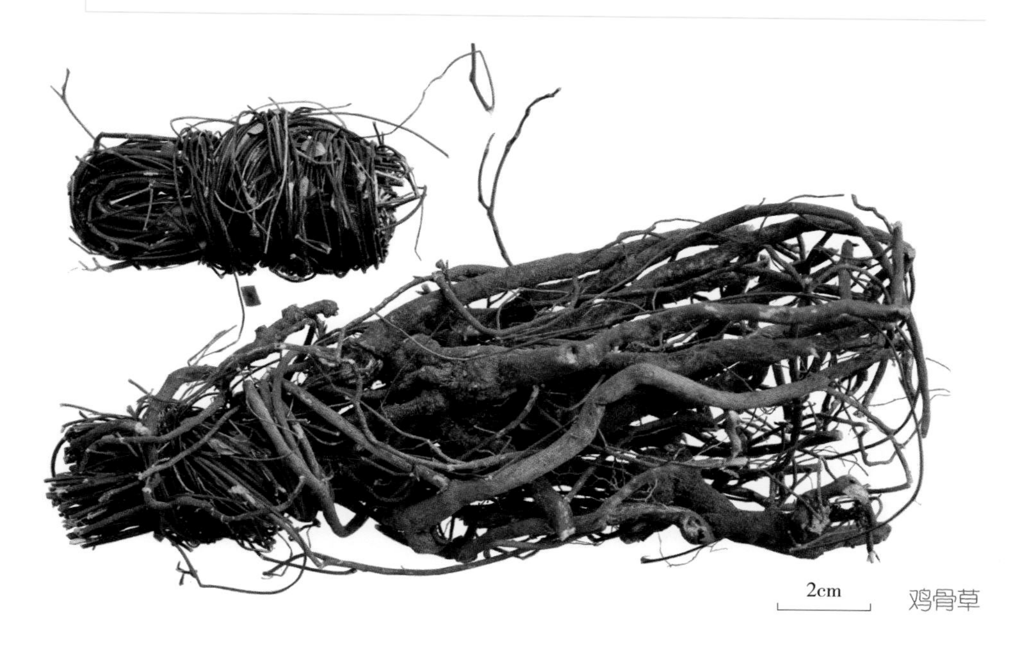

鸡骨草

性味	甘、微苦，凉。
功效	利湿退黄，清热解毒，疏肝止痛。
主治	湿热黄疸，胁肋不舒，胃脘胀痛，乳痈肿痛。
用量用法	15~30g。

附　注：同属植物毛鸡骨草与广州相思子的形态相似，广东、广西广泛栽培，并作为“鸡骨草”入药，两者易混淆。

★密花豆 *Spatholobus suberectus* Dunn

别名：猪血藤、血龙藤。| **药材名：**鸡血藤（藤茎）。

植物形态

攀缘木质大藤本。老茎砍断后有鲜红色汁液流出。叶互生，近革质。叶柄较长。小叶3枚，顶生小叶片阔椭圆形，长12.5~22cm，宽7.5~15cm，全缘，侧生小叶偏斜卵形；小叶柄上面有1条纵槽，被疏短毛。圆锥花序生于枝顶的叶腋内；花萼筒状，萼片5枚，二唇形，肉质；蝶形花冠黄白色，旗瓣肉质，近圆形，具爪，无耳；翼瓣同龙骨瓣，长约7mm，具爪及耳；雄蕊10枚，合生成2组。荚果扁平，长8~11cm，顶端圆形。花期7月，果期8~10月。

生境分布：生于林下、灌丛中或山沟。分布于福建、广东、广西、云南、贵州等地。

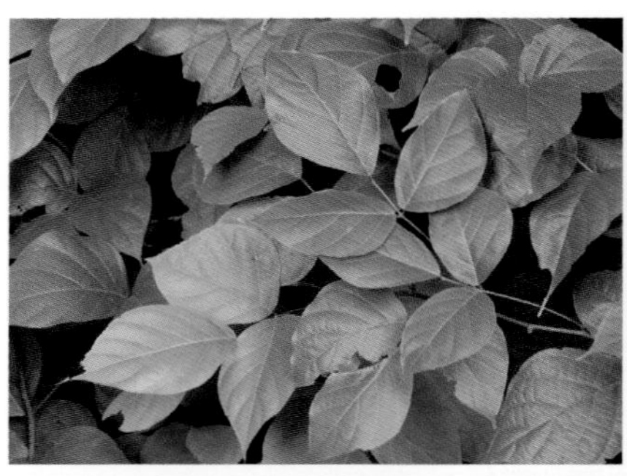

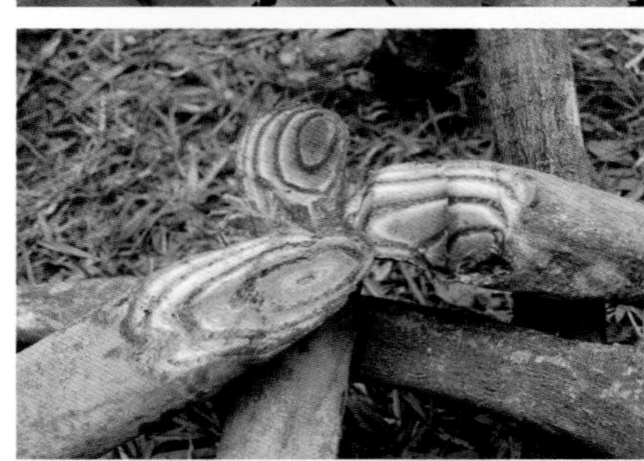

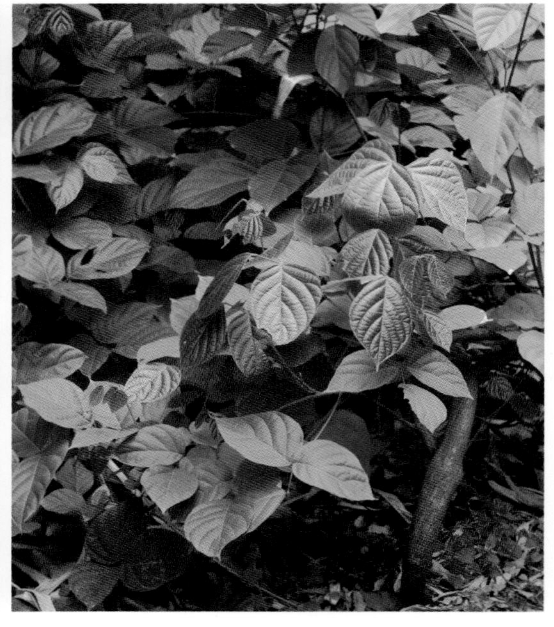

药材性状

鸡血藤

椭圆形、长矩圆形或不规则的斜切片，片厚0.3~1cm。栓皮灰棕色，有的可见灰白色斑，栓皮脱落处显红棕色。质坚硬。切面木部红棕色或棕色，导管孔多数；韧皮部有树脂状分泌物，呈红棕色至黑棕色，与木部相间排列成3~8个偏心性半圆形环；髓部偏向一侧。气微，味涩。

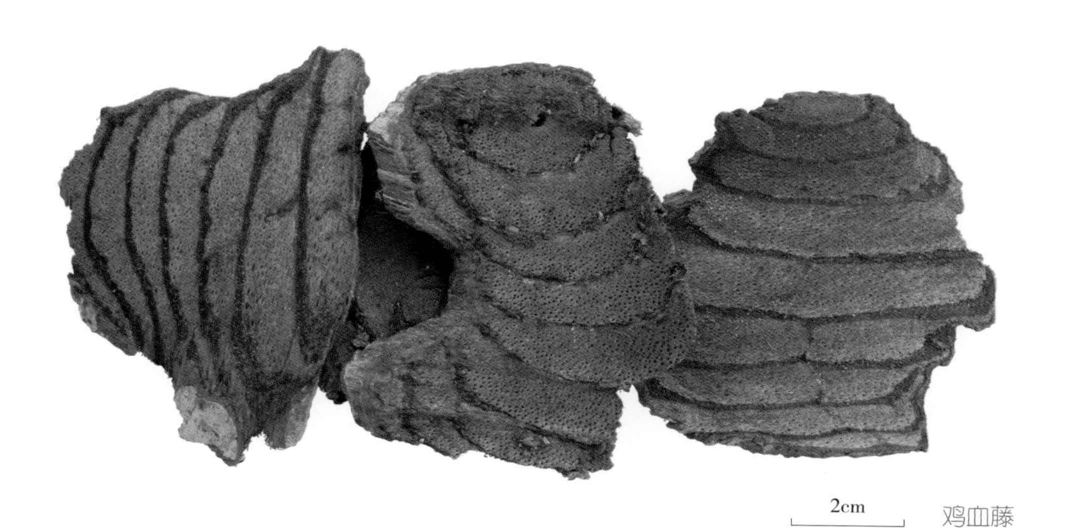

鸡血藤

性味	苦、甘，温。
功效	活血补血，调经止痛，舒筋活络。
主治	月经不调，痛经，经闭，风湿痹痛，麻木瘫痪，血虚萎黄。
用量用法	9~15g。

★野葛 *Pueraria lobata* (Willd.) Ohwi

别名：葛条。| 药材名：葛根（根）。

植物形态

多年生藤本。全株有黄褐色硬毛，有肥厚的块根。三出羽状复叶，托叶盾状着生，顶生小叶比侧生小叶大，菱卵形，全缘，有时三裂，侧生小叶斜卵形，小托叶线状披针形。总状花序腋生，具花多朵，每节1~3朵花簇生在具节瘤状突起的花序轴上；萼钟状；花冠紫红色，长1~1.5cm，旗瓣近圆形，基部有附属体和爪，翼瓣狭窄，基部有爪和耳，龙骨瓣长圆形或倒长斜卵形。荚果线形，密生硬毛。花期6~8月，果期8~9月。

生境分布：生于山坡草丛、路旁及疏林阴湿的地方。分布于全国大部分地区。

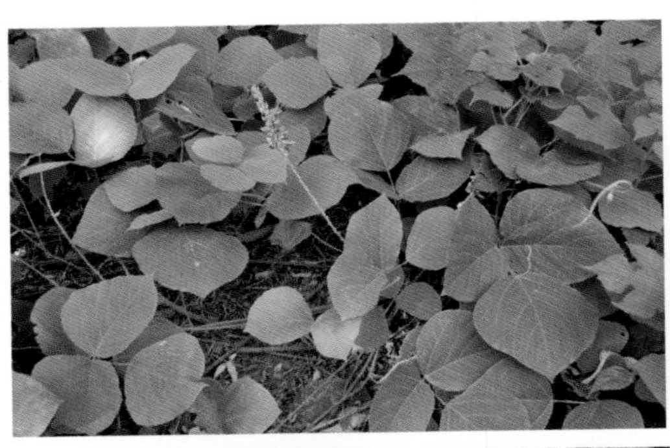
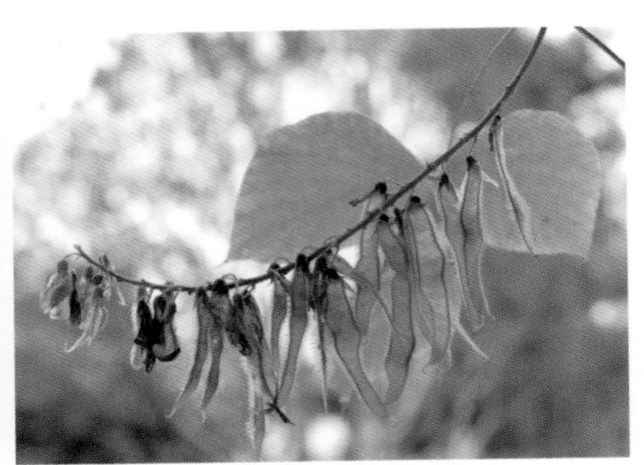
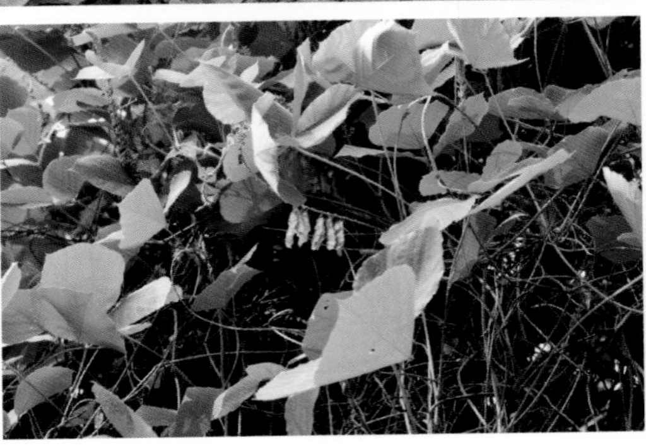
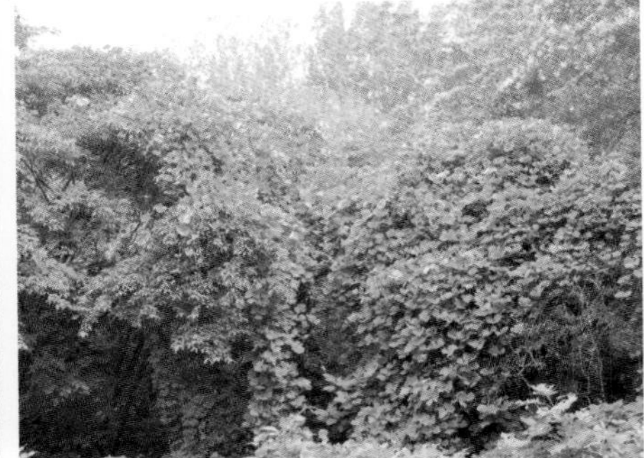

药材性状

葛根

纵切的长方形厚片或小方块，长 5~35cm，厚 0.5~1cm。外皮淡棕色，有纵皱纹，粗糙。切面黄白色，纹理不明显。质韧，纤维性强。气微，味微甜。

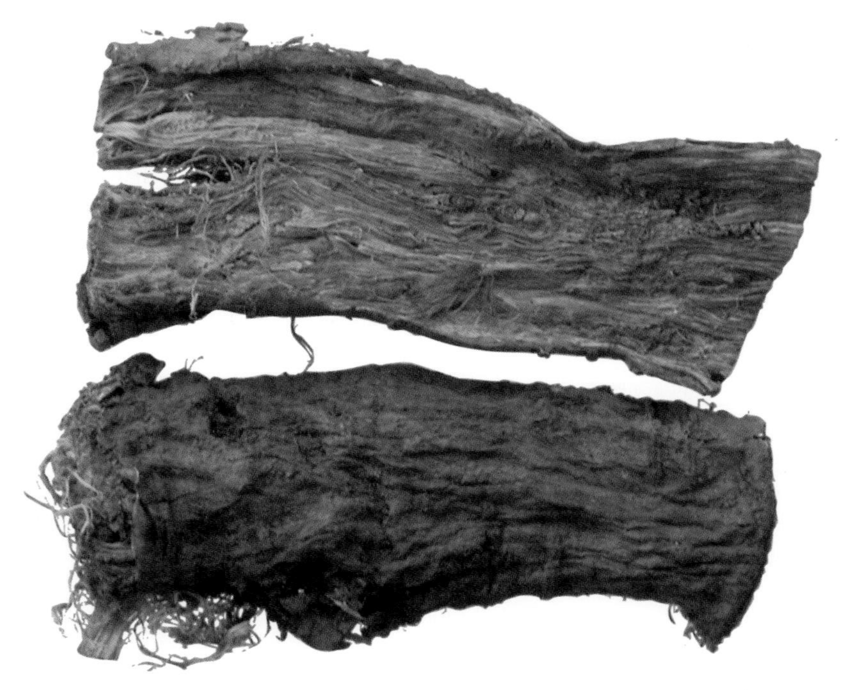

葛根

性味	甘、辛，凉。
功效	解肌退热，生津止渴，透疹，升阳止泻，通经活络，解酒毒。
主治	外感发热头痛，项背强痛，口渴，消渴，麻疹不透，热痢，泄泻，眩晕头痛，中风偏瘫，胸痹心痛，酒毒伤中。
用量用法	10~15g。

★赤豆 *Vigna angularis* Ohwi et Ohashi

别名：红豆、红小豆。| **药材名：**赤小豆（种子）。

植物形态

一年生直立或缠绕草本，植株被疏长毛。羽状复叶，具3枚小叶，小叶卵形至菱状卵形，侧生的偏斜，全缘或浅3裂，两面均稍被疏长毛。花黄色，小苞片披针形，花萼钟状，花冠长约9mm，旗瓣扁圆形或近肾形，常稍歪斜，顶端凹，翼瓣比龙骨瓣宽，龙骨瓣顶端弯曲近半圈，其中一片的中下部有一角状突起，基部有瓣柄，子房线形。荚果圆柱状，无毛。种子长圆形，两头截平或近浑圆。花期夏季，果期9~10月。

生境分布：全国各地均有栽培。

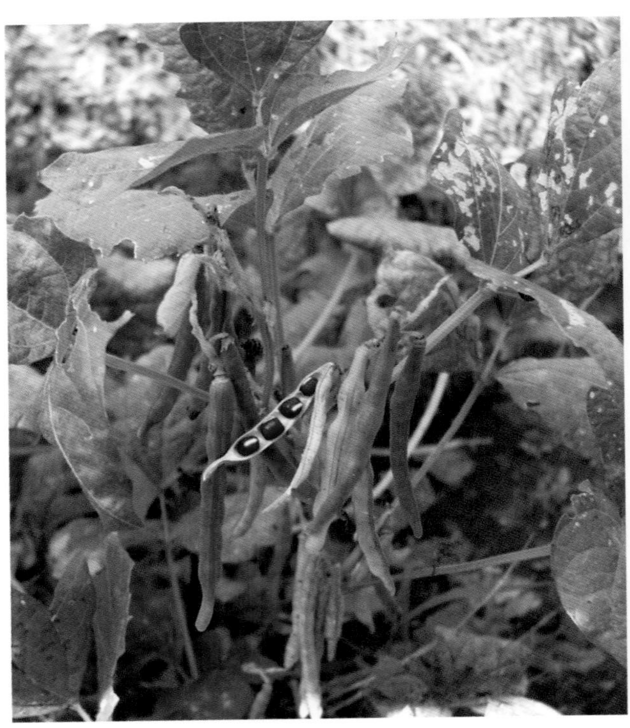

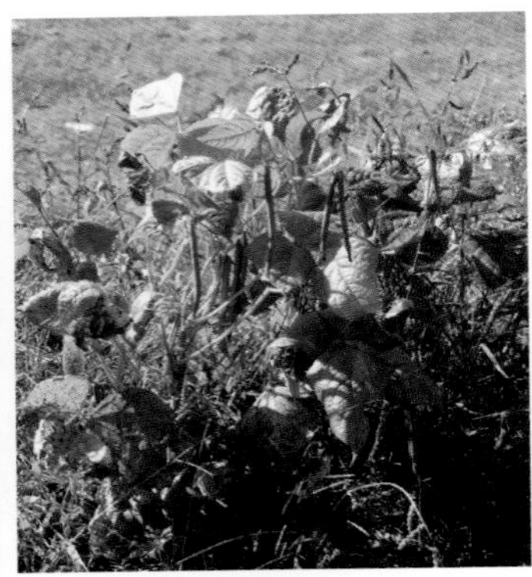

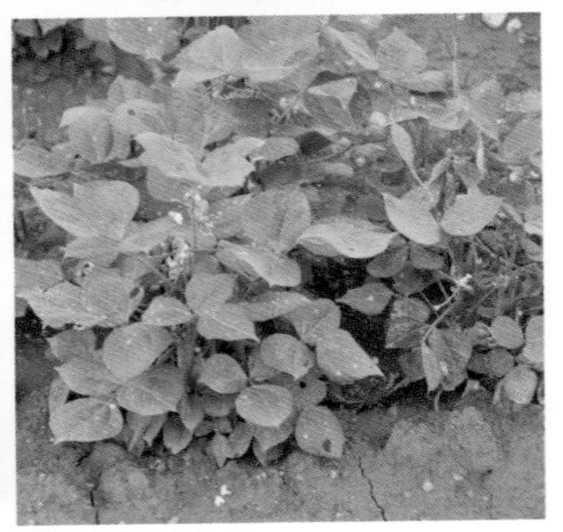

药材性状

赤小豆

短圆柱形，两端较平截或钝圆，直径4~6mm。表面暗棕红色，有光泽，一侧有线形的种脐，种脐不突起，白色。质硬，不易破碎。子叶2枚，乳白色。气微，味微甘。

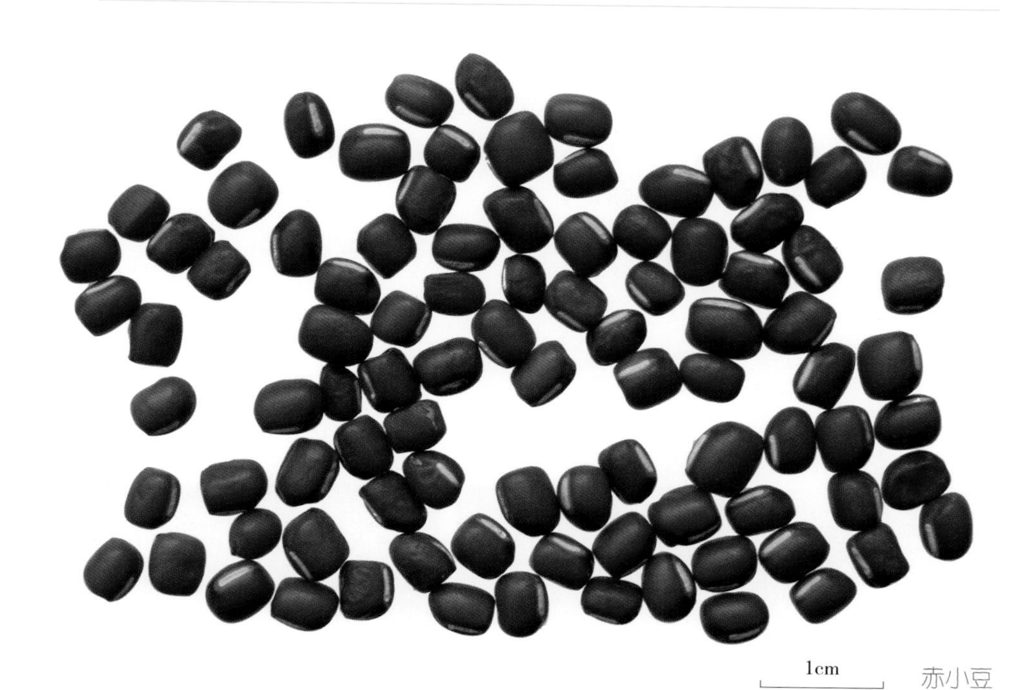

赤小豆

性味	甘、酸，平。
功效	利水消肿，解毒排脓。
主治	水肿胀满，脚气浮肿，黄疸尿赤，风湿热痹，痈肿疮毒，肠痈腹痛。
用量用法	9~30g。外用适量，研末调敷。

附　注：《中国药典》2015年版记载同属植物赤小豆与赤豆的干燥种子同等入药。

★膜荚黄芪 *Astragalus membranaceus* (Fisch.) Bge.

别名：条芪。| **药材名**：黄芪（根）。

植物形态

高大草本。茎有长柔毛。羽状复叶；小叶 21~31 枚，卵状披针形或椭圆形，长 7~30mm，宽 4~10mm，两面有白色长柔毛，叶轴有长柔毛；托叶狭披针形，有白色长柔毛。总状花序腋生；花萼筒状，萼齿短，有白色长柔毛；花冠黄色或淡黄色，旗瓣无爪，较翼瓣和龙骨瓣长，翼瓣、龙骨瓣有长爪。荚果膜质，膨胀，卵状矩圆形，具长柄，有黑色短柔毛。花期 6~7 月，果期 7~8 月。

生境分布：生于林缘、灌丛、林间草地及疏林下。分布于东北、华北、西北及山东、四川等地。

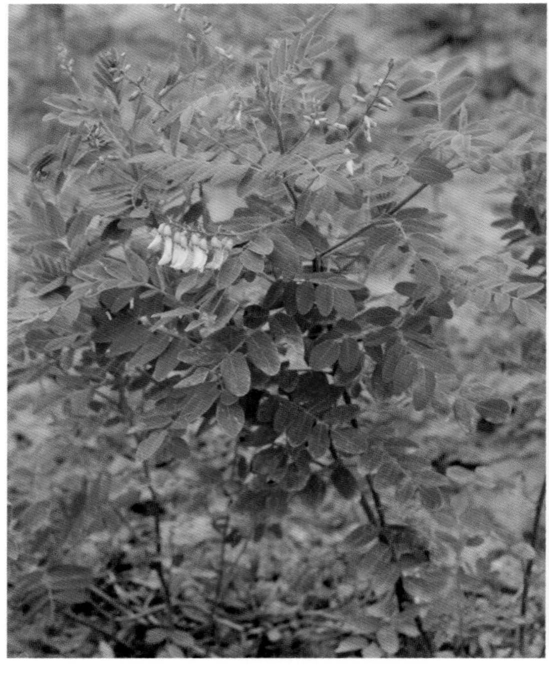

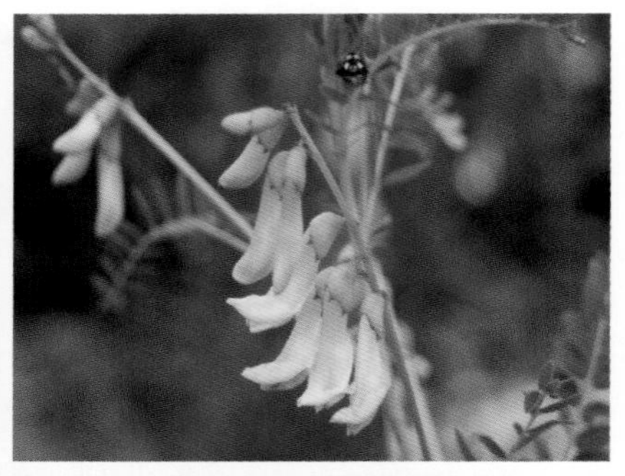

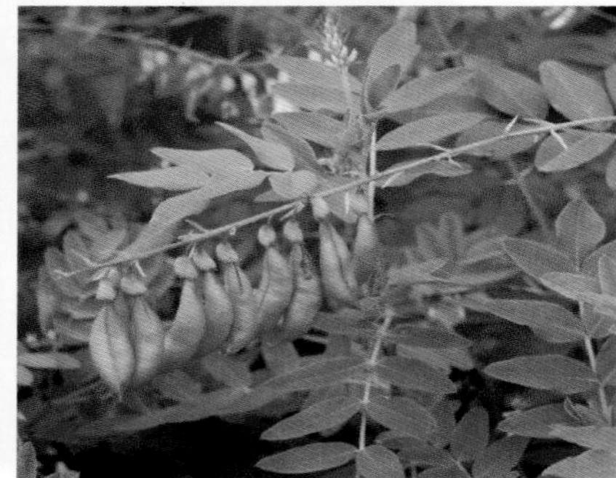

药材性状

黄芪

圆柱形，有的有分枝，上端较粗，长30~90cm，直径1~3.5cm。表面淡棕黄色或淡棕褐色，有不整齐的纵皱纹或纵沟。质硬而韧，不易折断，断面纤维性强，并显粉性，皮部黄白色，木部淡黄色，有放射状纹理及裂隙，老根中心偶呈枯朽状，黑褐色或呈空洞。气微，味微甜，嚼之微有豆腥味。

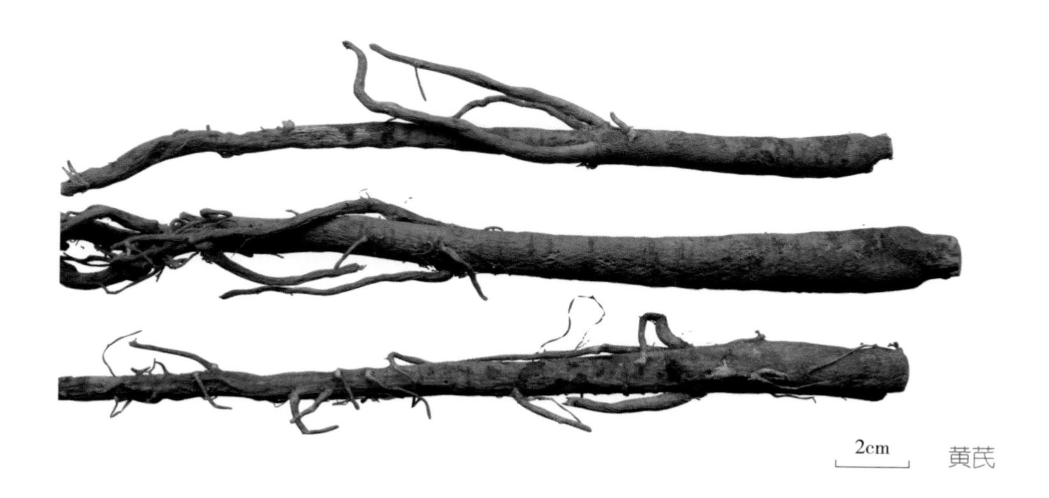

黄芪

性味	甘，微温。
功效	补气升阳，固表止汗，利水消肿，生津养血，行滞通痹，托毒排脓，敛疮生肌。
主治	气虚乏力，食少便溏，中气下陷，久泻脱肛，便血崩漏，表虚自汗，气虚水肿，内热消渴，血虚萎黄，半身不遂，痹痛麻木，痈疽难溃，久溃不敛。
用量用法	9~30g。

附　注：《中国药典》2015年版记载豆科植物蒙古黄芪与膜荚黄芪的干燥根同等入药。

★光果甘草 *Glycyrrhiza glabra* L.

别名：洋甘草、欧甘草。| 药材名：甘草（根及根茎）。

植物形态

多年生草本。茎直立而多分枝。叶长 5~14cm；托叶线形；叶柄密被黄褐色腺毛及长柔毛；小叶 11~17 枚，卵状长圆形、长圆状披针形、椭圆形，上表面近无毛或疏被短柔毛，下表面密被淡黄色鳞片状腺点，沿脉疏被短柔毛，总状花序腋生；花萼钟状，萼齿 5 枚，披针形；花冠紫色或淡紫色，旗瓣卵形或长圆形，顶端微凹，瓣柄长为瓣片长的 1/2，翼瓣长 8~9mm，龙骨瓣直。荚果长圆形，微作镰刀形弯，无毛或疏被毛。花期 5~6 月，果期 7~9 月。

生境分布：生于海拔 500~1300m 的撂荒地、路旁、盐碱地。分布于新疆。

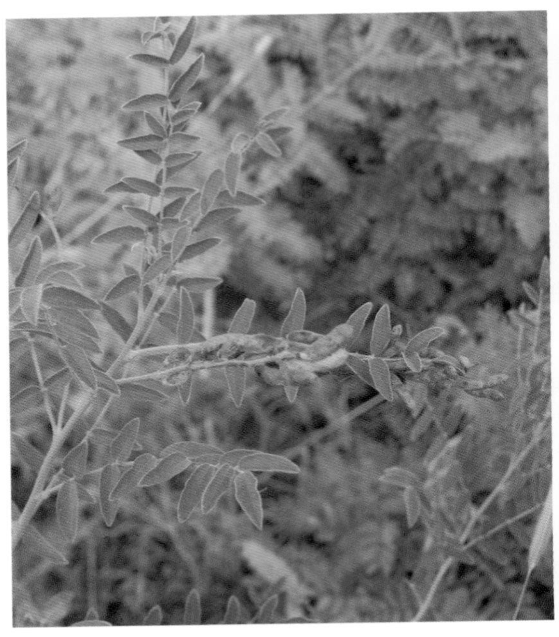

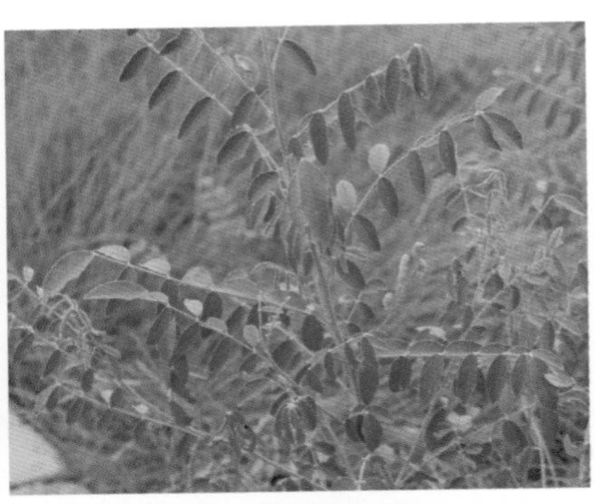

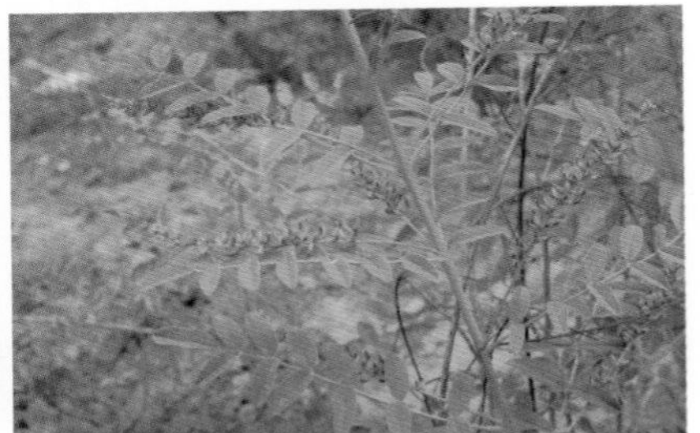

药材性状

甘草

根呈圆柱形，长25~100cm，直径0.6~3.5cm。外表面多灰棕色，皮孔细而不明显。质地较坚实，断面显纤维性，黄白色，形成层环明显，射线放射状。根茎呈圆柱形，表面有芽痕，断面中部有髓。气微，味甜而特殊。

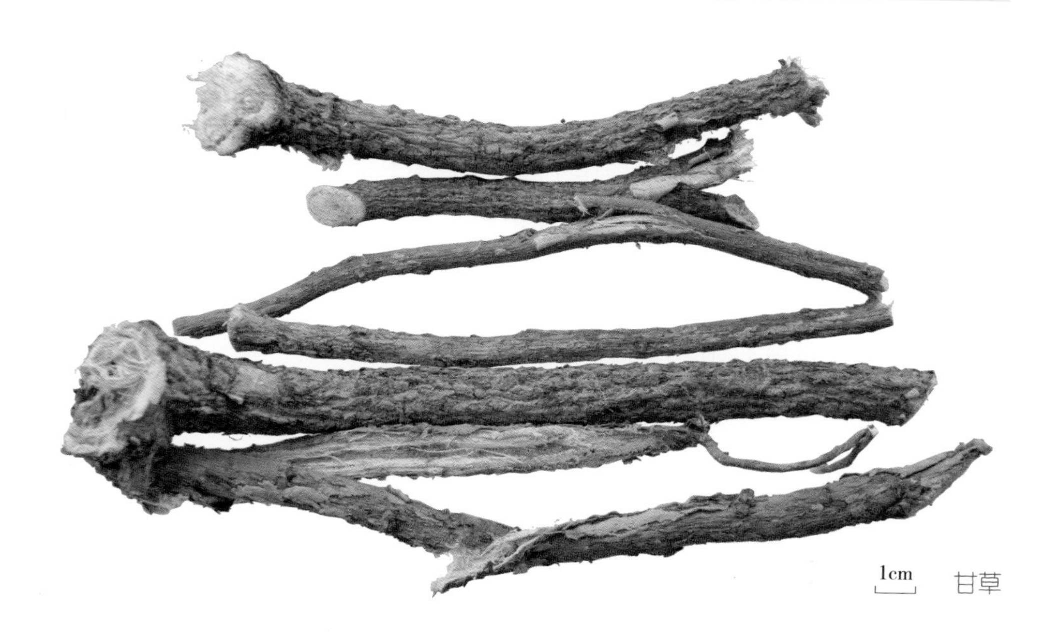

甘草

性味	甘，平。
功效	补脾益气，清热解毒，祛痰止咳，缓急止痛，调和诸药。
主治	脾胃虚弱，倦怠乏力，心悸气短，咳嗽痰多，脘腹、四肢挛急疼痛，痈肿疮毒，缓解药物毒性、烈性。
用量用法	2~10g。不宜与海藻、京大戟、红大戟、甘遂、芫花同用。

附　注：《中国药典》2015年版记载同属植物甘草、胀果甘草与光果甘草的干燥根和根茎同等入药。

胡颓子科

胡颓子 *Elaeagnus pungens* Thunb.

别名：天青地白、羊奶奶、甜棒子。| 药材名：胡颓子叶（叶）。

植物形态

常绿直立灌木，高 3~5m。枝深灰色，有棘刺，小枝被锈色鳞片。叶互生；叶柄被鳞片；叶片革质，广椭圆形或长圆形，全缘或微波状并向下表面稍反卷，下表面被银白色星状毛及褐色鳞片。花 1~5 朵生于叶腋；花梗下垂；萼筒呈管状或漏斗状，具 4 条棱，先端 4 裂，裂片三角形；无花瓣；雄蕊 4 枚，花丝短，不外露；子房 1 室，胚珠 1 枚。果实核果状，长圆形，外包肉质花托，棕红色，密被锈色鳞片，味酸、甜而涩。花期 10~11 月，果期 11 月至翌年 5 月。

生境分布：生于山坡疏林下或林缘灌木丛中。分布于陕西、安徽、江苏、浙江、江西、福建、湖北、湖南、广东、广西、贵州、四川等地。

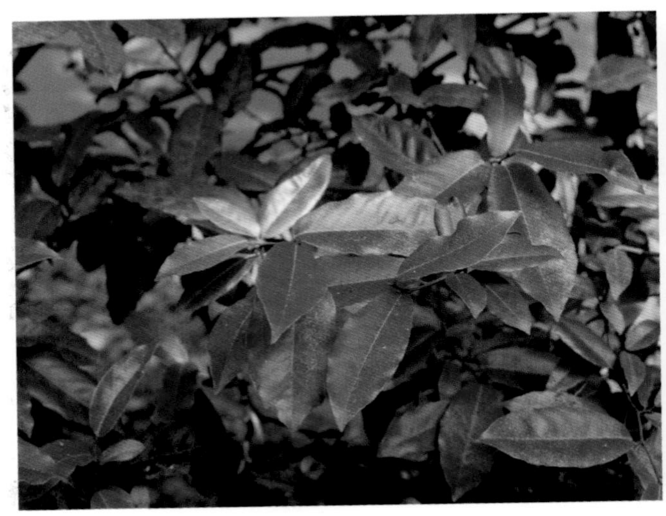

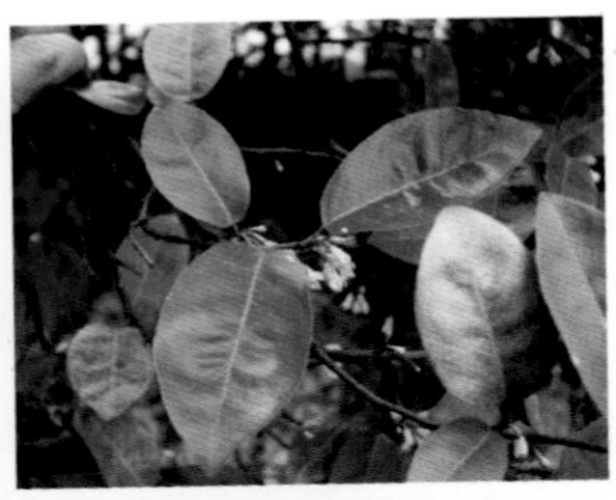

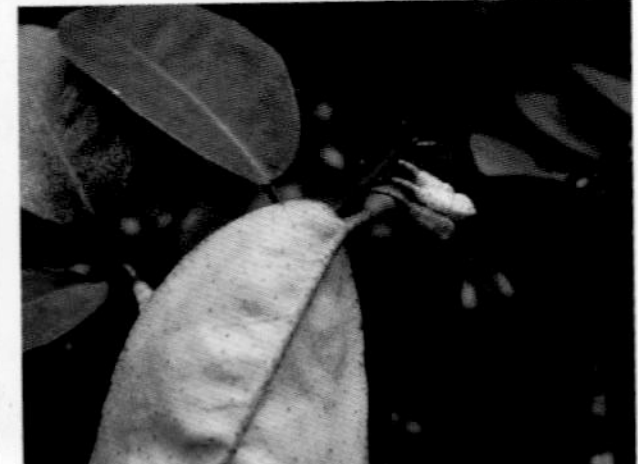

药材性状

胡颓子叶

叶片呈椭圆形或长圆形，长 5~10cm，宽 2~5cm，先端短尖，基部圆形，全缘或微波状，革质，上表面绿色或黄绿色，有光泽，有黑褐色鳞片，下表面被银白色星状毛，并散生鳞片，主脉密生黑褐色鳞片，叶常向下表面稍反卷，有时呈筒状。叶柄粗短，长 0.5~1.5cm，灰黑色。质稍硬脆。气微，味微涩。

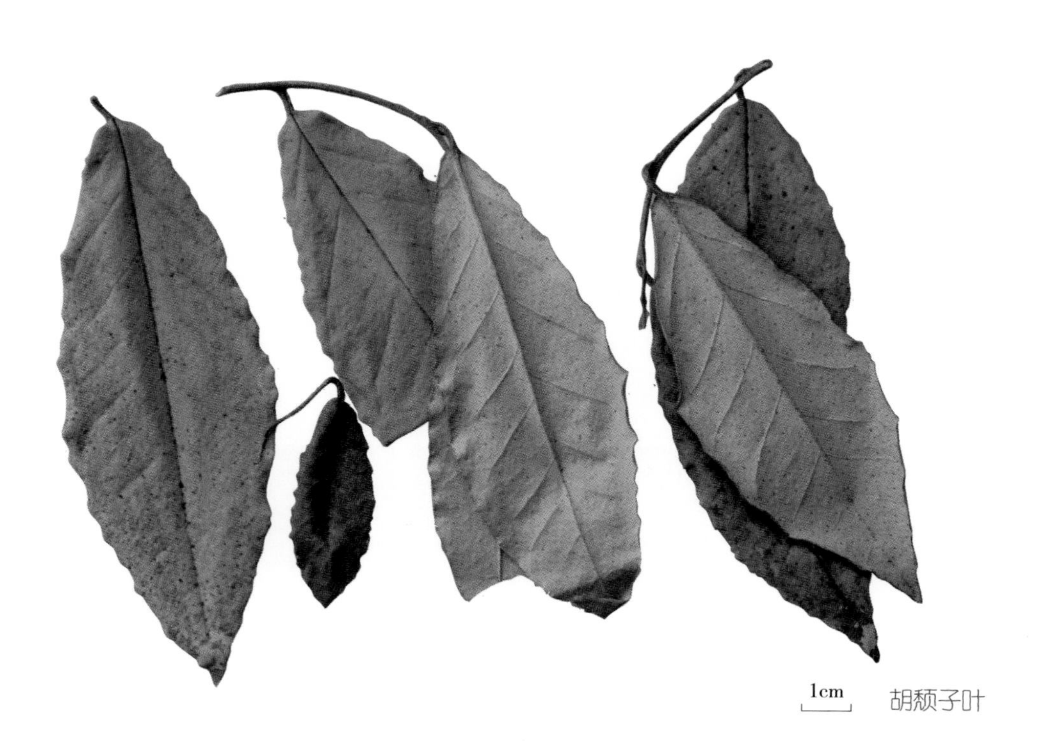

胡颓子叶

性味	酸，平。
功效	敛肺，平喘，止咳。
主治	肺虚，咳嗽气喘，咯血等。
用量用法	9~15g。

瑞香科

★ 白木香 *Aquilaria sinensis* (Lour.) Gilg

别名：土沉香、女儿香。| 药材名：沉香（含有树脂的木材）。

植物形态

常绿大乔木，高达 15m，有香气。树皮灰褐色。叶互生，革质，长卵形、倒长卵形或椭圆形，全缘，下表面及叶柄被伏贴绒毛，后渐无毛。伞形花序顶生和腋生；小花梗长 0.5~1.2cm，被灰白色绒毛；花黄绿色，被绒毛；花被钟形，花被管长 2~3mm，先端 5 裂，长圆形；雄蕊 10 枚，着生于花被筒喉部；子房卵形，2 室，通常只有胚珠 1 枚。蒴果木质，扁倒卵形，下垂，密被灰色毛，花被宿存。花期 4~5 月，果期 7~8 月。

生境分布：生于疏林酸性黄壤土或荒山中。分布于台湾、广东、海南、广西等地。

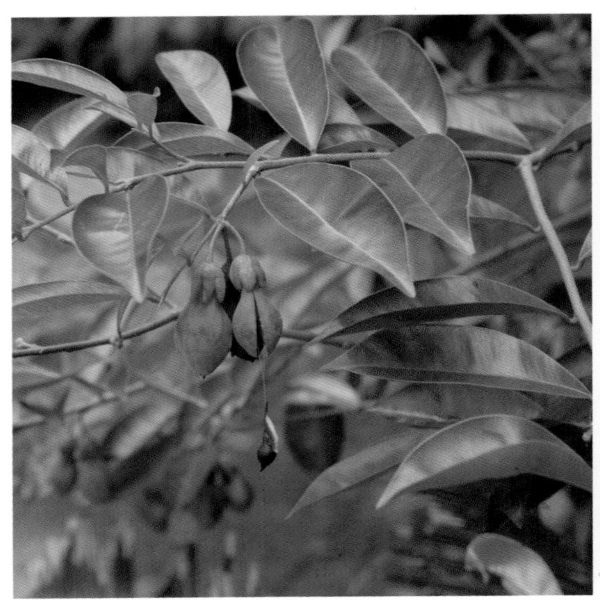

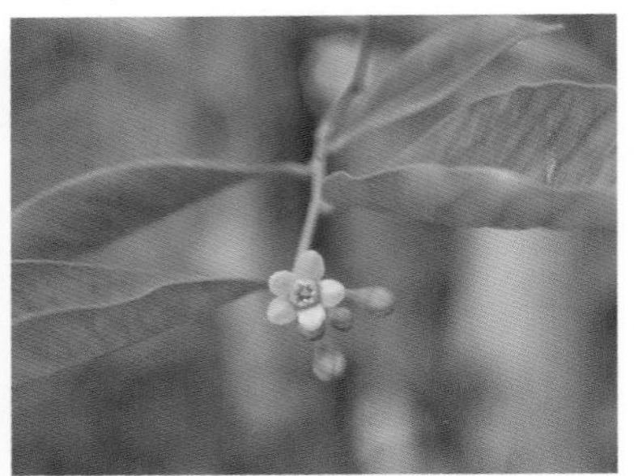

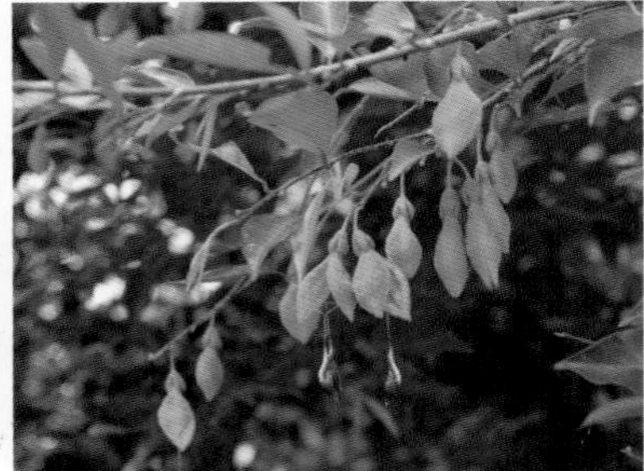

药材性状

沉香

不规则块状、片状或盔帽状，有的为小碎块。表面凹凸不平，有刀痕，偶有孔洞，可见黑褐色树脂与黄白色木部相间的斑纹，孔洞及凹窝表面多呈朽木状。质较坚实，断面刺状。气芳香，味苦。

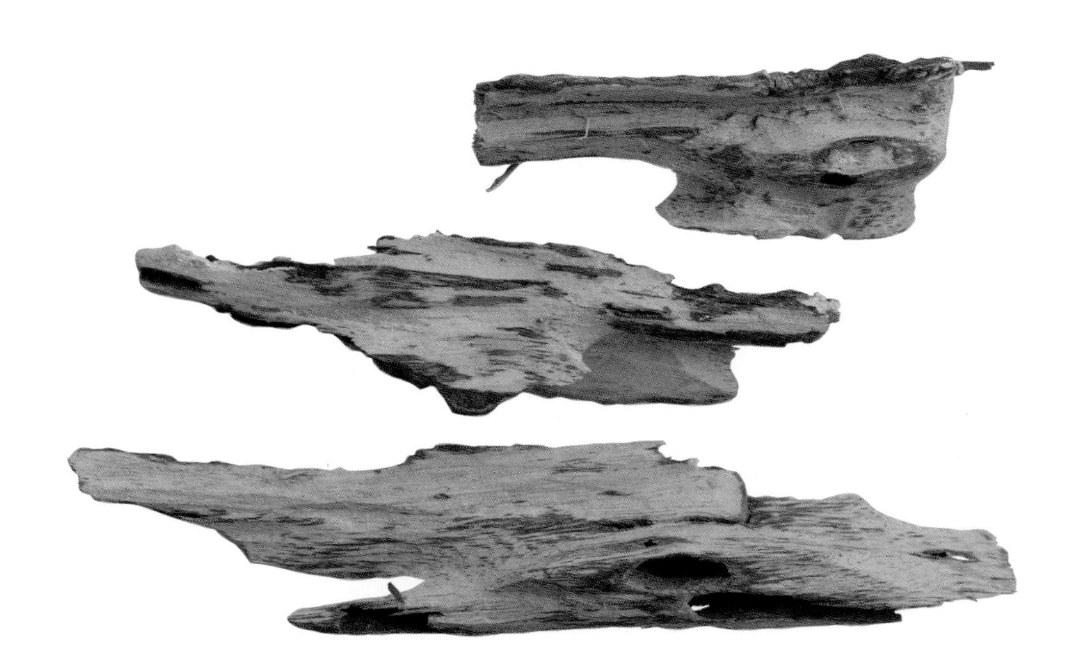

沉香

性味	辛、苦，微温。
功效	行气止痛，温中止呕，纳气平喘。
主治	胸腹胀闷疼痛，胃寒呕吐呃逆，肾虚气逆喘急。
用量用法	1~5g，后下。

了哥王 *Wikstroemia indica* C. A. Mey.

别名： 南岭荛花、山络麻、红灯笼。| **药材名：** 了哥王（根）。

植物形态

半常绿小灌木，全体平滑无毛。茎皮多长韧纤维，不易折断；幼枝红褐色。单叶对生，叶片薄革质，倒卵形或长椭圆形，全缘，侧脉多数，极纤细，干时褐色。花绿黄色，通常数朵簇生于枝端，总花梗长 10mm；花被管状，管部细长，长约 8 mm，顶端 4 裂；雄蕊 8 枚，花丝短，花药椭圆形；花盘 2 深裂或为 4 枚鳞片；子房倒卵形，1 室，柱头圆头状。浆果状核果卵形或椭圆形，熟时红色。花期 5~9 月，果期 6~12 月。

生境分布： 生于山坡草地、灌木丛中。分布于浙江、江西、福建、台湾、湖南、广东、海南、广西、贵州、云南等地。

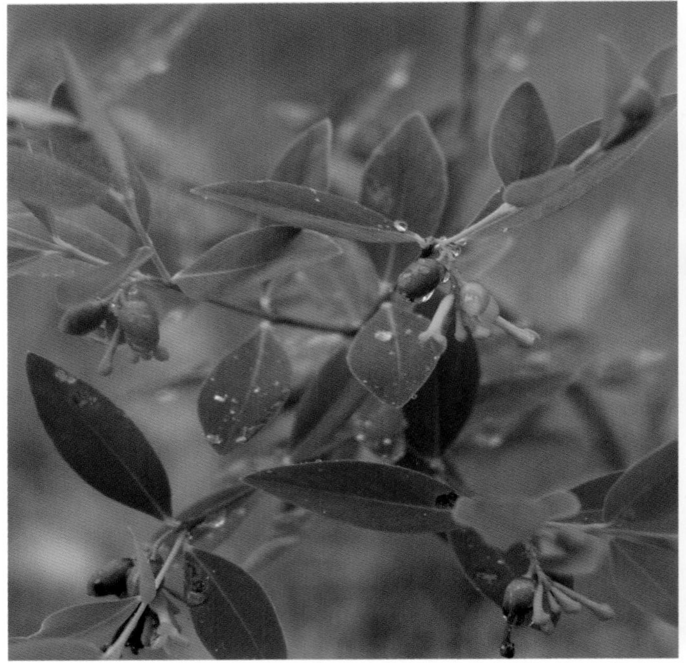

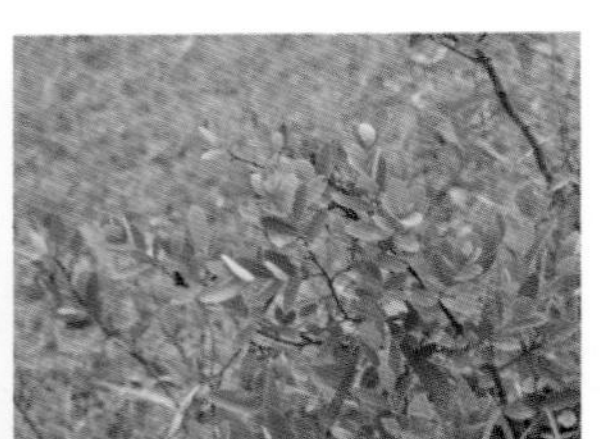

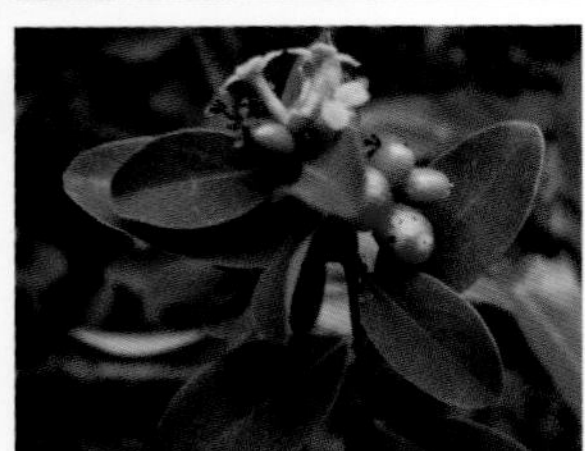

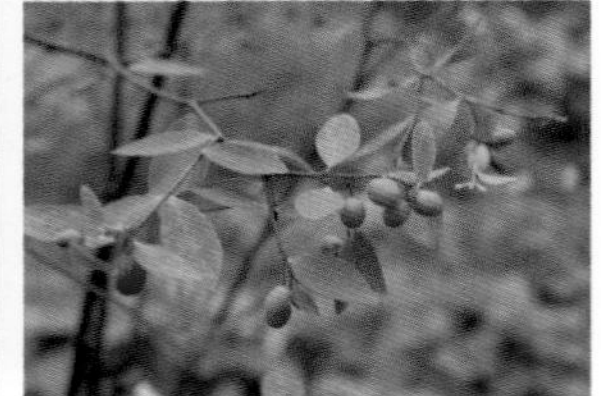

药材
性状

了哥王

根呈长圆柱形，弯曲，老根常有分枝，长达40cm，直径0.5~3cm。表面黄棕色或暗棕色，常有略突起的支根痕和不规则浅皱纹。质坚韧，断面皮部类白色，厚1.5~4mm，纤维性强，木质部淡黄色，木射线甚密。气微，味微苦、甘，后有持久的灼热不适感。

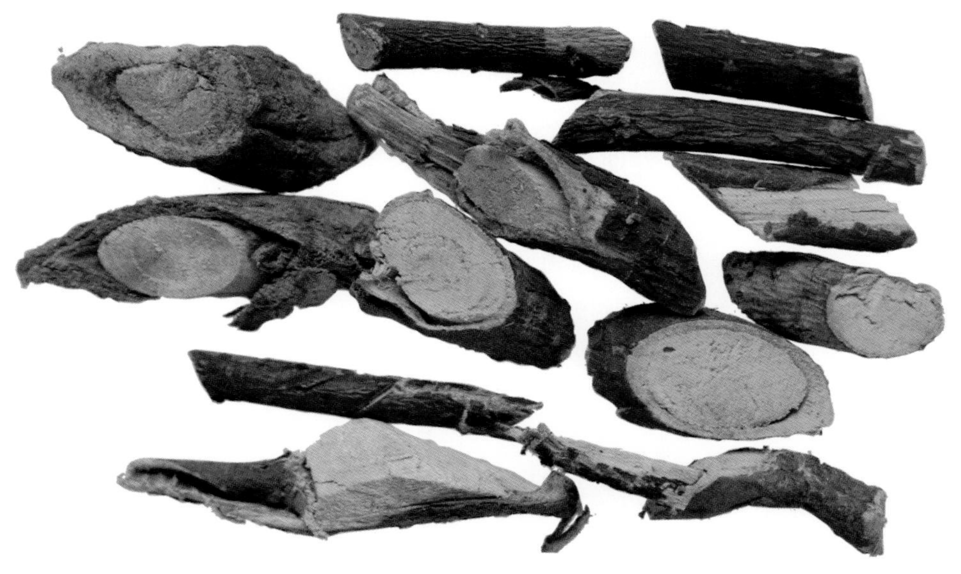

1cm 了哥王

性味	苦、辛，寒。
功效	清热解毒，消肿散结，止痛。
主治	瘰疬，痈肿，风湿痛，肺炎，气管炎，跌打损伤等。
用量用法	3~9g。外用适量。

使君子科

★ 使君子 *Quisqualis indica* L.

别名： 留球子、索子果。| **药材名：** 使君子（果实）。

植物形态

落叶藤状灌木，高 2~8m。嫩枝和幼叶有黄褐色短柔毛。叶对生；叶片薄纸质，矩圆形、椭圆形至卵形，两面有黄褐色短柔毛，脉上尤多；叶柄下部宿存成硬刺状，被毛。穗状花序顶生，下垂；花两性；萼筒绿色，细管状，长达 7cm，绿色，顶端 5 齿，具柔毛；花瓣 5 片，矩圆形至倒卵状矩圆形，由白变淡红；雄蕊 10 枚，排列成 2 轮。果近橄榄核状，有 5 条棱，熟时黑色，有 1 颗白色种子。花期初夏，果期秋末。

生境分布： 生于海拔 1500m 以下的平地、山坡、路旁等向阳灌丛中，亦有栽培。分布于江西、福建、台湾、湖南、广东、海南、广西、云南、贵州、四川等地。

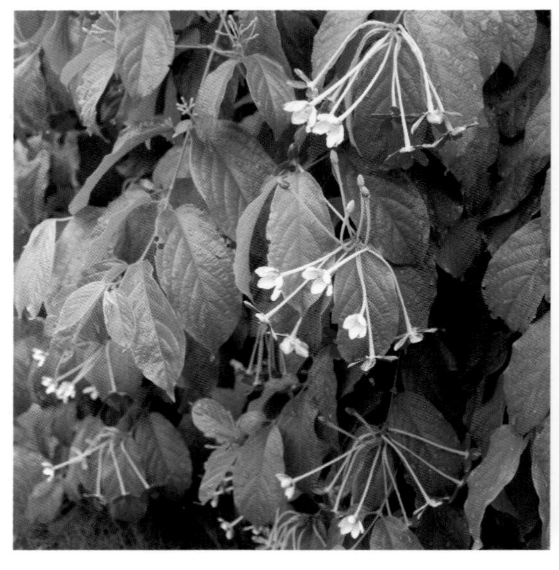

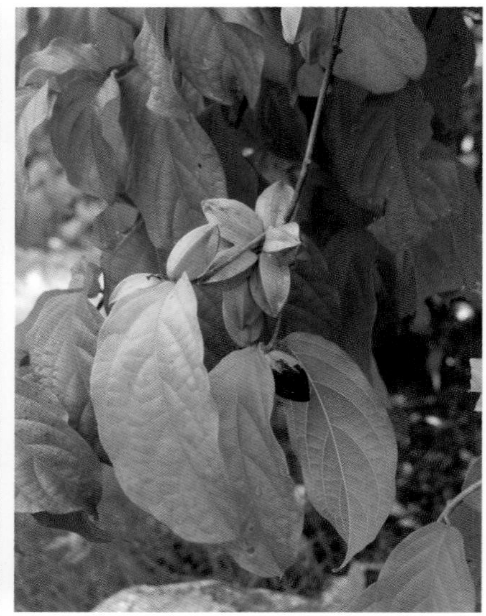

药材性状

使君子

椭圆形或卵圆形，具5条纵棱，偶有4~9条棱，长2.5~4cm，直径约2cm。表面黑褐色至紫黑色，平滑，微具光泽。顶端狭尖，基部钝圆，有明显圆形的果梗痕。质坚硬，横切面多呈五角星形，棱角处壳较厚，中间呈类圆形空腔。种子长椭圆形或纺锤形，长约2cm，直径约1cm；表面棕褐色或黑褐色，有多数纵皱纹；种皮薄，易剥离；子叶2枚，黄白色，有油性，断面有裂纹。气微香，味微甜。

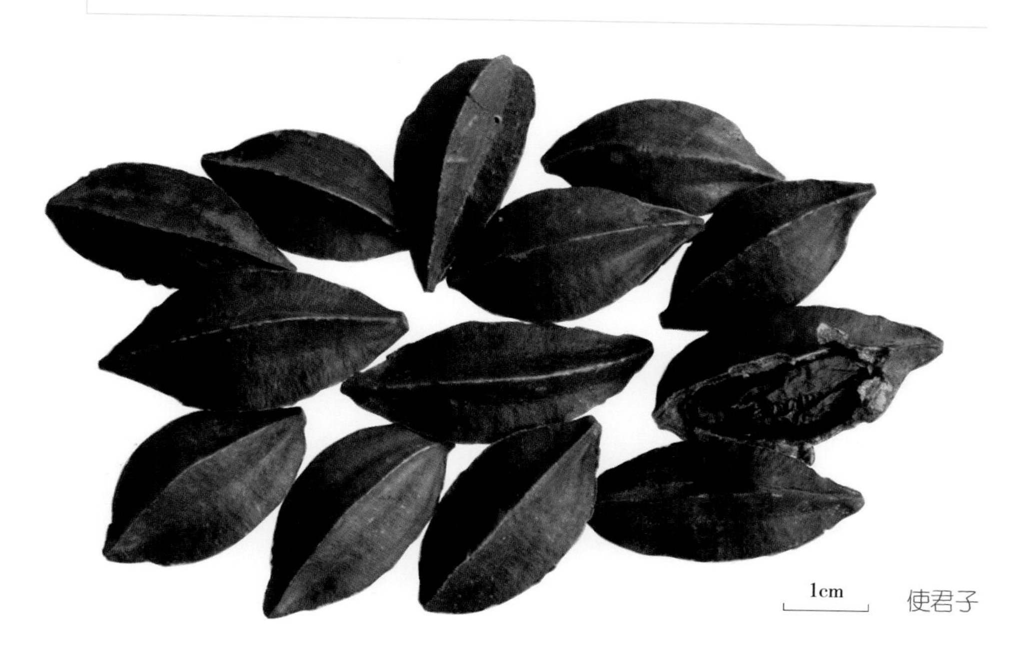

使君子

性味	甘，温。
功效	杀虫消积。
主治	蛔虫病，蛲虫病，虫积腹痛，小儿疳积。
用量用法	使君子9~12g，捣碎入煎剂；使君子仁6~9g，多入丸、散或单用，1~2次分服。小儿每岁1~1.5粒，炒香嚼服，1日总量不超过20粒。

山茱萸科

★ 山茱萸 *Cornus officinalis* Sieb. et Zucc.

别名：萸肉、药枣。| 药材名：山茱萸（果肉）。

植物形态

落叶灌木或乔木。枝黑褐色。叶对生，卵形至椭圆形，稀卵状披针形，上表面疏生平贴毛，下表面毛较密，脉腋具黄褐色髯毛。伞形花序先叶开放，腋生，下具4枚小型苞片；苞片卵圆形，褐色；花黄色；花萼4裂，裂片宽三角形；花瓣4片，卵形；花盘环状，肉质。核果椭圆形，成熟时红色。花期3~4月，果期9~10月。

生境分布：生于海拔400~1500（~2100）m的林下、林缘、山坡。分布于陕西、山西、河南、山东、安徽、浙江、四川等地。

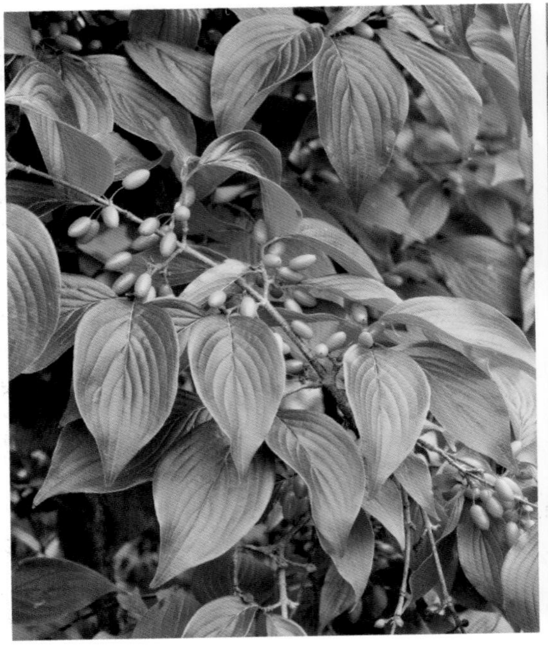

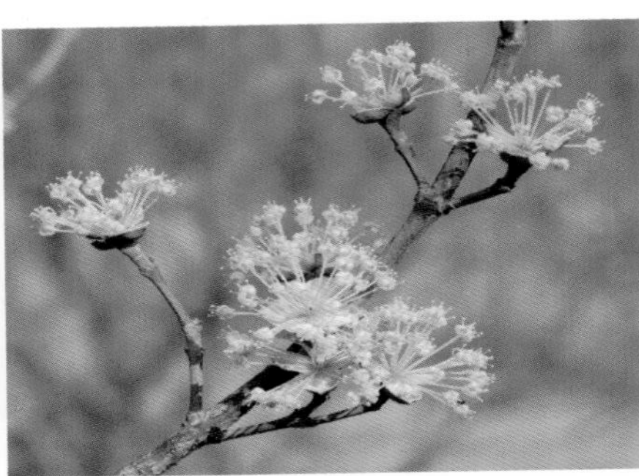

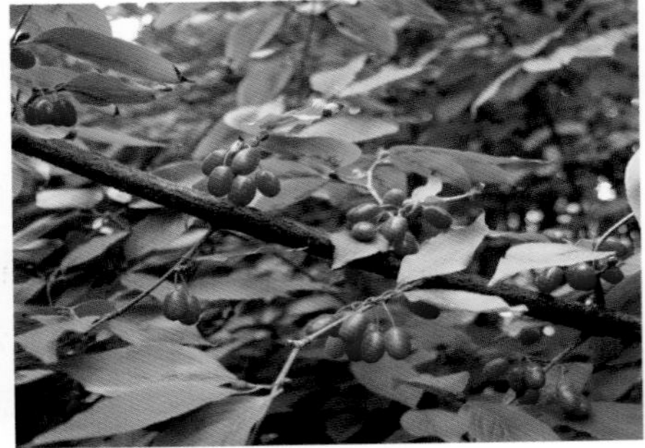

药材性状

山茱萸

不规则的片状或囊状，长 1~1.5cm，宽 0.5~1cm。表面紫红色至紫黑色，皱缩，有光泽。顶端有的有圆形宿萼痕，基部有果梗痕。质柔软。气微，味酸、涩、微苦。

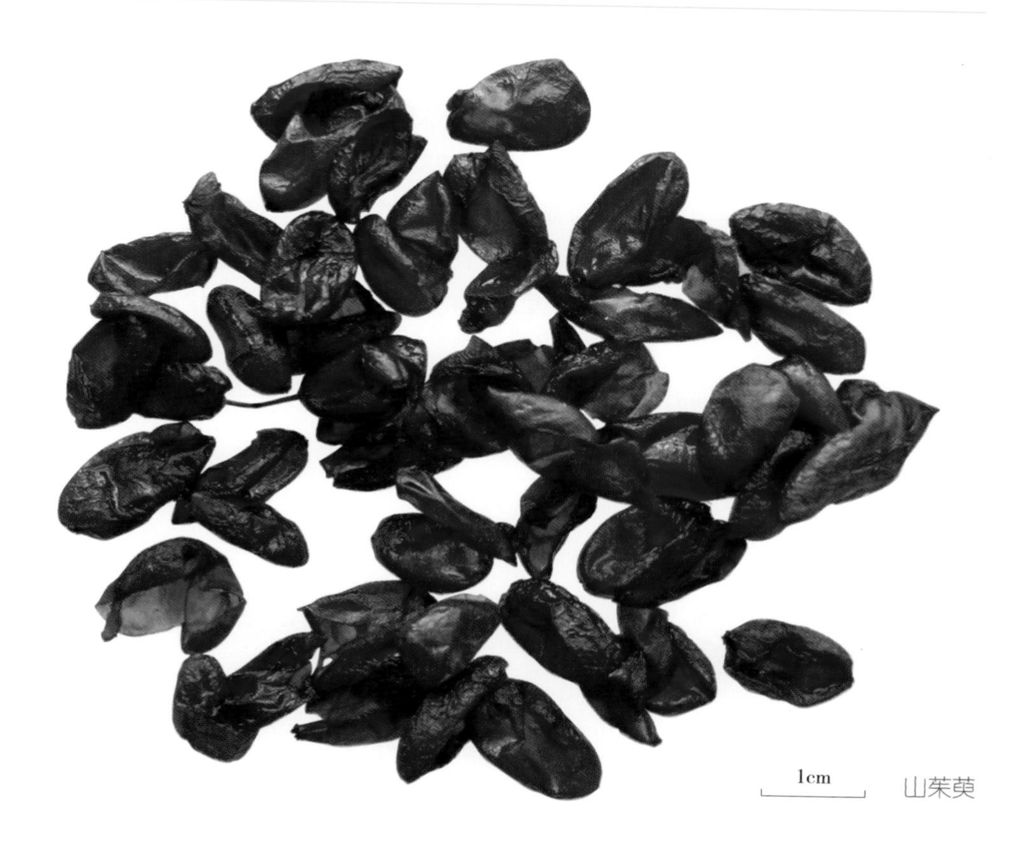

山茱萸

性味	酸、涩，微温。
功效	补益肝肾，收涩固脱。
主治	眩晕耳鸣，腰膝酸痛，阳痿遗精，遗尿尿频，崩漏带下，大汗虚脱，内热消渴。
用量用法	6~12g。

桑寄生科

★ 桑寄生 *Taxillus chinensis* (DC.) Danser

别名：广寄生、寄生茶。| 药材名：桑寄生（带叶茎枝）。

植物形态

常绿寄生小灌木，高达 1m。老枝无毛，茎黄绿色或绿色，常 2~3 叉状分枝，节部膨大，节间圆柱形，具灰黄色皮孔。叶对生或近对生；叶片卵形或椭圆形，全缘，主脉两面明显突起，侧脉 4~5 对，稍明显。通常 1~2 个花序生于叶腋，被红褐色星状毛；总花梗长 4~5mm，花梗长 5~7mm；苞片鳞片状；花萼近球形；花冠狭管状，柔弱，稍弯曲，紫红色，裂片 4 枚，外展；雄蕊 4 枚，生于裂片上；子房 1 室，花柱具 4 条棱。果椭圆形，长 6~9mm，直径 4~6mm，具小瘤体及疏毛。花期 4~10 月。

生境分布：寄生于多种树上。分布于福建、台湾、广东、广西等地。

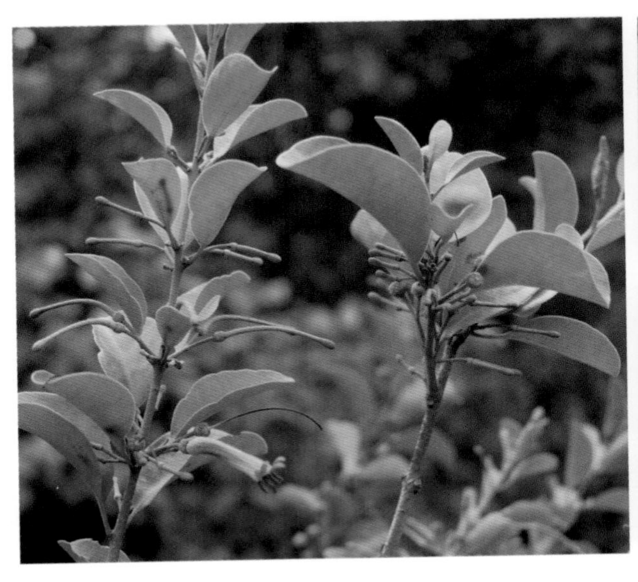
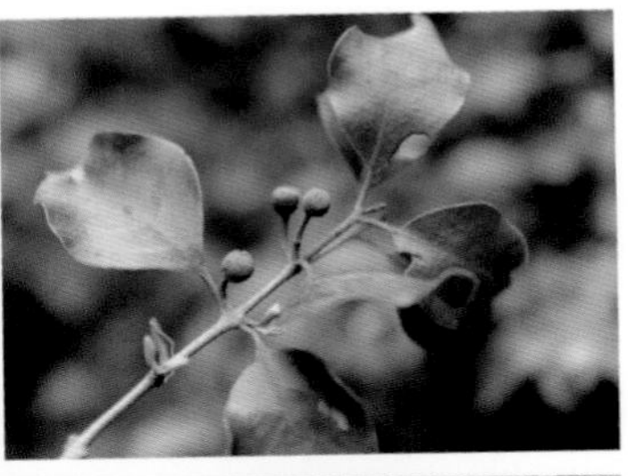
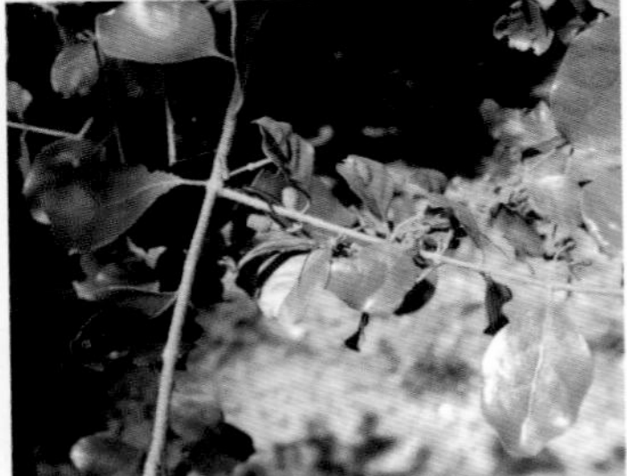

药材性状

桑寄生

茎枝呈圆柱形，长 3~4cm，直径 0.2~1cm；表面红褐色或灰褐色，具细纵纹，并有多数细小突起的棕色皮孔，嫩枝有的可见棕褐色茸毛；质坚硬，断面不整齐，皮部红棕色，木部色较浅。叶多卷曲，具短柄；叶片展平后呈卵形或椭圆形，长 3~8cm，宽 2~5cm，表面黄褐色，幼叶被细茸毛，先端钝圆，基部圆形或宽楔形，全缘；革质。气微，味涩。

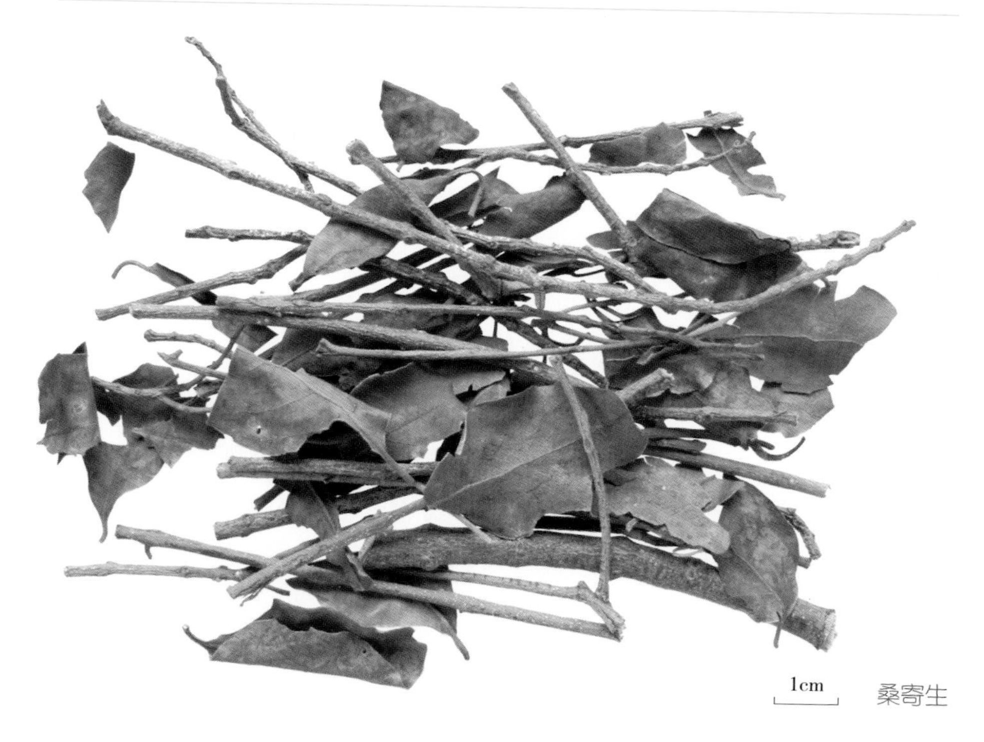

桑寄生

性味	苦、甘，平。
功效	祛风湿，补肝肾，强筋骨，安胎元。
主治	风湿痹痛，腰膝酸软，筋骨无力，崩漏经多，妊娠漏血，胎动不安，头晕目眩。
用量用法	9~15g。

★ 槲寄生 *Viscum coloratum* (Komar.) Nakai

别名：冬青、桑寄生。| **药材名：**槲寄生（带叶茎枝）。

植物形态

灌木，高 0.3~0.8m。茎、枝均圆柱形，二歧或三歧分枝，稀多歧分枝，节稍膨大。叶对生，稀 3 枚轮生；叶片厚革质或革质，长椭圆形至椭圆状披针形，基出脉 3~5 条；叶柄短。花雌雄异株。雄花序聚伞状；总苞舟形，长 5~7mm，通常具花 3 朵；雄花花蕾时卵球形，萼片 4 枚，卵形；花药椭圆形。雌花序聚伞式穗状；具花 3~5 朵；苞片阔三角形，初具细缘毛，稍后变全缘；雌花花蕾时长卵球形；花托卵球形，萼片 4 枚，三角形。果球形。花期 4~5 月，果期 9~11 月。

生境分布：生于海拔 500~2200m 的阔叶林中，寄生于榆、杨、椴及其他属的植物上。分布于除新疆、西藏、云南、广东外的各地。

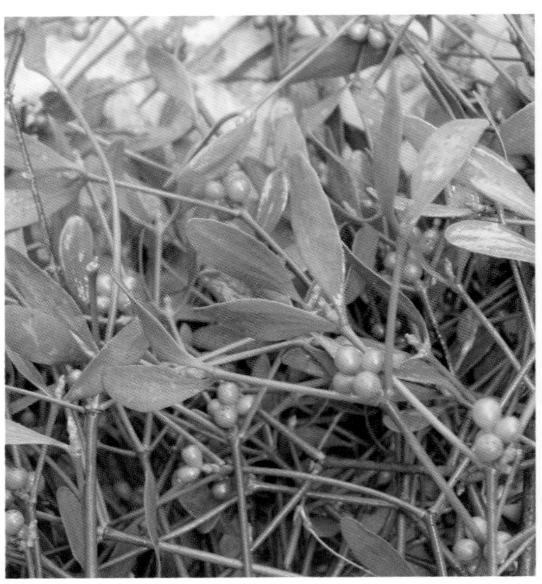

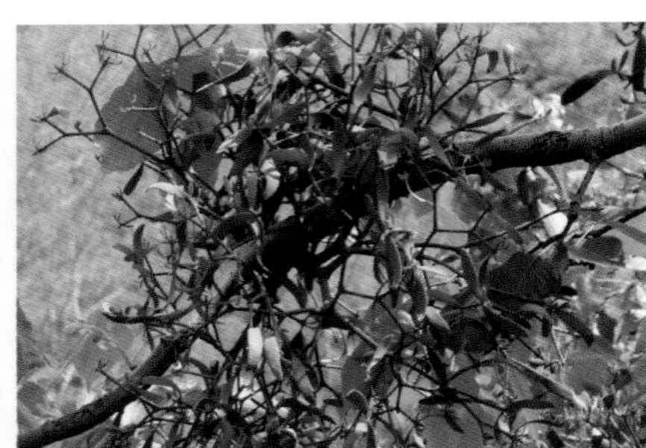

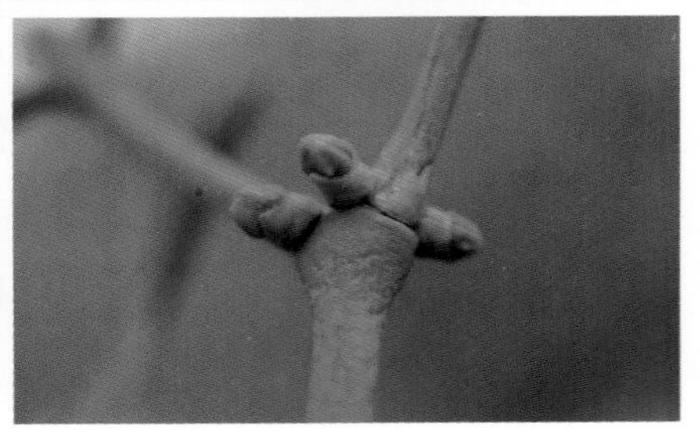

药材性状

槲寄生

茎枝呈圆柱形，2~5叉状分枝，长约30cm，直径0.3~1cm；表面黄绿色、金黄色或黄棕色，有纵皱纹；节膨大，节上有分枝或枝痕；体轻，质脆，易折断，断面不平坦，皮部黄色，木部色较浅，射线放射状，髓部常偏向一边。叶对生于枝梢，易脱落，无柄；叶片呈长椭圆状披针形，长2~7cm，宽0.5~1.5cm，先端钝圆，基部楔形，全缘，表面黄绿色，有细皱纹，主脉5出，中间3条明显；革质。浆果球形，皱缩。气微，味微苦，嚼之有黏性。

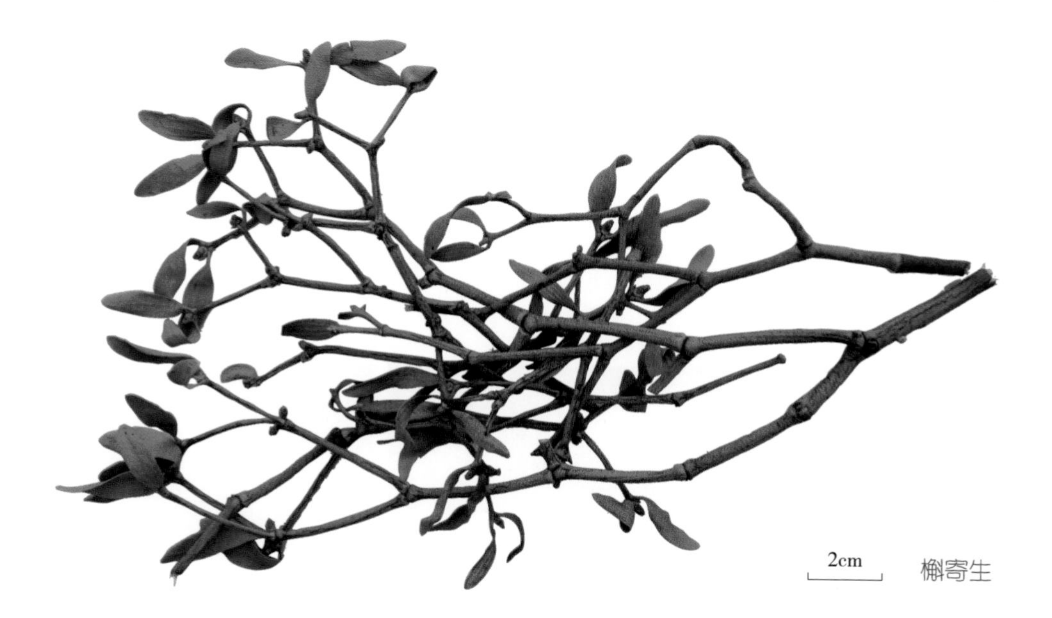

槲寄生

性味	甘，平。
功效	祛风湿，补肝肾，强筋骨，安胎元。
主治	风湿痹痛，腰膝酸软，筋骨无力，崩漏经多，妊娠漏血，胎动不安，头晕目眩。
用量用法	9~15g。

冬青科

★ 岗梅 *Ilex asprella* Champ. ex Benth.

别名：梅叶冬青。| 药材名：岗梅（根）。

植物形态

落叶灌木，高 1~3 m。根细长，黄白色。树皮青绿色；茎多分枝，枝上生多数皮孔。单叶互生；叶柄长 6~10 mm；叶片卵形或卵状椭圆形，边缘有小锯齿，上表面无毛或仅在脉上被毛，鲜时折断中脉有胶状细丝相连。花小，白色或黄绿色，雌雄异株。雄花 2~3 朵；花 4~5 数；萼片卵形，边缘有睫毛；雌花单生于叶腋，4~6 数；子房近圆形。浆果球形，成熟时红色，有纵棱，先端有宿存花柱，背部有深槽，内果皮骨质。花期 4~5 月，果期 7~8 月。

生境分布：生于荒山坡、疏林下或灌木丛中。分布于江西、福建、湖南、广东、广西等地。

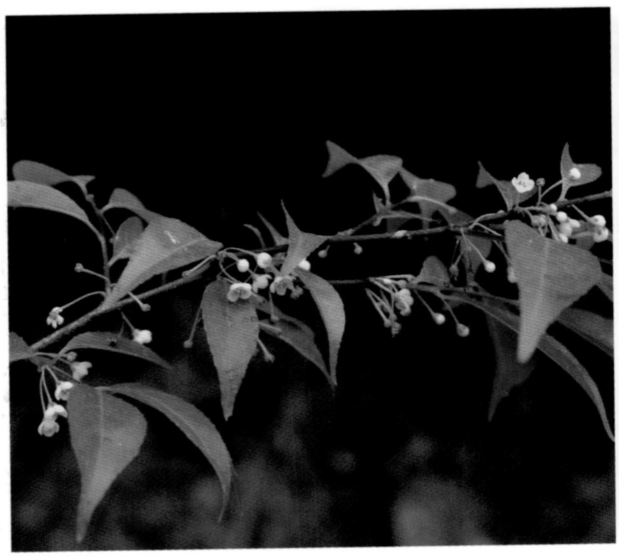

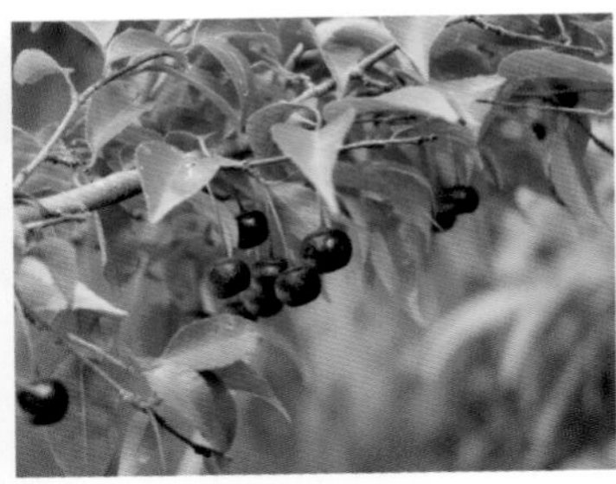

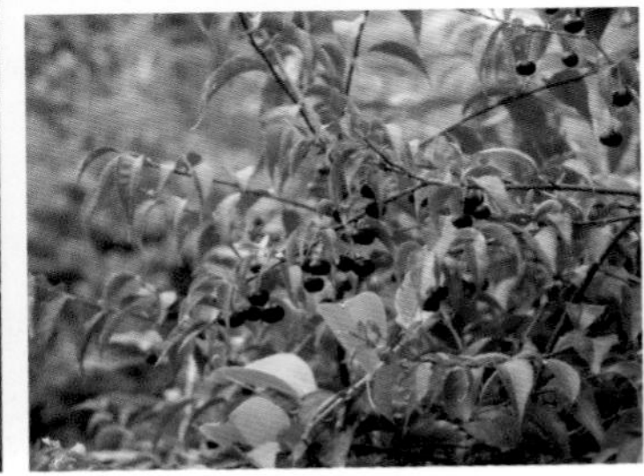

药材性状

岗梅

圆柱形，稍弯曲，有分枝，长30~50cm，直径1.5~3cm；表面灰黄色至灰褐色，有纵皱纹及须根痕。商品为近圆形片或段，皮部较薄，木部较宽，淡黄色，可见放射状纹理及多数不规则环纹。质坚硬，不易折断。气微，味先苦后甜。

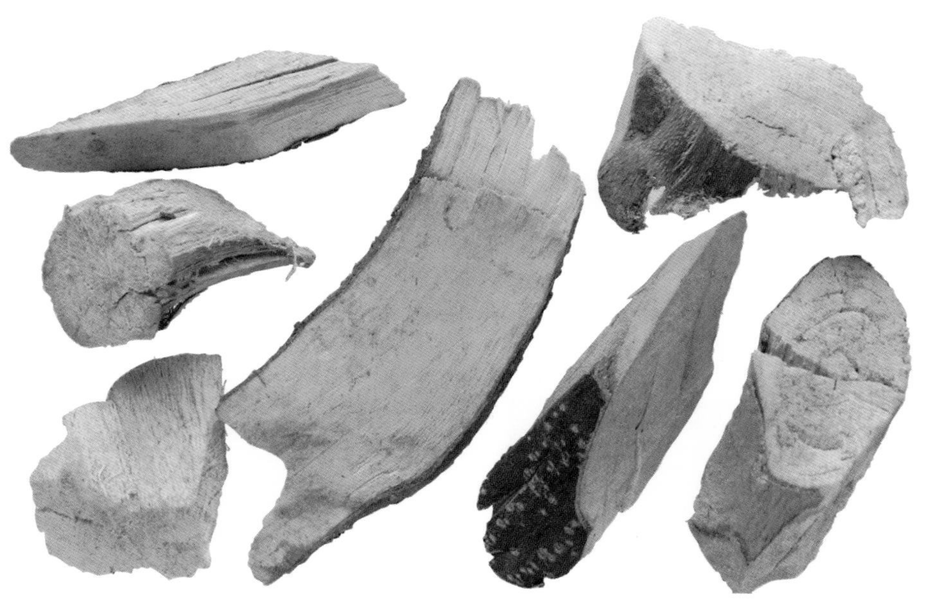

岗梅

性味	苦、甘，寒。
功效	清热解毒，生津，活血。
主治	感冒发热，舌干口渴，扁桃体炎，咽喉炎，气管炎，百日咳，肠炎，痢疾，传染性肝炎，跌打损伤，痈疖肿毒等。
用量用法	15~30g。外用适量。

★ 冬青 *Ilex chinensis* Sims

别名：红冬青、油叶树、顶树子。| **药材名：**四季青（叶）。

植物形态

常绿乔木，高达13m。幼枝被微柔毛。叶片椭圆形或狭长椭圆形，稀卵形，具圆齿，无毛，侧脉6~9对。复聚伞花序单生于叶腋。雄花序梗长0.7~1.4cm；花淡紫或紫红色，4~5基数；花萼裂片宽三角形；花瓣卵形；退化子房圆锥状。雌花序为1~2回聚伞花序，具花3~7朵；花被同雄花；退化雄蕊长为花瓣1/2。果长球形，熟时红色，分核4~5粒，窄披针形，背面平滑，凹形。花期4~6月，果期7~12月。

生境分布：生于海拔500~1000m的山坡常绿阔叶林中或林缘。分布于安徽、浙江、江西、福建、台湾、湖北、湖南、广东、广西、云南，以及江苏南部、河南东南部等地。

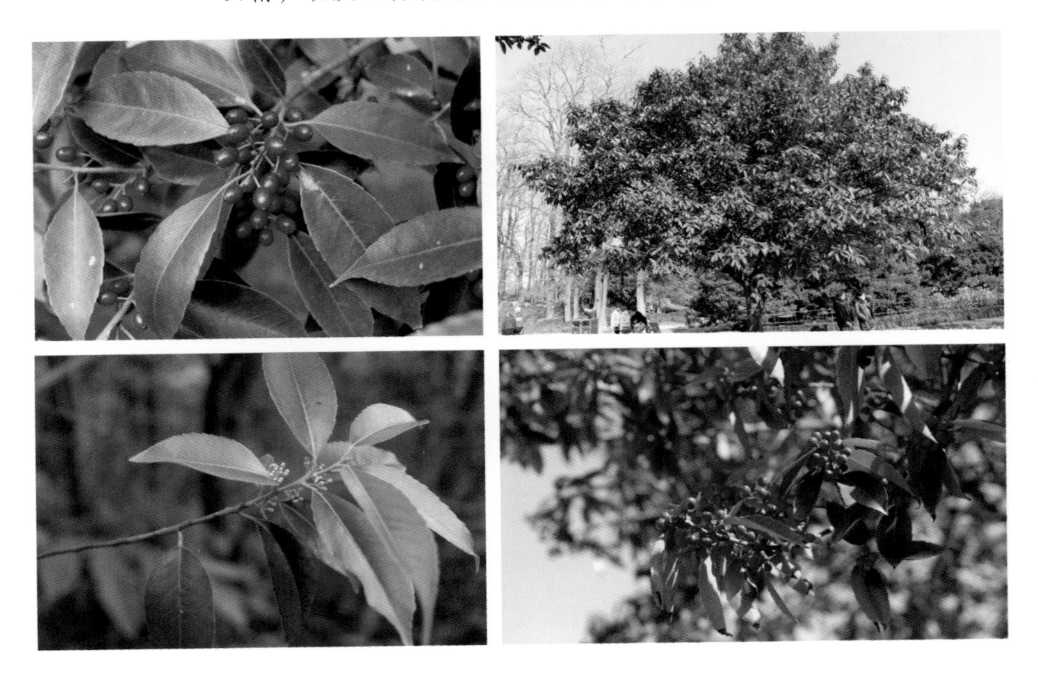

药材性状

四季青

椭圆形或狭长椭圆形，长6~12cm，宽2~4cm，先端急尖或渐尖，基部楔形，边缘具疏浅锯齿。上表面棕褐色或灰绿色，有光泽；下表面色较浅。叶柄长0.5~1.8cm。革质。气微清香，味苦、涩。

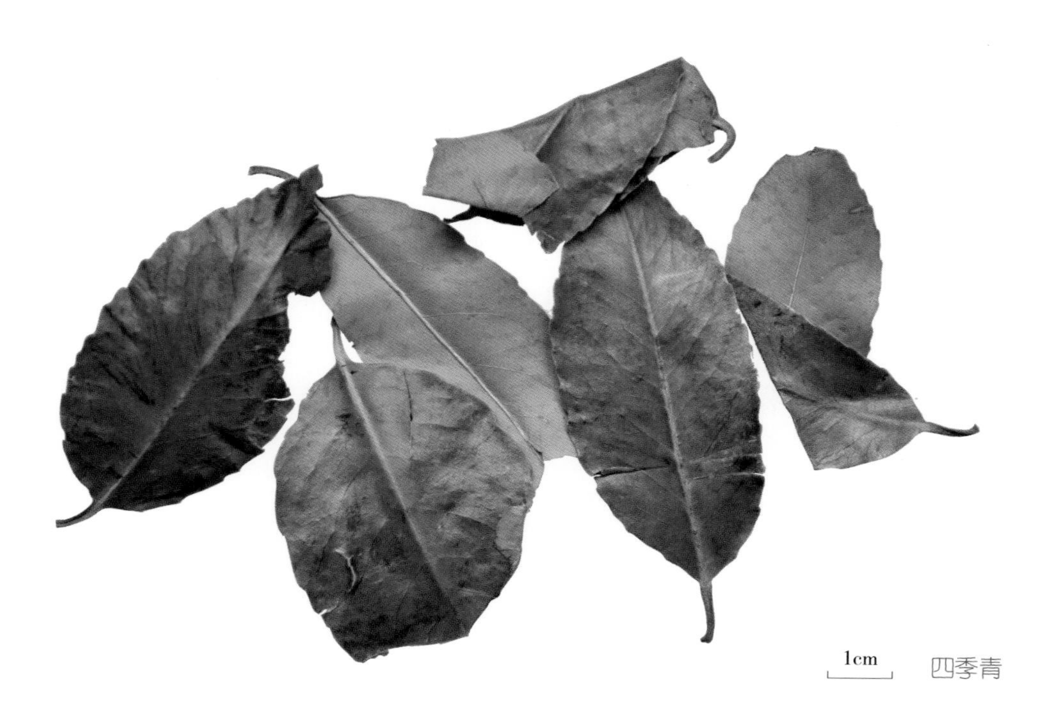

1cm 四季青

性味	苦、涩，凉。
功效	清热解毒，消肿祛瘀。
主治	肺热咳嗽，咽喉肿痛，痢疾，胁痛，热淋，烧烫伤，皮肤溃疡。
用量用法	15~60g。外用适量，水煎外涂。

大戟科

★余甘子 *Phyllanthus emblica* L.

别名：柚柑、滇橄榄。| 药材名：余甘子（果实）。

植物形态

落叶灌木或小乔木，高1~8m。单叶互生，无柄，密集为2列；托叶红棕色；叶片长圆形，全缘，两面黄绿色。花单性同株，细小，团伞花序，通常有数朵雄花和1朵雌花；花萼6枚，黄色，倒卵状长圆形；无花瓣；雄花有短柄，雄蕊3~5枚，花盘腺体6个，三角形；雌花近无柄，花盘杯状，子房3室。蒴果球形或扁圆形，具6条棱，成熟时淡黄色或带紫红色，干后开裂成6瓣。花期4~5月，果期9~11月。

生境分布：生于山坡、灌丛中或路旁。分布于福建、台湾、广东、海南、广西、贵州、四川、云南等地。

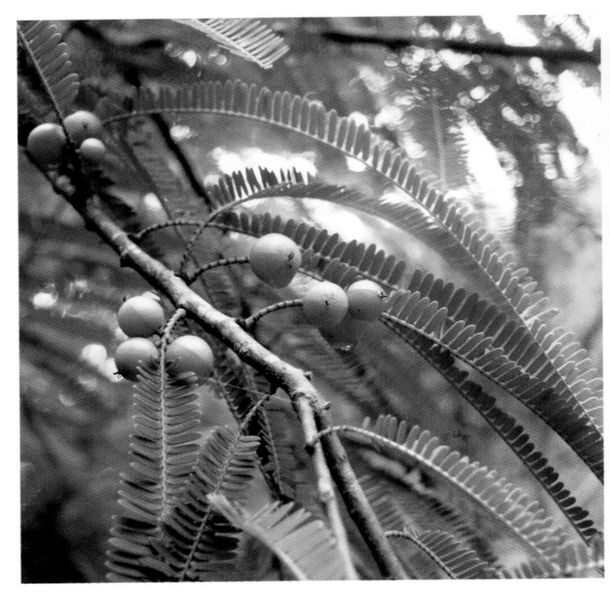

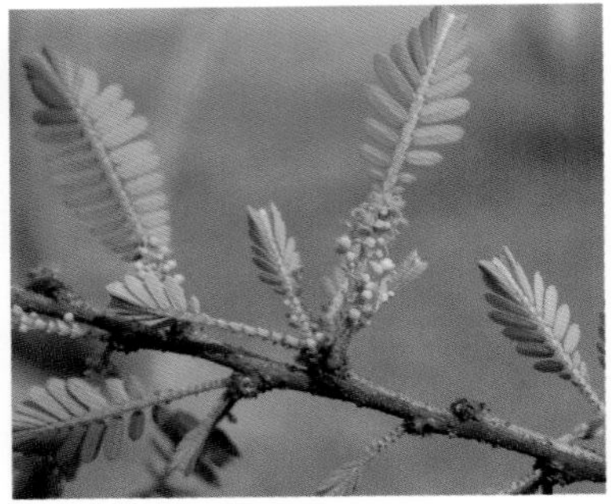

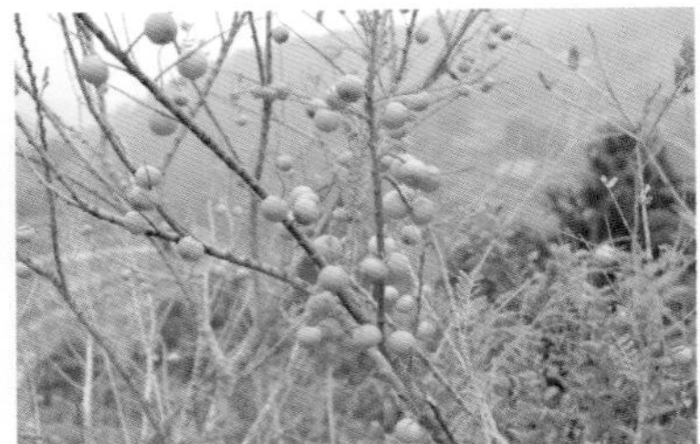

药材性状

余甘子

球形或扁球形，直径 1.2~2cm。表面棕褐色至墨绿色，有浅黄色颗粒状突起，具皱纹及不明显的 6 条棱，果梗长约 1mm。外果皮厚 1~4mm，质硬而脆。内果皮黄白色，硬核样，表面略具 6 条棱，背缝线的偏上部有数条筋脉纹，干后可裂成 6 瓣，种子 6 粒，近三棱形，棕色。气微，味酸涩，回甜。

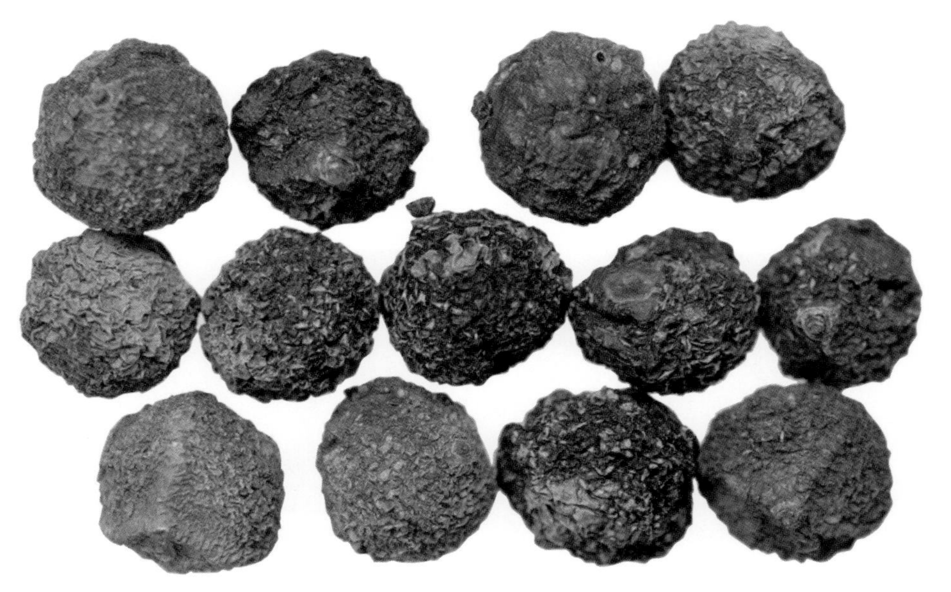

1cm

余甘子

性味	甘、酸、涩，凉。
功效	清热凉血，消食健胃，生津止咳。
主治	血热血瘀，消化不良，腹胀，咳嗽，喉痛，口干。
用量用法	3~9g，多入丸、散。

叶下珠 *Phyllanthus urinaria* Linn.

别名：叶底珠。| **药材名：**叶下珠（全草）。

植物形态

一年生草本，高达30cm。茎直立，分枝倾卧而后上升，具翅状纵棱。叶2列，互生，长椭圆形，先端斜或有小突尖，基部偏斜，两面无毛，几无柄；托叶小，披针形。花小，单性，雌雄同株，无花瓣。雄花2~3朵簇生于叶腋；萼片6枚；雄蕊3枚；花盘腺体6个，分离。雌花单生于叶腋，表面有小凸刺或小瘤体。花期4~6月，果期7~11月。

生境分布：生于山坡或路旁。分布于江苏、浙江、福建、湖南、江西、广东等地。

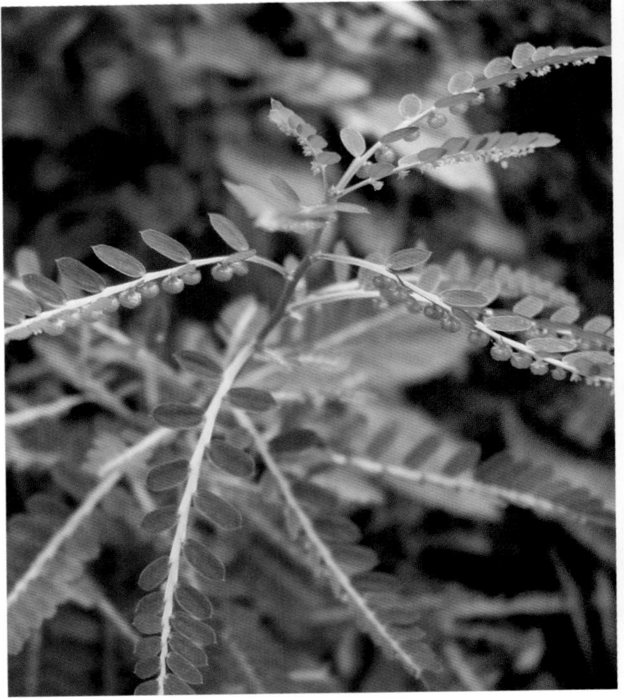

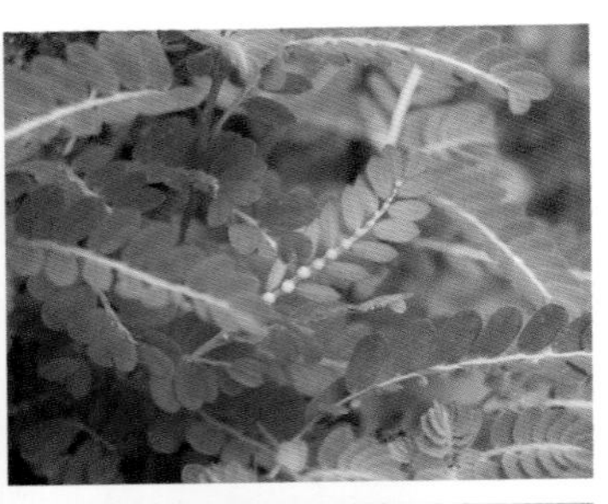

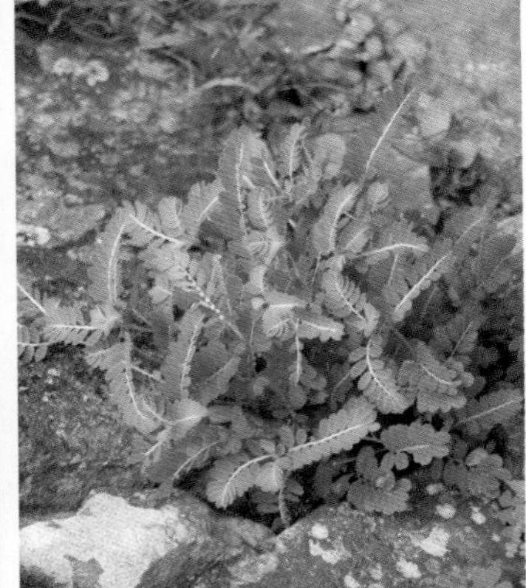

药材性状

叶下珠

长短不一，根茎外表浅棕色，主根不发达，须根有纵皱纹，灰棕色、灰褐色或棕红色；质脆易断，断面中空。茎、分枝具翅状纵棱。叶片薄而小，长0.5~1.5cm，完整者展平后呈长椭圆形，尖端有短突尖，基部圆形或偏斜，易脱落。花细小，腋生于叶背之下，多已干缩。有的带有三棱形状扁球形的黄棕色果实，其表面有小凸刺或小瘤体。气微香，味微苦。

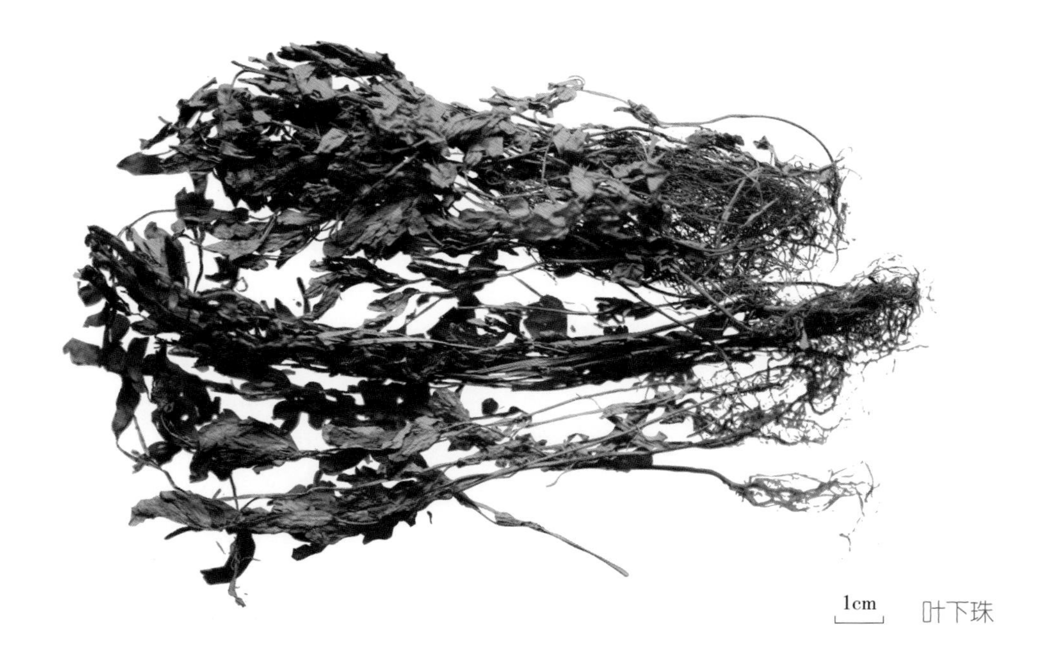

叶下珠

性味	微苦、甘，凉。
功效	清热利尿，明目，消积。
主治	肾炎水肿，泌尿系统感染、结石，肠炎，痢疾，黄疸型肝炎，青竹蛇咬伤。
用量用法	15~30g。

★ 月腺大戟 *Euphorbia ebracteolata* Hayata

药材名： 狼毒（根）。

植物形态

多年生草本，高 30~60cm。根肥厚肉质，呈纺锤形至圆锥形，有黄色乳汁。茎直立。叶互生，茎下部叶小，向上渐大；叶片长圆状披针形，全缘，中脉粗大。总花序腋生或顶生，通常顶生的有 5 枚伞梗，每伞梗再二叉状分枝，分枝先端具 2 枚较小苞片及 1 个杯状聚伞花序；杯状总苞具 5 枚裂片，具腺体 4 个，半月形。雌花 1 朵，仅具 1 枚雌蕊；花柱 3 个。蒴果三角状扁球形，无毛，无瘤状突起。花期 4~6 月，果期 5~7 月。

生境分布： 生于山坡、草地或林下。分布于河南、山东、江苏、安徽、浙江、福建、湖北、湖南、陕西、四川等地。

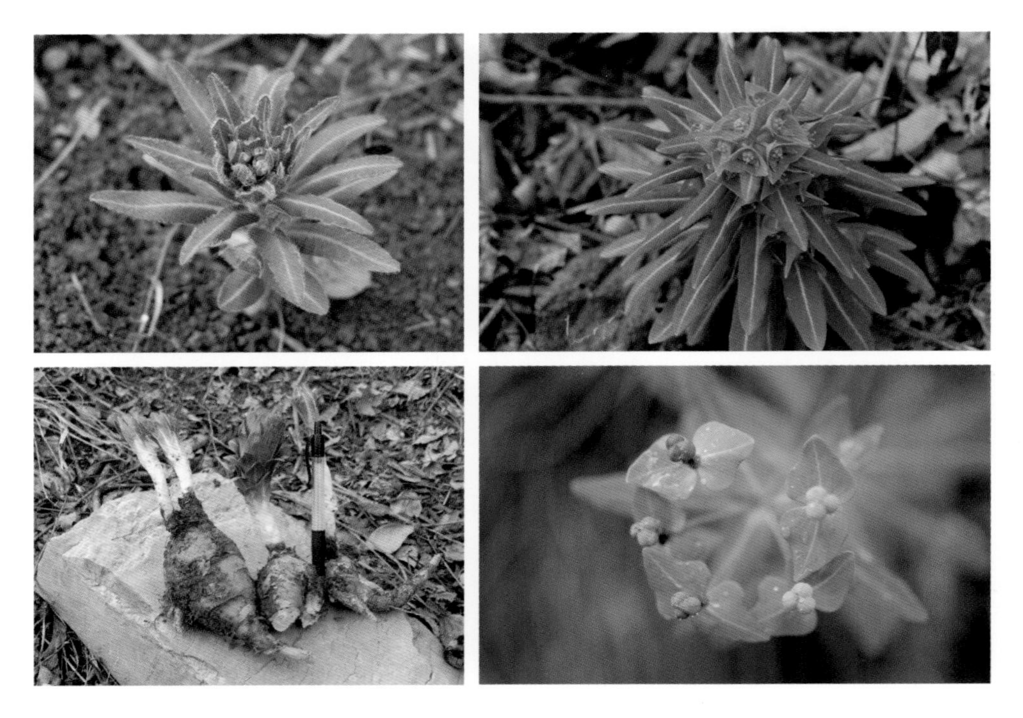

药材性状

狼毒

类圆形或长圆形块片，直径1.5~8cm，厚0.3~4cm。外皮薄，黄棕色或灰棕色，易剥落而露出黄色皮部。切面黄白色，有黄色不规则大理石样纹理或环纹。体轻，质脆，易折断，断面有粉性。气微，味微辛。

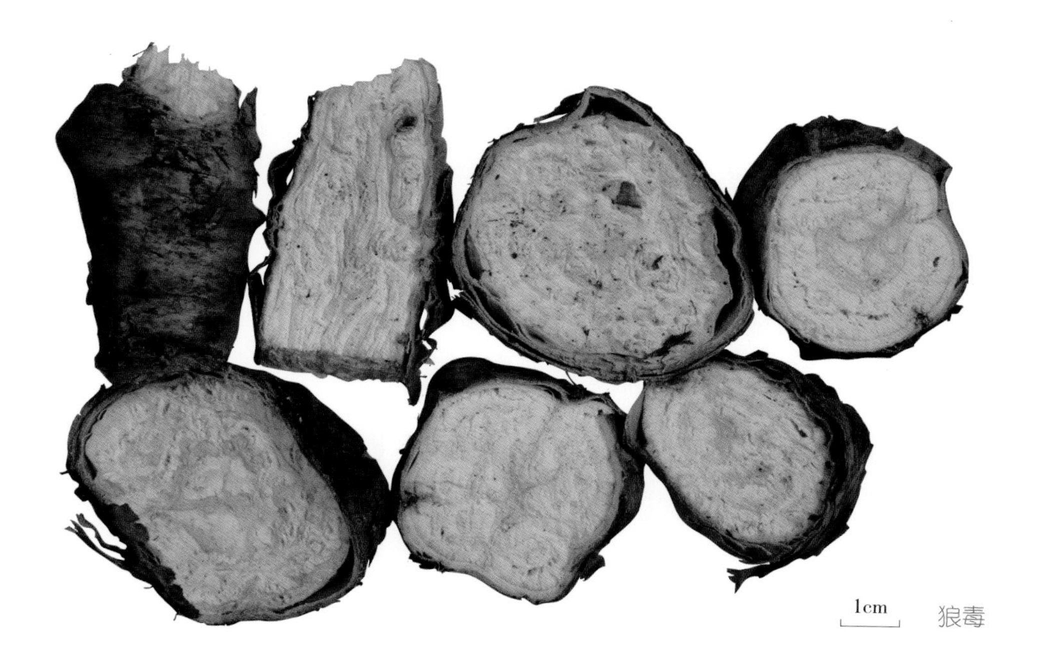

狼毒

性味	辛，平；有毒。
功效	散结，杀虫。
主治	淋巴结结核，皮癣等。
用量用法	熬膏外敷。不宜与密陀僧同用。

附　注：《中国药典》2015年版记载大戟科植物狼毒大戟与月腺大戟的干燥根同等入药。

★ 斑地锦 *Euphorbia maculata* L.

别名：血筋草。| **药材名**：地锦草（全草）。

植物形态

一年生草本。茎匍匐，被白色疏柔毛。叶对生；叶片长椭圆形至肾状长圆形，边缘中部以下全缘，中部以上常具细小疏锯齿，上表面绿色，中部常具有一个长圆形的紫色斑点；托叶钻状，边缘具睫毛。花序单生于叶腋，基部具短柄；总苞狭杯状，外部具白色疏柔毛，边缘5裂，裂片三角状圆形；腺体4个，黄绿色，边缘具白色附属物。雄花4~5朵。雌花1朵，子房被疏柔毛。蒴果三角状卵形，被稀疏柔毛。花、果期4~9月。

生境分布：归化植物，生于荒地、路旁、田间。分布于河北、河南、湖北、江苏、江西、台湾、浙江等地。

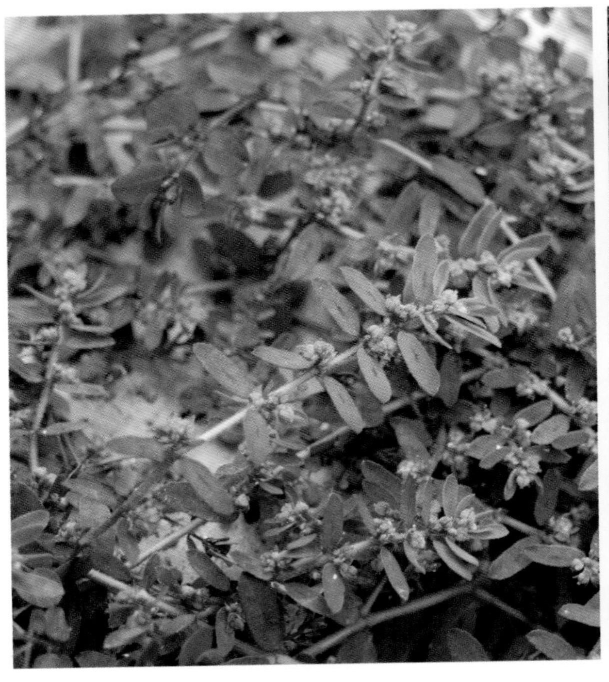

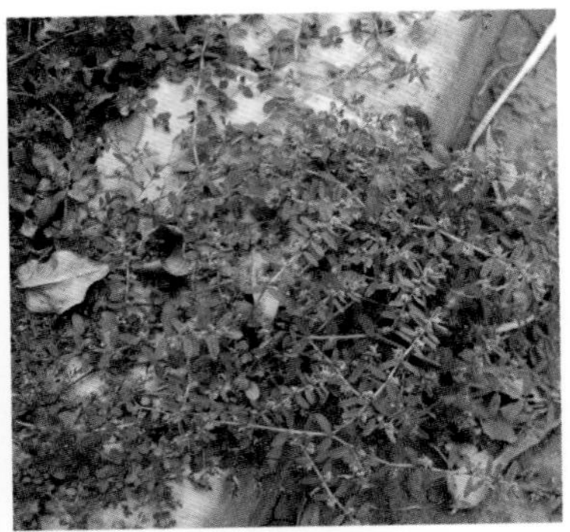

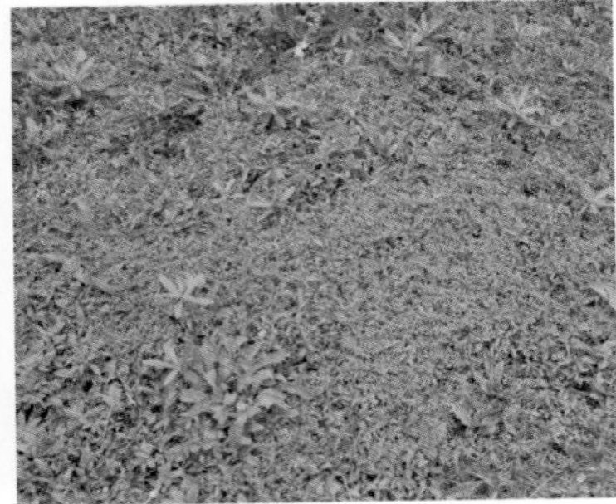

药材性状

地锦草

常皱缩卷曲，根细小。茎细，呈叉状分枝，表面带紫红色，被白色细柔毛；质脆，易折断，断面黄白色，中空。单叶对生；叶片多皱缩或已脱落，展平后呈长椭圆形；上表面具红斑，被稀疏白色短柔毛；先端钝圆，基部偏斜。杯状聚伞花序腋生，细小。蒴果三棱状球形，表面被稀疏白色短柔毛。种子细小，卵形，褐色。气微，味微涩。

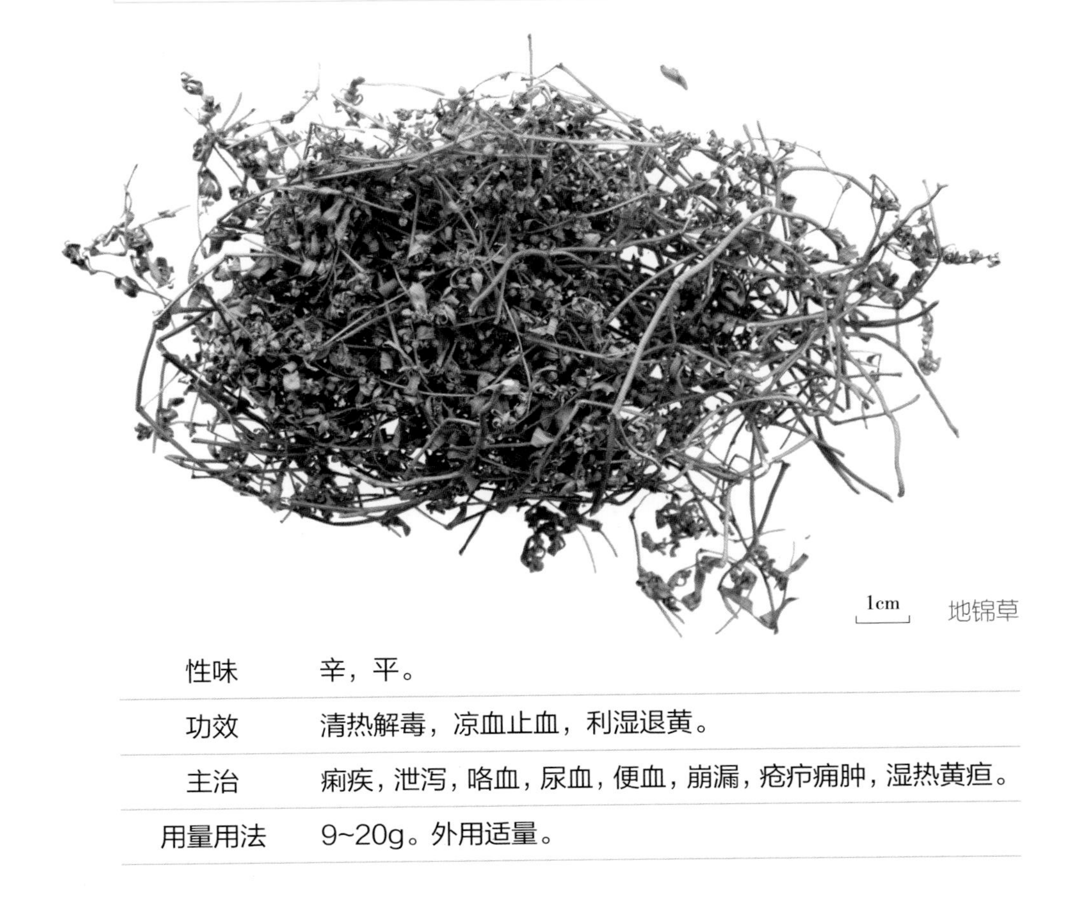

地锦草

性味	辛，平。
功效	清热解毒，凉血止血，利湿退黄。
主治	痢疾，泄泻，咯血，尿血，便血，崩漏，疮疖痈肿，湿热黄疸。
用量用法	9~20g。外用适量。

附　注：《中国药典》2015年版记载大戟科植物地锦与斑地锦的干燥全草同等入药。

葡萄科

★ 白蔹 *Ampelopsis japonica* (Thunb.) Makino

别名： 猫儿卵、山地瓜。| **药材名：** 白蔹（块根）。

植物形态

藤本。块根呈纺锤形。茎草质或带木质。枝褐绿色，无毛；卷须与叶对生，常单一，枝端卷须常渐变成花序。叶为掌状复叶，小叶 3~5 枚，一部分羽状分裂，一部分为羽状缺刻，裂片卵形至披针形，中间裂片最大，叶轴和小叶柄有狭翅，裂片基部有关节，两面无毛。聚伞花序小；花小，黄绿色；花萼 5 浅裂，花瓣 5 片；雄蕊 5 枚；花盘边缘稍分裂。浆果球形，熟时蓝色或白色，有凹点。花期 6~7 月，果期 7~9 月。

生境分布： 生于荒山灌木丛中。分布于黑龙江、吉林、辽宁、河北、河南、山东、山西、内蒙古、江苏、安徽、浙江、江西、湖南、湖北、陕西、宁夏、四川等地。

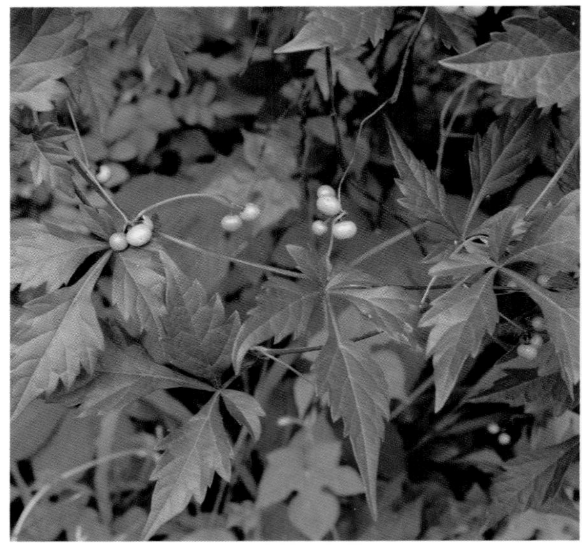

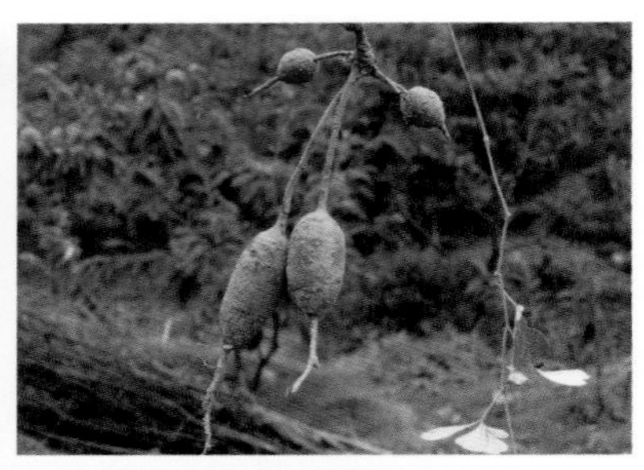

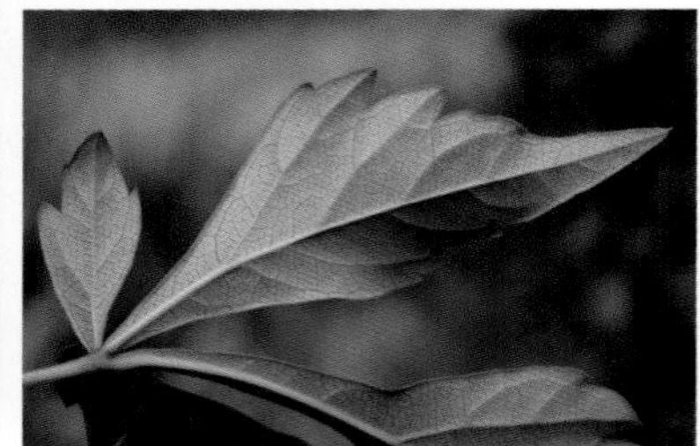

药材性状

白蔹

纵瓣呈长圆形或近纺锤形，长4~10cm，直径1~2cm。切面周边常向内卷曲，中部有1条突起的棱线；外皮红棕色或红褐色，有纵皱纹、细横纹及横长皮孔，易层层脱落，脱落处呈淡红棕色。斜片呈卵圆形，长2.5~5cm，宽2~3cm。切面类白色或浅红棕色，可见放射状纹理，周边较厚，微翘起或略弯曲。体轻，质硬脆，易折断，折断时有粉尘飞出。气微，味甘。

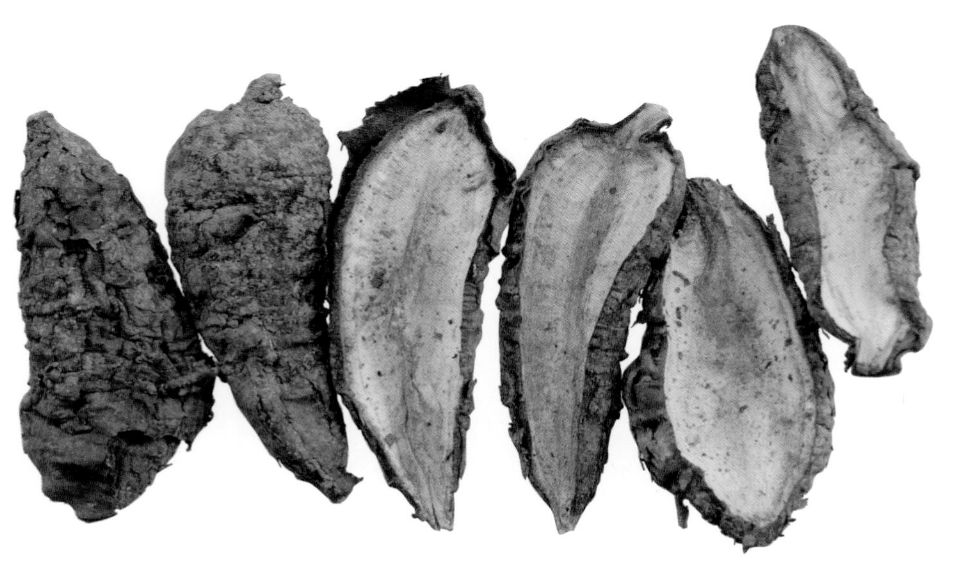

1cm 白蔹

性味	苦，微寒。
功效	清热解毒，消痈散结，敛疮生肌。
主治	痈疽发背，疔疮，瘰疬，烧烫伤。
用量用法	5~10g。外用适量，煎汤洗或研成极细粉敷患处。不宜与川乌、制川乌、草乌、制草乌、附子同用。

★葡萄 *Vitis vinifera* L.

别名：草龙珠。| **药材名：**白葡萄干（果实）。

植物形态

落叶木质藤木。茎长 10~20m，幼枝光滑或具绵毛，后变无毛；卷须长 10~20cm，分枝。叶片圆形或卵圆形，通常 3~5 深裂，边缘具粗锯齿，两面无毛或下表面有短柔毛。圆锥花序大而长；花小，黄绿色，两性或杂性异株；萼盘状，全缘或不明显 5 裂；花瓣长约 2mm，顶端合生，花后呈帽状脱落；雄蕊 5 枚，对瓣；花盘隆起。浆果卵状长圆形，紫黑色而被白粉，或红而带青色，富含液汁。花期 6 月，果熟 8~9 月。

生境分布：我国各地普遍栽培。

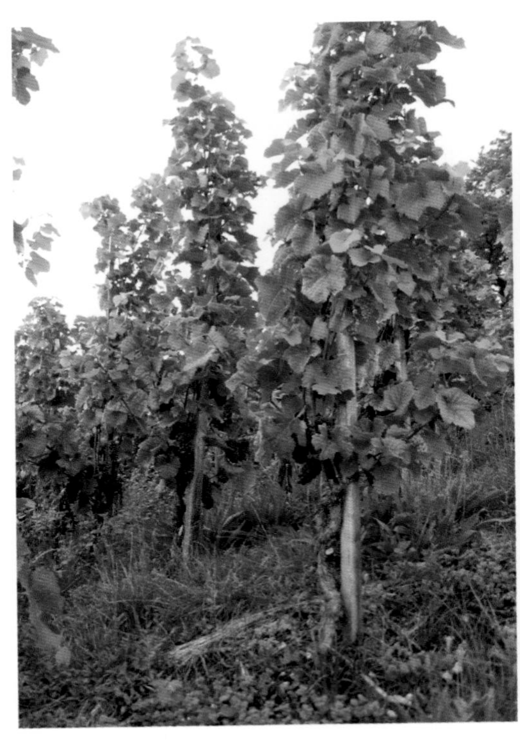

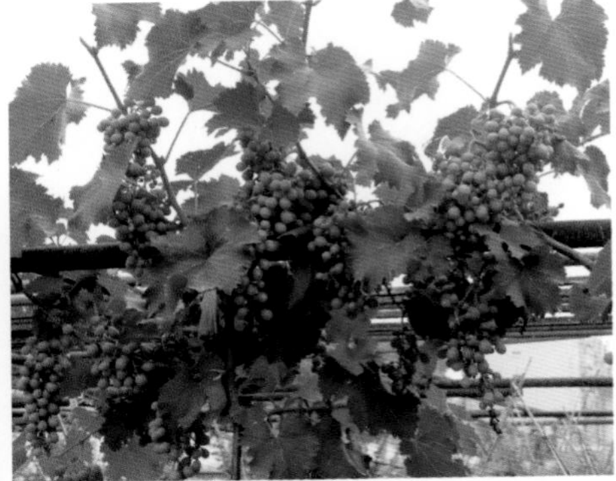

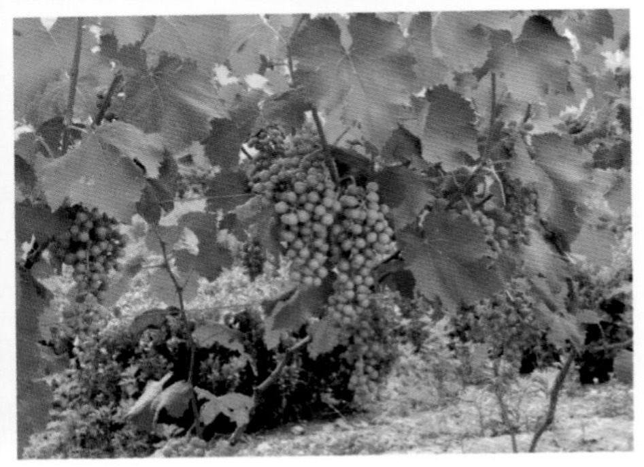

药材性状

白葡萄干

长椭圆形，外皮皱缩，长 3~7mm，直径 2~6mm，表面淡黄绿色至暗红色。顶端有残存柱基，微凸尖，基部有果柄痕，有的残存果柄。质稍柔软，易被撕裂，富糖质。气微，味甜，微酸。

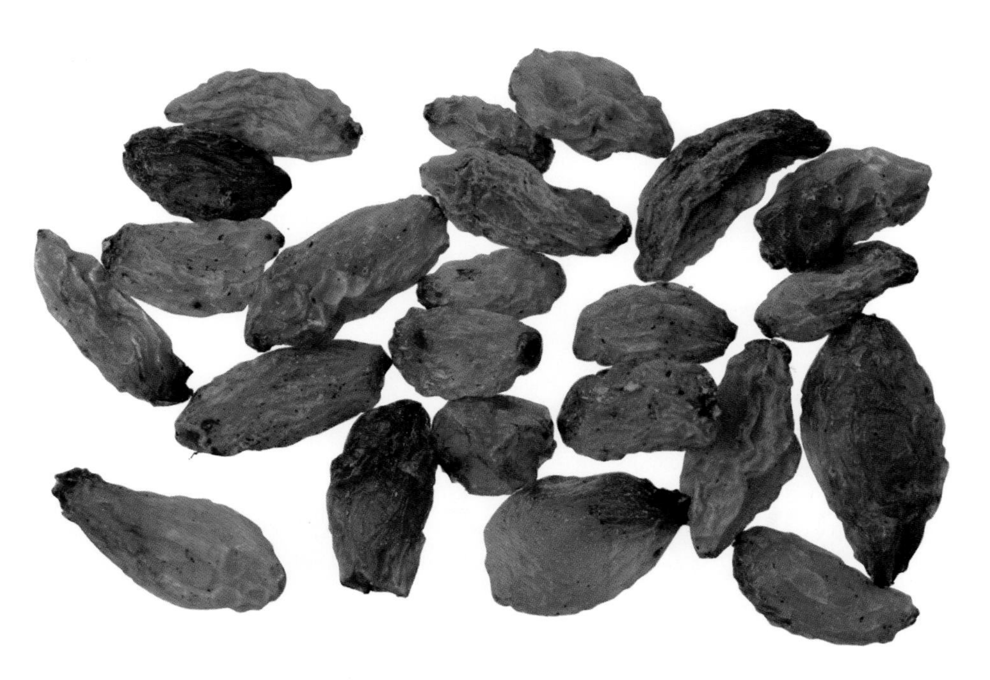

白葡萄干

性味	甘、酸，平。
功效	补气血，强筋骨，利小便。
主治	气血虚弱，肺虚咳嗽，心悸盗汗，烦渴，风湿痹痛，淋病，水肿，痘疹不透。
用量用法	15~30g。

无患子科

★ 无患子 *Sapindus mukorossi* Gaertn.

别名：洗手果、肥皂树、桂元皂。| 药材名：无患子果（果实）。

植物形态

落叶乔木，高 10~25m。树皮黄褐色，枝灰褐色，有皮孔。双数羽状复叶，互生。小叶 8~16 枚，互生或近对生；叶片纸质，卵状披针形或长圆状披针形。圆锥花序顶生，长 15~30cm，被短柔毛；花小，杂性同株；萼片 5 枚，不等大；花瓣 5 片，黄白色或淡黄色，边缘有睫毛。雄花有雄蕊 8 枚，中央有退化子房。两性花雄蕊较小，不外伸；子房卵形，3 室，通常只 1 室发育。核果球形，肉质，有棱，果熟时黄色或棕黄色。种子球形，黑色，坚硬。花期 5~6 月，果期 10~11 月。

生境分布：生于山坡疏林中，村边向阳处亦有栽培。分布于长江以南各地。

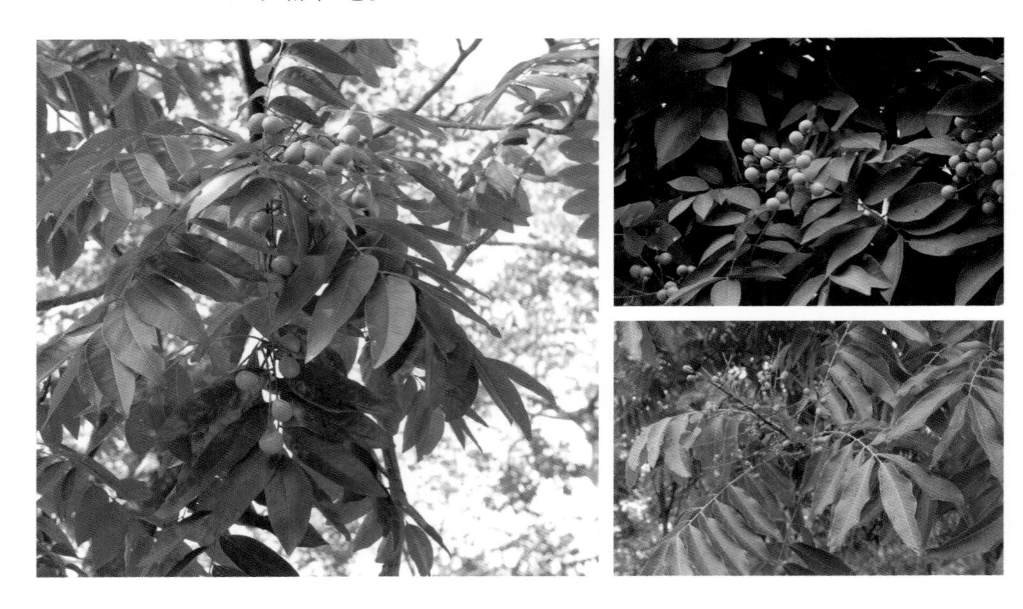

药材性状

无患子果

球形或近椭圆形，直径 1.8cm。表面橙黄色或淡褐色，有蜡样光泽，并有皱缩纹，基部有短果柄残基，旁一侧有 2 枚不育的子房室，内密布白色绒毛。除去内果皮，内有球形、黑色种子 1 枚，坚硬，光泽。种脐线形，四周附有白毛。气微，味苦。

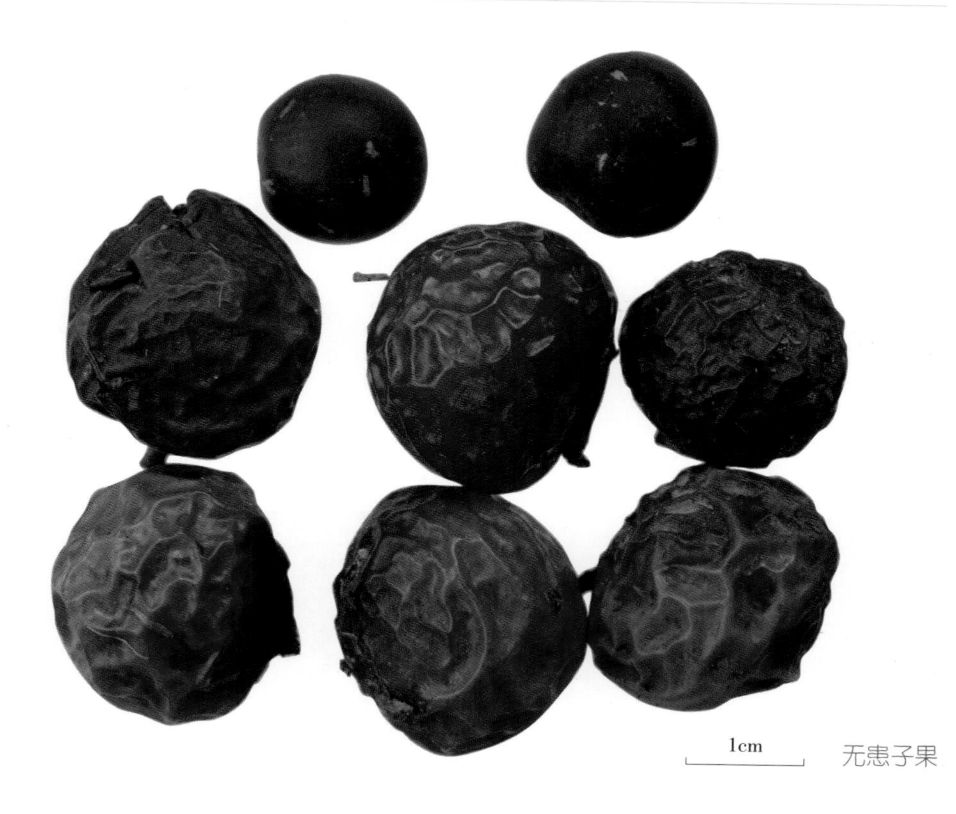

无患子果

性味	苦、微辛，寒；有小毒。
功效	清热祛痰，利咽止泻。
主治	白喉，咽喉炎，扁桃体炎，支气管炎，百日咳，急性肠胃炎（煅炭用）。
用量用法	1~3 枚。外用适量。

七叶树科

★ 七叶树 *Aesculus chinensis* Bunge

别名：桫椤树、娑罗树。| 药材名：娑罗子（种子）。

植物形态

落叶乔木。掌状复叶，由5~7枚小叶组成。小叶纸质，长圆披针形至长圆倒披针形，边缘有钝尖的细锯齿，侧脉13~17对，中央小叶的小叶柄长1~1.8cm，两侧的小叶柄长5~10mm，有灰色微柔毛。花序圆筒形；小花序常由5~10朵花组成，有微柔毛；花萼管状钟形，不等5裂；花瓣4片，白色，长圆倒卵形至长圆倒披针形；雄蕊6枚。果实球形或倒卵圆形。种子近于球形，栗褐色；种脐白色。花期4~5月，果期10月。

生境分布：生于低海拔的丛林中，多为栽培。分布于江苏、浙江、河北、河南、山西、陕西等地。

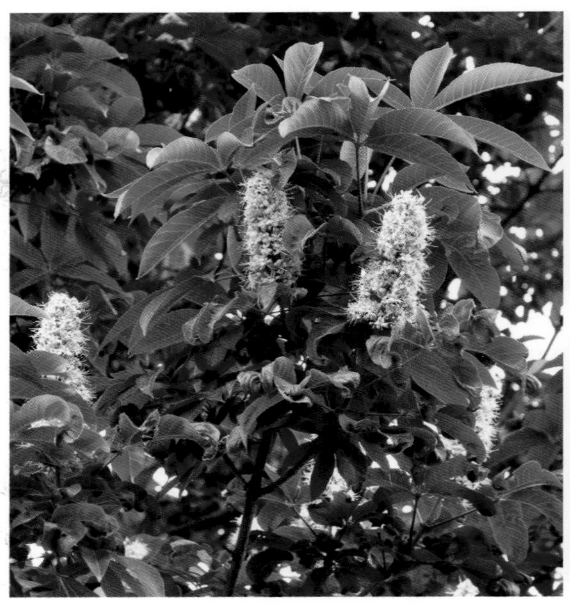

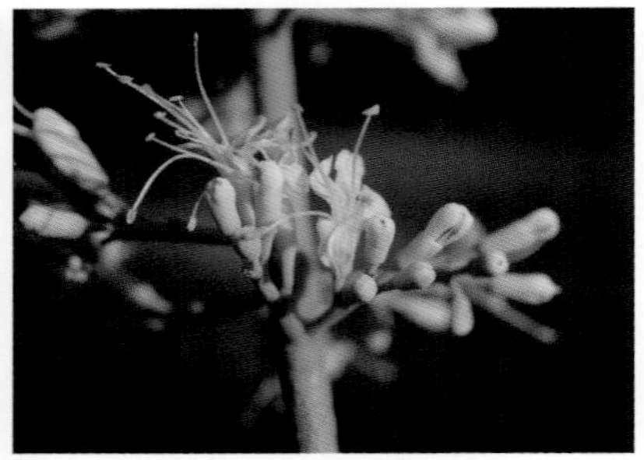

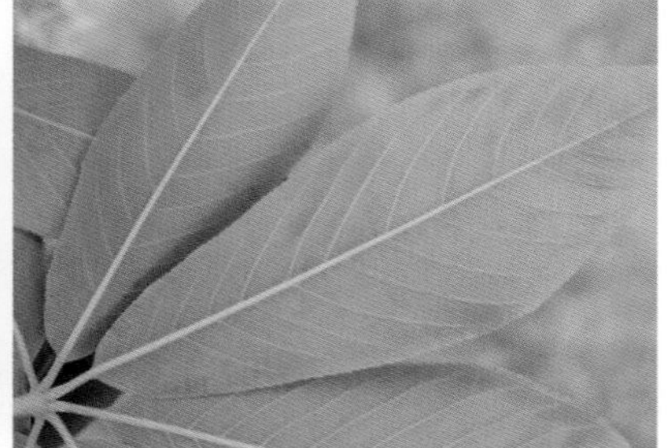

药材性状

娑罗子

扁球形或类球形，似板栗，直径 1.5~4cm。表面棕色或棕褐色，多皱缩，凹凸不平，略具光泽；种脐色较浅，近圆形，占种子面积的 1/4~1/2；其一侧有 1 条突起的种脊，有的不甚明显。种皮硬而脆，子叶 2 枚，肥厚，坚硬，形似栗仁，黄白色或淡棕色，粉性。气微，味先苦后甜。

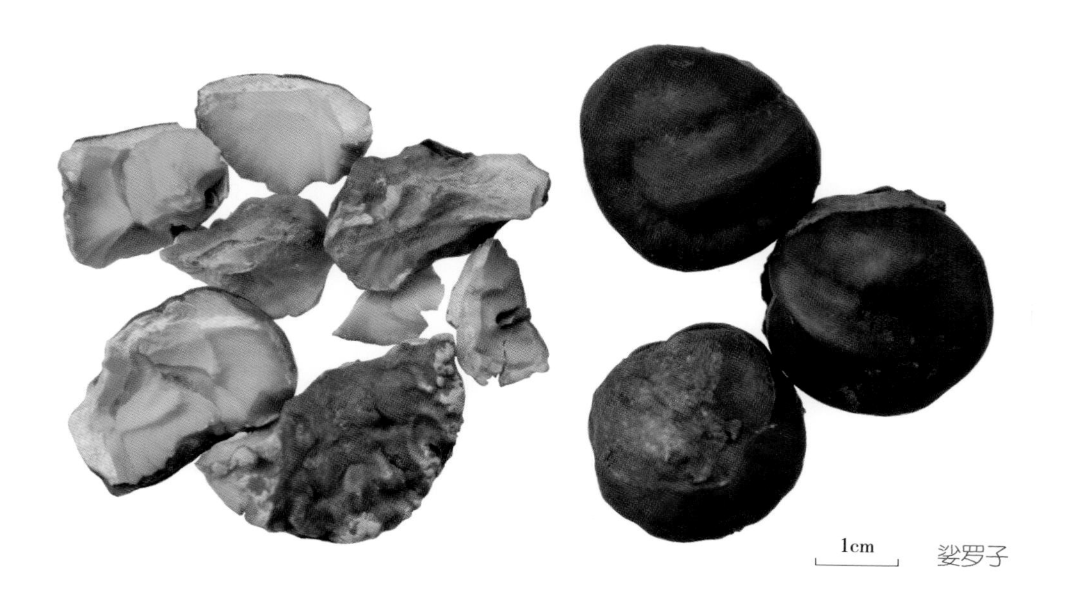

娑罗子

性味	甘，温。
功效	疏肝理气，和胃止痛。
主治	肝胃气滞，胸腹胀闷，胃脘疼痛。
用量用法	3~9g。

附　注：《中国药典》2015 年版记载同属植物浙江七叶树、天师栗与七叶树的干燥种子同等入药。

漆树科

杧果 *Mangifera indica* Linn.

别名：芒果。| 药材名：杧果核（果核）。

植物形态

常绿大型乔木，高达10~27m。树皮厚，灰褐色，鳞片状脱落；枝扩展，树冠密。单叶聚生枝顶，叶片革质，长圆形至长圆状披针形，边缘常呈波浪形。圆锥花序顶生，具柔毛；花小，杂性，芳香，黄色或带红色；萼片5枚，被柔毛，卵形或长椭圆形；花瓣5片；花盘肉质，5裂；雄蕊5枚，仅1枚发育，花药紫红色；雌蕊1枚，子房长圆状。核果椭圆形或肾形，微扁，5~15cm，熟果黄色，可食，内果皮坚硬，被粗纤维。花期3~4月，果期5~6月。

生境分布：生于海拔200~1350m的山坡、河谷、旷野的林中，广为栽培。分布于福建、台湾、广东、海南、广西、云南等地。

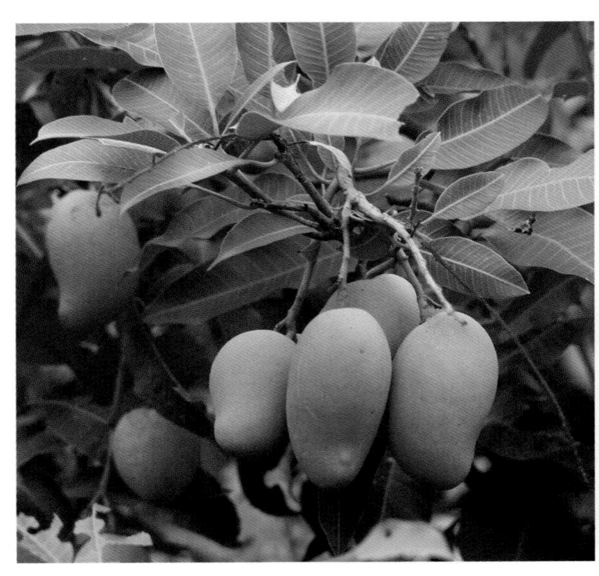

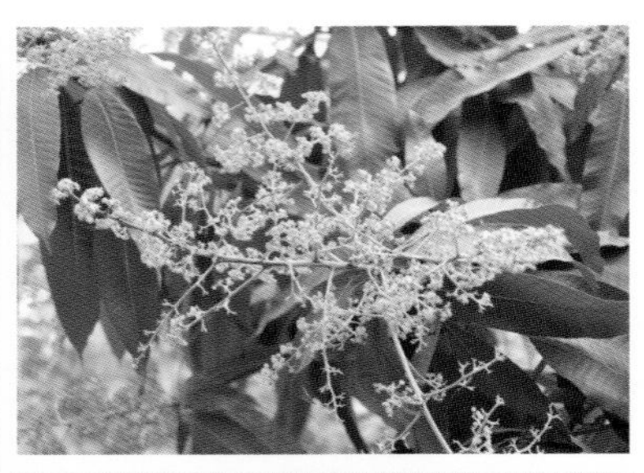

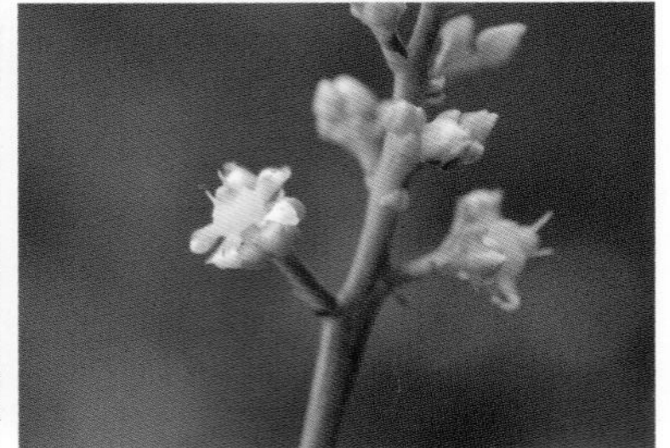

药材性状

杧果核

扁长卵形，长 5~8cm，宽 3~4.5cm，厚 1~2cm，中央隆起，边缘一侧扁薄，另一侧较圆钝。表面黄白色或灰棕色，具数条斜向筋脉纹（内果皮维管束）及绒毛状纤维，韧性。质坚硬，手摇之则其内藏种子作响；破开后内表面黄白色，光滑，有种子 1 粒；种皮薄，膜质，半透明，易脱离；种仁黄白色，肥厚，肾形。气微，味微酸、涩。

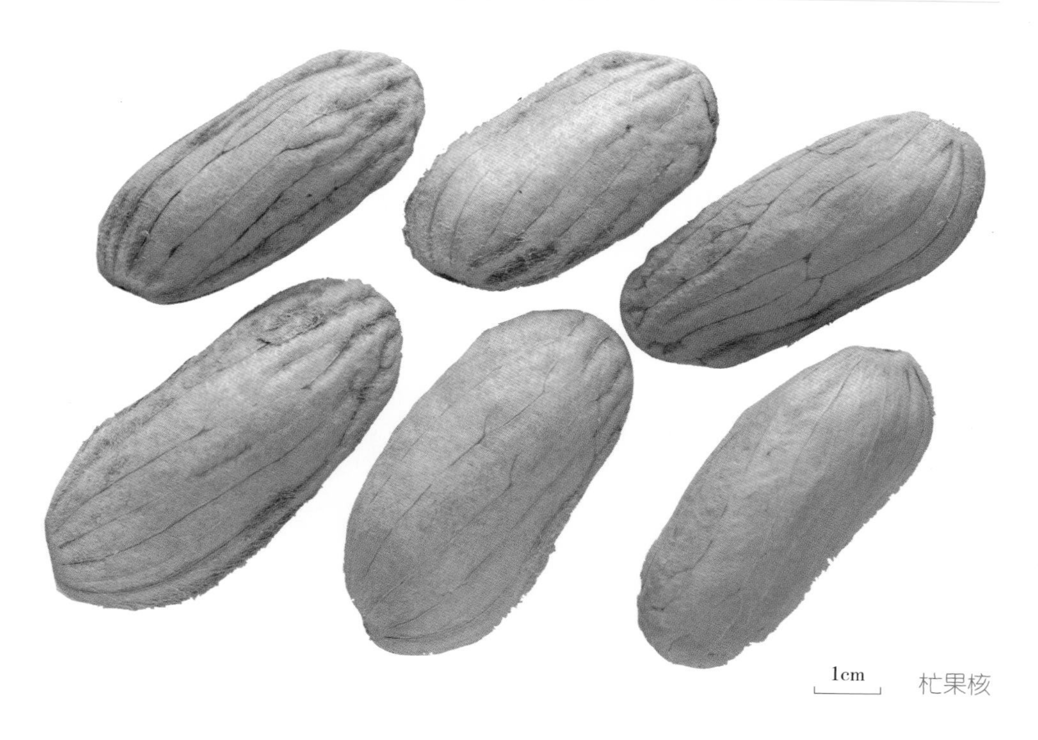

杧果核

性味	酸、涩，平。
功效	止咳，健胃，行气。
主治	咳嗽，食欲不振，睾丸炎，维生素 C 缺乏病等。
用量用法	15~30g。

★ 南酸枣 *Choerospondias axillaris* (Roxb.) Burtt et Hill

别名： 山枣、酸枣。| **药材名：** 广枣（果实）。

植物形态

落叶乔木，高7~20m。单数羽状复叶互生，叶柄长5~10cm。小叶7~15枚，对生；小叶柄长3~5mm，顶生小叶柄长10~15mm；小叶片长圆形或长圆状披针形，全缘。花杂性，雌雄异株，雄花和假两性花排成聚伞圆锥花序，淡紫红色；雌花单生于上部叶腋内；萼片杯状；花瓣5片，离生；雄蕊10枚；子房倒卵形，5室，每室具胚珠1枚，花柱5枚。核果状浆果椭圆形或近卵形，顶端有5个小孔，成熟时黄色。花期3~5月，果期8~10月。

生境分布： 生于村边或山间沟谷疏林中。分布于浙江、福建、湖北、湖南、广东、广西、贵州、四川、云南等地。

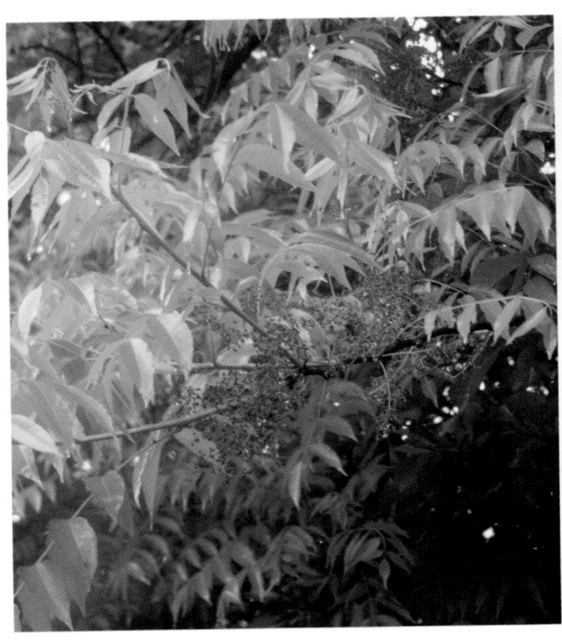

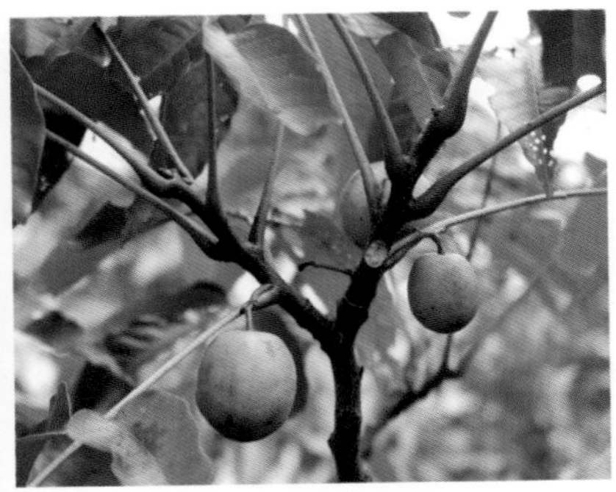

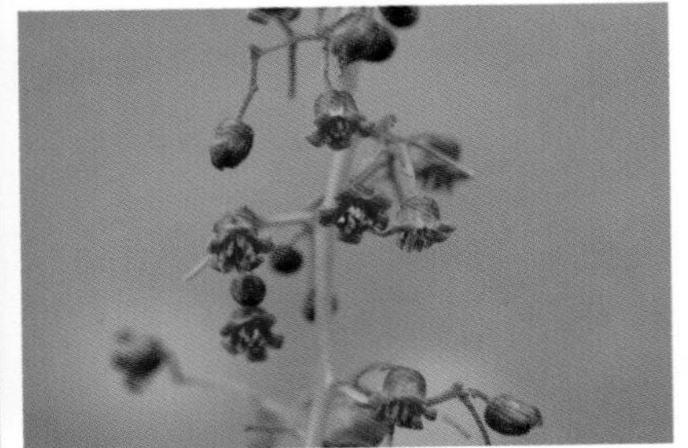

药材
性状

广枣

椭圆形或近卵形，长 2~3cm，直径 1.4~2cm。表面黑褐色或棕褐色，稍有光泽，具不规则的皱褶，基部有果梗痕。果肉薄，棕褐色，质硬而脆。核近卵形，黄棕色，顶端有 5 个（偶有 4 个或 6 个）明显的小孔，每个小孔内各含种子 1 粒。气微，味酸。

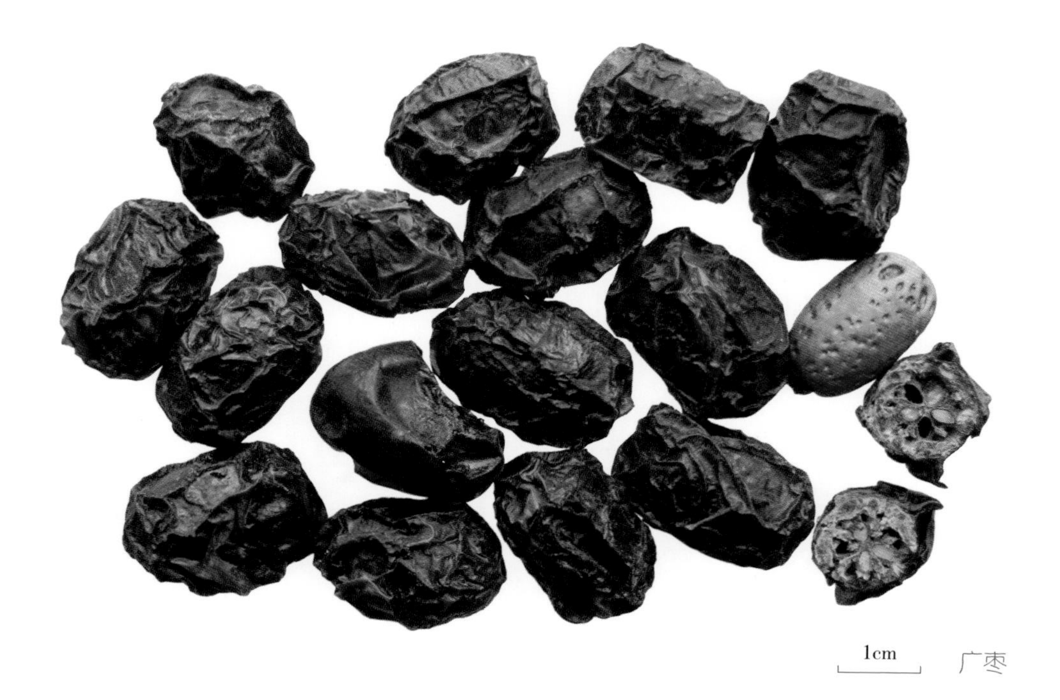

广枣

性味	甘、酸，平。
功效	活血行气，养心，安神。
主治	气滞血瘀，胸痹作痛，心悸气短，心神不安。
用量用法	1.5~2.5g。

灰毛黄栌 *Cotinus coggygria* Scop. var. *cinerea* Engl.

别名：红叶。| **药材名**：黄栌叶（叶）。

植物形态

落叶灌木或小乔木，高3~5m。树皮暗褐色，小枝紫褐色。单叶互生；叶柄长1~4cm；叶片卵圆形或倒卵形，先端圆或微凹，全缘，两面均被灰色柔毛，下表面尤密。圆锥花序顶生，被柔毛，花杂性，直径约3mm；花萼5枚，无毛，裂片卵状三角形；花瓣5片，黄绿色，卵形或卵状披针形；雄蕊5枚；花盘紫褐色；子房近球形。果序长6~20cm，具不育宿存花梗，细长羽毛状，紫绿色；核果肾形，直径约4mm，熟时红色。花期4~5月，果期6~7月。

生境分布：生于向阳山坡或疏林中，亦有栽培。分布于华北及山东、浙江、湖北、贵州、四川、云南等地。

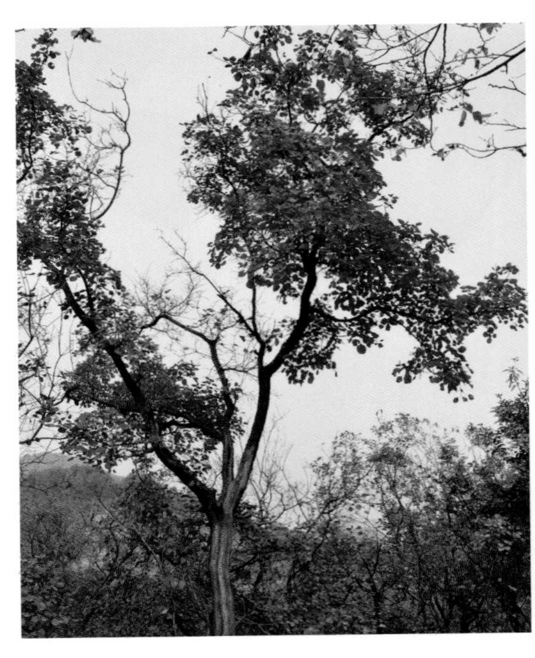

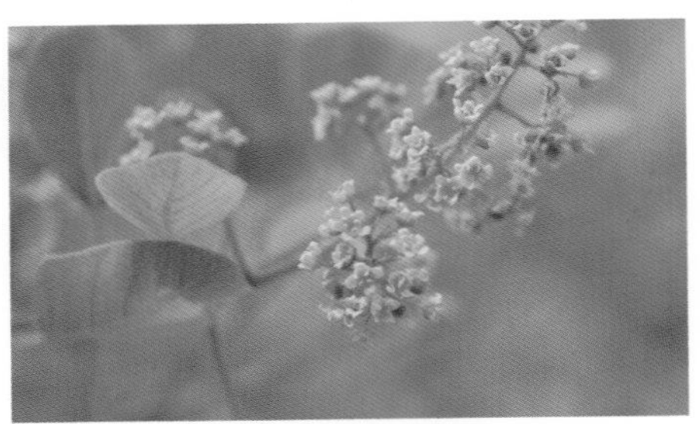

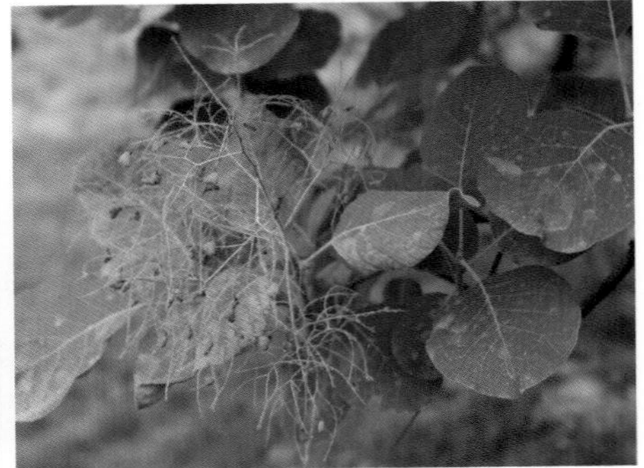

药材性状

黄栌叶

叶片纸质，多皱缩或破碎，完整者展平后呈卵圆形至倒卵形，长3~8cm，宽2.5~6cm，灰绿色，两面均被灰白色短柔毛，下表面沿叶脉处较密；叶柄长1~4cm。气微香，味涩、微苦。

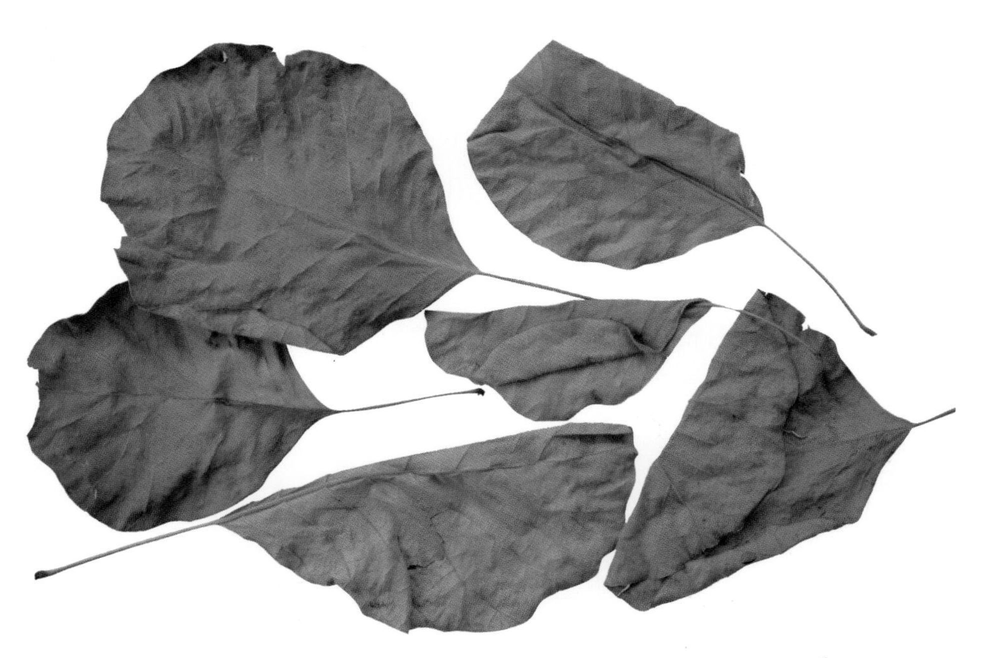

1cm　黄栌叶

性味	辛、苦，凉。
功效	清热解毒，散瘀止痛。
主治	急性黄疸型肝炎，慢性肝炎，无黄疸型肝炎，麻疹不出，水火烫伤，漆疮，丹毒。
用量用法	15~30g。外用适量，煎水洗患处。

★ 青麸杨 *Rhus potaninii* Maxim.

别名： 波氏盐肤木。| **药材名：** 五倍子（虫瘿）。

植物形态

落叶乔木，高可达 8m。小枝光滑无毛或被细短柔毛。单数羽状复叶，总叶柄基部膨大。小叶 5~9 枚；小叶柄极短而明显；小叶片卵状长圆形或长圆状披针形，全缘或幼时有粗锯齿，上表面光滑无毛，下表面几无毛或仅脉上略被柔毛。圆锥花序顶生，被细柔毛；花小，杂性，白色，花药黄色。果序下垂；核果近球形，血红色，表面密生细短毛，有宿存花柱。花期 5~6 月，果期 7~9 月。

生境分布： 生于山坡干燥处的灌木丛中。分布于陕西、甘肃、山西、河南、湖北、湖南、贵州、四川、西藏、云南等地。

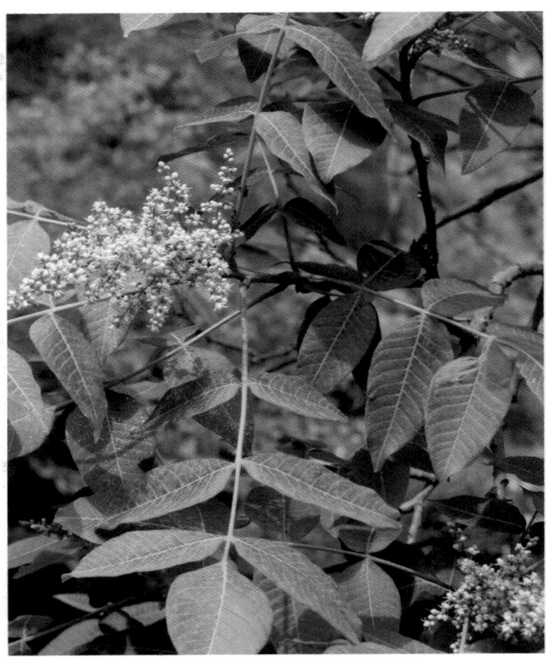

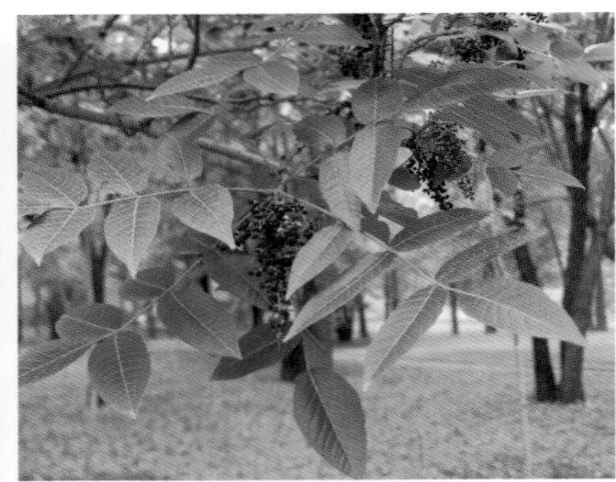

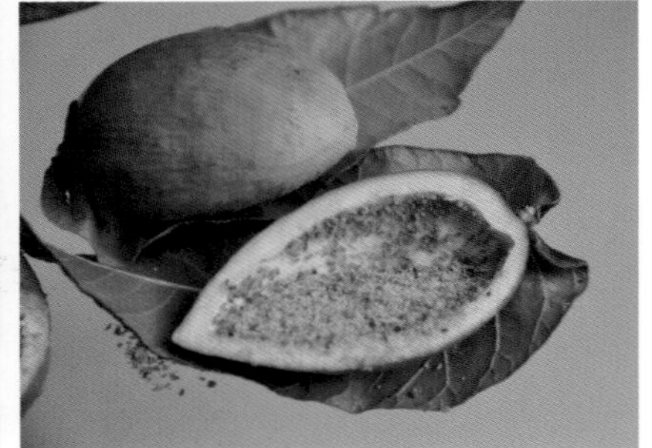

药材性状

五倍子

长圆形或纺锤形囊状，长 2.5~9cm，直径 1.5~4cm。表面灰褐色或灰棕色，微有柔毛。质硬而脆，易破碎，断面角质样，有光泽，壁厚 0.2~0.3cm，内壁平滑，有黑褐色死蚜虫及灰色粉状排泄物。气特异，味涩。

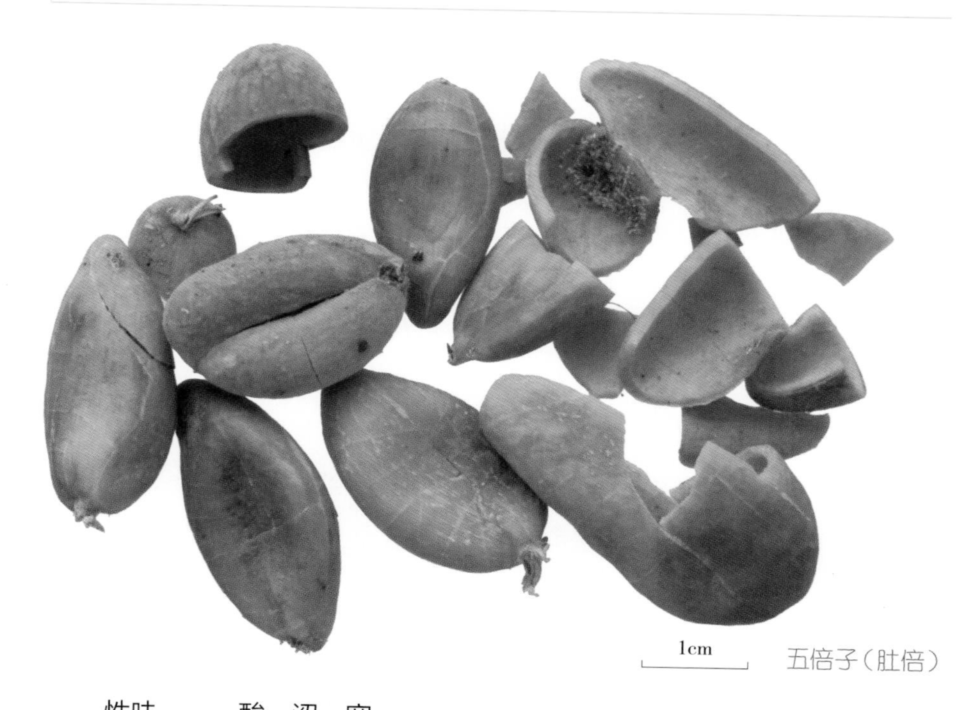

五倍子（肚倍）

性味	酸、涩，寒。
功效	敛肺降火，涩肠止泻，敛汗，止血，收湿敛疮。
主治	肺虚久咳，肺热痰嗽，久泻久痢，自汗盗汗，消渴，便血痔血，外伤出血，痈肿疮毒，皮肤湿烂。
用量用法	3~6g。外用适量。

附　注：《中国药典》2015 年版记载同属植物红麸杨、盐肤木与青麸杨叶片上寄生的虫瘿同等入药。

芸香科

椿叶花椒 *Zanthoxylum ailanthoides* Sieb. et Zucc.

别名：椿叶花椒。| 药材名：浙桐皮（树皮）。

植物形态

落叶乔木，高达15m。树皮具纵棱及粗壮锐刺，刺基部膨大，呈圆状。单数羽状复叶互生。小叶11~27枚，对生；小叶片纸质，狭长圆形或椭圆状长圆形，齿缝处有显著透明腺点，无毛，下表面灰白色粉霜状。伞房状聚伞花序顶生，花小而多，淡青色或白色；花萼5枚，广卵形；花瓣5片，长椭圆形；雄花具雄蕊5枚；雌花花柱短，子房近球形。蓇葖果红色，顶端有极短的喙嘴。花期7~8月，果期10~11月。

生境分布： 生于山坡疏林内、旷地上、山麓溪流旁土壤肥厚湿润的地方。分布于浙江、福建、台湾、广东、广西等地。

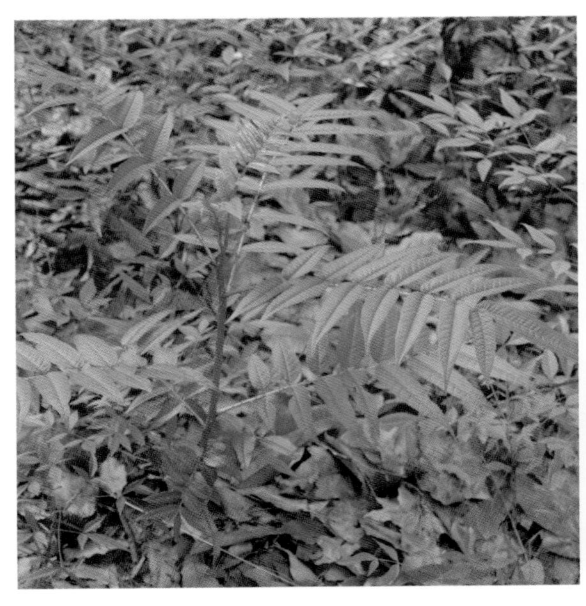

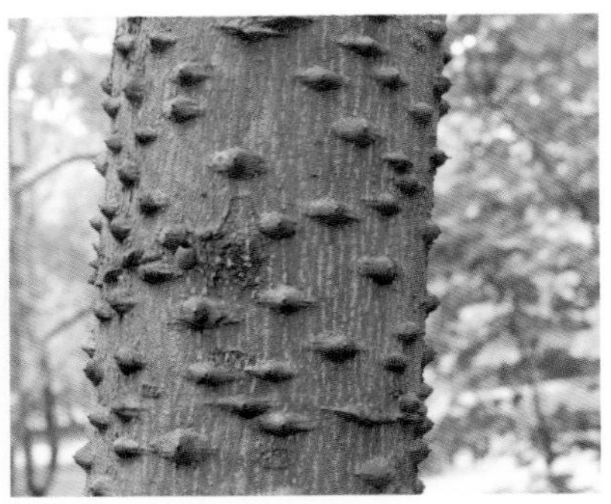

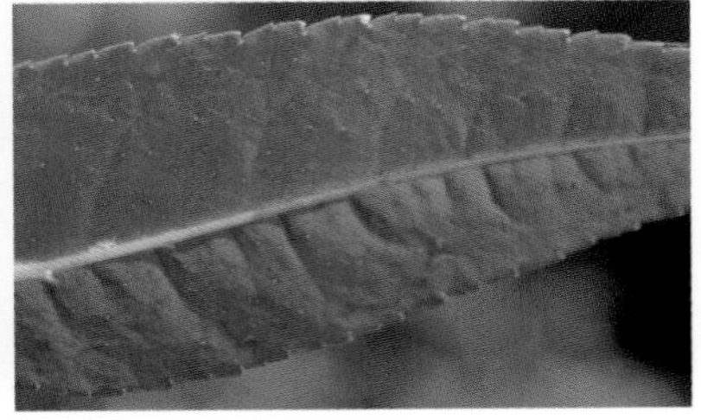

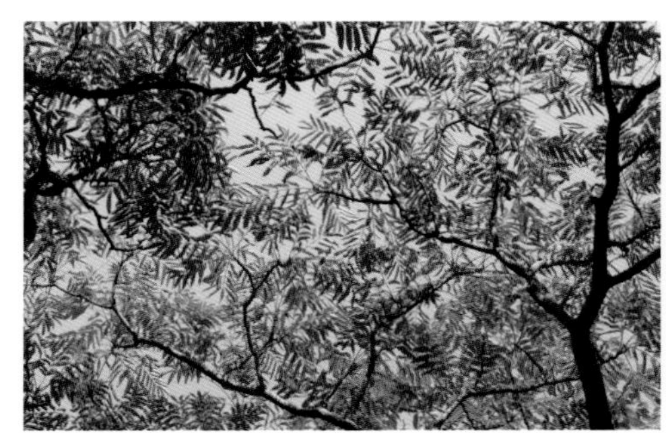

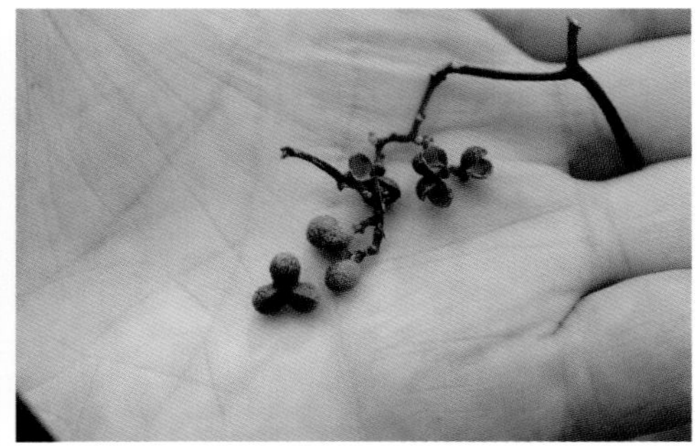

药材性状

浙桐皮

树皮呈板状或卷曲，厚1.5~3mm。外表面灰色或淡棕色，具灰白色斑纹，且有较多的皱缩纵条纹及纵向凹纹，被有不规则的乳头状钉刺，钉刺基部直径0.8~2cm，有锐刺尖。栓皮易脱落，露出浅棕黄色内皮；内表面黄白色或黄棕色，光滑，有细纵纹。质坚韧，断面裂片状。气微，味微苦。

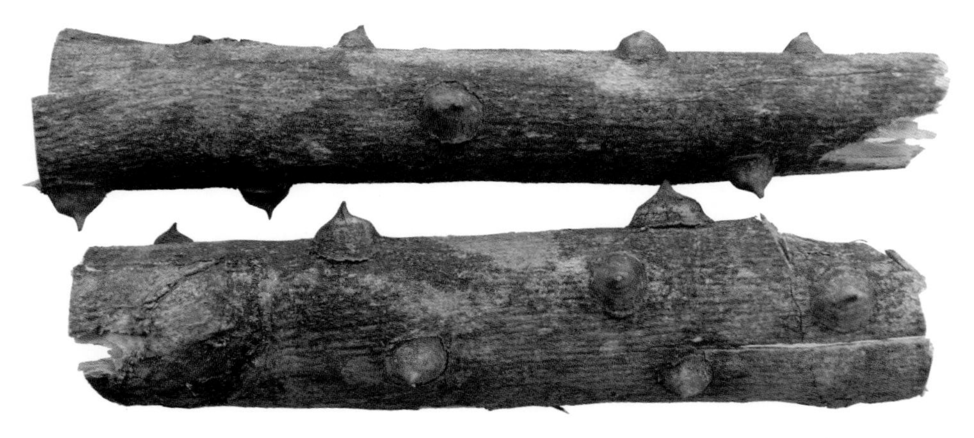

浙桐皮

性味	辛，温。
功效	祛风湿，通经络，止痛。
主治	风湿痹痛，腰膝疼痛，疥癣等。
用量用法	9~15g。外用适量。

★ 两面针 *Zanthoxylum nitidum* (Roxb.) DC.

别名：上山虎、入地金牛。| 药材名：两面针（根）。

植物形态

木质藤本，长 3~5m。根皮棕黄色。茎、枝、叶轴、叶柄及叶主脉上均着生皮刺，老茎有皮孔。单数羽状复叶互生，叶柄长 2~4cm，小叶 3（5）~11 枚；小叶对生，小叶片阔卵形、近圆形或狭长椭圆形，边缘有疏圆齿或近全缘。伞房状圆锥花序腋生；苞片细小，锥形；萼片 4 枚，宽卵形；花瓣 4 片，卵状长圆形；雄花有雄蕊 4 枚；雌花雄蕊退化。蓇葖果 1~4 个，通常为 2 个，紫红色，有粗大油腺，顶端具短喙。种子卵圆形，黑色光亮。花期 3~4 月，果期 9~10 月。

生境分布：生于山野向阳的杂木林中。分布于福建、台湾、湖南、广东、海南、广西、贵州、云南等地。

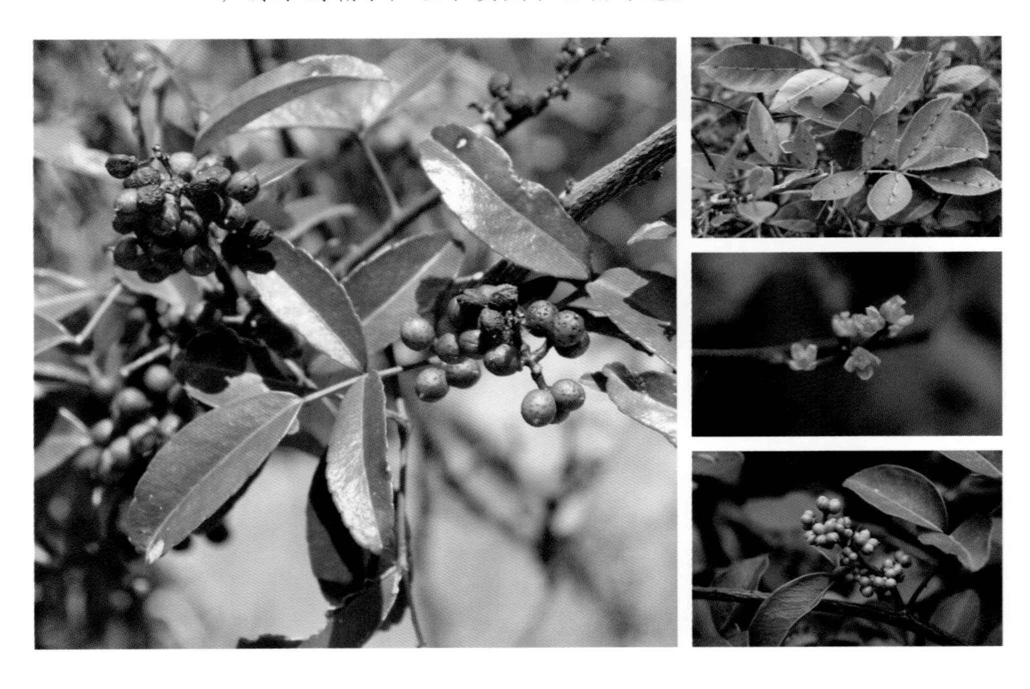

药材性状

两面针

本品为厚片或圆柱形短段，长2~20cm，厚0.5~6（10）cm。表面淡棕黄色或淡黄色，有鲜黄色或黄褐色类圆形皮孔样斑痕。切断面较光滑，皮部淡棕色，木部淡黄色，可见同心性环纹及密集的小孔。质坚硬。气微香，味辛辣，麻舌而苦。

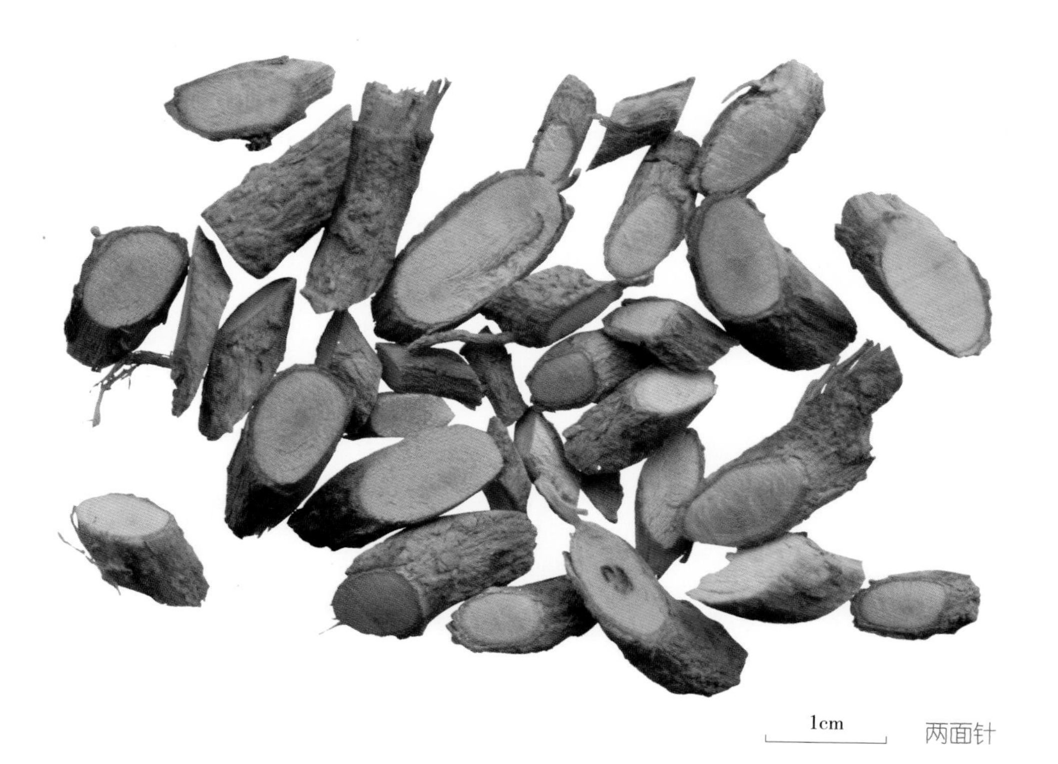

两面针

性味	苦、辛，平；有小毒。
功效	活血化瘀，行气止痛，祛风通络，解毒消肿。
主治	跌扑损伤，胃痛，牙痛，风湿痹痛，毒蛇咬伤，烧烫伤。
用量用法	5~10g。外用适量，研末调敷或煎水洗患处。不能过量服用，忌与酸味食物同服。

三叉苦 *Melicope pteleifolia* (Champ. ex Benth.) T. G. Hartley

别名：三桠苦、三丫苦。| **药材名：**三叉苦（枝和叶）。

植物形态

灌木或小乔木，高 1~8m。三出复叶对生，叶柄基部稍膨大；叶片纸质，长圆状披针形或长椭圆形，全缘或为不规则浅波状，叶上表面有腺点。伞房状圆锥花序腋生；花小，单性，花梗细；花萼 4 深裂，裂片宽卵形；花瓣 4 片，黄白色，稍芳香，卵圆形至长圆形，有腺点；雄花有雄蕊 4 枚，花丝长于花瓣；雌花子房被密柔毛，退化雄蕊 4 枚。蓇葖果通常 2~3 个，外果皮暗黄褐色或红褐色，有腺点。花期 4~7 月，果期 8~11 月。

生境分布：生于丘陵地、林缘或灌丛中。分布于福建、台湾、广东、海南、广西、云南等地。

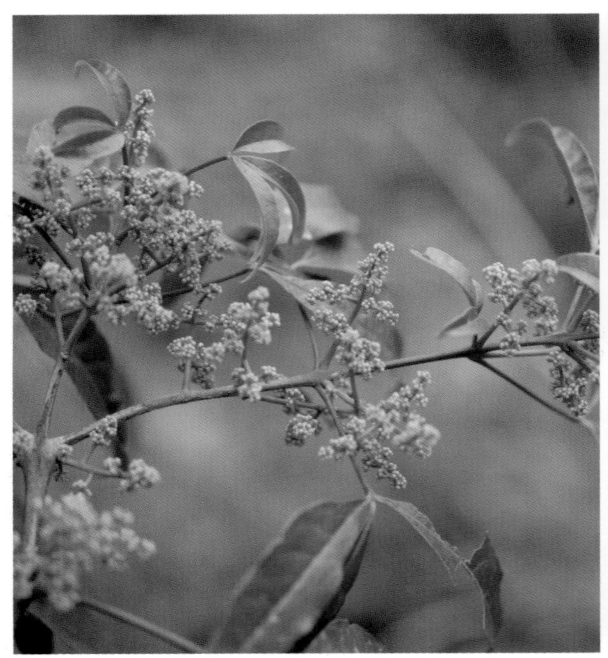

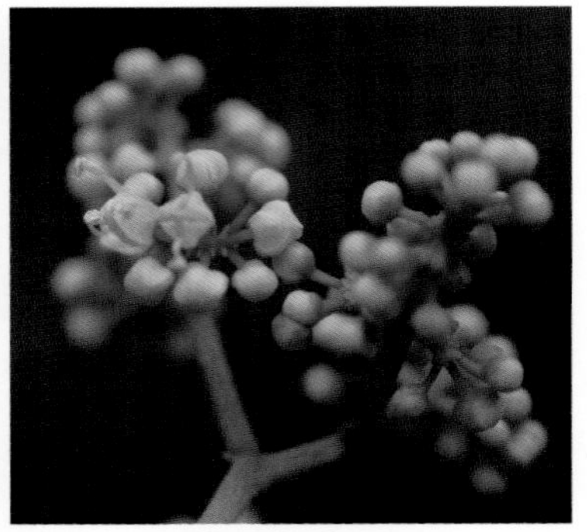

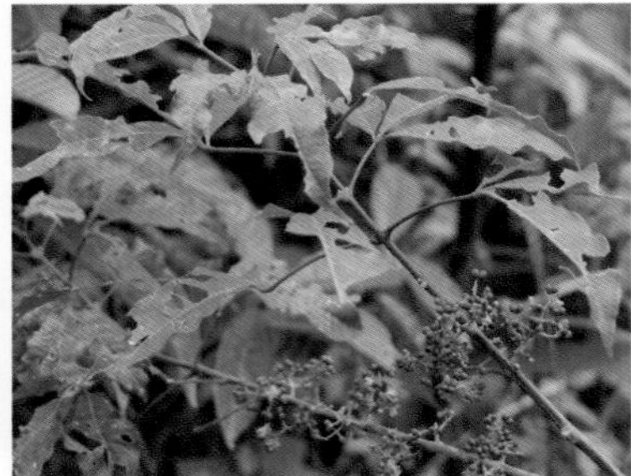

药材性状

三叉苦

枝呈圆柱形。长短不一；表面紫棕色，平滑，且具紫色斑纹。叶片纸质，呈长圆状披针形或长圆形，长5~10cm，宽2~5cm，先端渐尖，基部渐狭，全缘或微波状；上表面深绿色，下表面稍浅，光滑，对光透视可见油点；侧脉羽状，于边缘处连接；叶柄长3~6cm。气微，味极苦。

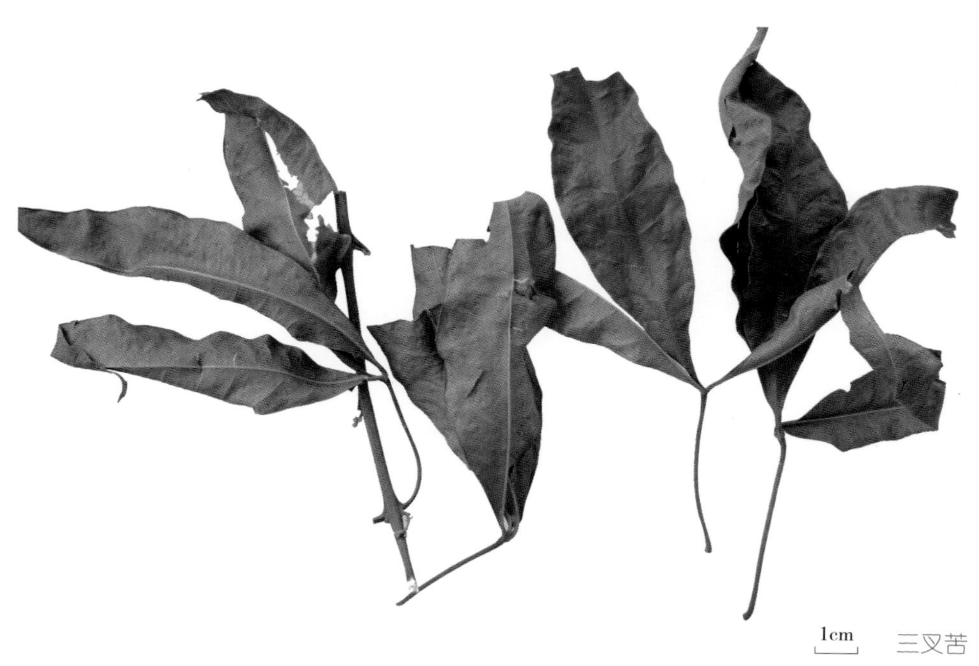

三叉苦

性味	苦，寒。
功效	清热解毒，祛风除湿，散瘀止痛。
主治	风湿骨痛，坐骨神经痛，腰腿痛，疟疾，黄疸，胃痛，咽喉肿痛，流行性脑脊髓膜炎，脊髓炎，流行性乙型脑炎，扁桃体炎，流行性感冒，湿疹，皮炎，痈疖肿毒，跌打损伤，外伤感染，虫蛇咬伤。
用量用法	9~15g。外用适量，鲜叶煎水外洗或捣烂敷患处。

★ 吴茱萸 *Euodia rutaecarpa* (Juss.) Benth.

别名：吴萸、茶辣。| **药材名：**吴茱萸（近成熟果实）。

植物形态

灌木或小乔木，高达 9m。复叶长 15~40cm；小叶（3~）5~11 枚，椭圆形至卵形，下表面稀见覆有白粉及乳头状突起；侧生小叶基部钝圆形至狭楔形或有时圆形至楔形，全缘或有不明显的钝锯齿。花序长 2.5~18cm；花（4~）5 数；花瓣绿色、黄色或白色，干后呈棕色或类白色，长 3~5mm；子房无毛或被疏毛。蓇果通常 5 个心皮；每分果有种子 1 粒，卵形、椭圆形或近球形。花期 4~6 月，果期 8~11 月。

生境分布：生于海拔 100~3000m 的灌丛、疏林下或林缘。分布于河北、陕西、甘肃、河南、湖北、湖南、江西、江苏、安徽、浙江、福建、广东、广西、云南、贵州及四川等地。

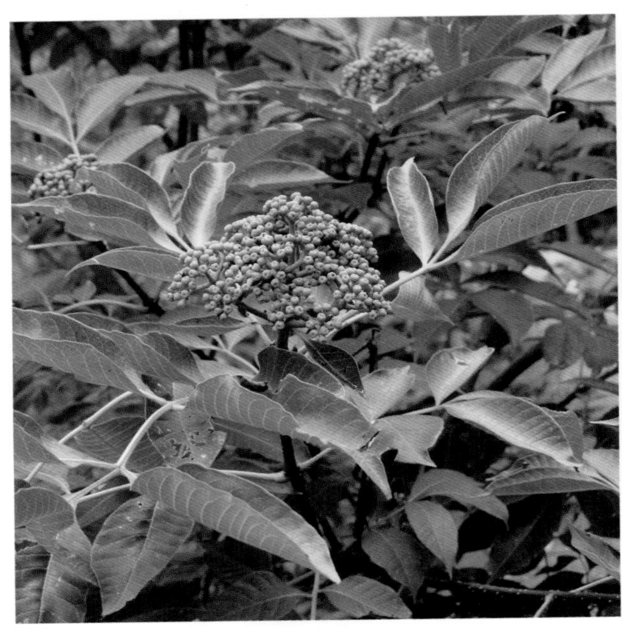

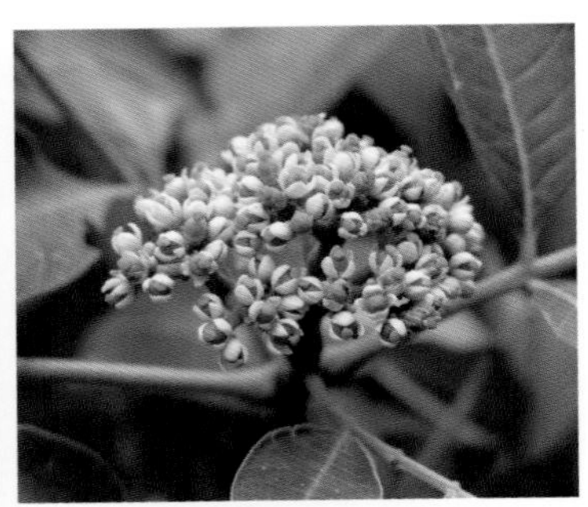

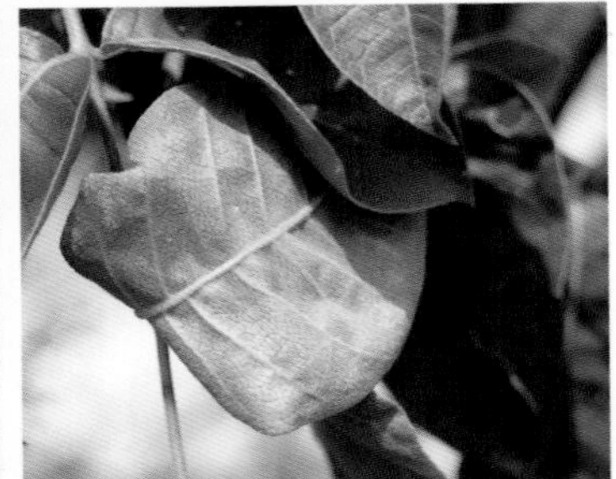

药材性状

吴茱萸

球形或略呈五角状扁球形，直径 2~5mm。表面暗黄绿色至褐色，粗糙，有多数点状突起或凹下的油点。顶端有五角星状的裂隙，基部残留被有黄色茸毛的果梗。质硬而脆，横切面可见子房 5 室，每室有淡黄色种子 1 粒。气芳香浓郁，味辛辣而苦。

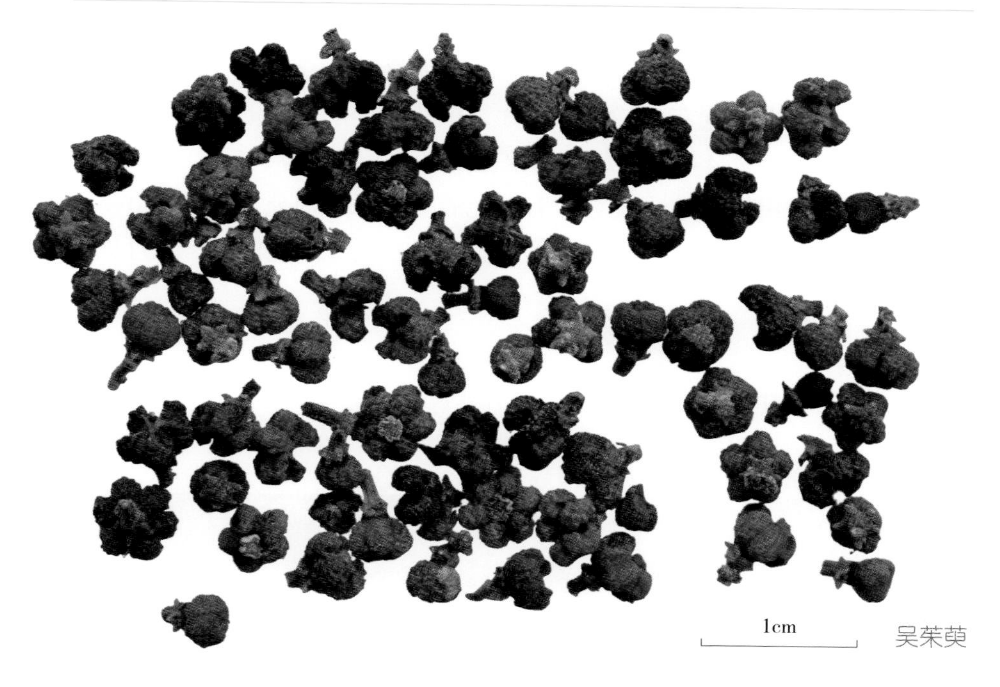

吴茱萸

性味	辛、苦，热；有小毒。
功效	散寒止痛，降逆止呕，助阳止泻。
主治	厥阴头痛，寒疝腹痛，寒湿脚气，经行腹痛，脘腹胁痛，呕吐吞酸，五更泄泻。
用量用法	2~5g。外用适量。

附　注：《中国药典》2015 年版记载同属植物吴茱萸、石虎和疏毛吴茱萸的干燥近成熟果实同等入药。

飞龙掌血 *Toddalia asiatica* (L.) Lam.

别名：飞龙斩血、见血飞。| **药材名：**飞龙掌血（根）。

植物形态

木质蔓生藤本。枝与分枝常有向下弯曲的皮刺。三出复叶互生；小叶革质，倒卵形、倒卵状长圆形或长圆形，边缘有细钝锯齿，齿缝及叶片都有透明腺点。花单性，白色至淡黄色；萼片同花瓣均为 4~5 片；雄花常排成腋生的圆锥状聚伞花序，雄蕊 4~5 枚；雌花比雄花稍大，不育雄蕊 4~5 枚。核果近球形，橙黄色至朱红色，有深色腺点，果皮肉质，表面有 3~5 条微凸起的肋纹。种子肾形，黑色，有光泽。花期 10~12 月，果期 12 月至翌年 2 月。

生境分布：生于山林、路旁、灌丛或疏林中。分布于西南及陕西、浙江、福建、台湾、湖北、湖南、广东、海南、广西等地。

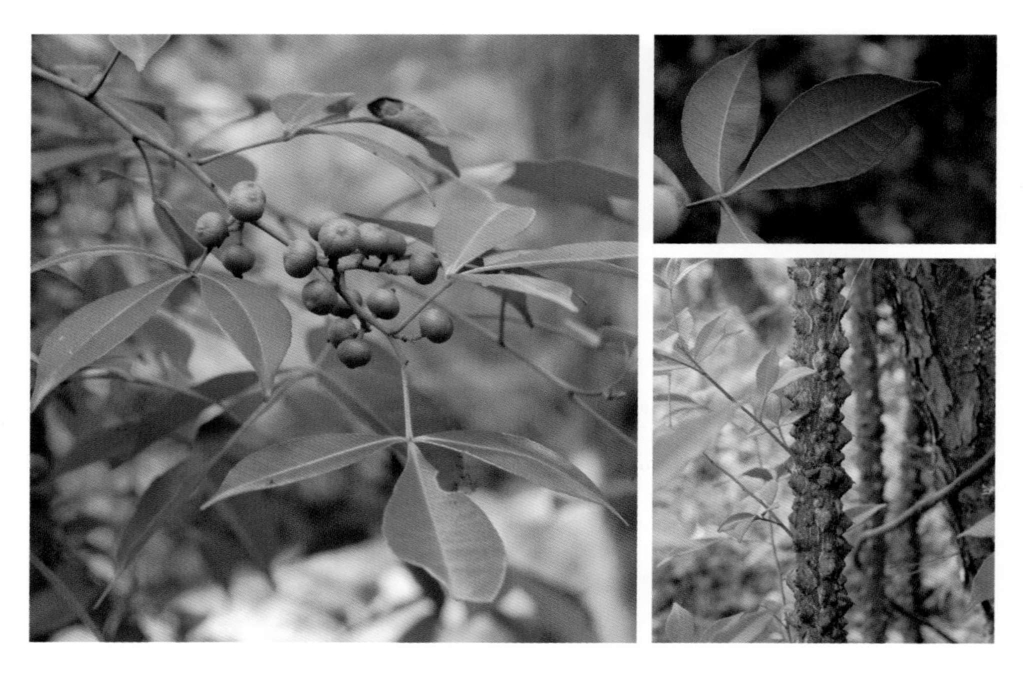

药材性状

飞龙掌血

棒状，略弯曲，直径2~3cm。表面灰棕色，有细纵纹及多数疣状突起；突起处栓皮多脱落，露出鲜黄色或红黄色皮层，质粗糙；剥去皮层，可见木质中柱，纹理平直细密。质硬，不易折断，断面平坦。气微，味淡。

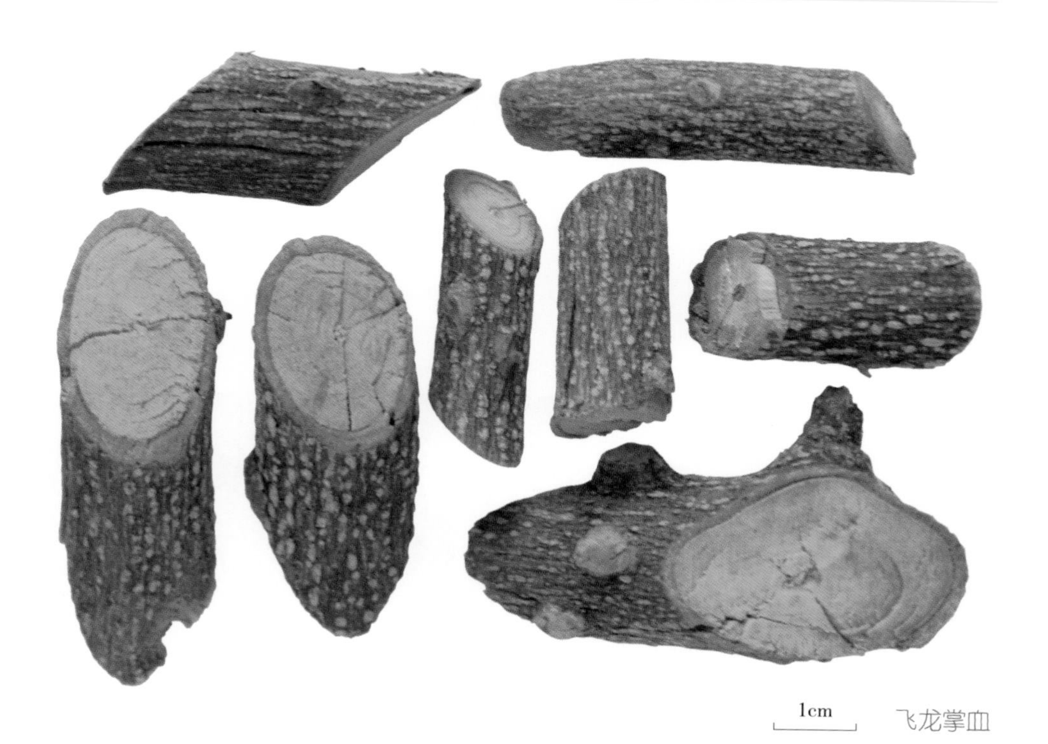

飞龙掌血

性味	辛、微苦，温；有小毒。
功效	祛风止痛，散瘀止血，解毒消肿。
主治	风湿痹痛，腰痛，胃痛，痛经，经闭，跌打损伤，劳伤吐血，衄血，瘀滞崩漏，疮痈肿毒。
用量用法	9~15g。外用适量，研末撒或调敷；鲜品捣敷。

★ 黄皮树 *Phellodendron chinense* Schneid.

别名： 川黄柏、川黄檗。| **药材名：** 川黄柏（树皮）。

植物形态

乔木，株高 10~12m。树皮外层暗灰棕色，内层薄，鲜黄色；小枝通常暗红棕色或紫棕色，无毛。叶轴及叶柄密被褐锈色短柔毛；奇数羽状复叶对生；小叶 7~15 枚，有短柄，长圆状披针形至长圆状卵形，先端渐尖，基部宽楔形或圆形，全缘，下表面有长柔毛。花序圆锥状；花小，5 数，雌雄异株。核果球形，熟时紫黑色。花期 5~6 月，果期 10 月。

生境分布： 生于杂木林中，抑或大规模栽培。分布于湖北、四川、云南等地。

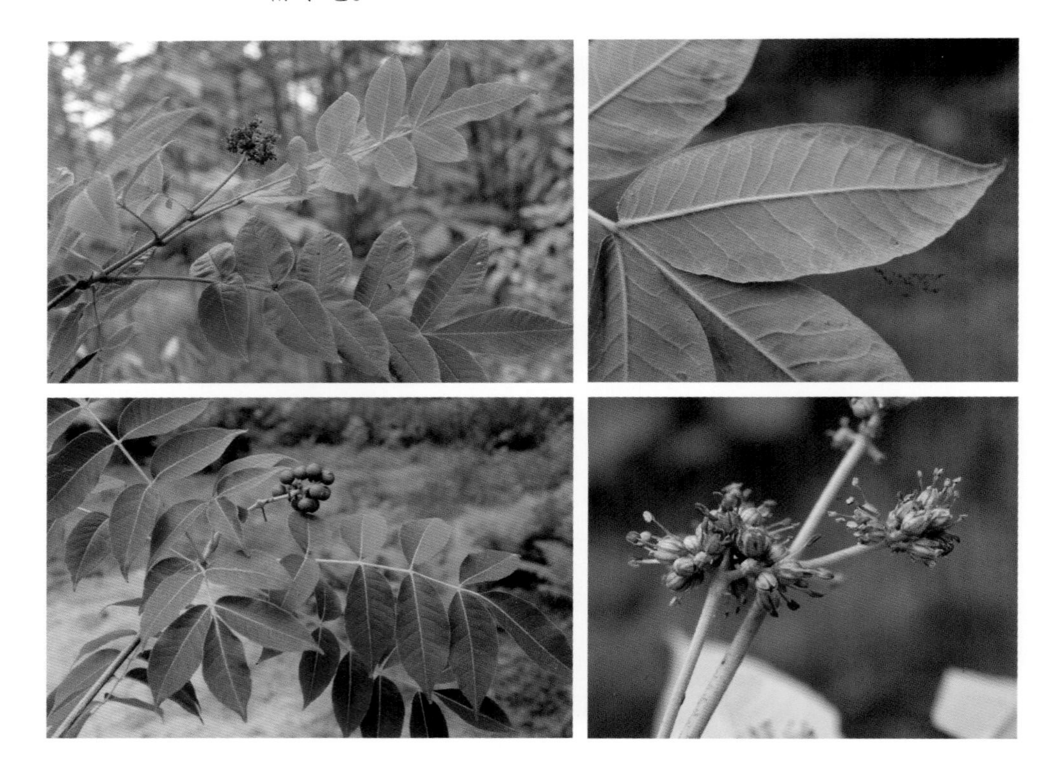

药材性状

川黄柏

板片状或浅槽状，长宽不一，厚1~6mm。外表面黄褐色或黄棕色，平坦或具纵沟纹，有的可见皮孔痕及残存的灰褐色粗皮；内表面暗黄色或淡棕色，具细密的纵棱纹。体轻，质硬，断面纤维性，呈裂片状分层，深黄色。气微，味极苦，嚼之有黏性。

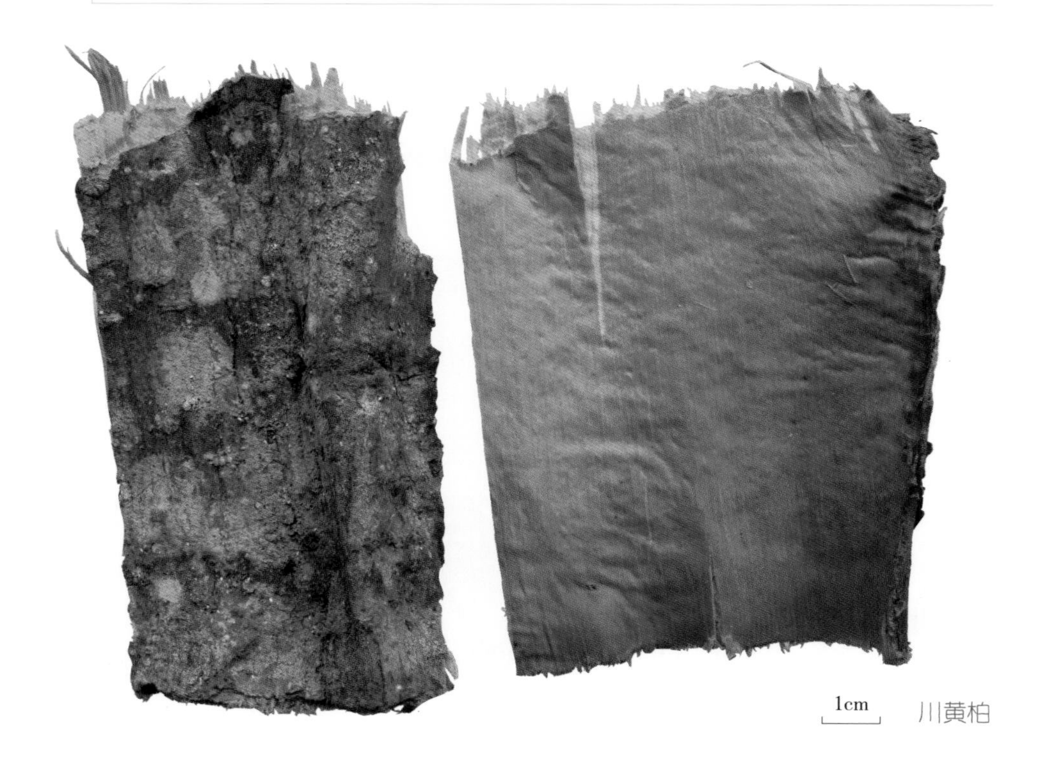

川黄柏

性味	苦，寒。
功效	清热燥湿，泻火除蒸，解毒疗疮。
主治	湿热泻痢，黄疸尿赤，带下阴痒，热淋涩痛，脚气痿躄，骨蒸劳热，盗汗，遗精，疮疡肿毒，湿疹湿疮。
用量用法	3~12g。外用适量。

★ 千里香 *Murraya paniculata* (L.) Jack

别名： 九里香、七里香。| **药材名：** 九里香（叶和带叶嫩枝）。

植物形态

小乔木，高达 12m。树干及小枝白灰色或淡黄灰色，略有光泽。成长叶有小叶 3~5 枚，稀 7 枚；小叶深绿色，卵形或卵状披针形，先端短尾尖，全缘，波浪状起伏。花序腋生及顶生，花通常 10 朵以内，稀达 50 余朵；萼片卵形；花瓣长达 2cm，盛花时稍反折，散生淡黄色半透明油点；雄蕊 10 枚，长短相间，花丝白色，线状。果橙黄至朱红色，狭长椭圆形，稀卵形，顶部渐狭，有甚多油点。花期 4~9 月，抑或于秋、冬二季开花，果期 9~12 月。

生境分布： 生于低丘陵或海拔高的山地疏林或密林中。分布于台湾、福建、广东、海南、湖南南部、广西南部、贵州南部、云南南部等地。

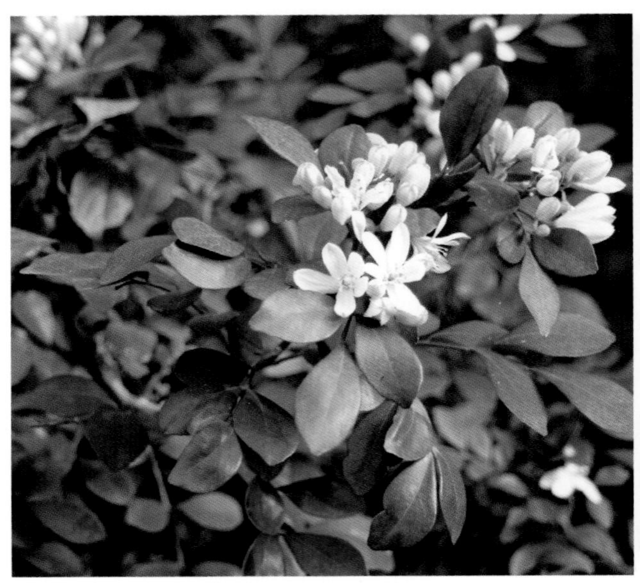

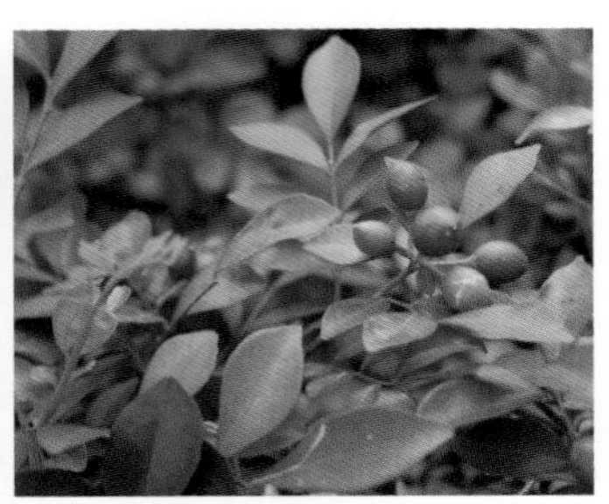

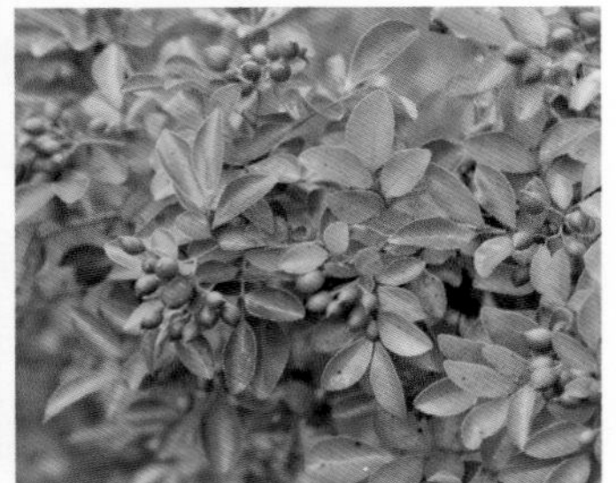

药材性状

九里香

嫩枝呈圆柱形，直径1~5mm。表面灰褐色，具纵皱纹。质坚韧，不易折断，断面不平坦。羽状复叶有小叶3~9枚，多已脱落；小叶片呈卵形或椭圆形，最宽处在中部或中部以下，长2~8cm，宽1~3cm，先端渐尖或短尖，基部略偏斜，全缘；黄绿色，薄革质，上表面有透明腺点，小叶柄短或近无柄，下部有时被柔毛。气香，味苦、辛，有麻舌感。

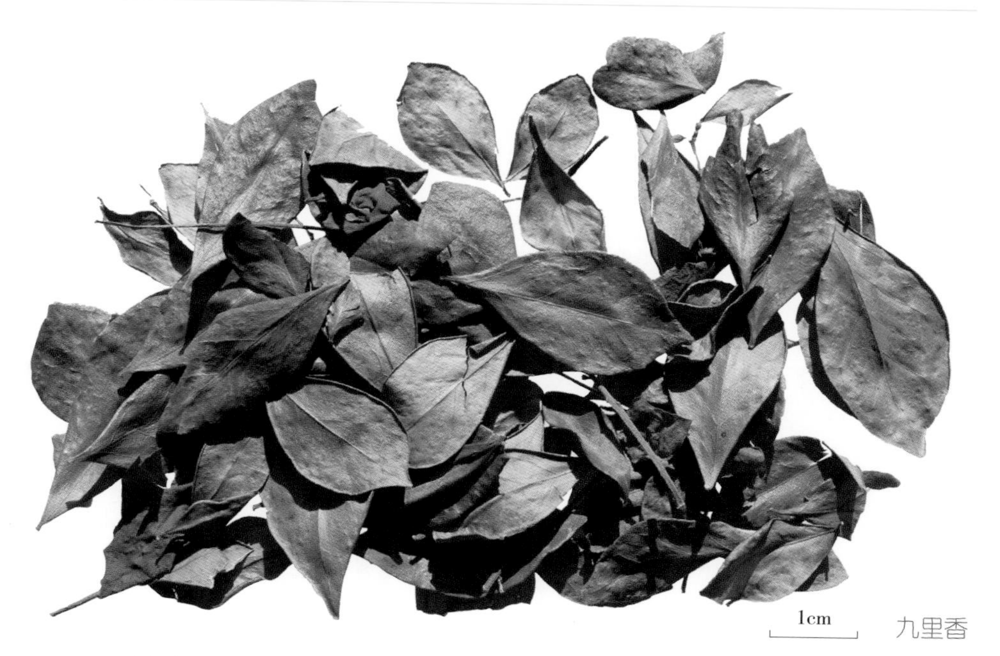

九里香

性味	辛、微苦，温；有小毒。
功效	行气止痛，活血散瘀。
主治	胃痛，风湿痹痛，牙痛，跌扑肿痛，虫蛇咬伤。
用量用法	6~12g。

附　注：《中国药典》2015年版记载同属植物九里香与千里香的干燥叶和带叶嫩枝同等入药。

枸橘 *Poncirus trifoliata* (L.) Raf.

别名：枳、枸桔、枸桔李、臭桔子。| **药材名**：绿衣枳实（幼果）。

植物形态

落叶灌木或小乔木，高 1.5~7m。分枝多，无毛；茎枝有粗大棘刺。三出羽状复叶，互生；叶翼宽 2~5mm；顶生小叶倒卵形或椭圆形，边缘有不明显的细锯齿；侧生小叶较小，椭圆状卵形，有半透明油腺点。花常先叶开放，有短梗，呈白色，具香气；花萼 5 枚，卵状三角形；花瓣 5 片，倒卵状匙形；雄蕊 8~20 枚或更多，长短不一，子房近球形，密被短柔毛，花柱粗短。柑果球形，橙黄色，密被短柔毛。花期 4~5 月，果期 7~10 月。

生境分布：多栽培于路旁、庭园作绿篱。分布于河北、陕西、甘肃、河南、山东及长江以南各地。

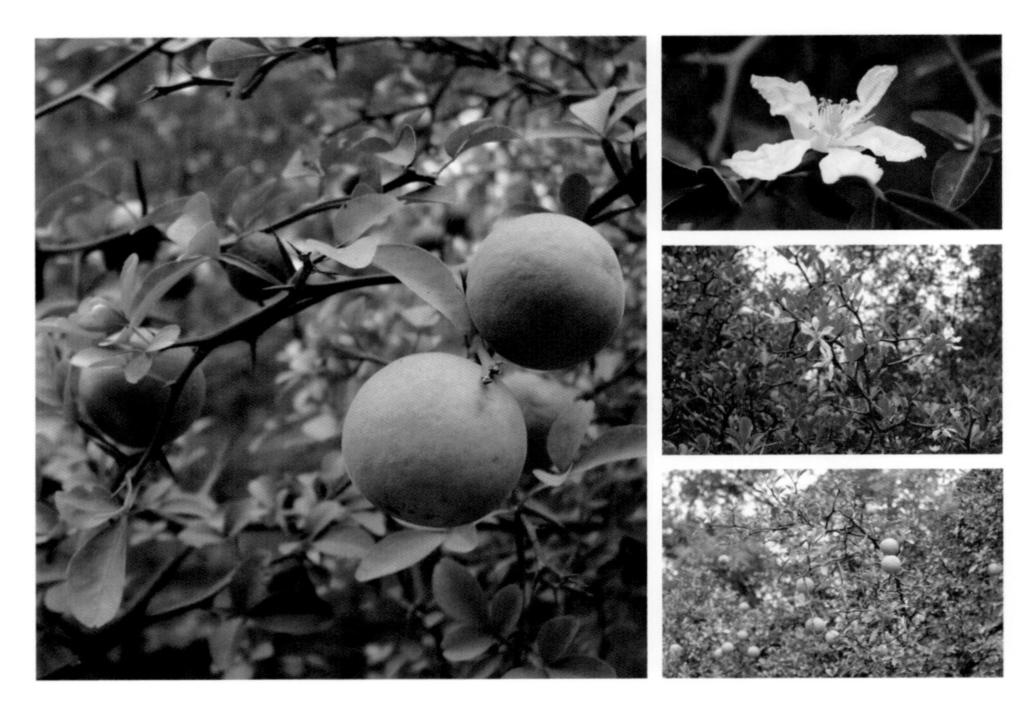

药材性状

绿衣枳实

圆球形，直径 0.8~1.2cm，表面绿褐色，密被棕绿色茸毛。基部有圆盘状果柄痕，顶端有残存的花柱基。破碎面类白色，边缘绿褐色，有小油点，瓤囊黄白色。味苦、涩。

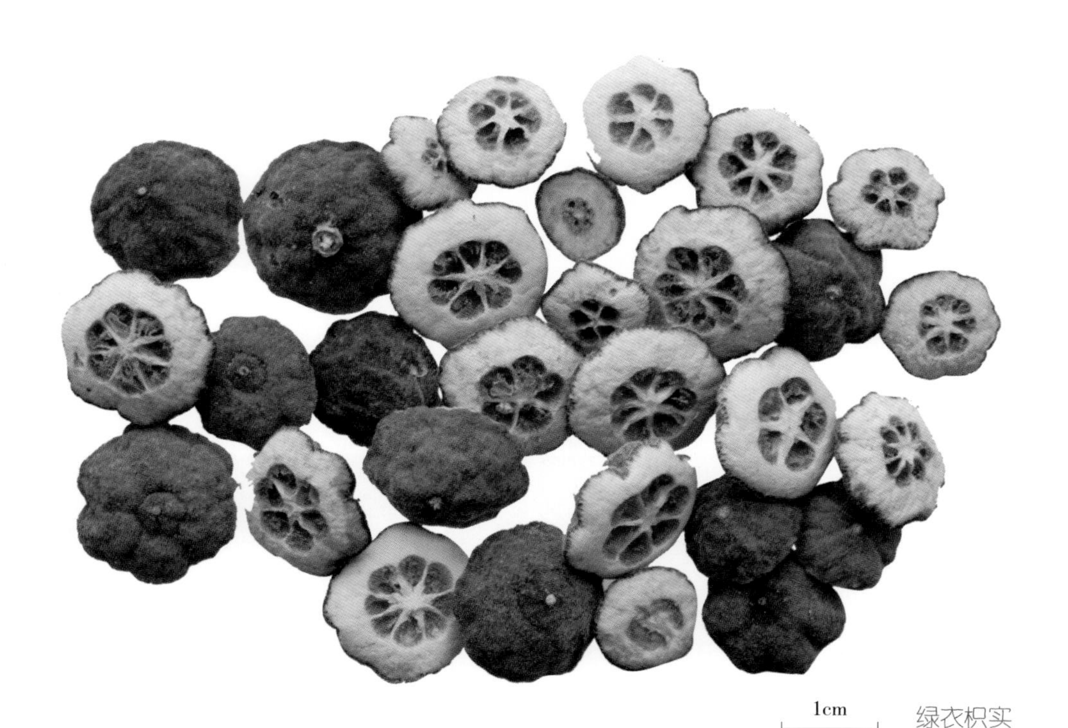

绿衣枳实

性味	辛、苦，温。
功效	健胃消食，理气止痛。
主治	胃痛，消化不良，胸腹胀痛，便秘，子宫脱垂，脱肛，睾丸肿痛，疝痛。
用量用法	9~15g。

★ 柚 *Citrus grandis* (L.) Osbeck

别名：文旦。| **药材名：**化橘红（外层果皮）。

植物形态

小乔木，株高 5~10m。小枝扁，有棱，常有柔毛，具枝刺。单身复叶；叶片椭圆形或卵状椭圆形，边缘有钝圆锯齿，下表面中脉两侧有柔毛；叶柄翅倒卵状三角形，叶柄短，顶端有关节。花单生或数朵簇生于叶腋；花萼杯状，多为 5 浅裂，有柔毛；花瓣近匙形，开花时反曲，白色；雄蕊比花瓣短；子房球形，花柱与子房近等长。柑果球形或扁球形，近于无毛，黄色或黄绿色。花期 5 月。

生境分布：栽培于丘陵或低山地带。主要分布于浙江、江西、福建、台湾、湖北、湖南、广东、广西、四川、贵州、云南等地。

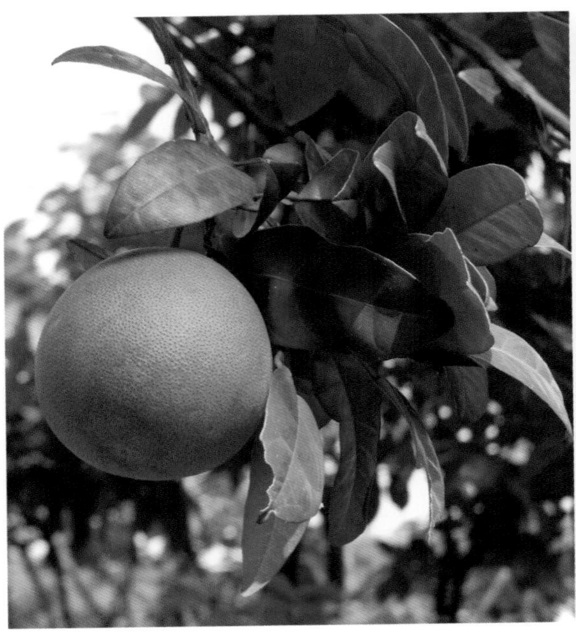

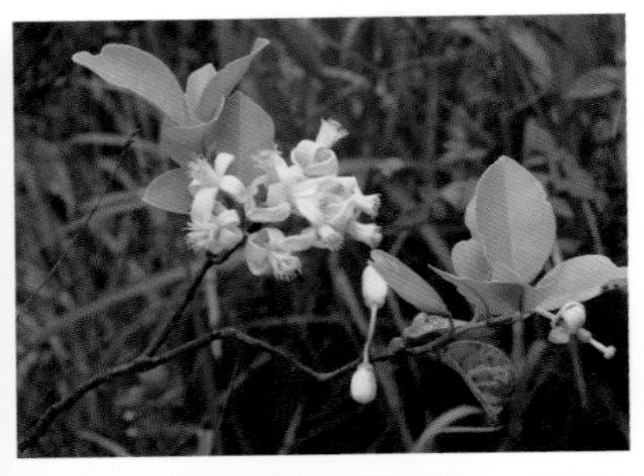

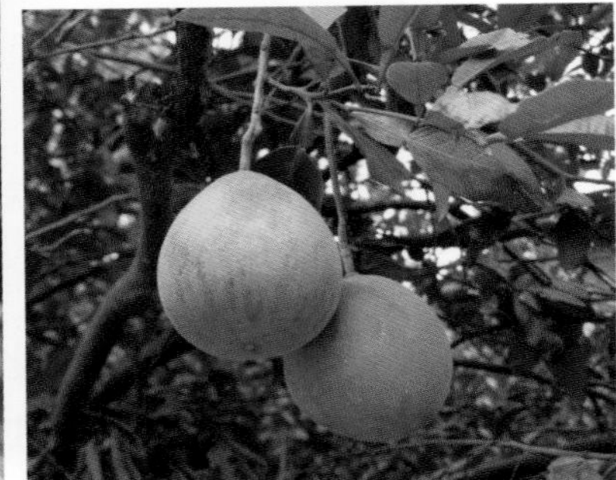

药材性状

化橘红

药材呈对折的七角或展平的五角星状，单片呈柳叶形。外表面黄绿色至黄棕色，无毛，有皱纹及小油室。内表面黄白色或淡黄色，有脉络纹。质脆，易折断。气芳香，味苦、微辛。

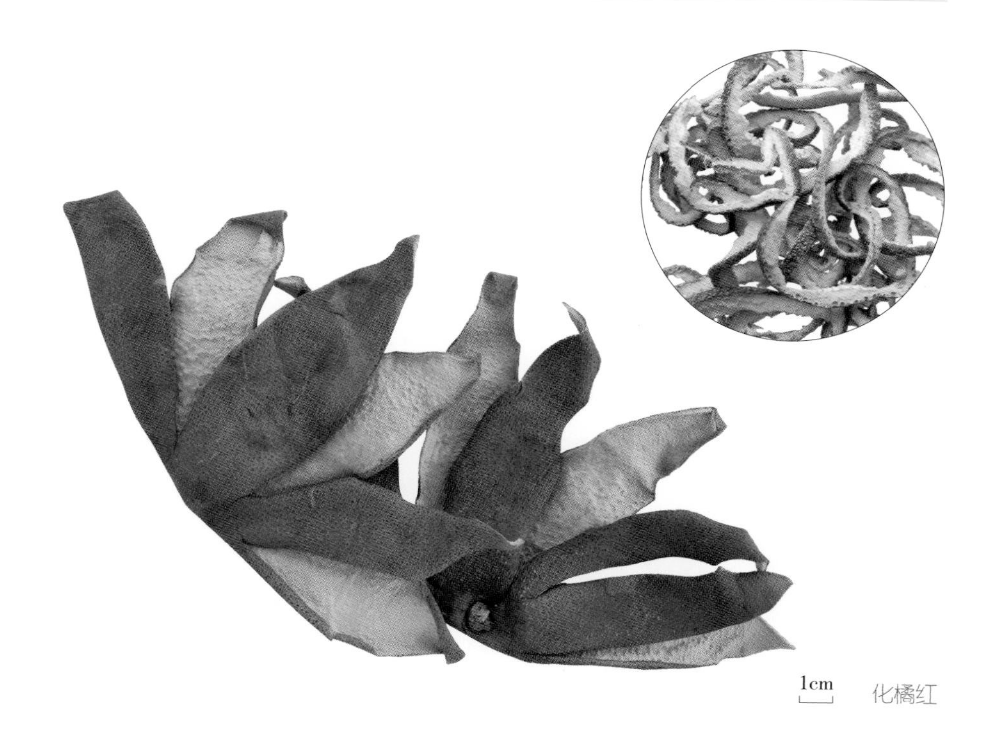

化橘红

性味	辛、苦，温。
功效	理气宽中，燥湿化痰。
主治	咳嗽痰多，食积伤酒，呕恶痞闷。
用量用法	3~6g。

附　注：《中国药典》2015年版记载同属植物化州柚与柚的干燥外层果皮同等入药。

★ 橘 *Citrus reticulata* Blanco

别名：柑橘。| **药材名**：陈皮（果皮）、青皮（幼果或未成熟果实的果皮）、橘红（外层果皮）、橘核（种子）。

植物形态

常绿灌木或小乔木，株高 3~5m。枝通常有刺。叶片披针形或椭圆形，全缘或有细锯齿；叶柄细长，叶柄翅多为 2~3mm。花小，黄白色，单生或 2~3 朵簇生于叶腋；花萼浅杯状，不规则 5 浅裂；花瓣 5 片，长椭圆形；雄蕊 18~25 枚，结合成 5 束。柑果扁球形或球形，橙黄色或朱红色，果皮粗糙，易与瓤囊分离；瓤囊 9~13 瓣，果肉味甜。种子卵形，先端尖。花期 5~7 月，果期 11~12 月。

生境分布：广泛栽培。分布于长江以南各地。

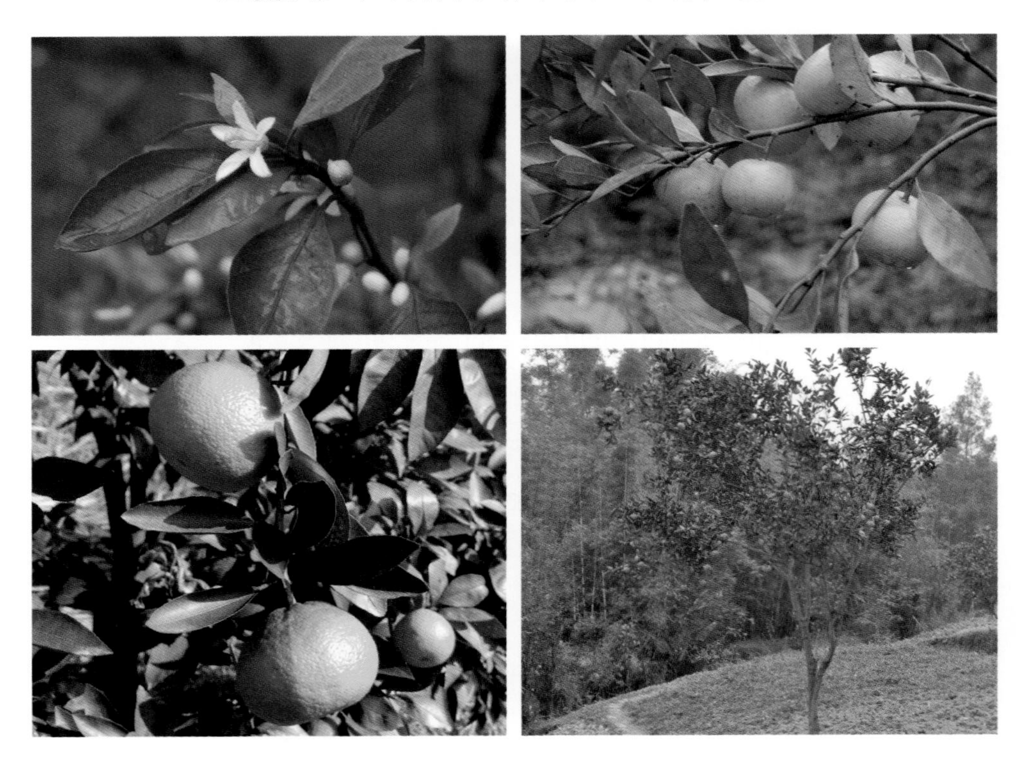

药材
性状

陈皮

陈皮常剥成数瓣，基部相连，有的呈不规则片状，厚1~4mm。外表面橙红色或红棕色，有细皱纹及凹下的点状油室；内表面浅黄白色，粗糙，附黄白色或黄棕色筋络状维管束。质稍硬而脆。气香，味辛、苦。广陈皮常3瓣相连，形状整齐，厚度均匀，约1mm。点状油室较大，对光照视，透明清晰。质较柔软。

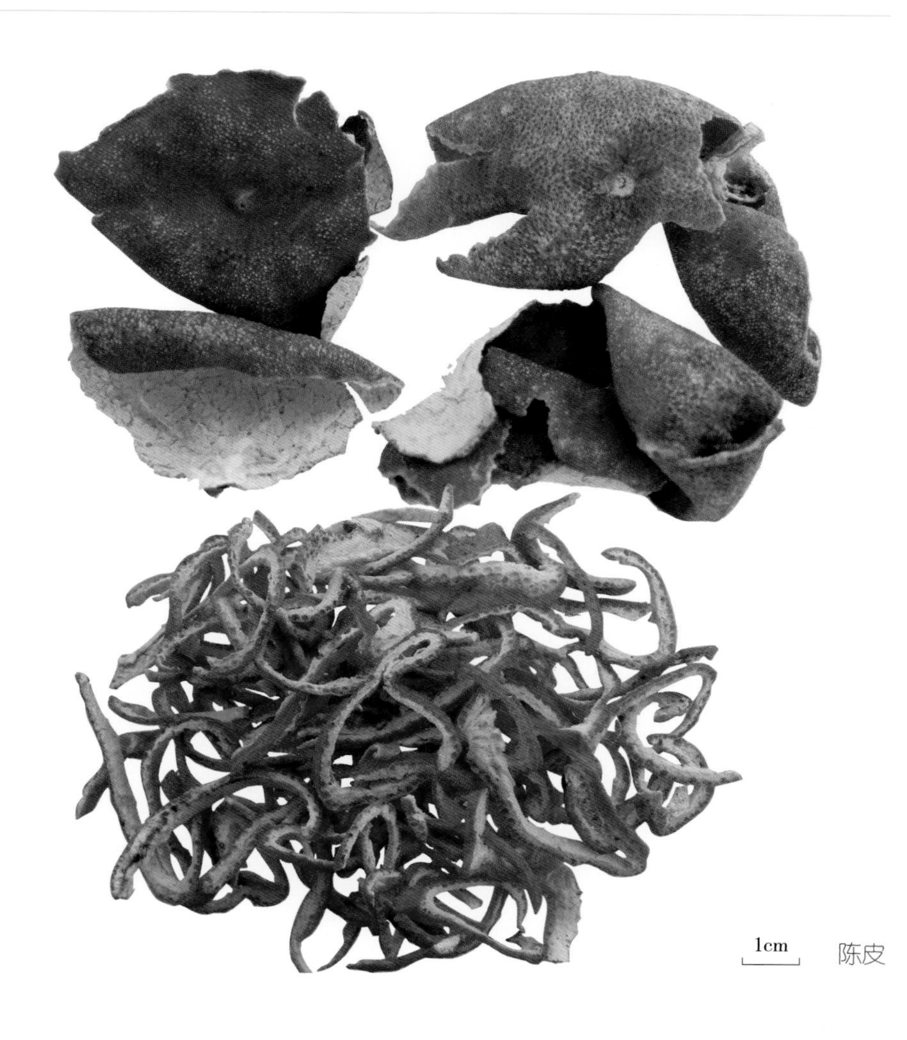

陈皮

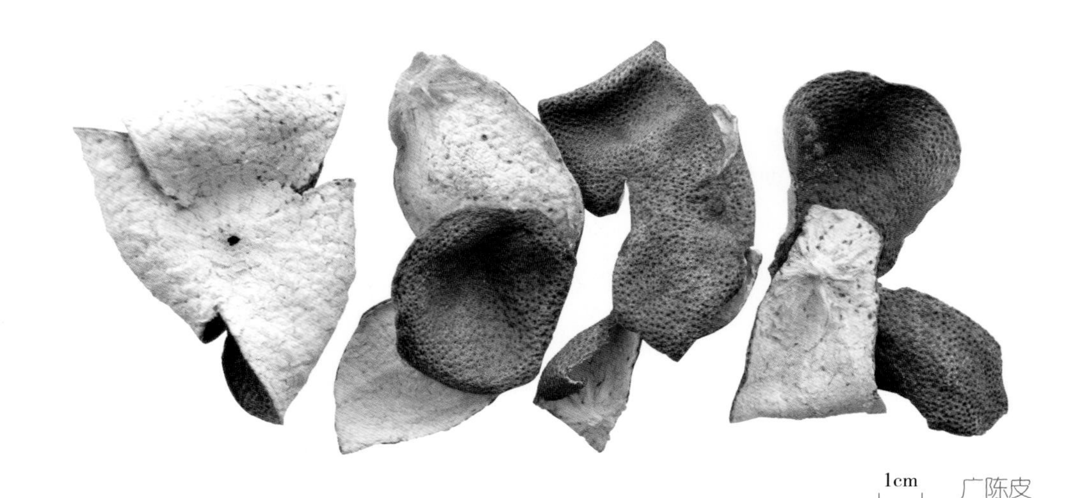

广陈皮

性味	苦、辛，温。
功效	理气健脾，燥湿化痰。
主治	脘腹胀满，食少吐泻，咳嗽痰多。
用量用法	3~10g。

药材性状

青皮

四花青皮果皮剖成4裂片，裂片长椭圆形，长4~6cm，厚0.1~0.2cm。外表面灰绿色或黑绿色，密生多数油室；内表面类白色或黄白色，粗糙，附黄白色或黄棕色小筋络。质稍硬，易折断，断面外缘有油室1~2列。气香，味苦、辛。个青皮呈类球形，直径0.5~2cm。表面灰绿色或黑绿色，微粗糙，有细密凹下的油室，顶端有稍突起的花柱基，基部有圆形果梗痕。质硬，断面果皮黄白色或淡黄棕色，厚0.1~0.2cm，外缘有油室1~2列。瓤囊8~10瓣，淡棕色。气清香，味酸、苦、辛。

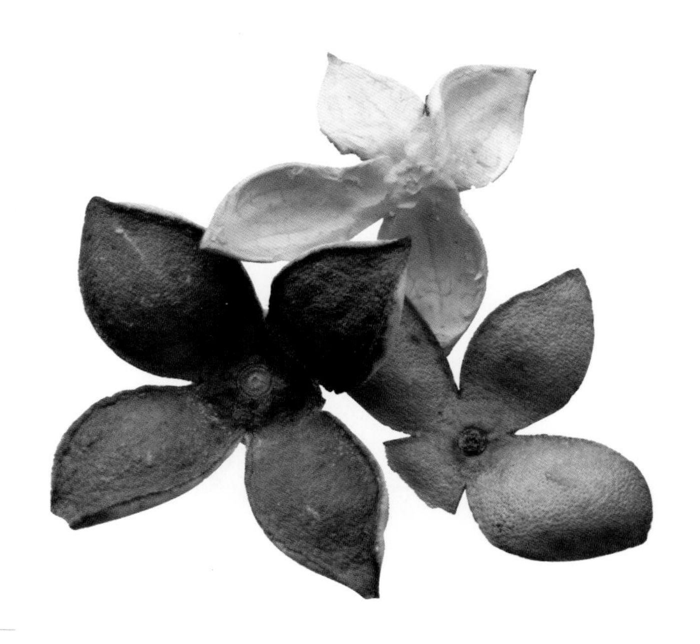

四花青皮

个青皮

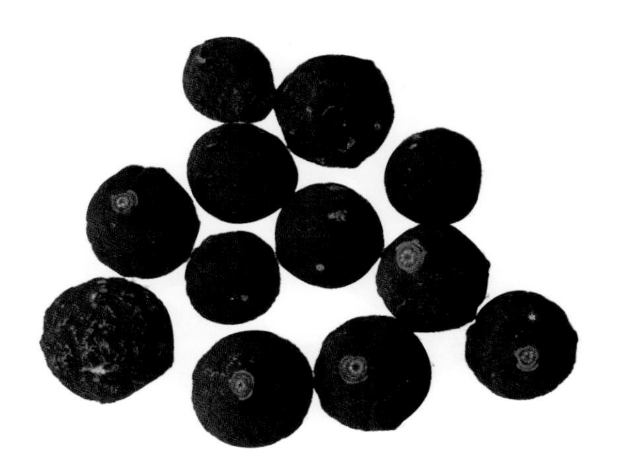

性味	苦、辛，温。
功效	疏肝破气，消积化滞。
主治	胸胁胀痛，疝气，乳癖，乳痈，食积腹痛。
用量用法	3~10g。

药材性状

橘红

长条形或不规则薄片状，边缘皱缩向内卷曲。外表面黄棕色或橙红色，存放后呈棕褐色，密布黄白色突起或凹下的油室。内表面黄白色，密布凹下透光小圆点。质脆易碎。气芳香，味微苦、麻。

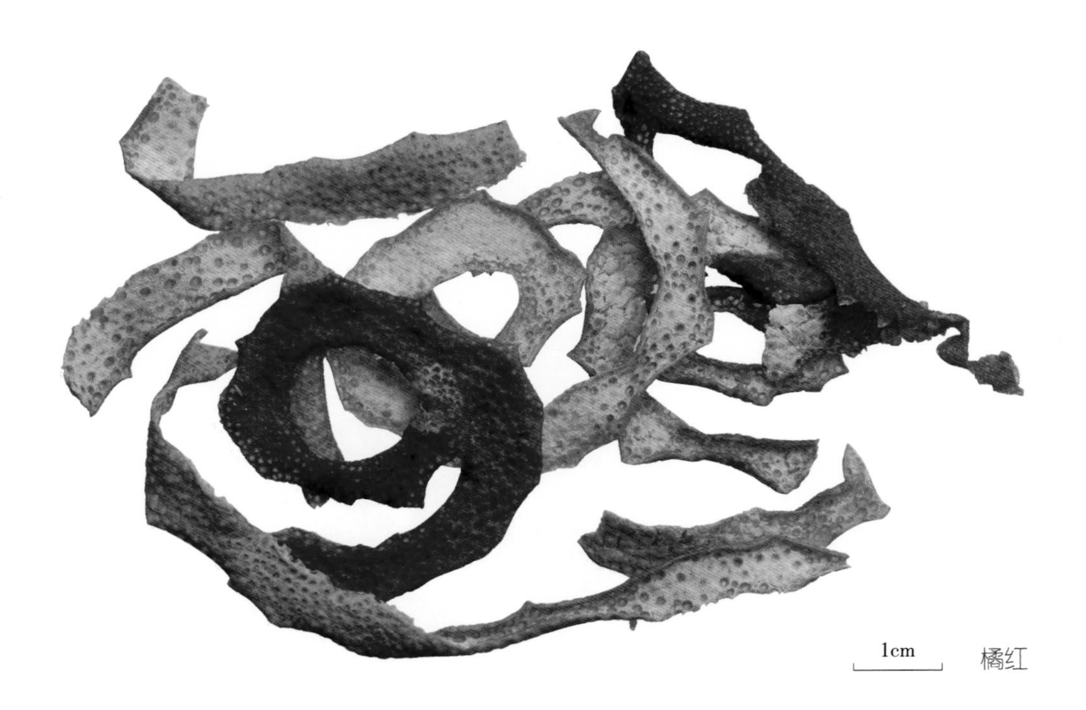

橘红

性味	辛、苦，温。
功效	理气宽中，燥湿化痰。
主治	咳嗽痰多，食积伤酒，呕恶痞闷。
用量用法	3~10g。

药材性状

橘核

略呈卵形，长0.8~1.2cm，直径0.4~0.6cm。表面淡黄白色或淡灰白色，光滑，一侧有种脊棱线，一端钝圆，另端渐尖，呈小柄状。外种皮薄而韧，内种皮菲薄，淡棕色，子叶2枚，黄绿色，有油性。气微，味苦。

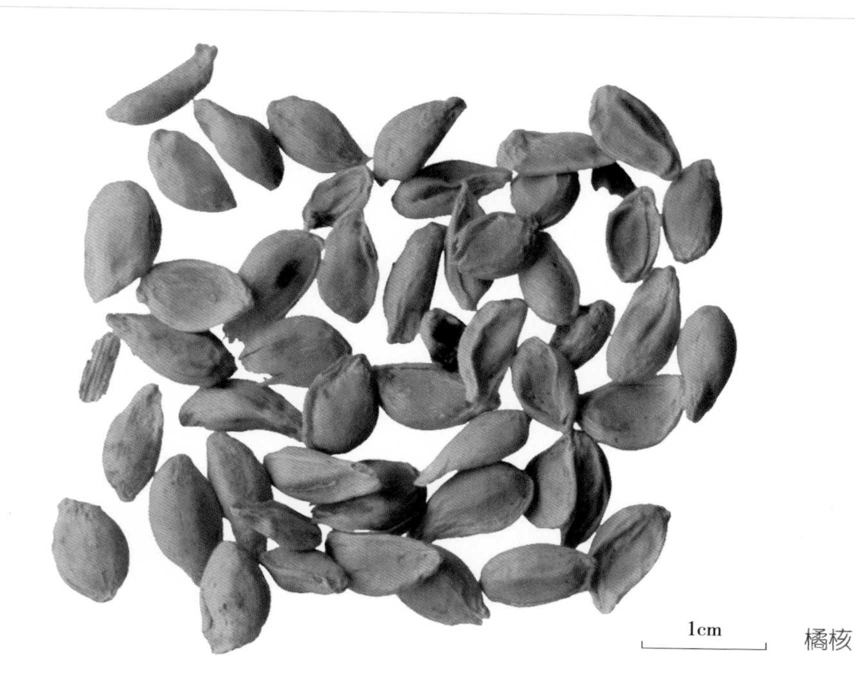

橘核

性味	苦，平。
功效	理气，散结，止痛。
主治	疝气疼痛，睾丸肿痛，乳痈，乳癖。
用量用法	3~9g。

附　注： 橘的栽培历史悠久，品种繁多，如大红柑（茶枝柑）、红橘（大红袍）、温州蜜柑、福橘等均可入药。市场上发现有人用甜橙的果皮混充陈皮使用。

蒺藜科

★ 蒺藜 *Tribulus terrestris* L.

别名：刺蒺藜、硬蒺藜。| **药材名**：蒺藜（果实）。

植物形态

一年生草本，全株密生丝状柔毛。茎由基部分枝，平卧，长 1m 左右。偶数羽状复叶，互生或对生；小叶 5~8 对，长圆形，全缘，上表面叶脉上有细毛，下表面密生白色伏毛；托叶小，边缘半透明状膜质。花单生于叶腋；萼片 5 枚，宿存；花瓣 5 片，黄色；雄蕊 10 枚，5 枚花丝较短的基部有鳞片状腺体；子房 5 棱，花柱单一，柱头 5 裂。果由 5 个分果瓣组成，扁球形；分果瓣具刺。花期 5~8 月，果期 6~9 月。

生境分布：生于荒丘、田边、路旁及河边草丛。分布于全国各地。

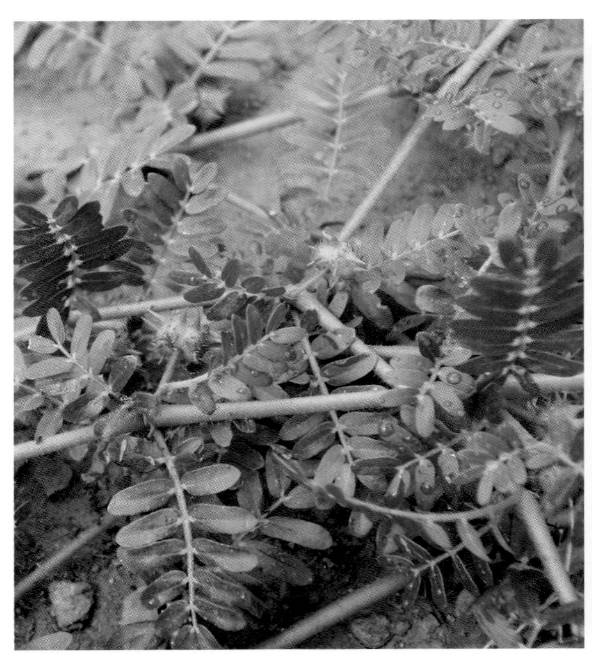

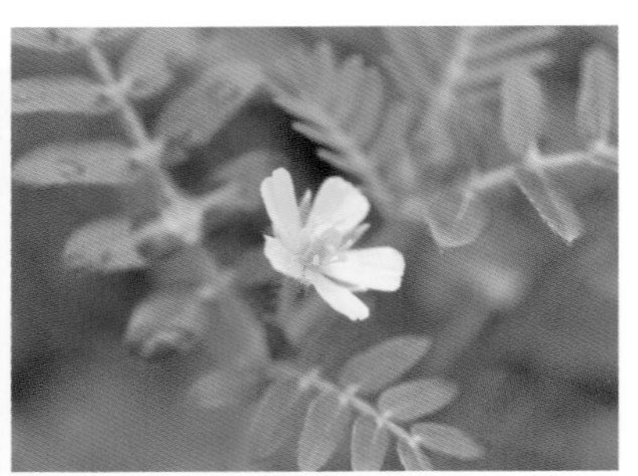

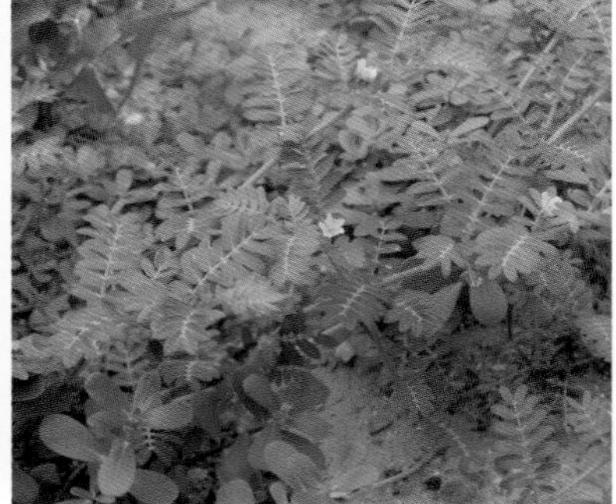

药材性状

蒺藜

由 5 个分果瓣组成，呈放射状排列，直径 7~12mm。常裂为单一的分果瓣，分果瓣呈斧状，长 3~6mm，背部黄绿色，隆起，有纵棱及多数小刺，并有对称的长刺和短刺各 1 对，两侧面粗糙，有网纹，灰白色。质坚硬。气微，味苦、辛。

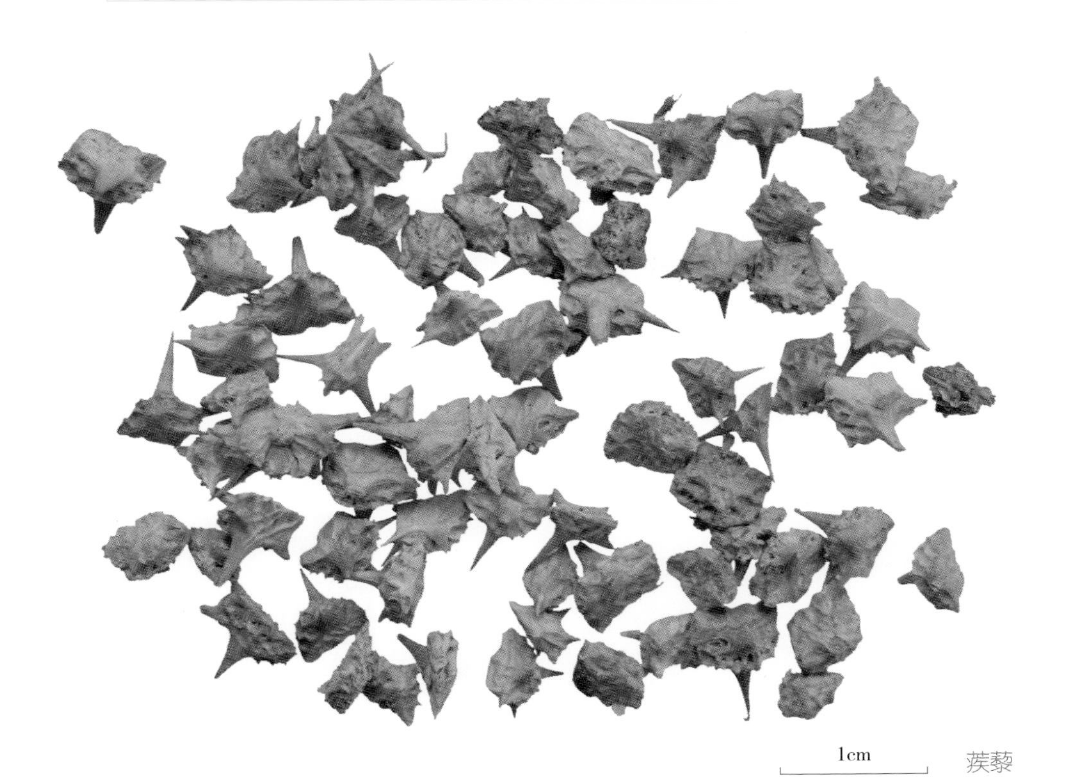

蒺藜

性味	辛、苦，微温；有小毒。
功效	平肝解郁，活血祛风，明目，止痒。
主治	头痛眩晕，胸胁胀痛，乳闭乳痈，目赤翳障，风疹瘙痒。
用量用法	6~10g。

五加科

★ 通脱木 *Tetrapanax papyrifer* (Hook.) K. Koch

别名：大通草、通花五加。| 药材名：通草（茎髓）。

植物形态

灌木或小乔木，高 1~3.5m。茎木质松脆，髓大，白色。叶大型，叶片轮廓近圆形，掌状 5~11 裂，裂片通常为叶片全长的 1/3 或 1/2，基部心形，边缘具疏锯齿，上表面微被毛，下表面密被灰色星状毛。圆锥花序大型，长 50cm 或更长，由多数球状聚伞花序聚集而成；苞片、总花梗、花梗、小苞片均密生白色星状绒毛；花黄白色，密被星状毛；花瓣 4 或 5 片，三角状卵形；核果状浆果，球形，紫黑色。花期 10~12 月，果期次年 1~2 月。

生境分布：生于向阳肥厚的土壤上，偶有栽培。分布于黄河以南各地。

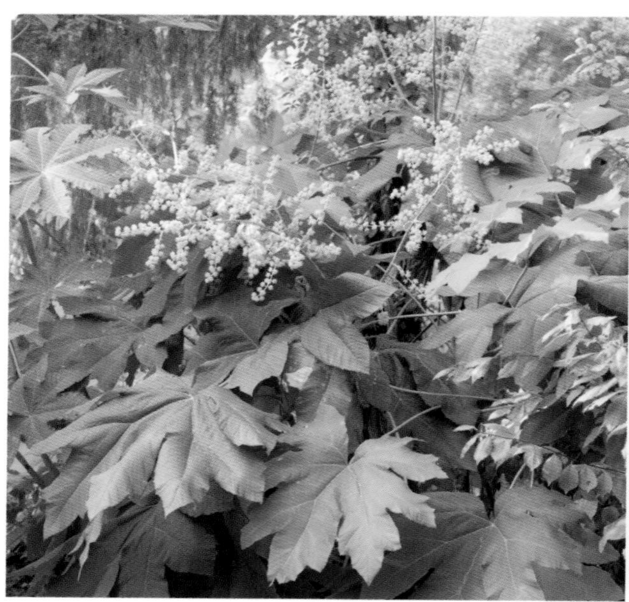

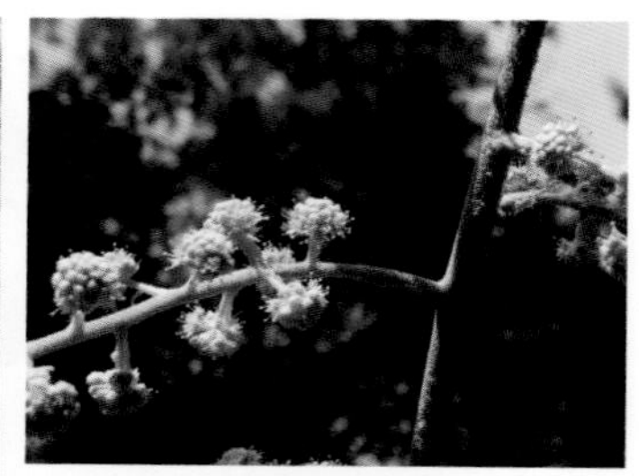

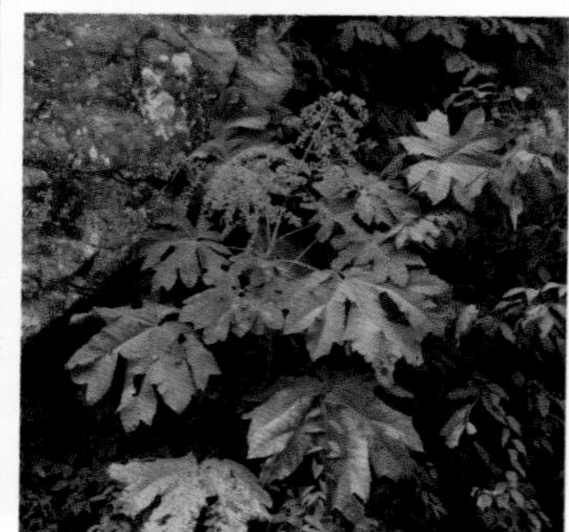

药材性状

通草

圆柱形，长 20~40cm，直径 1~2.5cm。表面白色或淡黄色，有浅纵沟纹。体轻，质松软，稍有弹性，易折断，断面平坦，显银白色光泽，中部有直径 0.3~1.5cm 的空心或半透明的薄膜，纵剖面呈梯状排列，实心者少见。气微，味淡。

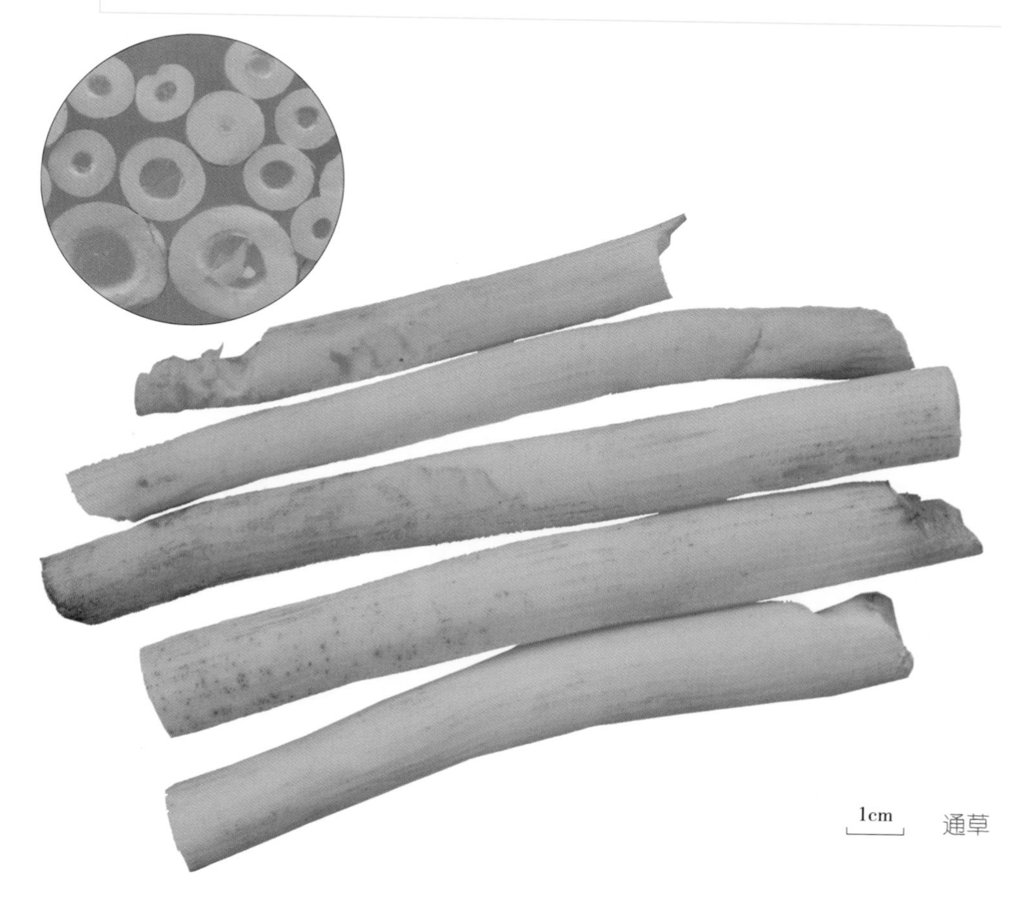

通草

性味	甘、淡，微寒。
功效	清热利尿，通气下乳。
主治	湿热淋证，水肿尿少，乳汁不下。
用量用法	3~5g。孕妇慎用。

红毛五加 *Acanthopanax giraldii* Harms

别名：纪氏五加。| **药材名：**红毛五加皮（茎皮）。

植物形态

灌木。枝灰色，密生直刺，稀无刺；刺下向，细长针状。掌状复叶互生，小叶5枚，稀3枚；叶柄无毛，稀有细刺；小叶几无柄，薄纸质，倒卵状长圆形，稀卵形，边缘有不整齐的细重锯齿，伞形花序单一，顶生，花多数；总花梗粗短，无毛；花白色；萼片近全缘，无毛；花瓣5片，卵形。果实球形，有5条棱，黑色。花期6~7月，果期8~10月。

生境分布：生于灌木丛林中。分布于陕西、甘肃、宁夏、青海、河南、湖北、四川等地。

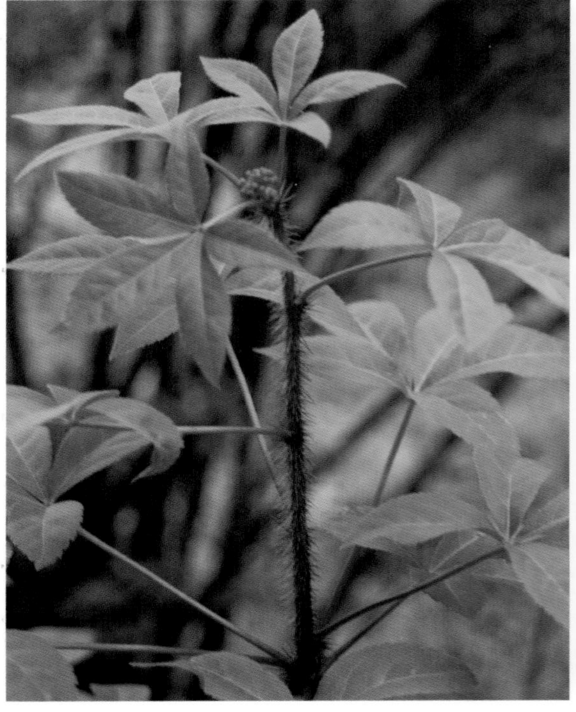

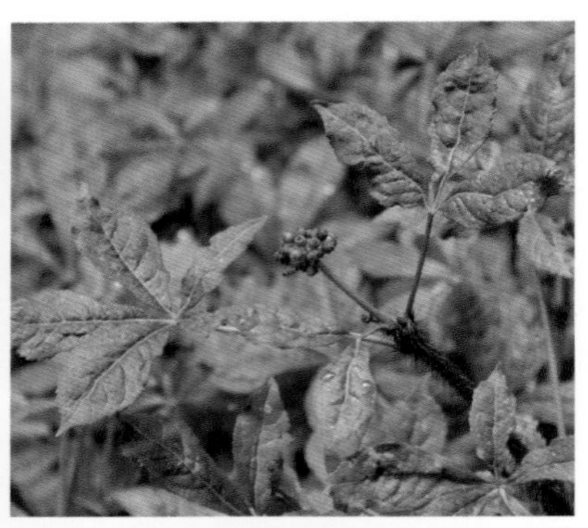

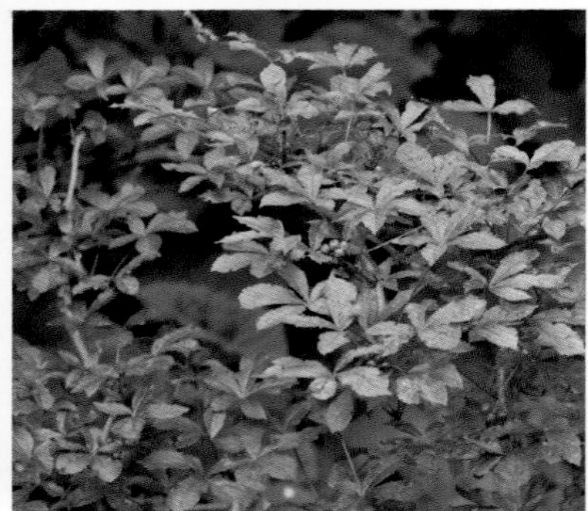

药材性状

红毛五加皮

本品密生黄棕色、红棕色或棕黑色的皮刺，下向，呈细长针状，长 3~7mm；折断面纤维性。节部有芽痕及叶柄痕。

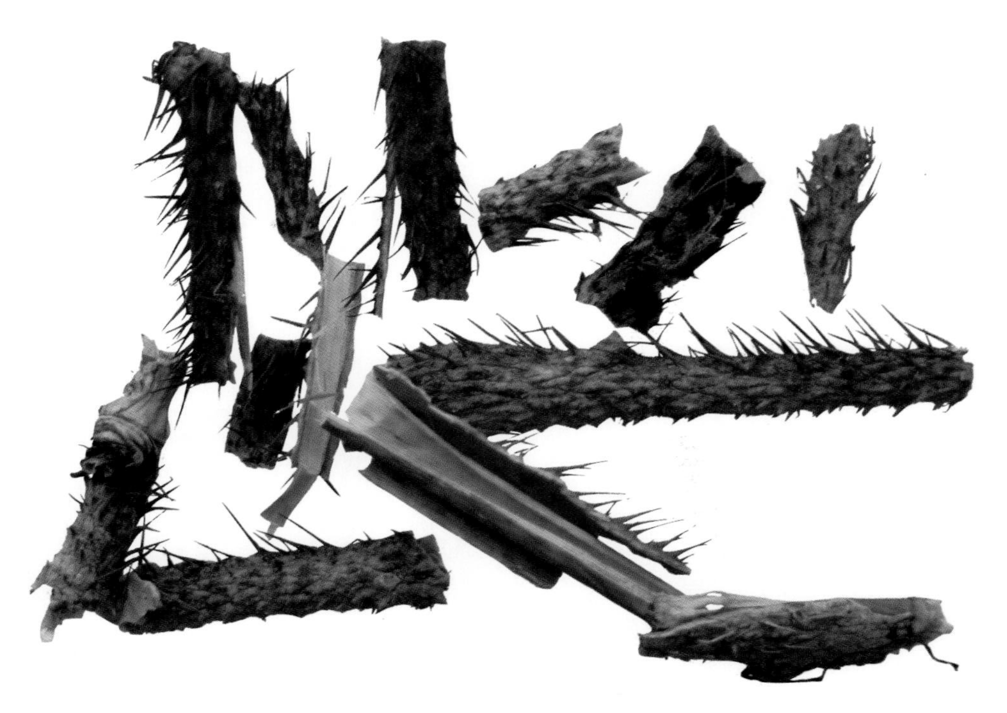

红毛五加皮

性味	微苦、辛，温。
功效	祛风湿，补肝肾，强筋骨。
主治	风湿痹痛，腰腿酸痛，半身不遂，跌打损伤，水肿，阴囊湿疹。
用量用法	9~15g。外用适量，煎水洗。

★ 人参 *Panax ginseng* C. A. Mey.

别名： 园参、山参。| **药材名：** 人参（根和根茎）、红参（根和根茎）、人参叶（叶）。

植物形态

多年生草本，高 30~60cm。主根肥大，纺锤形或圆柱形。掌状复叶，3~6 枚轮生于茎顶；小叶 3~5 枚，膜质，上表面散生少数刚毛，基部阔楔形，边缘具密锯齿，先端长渐尖；中央小叶椭圆形至长圆状椭圆形；最外 1 对侧生小叶卵形或菱状卵形。伞形花序单个顶生，具花 30~50 朵，总花梗通常较叶柄长，长 15~30cm。果实扁球形，鲜红色。种子肾形，乳白色。

生境分布： 生于山地针、阔叶林或杂木林下，多栽培。分布于黑龙江、吉林、辽宁等地。

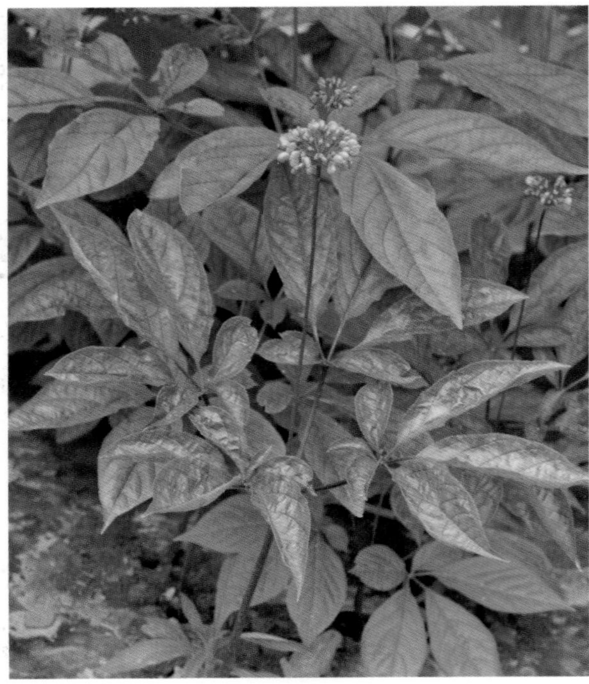

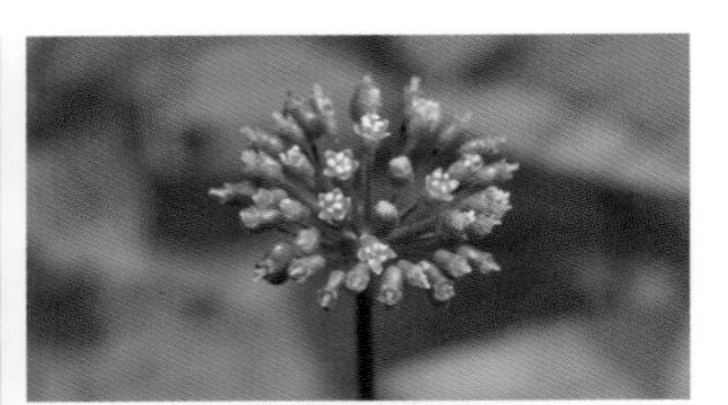

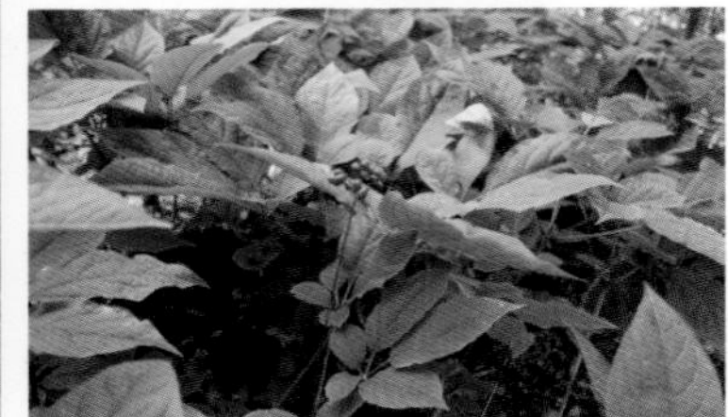

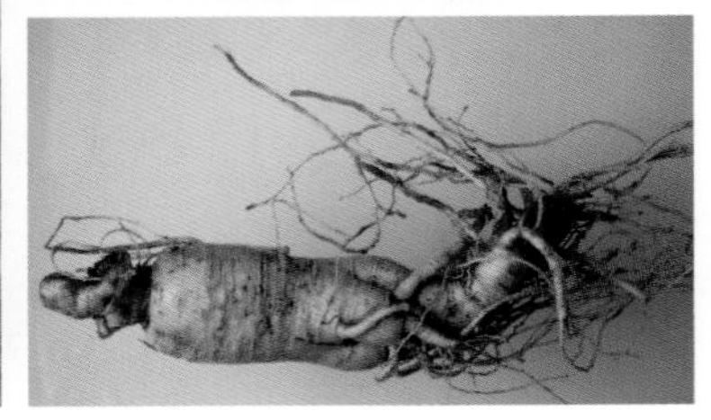

药材性状

人参

主根呈纺锤形或圆柱形，长3~15cm。表面灰黄色，上部或全体有疏浅断续的粗横纹及明显的纵皱纹，下部有支根2~3条，并着生多数细长的须根，须根上常有不明显的细小疣状突出。根茎（芦头）长1~4cm，直径0.3~1.5cm，多拘挛而弯曲，具不定根（艼）和稀疏的凹窝状茎痕（芦碗）。质较硬，断面淡黄白色，显粉性。香气特异，味微苦、甘。或主根多与根茎近等长或较短，呈圆柱形、菱角形或“人”字形，长1~6cm。表面灰黄色，具纵皱纹，上部或中下部有环纹。支根多为2~3条，须根少而细长，有较明显的疣状突起。根茎细长，少数粗短，中上部具稀疏或密集而深陷的茎痕。不定根较细，多下垂。

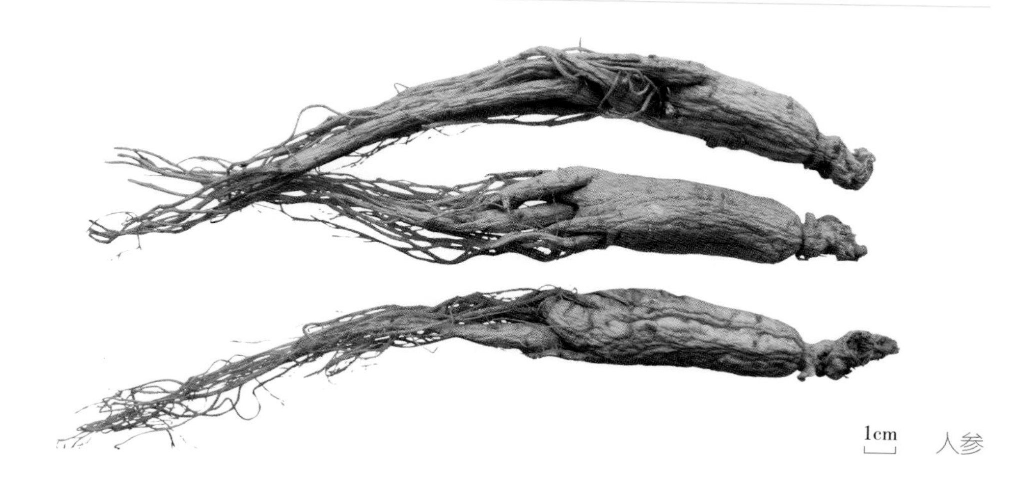

人参

性味	甘、微苦，微温。
功效	大补元气，复脉固脱，补脾益肺，生津养血，安神益智。
主治	体虚欲脱，肢冷脉微，脾虚食少，肺虚喘咳，津伤口渴，内热消渴，气血亏虚，久病虚羸，惊悸失眠，阳痿宫冷。
用量用法	3~9g，另煎兑服；也可研粉吞服，一次2g，每日2次。不宜与藜芦、五灵脂同用。

药材性状

红参

主根呈纺锤形、圆柱形或扁方柱形，长3~10cm，直径1~2cm。表面半透明，红棕色，偶有不透明的暗黄褐色斑块，具纵沟、皱纹及细根痕；上部有时具断续的不明显环纹；下部有2~3条扭曲交叉的支根，并带弯曲的须根或仅具须根残迹。根茎（芦头）长1~2cm，上有数个凹窝状茎痕（芦碗），有的带有1~2条完整或折断的不定根（艼）。质硬而脆，断面平坦，角质样。气微香而特异，味甘、微苦。

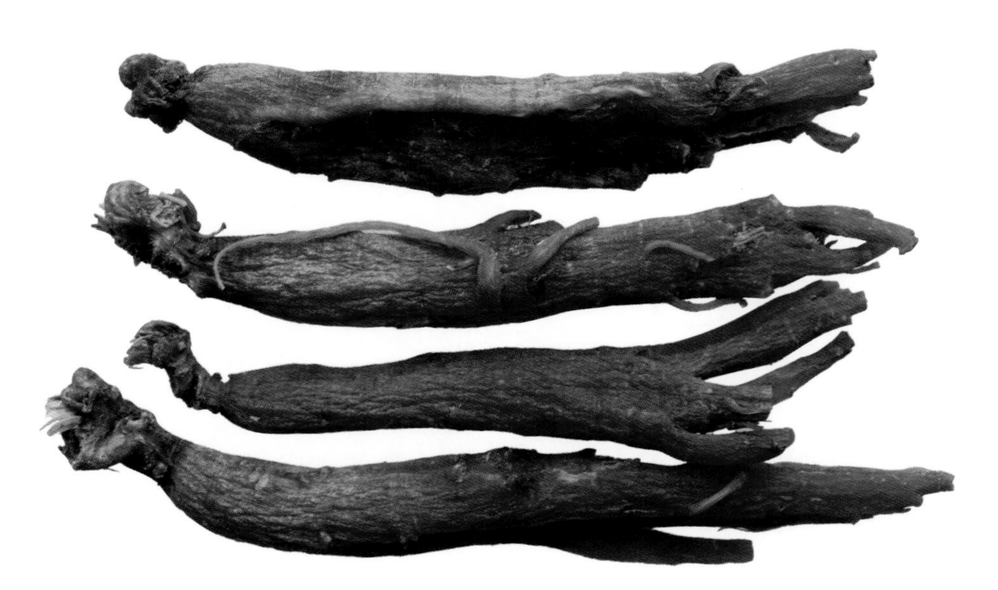

1cm 红参

性味	甘、微苦，温。
功效	大补元气，复脉固脱，益气摄血。
主治	体虚欲脱，肢冷脉微，气不摄血，崩漏下血。
用量用法	3~9g，另煎兑服。不宜与藜芦、五灵脂同用。

药材性状

人参叶

本品常扎成小把，呈束状或扇状，长12~35cm。掌状复叶带有长柄，暗绿色，3~6枚轮生。小叶通常5枚，偶有7或9枚，呈卵形或倒卵形。基部的小叶长2~8cm，宽1~4cm；上部的小叶大小相近，长4~16cm，宽2~7cm，基部楔形，先端渐尖，边缘具细锯齿及刚毛，上表面叶脉生刚毛，下表面叶脉隆起。纸质，易碎。气清香，味微苦而甘。

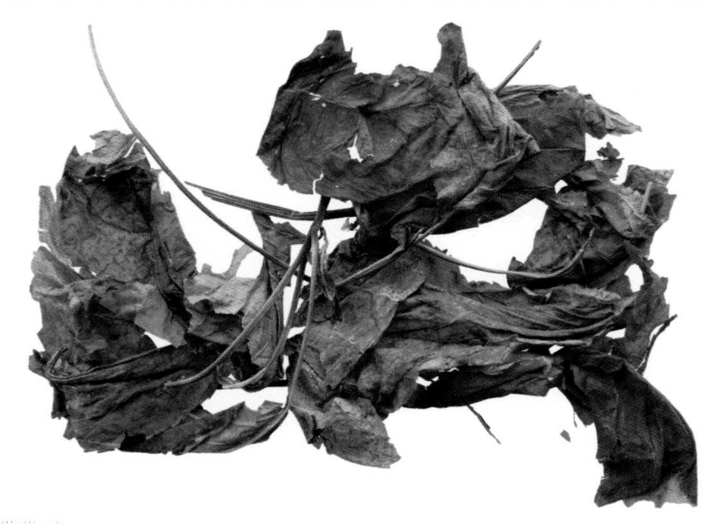

人参叶

性味	苦、甘，寒。
功效	补气，益肺，祛暑，生津。
主治	气虚咳嗽，暑热烦躁，津伤口渴，头目不清，四肢倦乏。
用量用法	3~9g。不宜与藜芦、五灵脂同用。

附　注：五加科植物西洋参与人参形态相似，产地重叠，容易混淆；历史上曾有用商陆科植物商陆、垂序商陆（美国商陆），紫茉莉科植物紫茉莉，马齿苋科植物土人参，茄科植物华山参等多种植物的根加工伪造人参，现已少见。

伞形科

★ 积雪草 *Centella asiatica* (L.) Urb.

别名：铜钱、半边碗。| **药材名**：积雪草（全草）。

植物形态

多年生草本，有匍匐茎。单叶互生；叶柄长 5~15cm，上端有柔毛，基部鞘状；叶片近圆形或肾形，边缘有粗锯齿或粗钝齿，两面无毛或下表面脉上疏生柔毛。伞形花序单生或 2~5 个簇生，伞梗生于叶腋，短于叶柄；总苞片 2 枚，卵形；每个伞形花序具花 3 朵，花白色，萼齿不显；花瓣 5 片，卵形，顶端微向内弯曲；雄蕊 5 枚，短小。双悬果扁圆形，侧面扁压，成熟时光滑，主棱线形，主棱间有网状纹相连；分生果的横剖面呈狭长方形，油管明显。花期 5~6 月，果期 7~8 月。

生境分布：生于路旁、田边、山坡等阴湿处。分布于江苏、安徽、浙江、江西、湖南、湖北、福建、台湾、广东、广西、陕西、四川、云南等地。

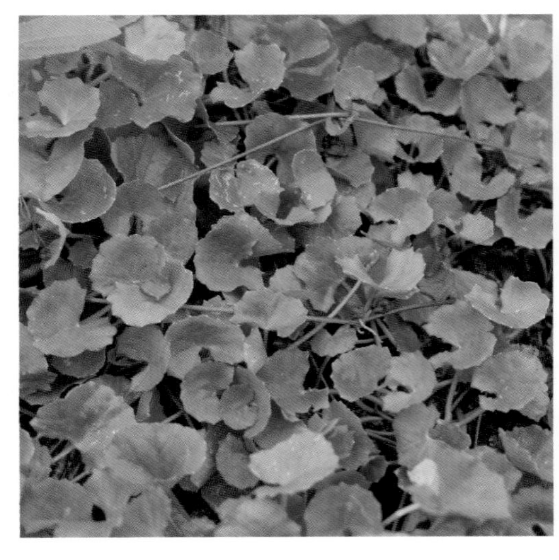

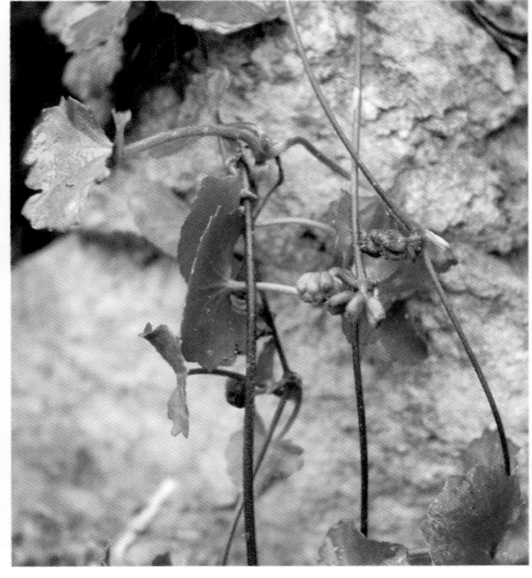

药材性状

积雪草

常卷缩成团状。根圆柱形，长2~4cm，直径1~1.5mm；表面浅黄色或灰黄色。茎细长弯曲，黄棕色，有细纵皱纹，节上常着生须状根。叶片多皱缩、破碎，完整者展平后呈近圆形或肾形，直径1~4cm，灰绿色，边缘有粗钝齿；叶柄长3~6cm，扭曲。伞形花序腋生，短小。双悬果扁圆形，有明显隆起的纵棱及细网纹，果梗甚短。气微，味淡。

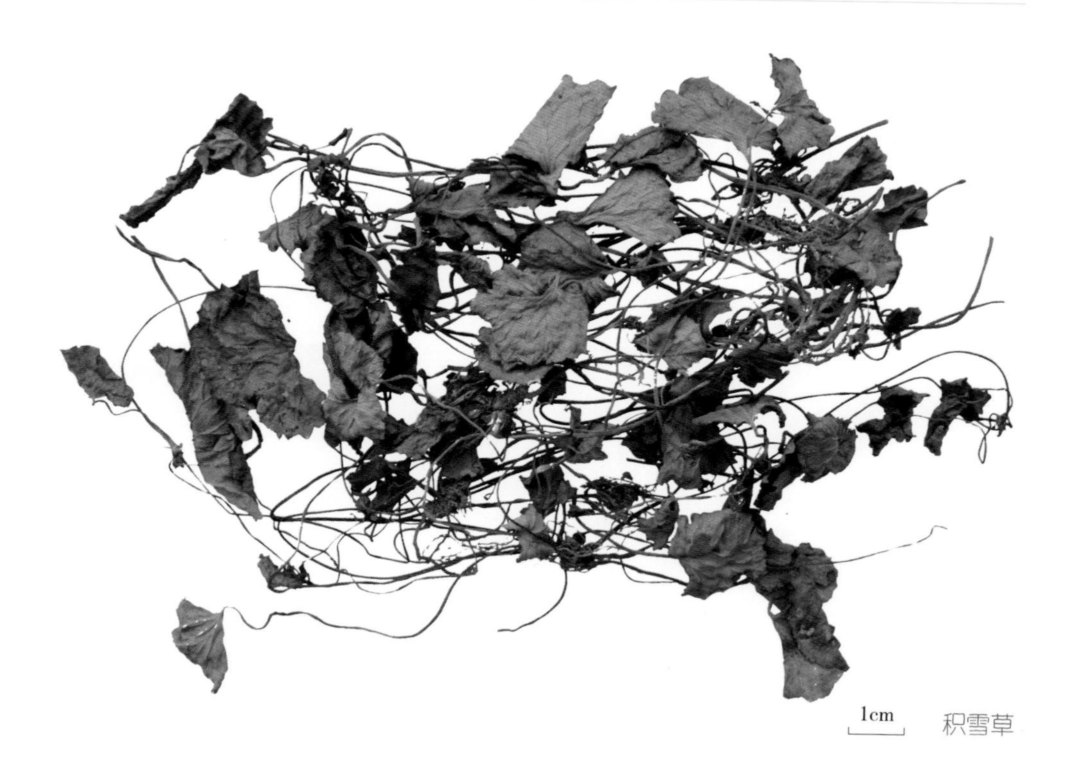

积雪草

性味	苦、辛，寒。
功效	清热利湿，解毒消肿。
主治	湿热黄疸，中暑腹泻，石淋血淋，痈肿疮毒，跌扑损伤。
用量用法	15~30g。

★ 宽叶羌活 *Notopterygium franchetii* H. de Boiss.

别名：大头羌、福氏羌活。| 药材名：羌活（根茎和根）。

植物形态

多年生草本，高 80~180cm。根茎发达。基生叶及茎下部叶有柄，下部有抱茎的叶鞘；叶大，2~3 回三出羽状复叶，1 回羽片 2~3 对，长圆状卵形至卵状披针形，边缘有粗锯齿，脉上及叶缘有微毛；茎上部叶少数，叶片简化。复伞形花序顶生和腋生；伞幅 10~17（23）个；小伞形花序直径 1~3cm，有多数花；小总苞片线形；花瓣淡黄色，倒卵形，顶端渐尖或钝，内折；雄蕊的花丝内弯。分生果近圆形，背腹稍压扁。花期 7 月，果期 8~9 月。

生境分布：生于海拔 1700~4500m 的林缘及灌丛内。分布于山西、陕西、湖北、四川、内蒙古、甘肃、青海等地。

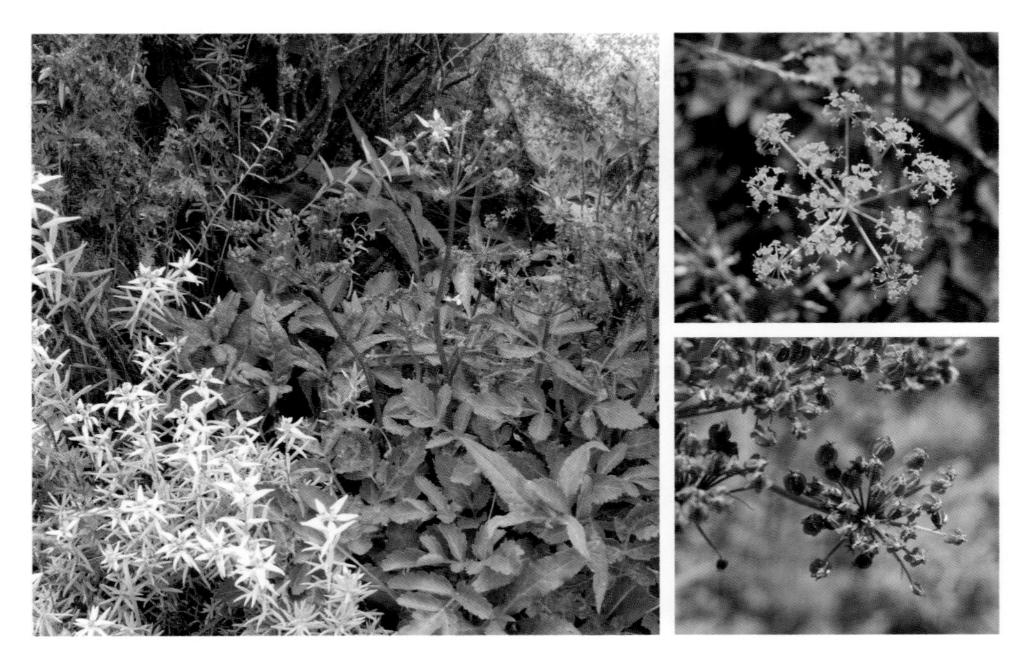

药材性状

羌活

根茎类圆柱形，顶端具茎和叶鞘残基；根类圆锥形，有纵皱纹及皮孔；表面棕褐色，近根茎处有较密的环纹，长8~15cm，直径1~3cm，习称“条羌”。有的根茎粗大，呈不规则结节状，顶部具数个茎基，根较细，习称“大头羌”。质松脆，易折断，断面略平坦，皮部浅棕色，木部黄白色。气味较淡。

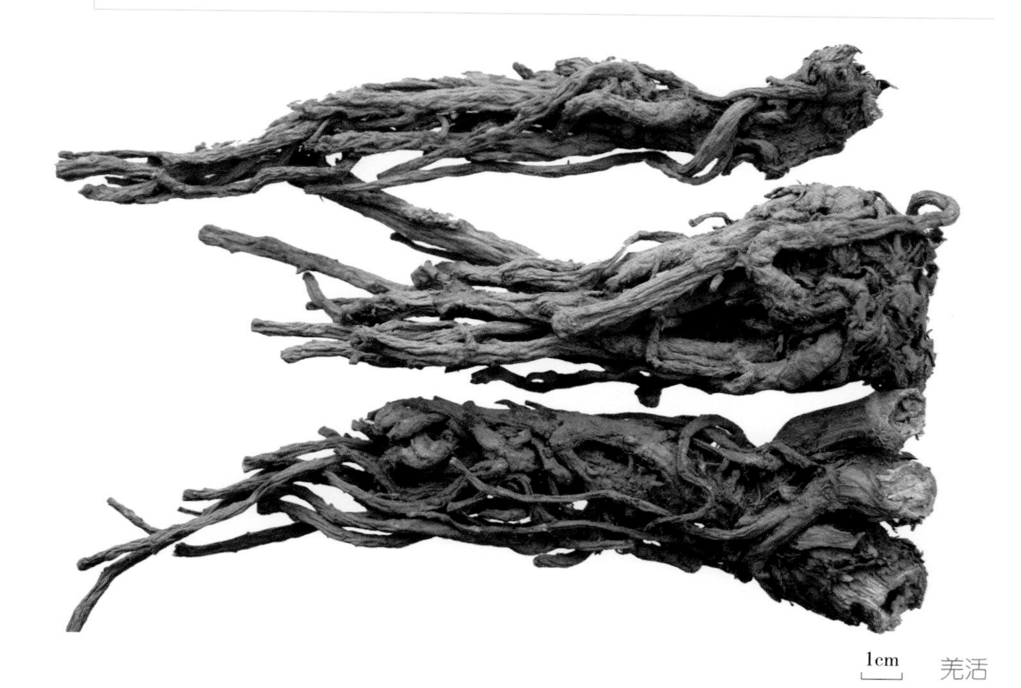

1cm 羌活

性味	辛、苦，温。
功效	解表散寒，祛风除湿，止痛。
主治	风寒感冒，头痛项强，风湿痹痛，肩背酸痛。
用量用法	3~10g。

附　注：《中国药典》2015年版记载同属植物羌活与宽叶羌活的干燥根茎和根同等入药。

★ 柴胡 *Bupleurum chinense* DC.

别名： 北柴胡。| **药材名：** 柴胡（根）。

植物形态

多年生草本，株高40~80cm。主根粗大，分枝，具较多支根，灰褐色。茎单一或2~3个丛生，上部多分枝。基生叶倒披针形或狭椭圆形，具长柄，常早枯；茎中部叶倒披针形或广线状披针形，最宽处在中部，具7~9条脉。复伞形花序多数；总苞片2~3枚或缺，披针形；伞幅3~8个，不等长；小总苞片5枚，披针形，先端尖锐，具3条脉。小伞形花序具花5~10朵；花黄色。双悬果椭圆形，棕色，两侧扁；果棱稍尖锐，狭翅状；每棱槽中具油管3条，合生面4条。花、果期7~9月。

生境分布： 生于干旱的荒山坡、林缘、灌丛。分布于除广东、广西、海南外的大部分地区。

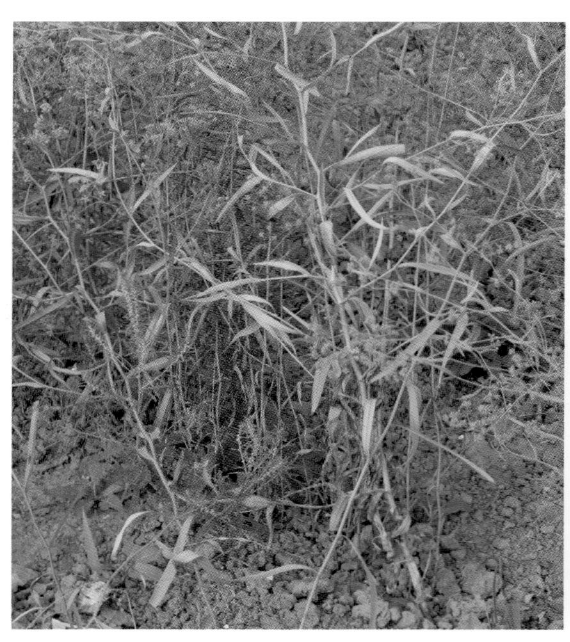

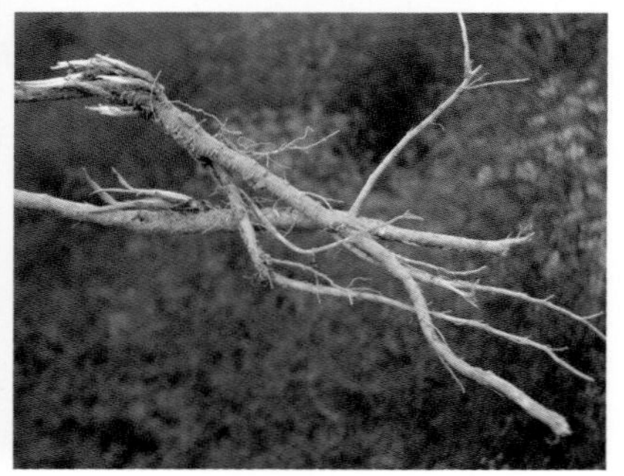

药材性状

柴胡

圆柱形或长圆锥形，长6~15cm，直径0.3~0.8cm。根头膨大，顶端残留3~15个茎基或短纤维状叶基，下部分枝。表面黑褐色或浅棕色，具纵皱纹、支根痕及皮孔。质硬而韧，不易折断，断面显纤维性，皮部浅棕色，木部黄白色。气微香，味微苦。

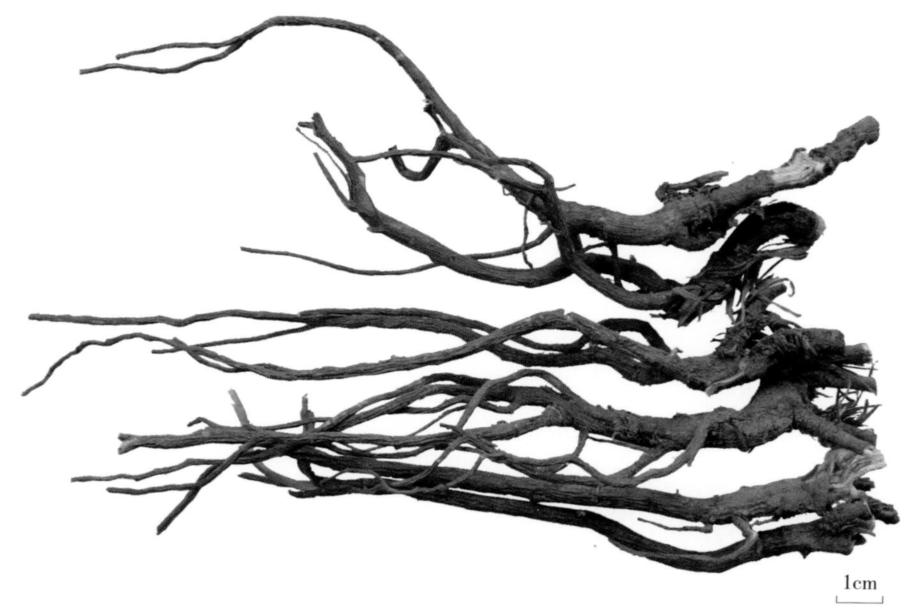

柴胡

性味	辛、苦，微寒。
功效	疏散退热，疏肝解郁，升举阳气。
主治	感冒发热，寒热往来，胸胁胀痛，月经不调，子宫脱垂，脱肛。
用量用法	3~10g。

附 注：《中国药典》2015年版记载同属植物狭叶柴胡与柴胡的干燥根同等入药，同时提示大叶柴胡的根茎有毒，不可当柴胡使用；柴胡商品药材中常有多品种混杂的现象，这是由于生长地常有数种柴胡属植物混生的缘故。

★ 辽藁本 *Ligusticum jeholense* Nakai et Kitag.

别名：北藁本。| 药材名：藁本（根茎和根）。

植物形态

多年生草本，高 30~80cm。根茎较短。茎直立，圆柱形，中空，具纵条纹，常带紫色。叶具柄；叶片轮廓宽卵形，2~3 回三出羽状全裂，羽片 4~5 对，轮廓卵形；小羽片 3~4 对，卵形。复伞形花序顶生或侧生；总苞片 2 枚，线形，粗糙，边缘狭膜质，早落；伞幅 8~10 个；小总苞片 8~10 枚，钻形，被糙毛；小伞形花序具花 15~20 朵；花瓣白色，长圆状倒卵形，具内折小舌片。分生果背腹扁压，椭圆形，背棱突起，侧棱具狭翅。花期 8 月，果期 9~10 月。

生境分布：生于山地、林缘、林下。分布于辽宁、吉林、内蒙古、河北、山西、山东等地。

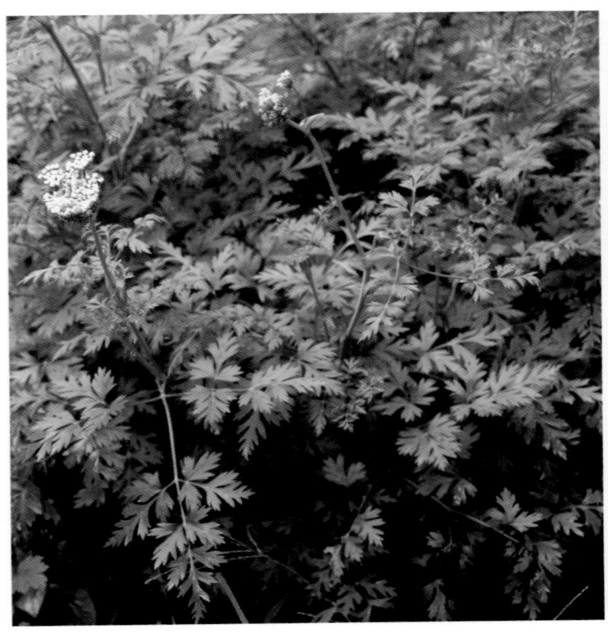

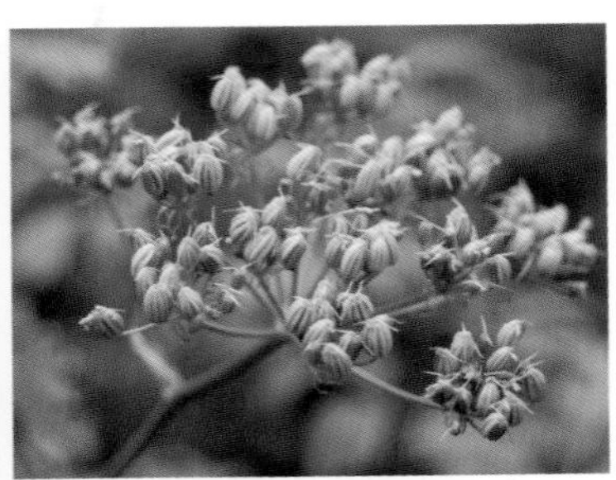

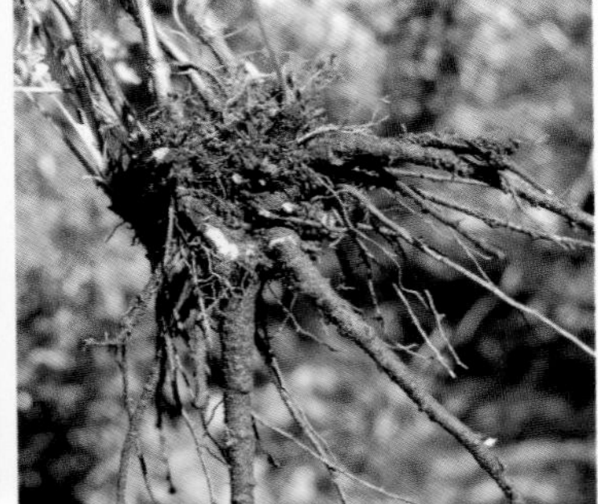

药材性状

藁本

根茎呈不规则的团块状或柱状，稍扭曲，长1~3cm，直径0.6~2cm。表面棕褐色或暗棕色，粗糙，上侧残留数个凹陷的圆形茎基，下侧有多数细长弯曲的根。体轻，质较硬，易折断，断面黄色或黄白色。气浓香，味辛、苦、微麻。

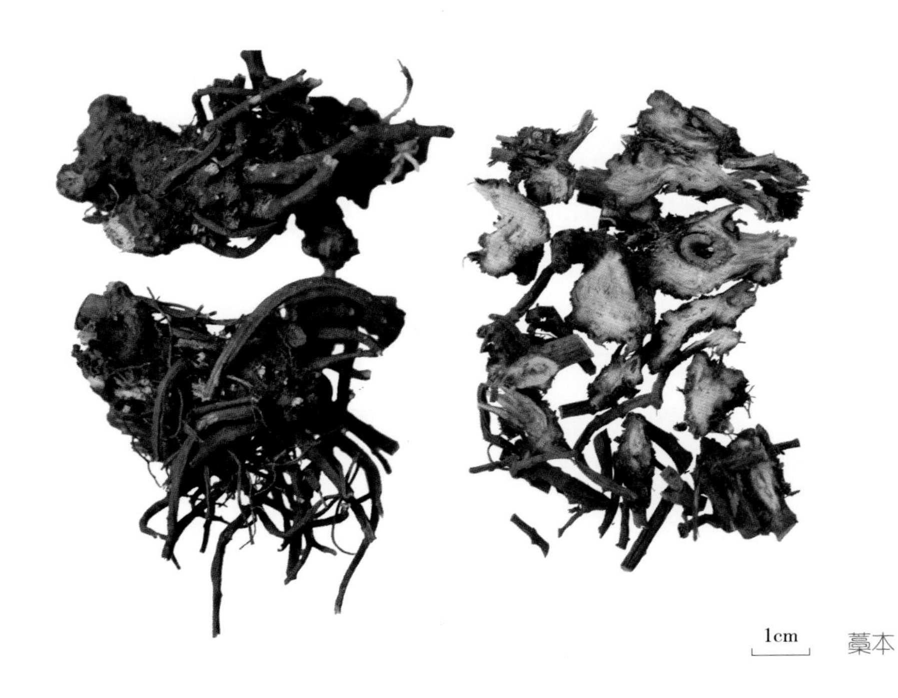

藁本

性味	辛，温。
功效	祛风，散寒，除湿，止痛。
主治	风寒感冒，巅顶头痛，风湿痹痛。
用量用法	3~10g。

附　注：《中国药典》2015年版记载同属植物藁本与辽藁本的干燥根茎和根同等入药。

★ 当归 *Angelica sinensis* (Oliv.) Diels

别名：秦归、云归。| **药材名：**当归（根）。

植物形态

多年生草本。茎直立，带紫色。2~3 回奇数羽状复叶，叶鞘膨大；叶片卵形，小叶 3 对，近叶柄的 1 对小叶柄长 5~15mm，近顶端的 1 对无柄，呈 1~2 回分裂，裂片边缘有缺刻。复伞形花序，顶生，伞梗 10~14 枚，长短不等；小总苞片线形；每 1 个小伞形花序具花 12~36 朵，小伞梗密被细柔毛；花瓣白色，稀紫红色；雄蕊 5 枚。双悬果椭圆形，成熟后易从合生面分开；分果有果棱 5 条。花期 7 月，果期 8~9 月。

生境分布：生于海拔 1800~2500m 的高寒阴湿处。栽培于甘肃、四川、云南、湖北、陕西、贵州等地。

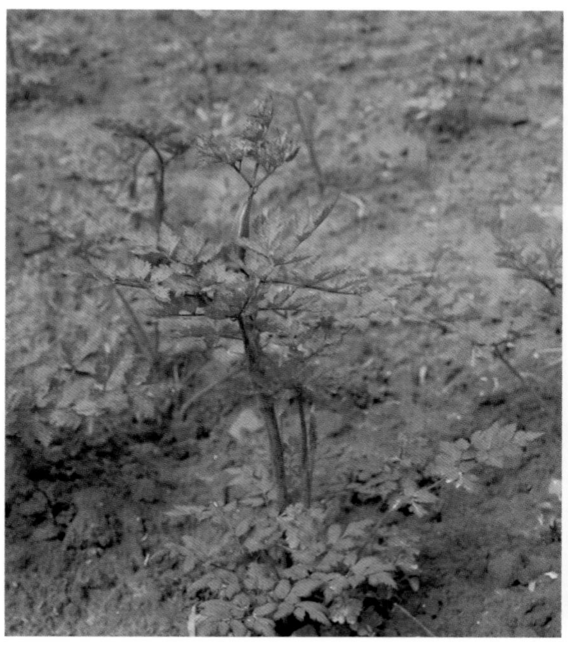

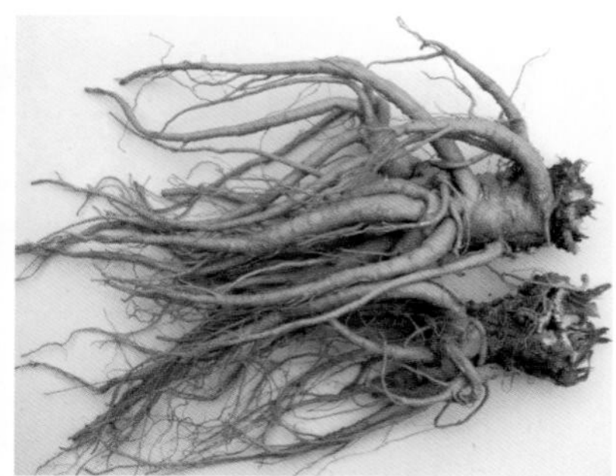

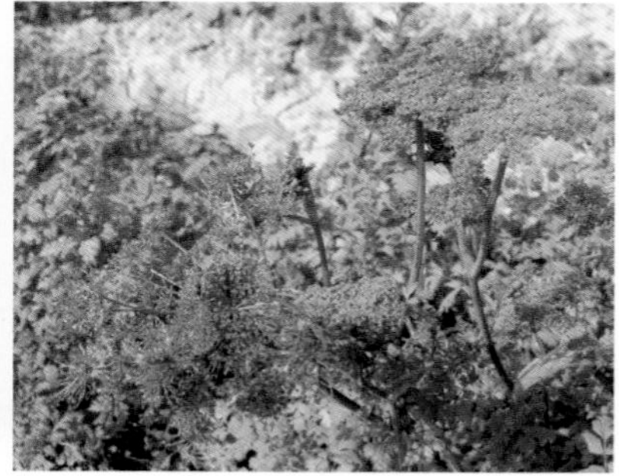

药材性状

当归

略呈圆柱形，下部有支根 3~5 条或更多，长 15~25cm。表面黄棕色至棕褐色，具纵皱纹及横长皮孔样突起。根头（归头）直径 1.5~4cm，具环纹，上端圆钝，有紫色或黄绿色的茎及叶鞘的残基；主根（归身）表面凹凸不平；支根（归尾）直径 0.3~1cm，上粗下细，多扭曲，有少数须根痕。质柔韧，断面黄白色或淡黄棕色，皮部厚，有裂隙及多数棕色点状分泌腔，木部色较淡，形成层环黄棕色。有浓郁的香气，味甘、辛、微苦。柴性大、干枯无油或断面呈绿褐色者不可供药用。

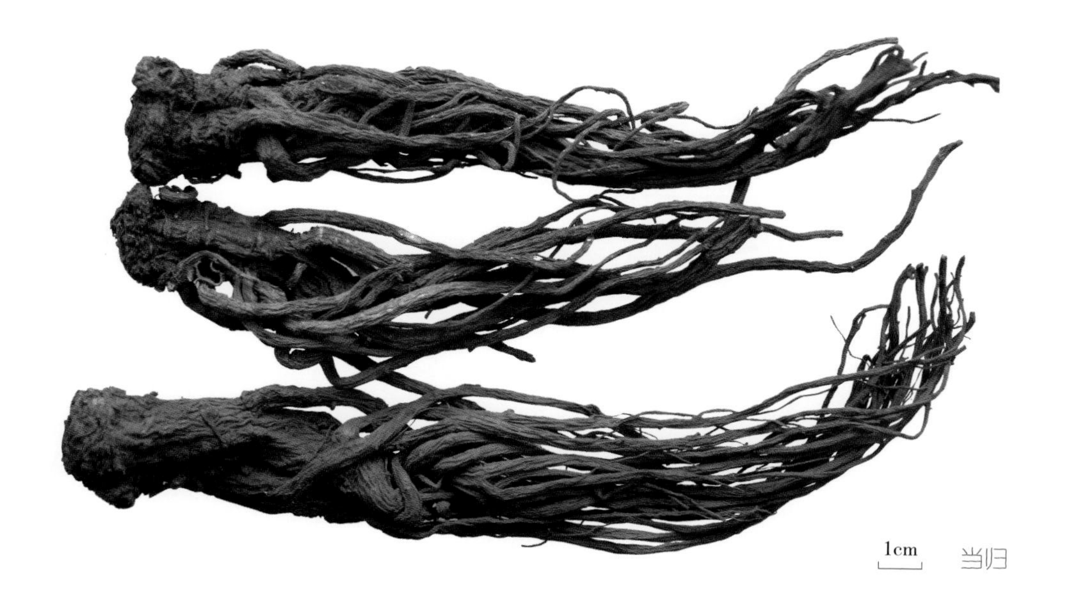

当归

性味	甘、辛，温。
功效	补血活血，调经止痛，润肠通便。
主治	血虚萎黄，眩晕心悸，月经不调，经闭痛经，虚寒腹痛，风湿痹痛，跌扑损伤，痈疽疮疡，肠燥便秘。
用量用法	6~12g。

★ 皐康阿魏 *Ferula fukanensis* K. M. Shen

别名： 臭阿魏。| **药材名：** 阿魏（树脂）。

植物形态

多年生草本，全株有强烈的葱蒜样臭味。根圆锥或倒卵形。茎单一，粗壮，近无毛，从近基部向上分枝成圆锥状，下部枝互生，上部枝轮生。基生叶叶柄基部扩展成鞘状，叶片轮廓广卵形，2 回三出羽状全裂，裂片长圆形，下表面有短柔毛；茎生叶逐渐简化。复伞形花序生于茎枝顶端；伞幅 5~18（~31）；萼齿小；花瓣黄色；花柱基扁圆锥形，边缘增宽。分生果椭圆形，背腹扁压。花期 4~5 月，果期 5~6 月。

生境分布： 生于沙漠南缘的冲沟边。分布于新疆皐康。

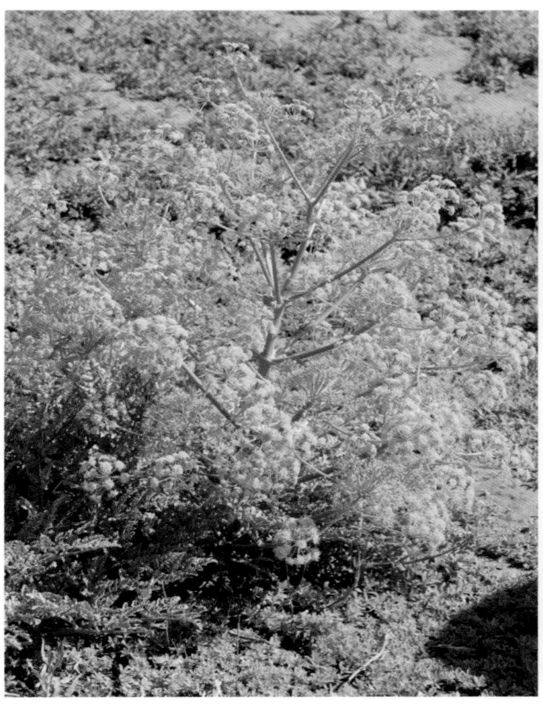

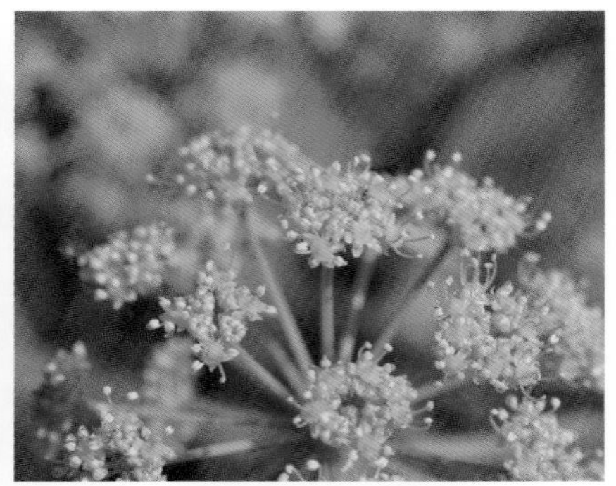

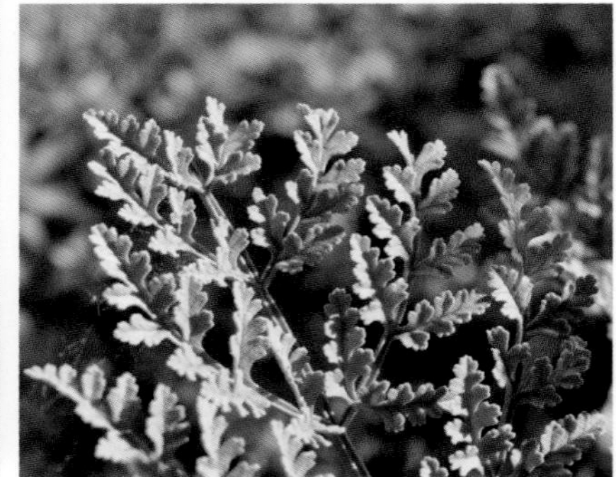

药材性状

阿魏

不规则的块状和脂膏状。颜色深浅不一，表面蜡黄色至棕黄色。块状者体轻，质地似蜡，断面稍有孔隙；新鲜切面颜色较浅，放置后色渐深。脂膏状者黏稠，灰白色。具强烈而持久的蒜样特异臭气，味辛辣，嚼之有灼烧感。

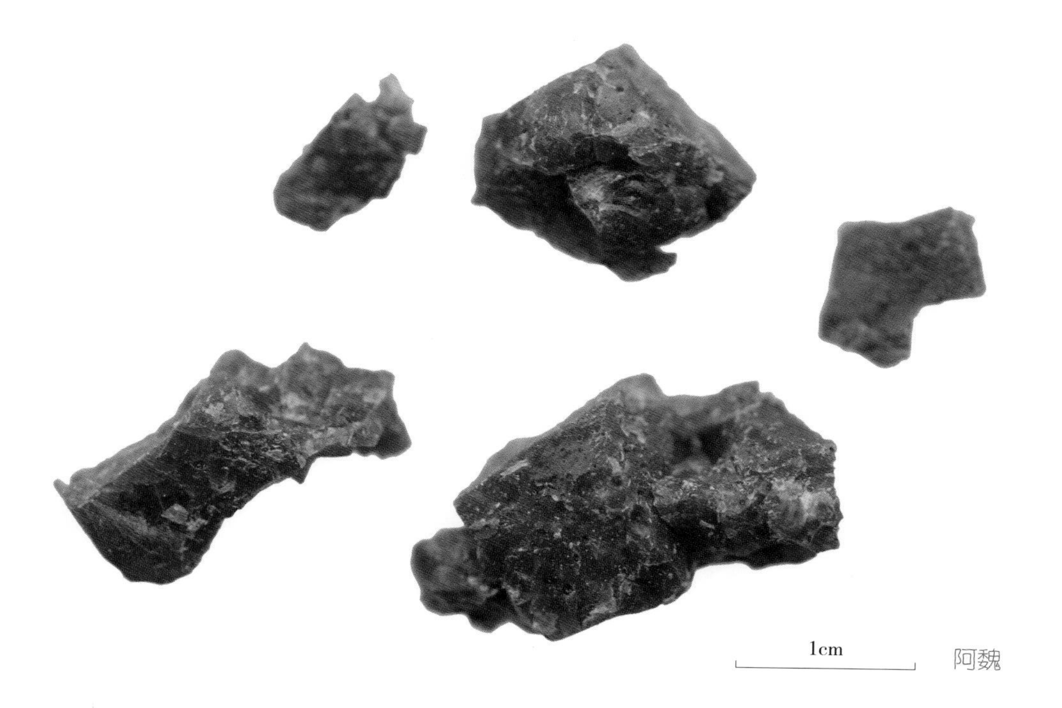

阿魏

性味	苦、辛，温。
功效	消积，化癥，散痞，杀虫。
主治	肉食积滞，瘀血癥瘕，腹中痞块，虫积腹痛。
用量用法	1~1.5g，多入丸、散。外用制成膏药敷。孕妇禁用。

附　注：《中国药典》2015年版记载同属植物新疆阿魏与阜康阿魏的干燥树脂同等入药。

龙胆科

★ 粗茎秦艽 *Gentiana crassicaulis* Duthie ex Burk.

别名：萝卜艽、牛尾艽。| **药材名**：秦艽（根）。

植物形态

多年生草本。枝少数丛生，粗壮，斜升，黄绿色或带紫红色。莲座丛叶卵状椭圆形或狭椭圆形；茎生叶卵状椭圆形至卵状披针形，至最上部叶密集呈苞叶状包被花序。花多数，无花梗，在茎顶簇生成头状，稀轮状腋生；花萼筒膜质，一侧开裂呈佛焰苞状，萼齿1~5个，锥形；花冠筒部黄白色，冠檐蓝紫色或深蓝色，内面有斑点，壶形。雄蕊着生于冠筒中部，花丝线状钻形；子房狭椭圆形。花、果期6~10月。

生境分布：生于海拔2100~4500m的高山草甸、山坡草地、路旁或林缘。分布于贵州、四川、云南、西藏等地。

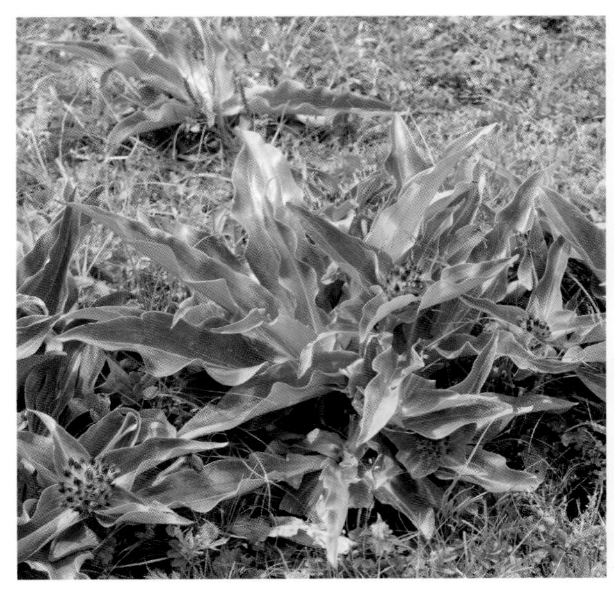

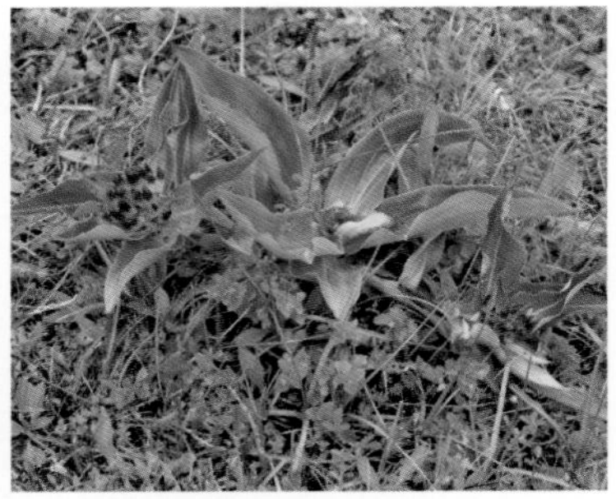

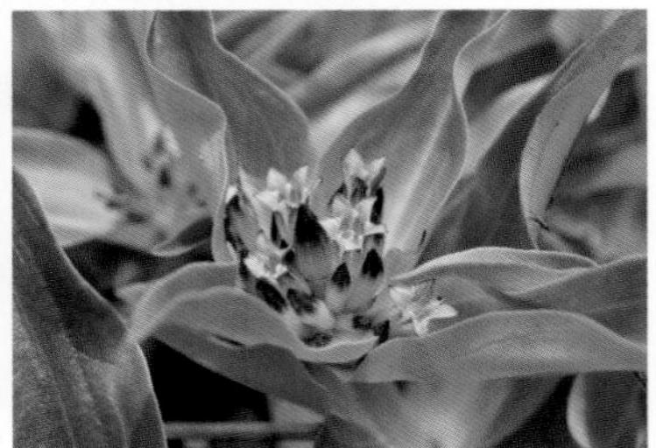

药材性状

秦艽

类圆柱形，上粗下细，扭曲不直，长10~30cm，直径1~3cm。表面黄棕色或灰黄色，有纵向或扭曲的纵皱纹，顶端有残存茎基及纤维状叶鞘。质硬而脆，易折断，断面略显油性，皮部黄色或棕黄色，木部黄色。气特异，味苦、微涩。

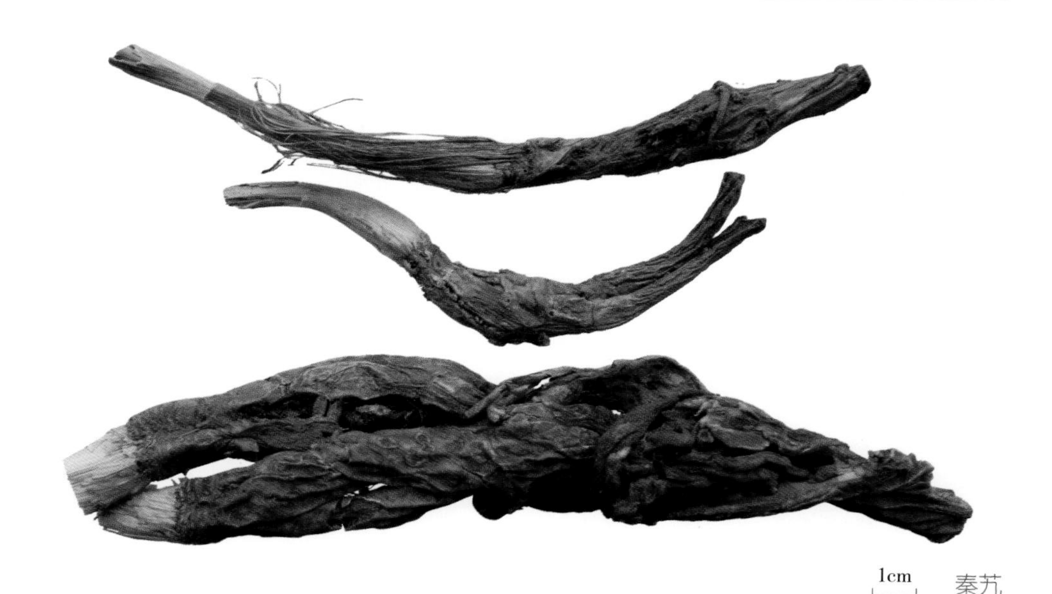

1cm 秦艽

性味	苦、辛，平。
功效	祛风湿，清湿热，止痹痛，退虚热。
主治	风湿痹痛，中风半身不遂，筋脉拘挛，骨节酸痛，湿热黄疸，骨蒸潮热，小儿疳积发热。
用量用法	3~10g。

附　注：《中国药典》2015年版记载同属植物秦艽、麻花秦艽、小秦艽与粗茎秦艽的干燥根同等入药。

华南龙胆 *Gentiana loureiroi* (G. Don) Griseb.

别名： 地丁、广地丁、蓝花草。| **药材名：** 广地丁（全草）。

植物形态

多年生矮小草本，高 3~8cm。茎直立，成丛，少分枝，粗糙。叶矩圆状椭圆形或矩圆状披针形，近基部的叶较大，上部的叶较小，锐尖头，具软骨质边，有小睫毛，基部变狭连合成鞘状。花单生于枝端；花萼顶端 5 裂，裂片条形；花冠漏斗状，外面黄绿色，内面蓝紫色，5 裂，裂片卵状披针形，短尖，褶近卵形；雄蕊 5 枚；子房具柄，柱头 2 裂。蒴果倒卵形，压扁状，边缘膜质。种子多数。花、果期 2~9 月。

生境分布： 生于丘陵地带或山坡草地。分布于浙江、江西、福建、湖南、广东、广西、云南等地。

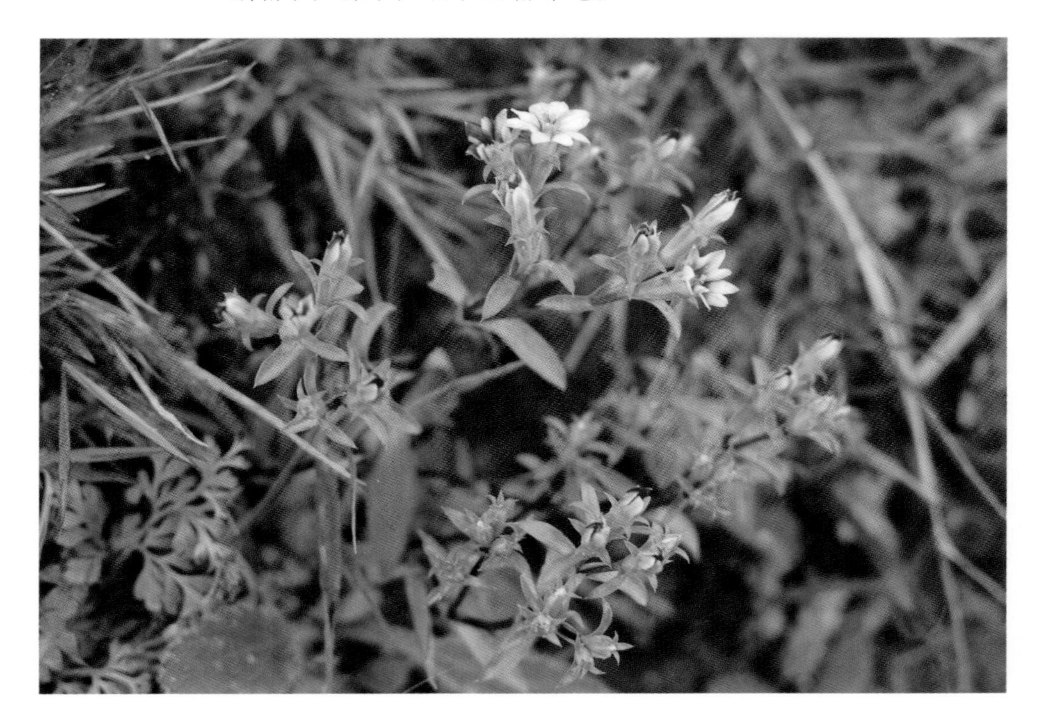

药材性状

广地丁

全草多皱缩成不规则团块状。根部土黄色。茎自基部丛生，紫红色，枝端有淡紫色或淡土黄绿色的钟状花。叶对生，完整者展开呈矩圆状椭圆形或矩圆状披针形，叶柄短或无；近基部的叶密集，较大；上部的叶稀疏，较小。花单生于枝顶；花萼筒状，先端5裂；花冠漏斗状，淡黄色或淡蓝色。质较脆，易碎。有青草气，味稍苦。

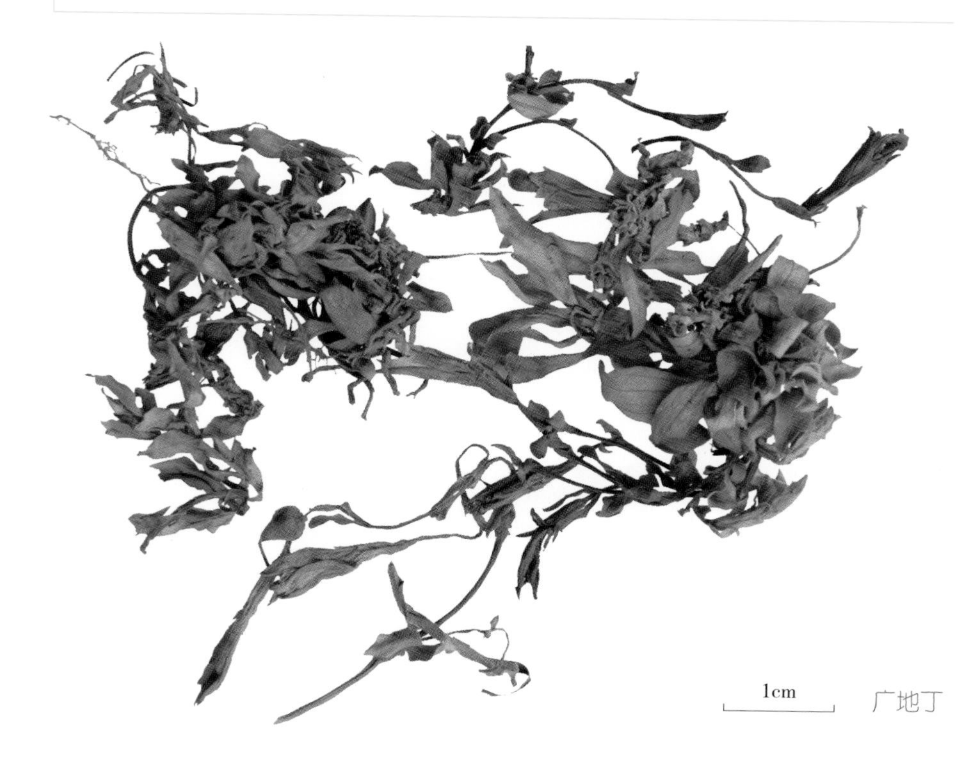

广地丁

性味	苦，寒。
功效	清热利湿，解毒消痈。
主治	肝炎，痢疾，小儿发热，咽喉肿痛，白带异常，血尿，阑尾炎，疮疡肿毒，淋巴结结核。
用量用法	9~15g。外用适量，鲜品捣敷。

★ 条叶龙胆 *Gentiana manshurica* Kitag.

别名：东北龙胆。| **药材名**：龙胆（根和根茎）。

植物形态

多年生草本，高 20~30cm。茎下部叶淡紫红色；中、上部叶线状披针形至线形，边缘微外卷，平滑，先端渐尖或急尖，叶脉 1~3 条。花 1~3 朵，顶生，或偶见腋生；无花梗或具短梗；苞片线状披针形；花萼筒长 8~10mm，裂片线形或线状披针形，先端急尖，边缘微外卷；花冠蓝紫色或紫色，筒状钟形，裂片卵状三角形，先端渐尖，全缘。蒴果宽椭圆形。种子长 1.8~2.2mm。花、果期 8~11 月。

生境分布：生于海拔 100~1100m 的山坡草丛、湿草甸、路旁。分布于黑龙江、吉林、辽宁、内蒙古、河北、山西、陕西、宁夏、河南、湖北、湖南、江西、山东、江苏、浙江、安徽、福建、台湾、广东、广西、海南等地。

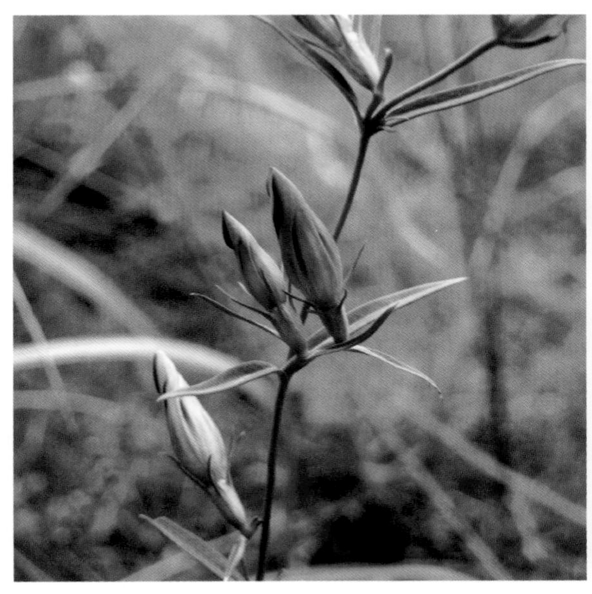

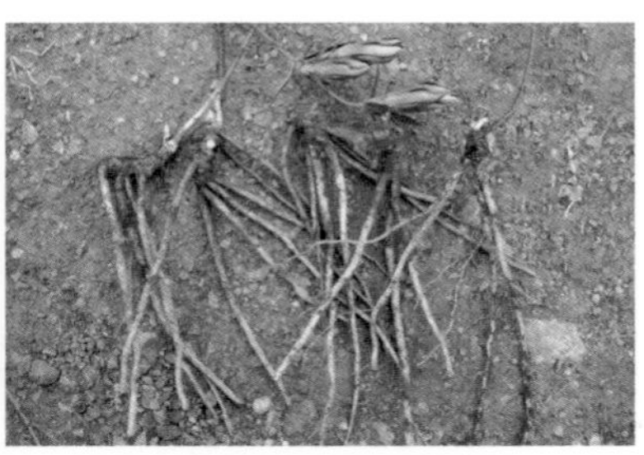

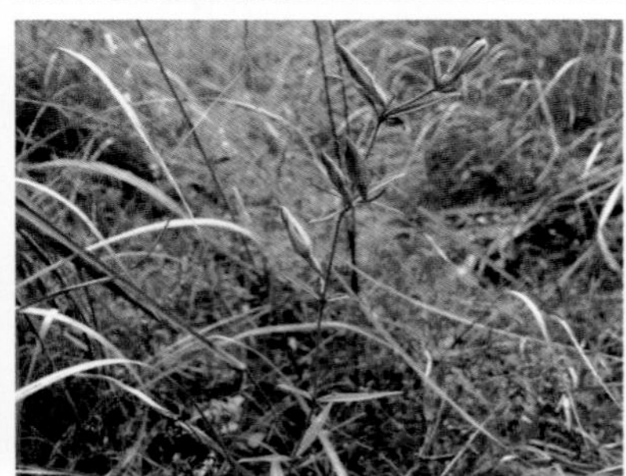

药材性状

龙胆

根茎呈不规则块状，长 1~3cm，直径 0.3~1cm；表面暗灰棕色或深棕色，上端有茎痕或残留茎基，周围和下端着生多数细长的根。根圆柱形，略扭曲，长 10~20cm，直径 0.2~0.5cm；表面淡黄色或黄棕色，上部多有显著的横皱纹，下部较细，有纵皱纹及支根痕。质脆，易折断，断面略平坦，皮部黄白色或淡黄棕色，木部色较浅，呈点状环列。气微，味甚苦。

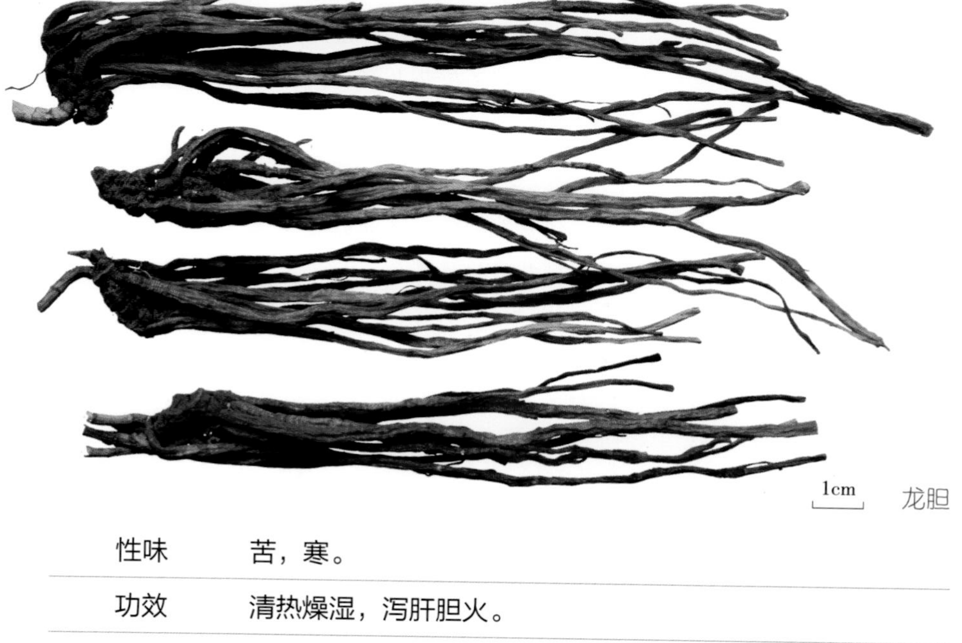

龙胆

性味	苦，寒。
功效	清热燥湿，泻肝胆火。
主治	湿热黄疸，阴肿阴痒，带下病，湿疹瘙痒，肝火目赤，耳鸣耳聋，胁痛口苦，强中，惊风抽搐。
用量用法	3~6g。

附　注：《中国药典》2015 年版记载同属植物龙胆、三花龙胆、坚龙胆与条叶龙胆的干燥根和根茎同等入药。

★ 青叶胆 *Swertia mileensis* T. N. Ho et W. L. Shih

别名：青鱼胆、小苦草、细龙胆、弥勒獐牙菜、蒙自獐牙菜。

药材名：青叶胆（全草）。

植物形态

一年生草本，高 15~45cm。叶无柄，叶片线形、狭矩圆形至披针形，具 3 条脉。圆锥状聚伞花序多花，开展，侧枝生单花；花梗细，基部具有 1 对苞片；花 4 数；花萼绿色，叶状，稍短于花冠，裂片线状披针形；花冠淡蓝色，裂片矩圆形或卵状披针形，先端急尖，具小尖头，下部具 2 个腺窝，脉窝杯状，仅顶端具短柔毛状流苏；花药蓝色，椭圆形；子房卵状矩圆形。蒴果椭圆状卵形或长椭圆形。花、果期 9~11 月。

生境分布：生于海拔 1300~1700m 的荒山坡上的稀疏小灌木或草丛间。分布于云南南部等地。

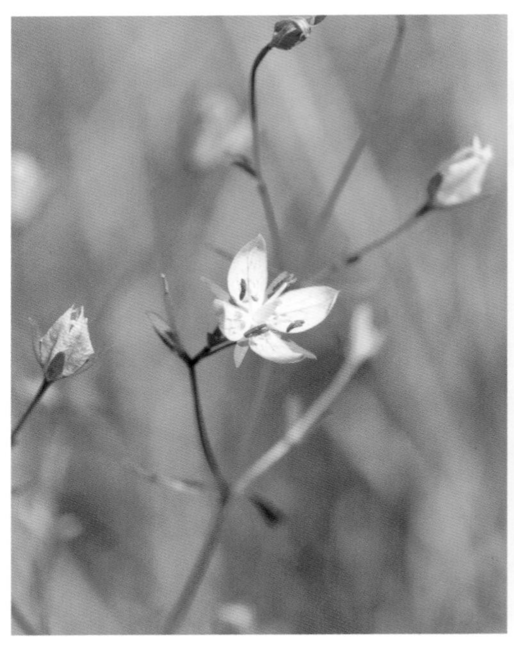

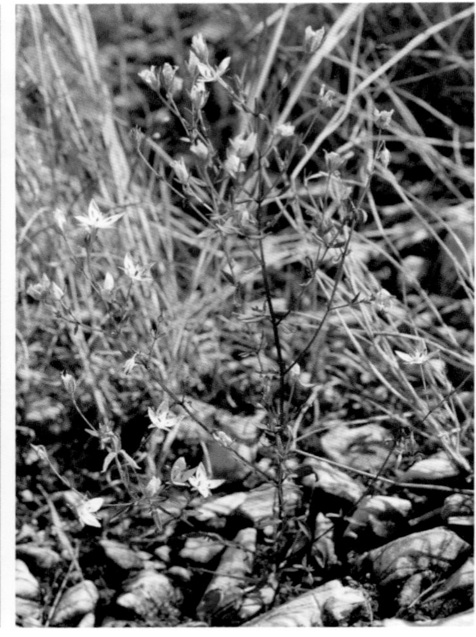

药材性状

青叶胆

长 15~45cm。根长圆锥形，长 2~7cm，直径约 0.2cm，有的有分枝；表面黄色或黄棕色。茎四棱形，棱角具极狭的翅，直径 0.1~0.2cm；表面黄绿色或黄棕色，下部常显红紫色，断面中空。叶对生，无柄；叶片多皱缩或破碎，完整者展平后呈条形或狭披针形，长 1~4cm，宽 0.2~0.7cm。圆锥状聚伞花序，萼片 4 枚，条形，黄绿色；花冠黄色，4 深裂，裂片卵状披针形，内侧基部具 2 个腺窝；雄蕊 4 枚。蒴果狭卵形，种子多数，细小，棕褐色。气微，味苦。

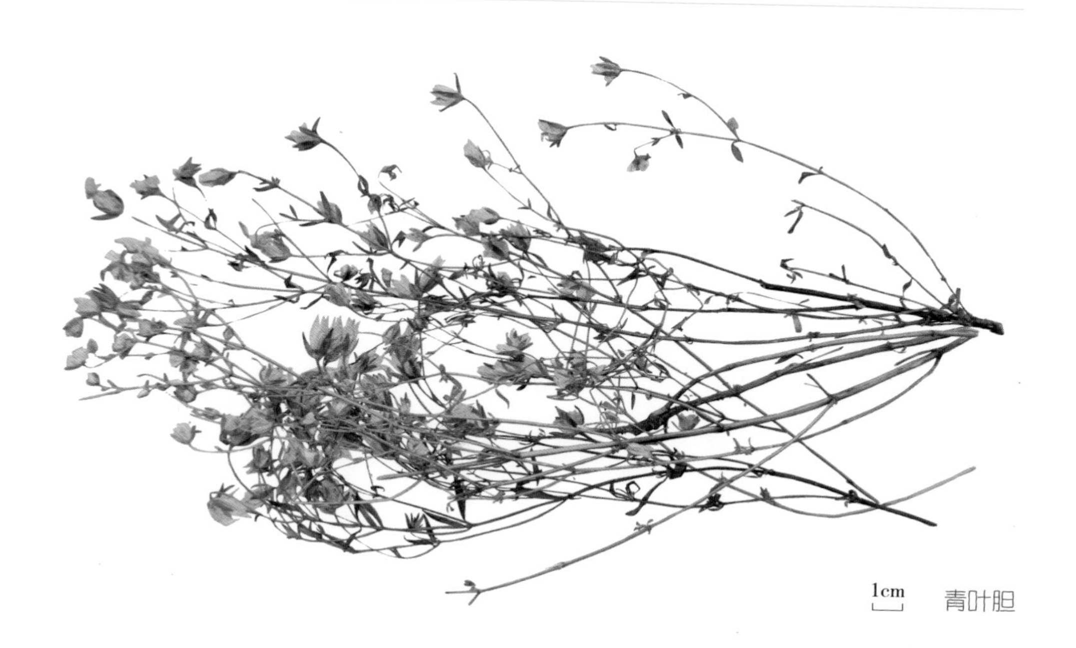

青叶胆

性味	苦、甘，寒。
功效	清肝利胆，清热利湿。
主治	肝胆湿热，黄疸尿赤，胆胀胁痛，热淋涩痛。
用量用法	10~15g。虚寒者慎服。

夹竹桃科

鸡骨常山 *Alstonia yunnanensis* Diels

别名：云南鸡骨常山、细骨常山。| **药材名：**滇鸡骨常山（根或枝、叶）。

植物形态

直立灌木，多分枝。茎灰褐色。单叶无柄，3~5 枚轮生，长圆状披针形或倒卵状披针形，被疏短柔毛，叶腋内外密生腺体。伞房状聚伞花序顶生或近顶生，粉红色；花萼短，5 裂；花冠高脚碟状，花冠筒中部膨大；雄蕊 5 枚，内藏于花冠管喉部，不伸出；花盘为 2 枚舌状鳞片组成。蓇葖果 2 个，线形，顶端具尖头。种子多粒，呈镶嵌式排列，两端被短缘毛。花期 3~6 月，果期 6~12 月。

生境分布：生于山坡疏林中的阴湿处，或栽培。分布于广西、贵州和云南等地。

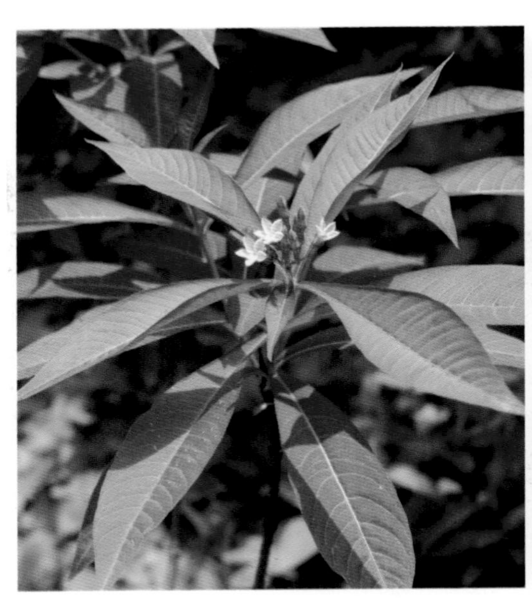

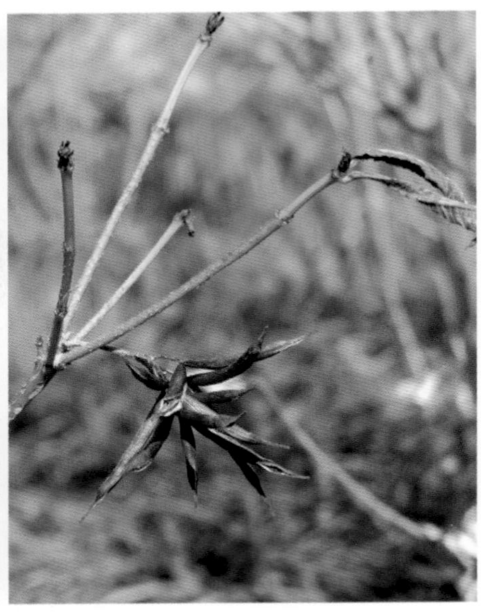

药材性状

滇鸡骨常山

根呈圆柱形，稍弯曲，常有分枝，长10~25cm，直径1.5~3cm，表面暗棕色或灰褐色，皮部薄，常脱落，木部白色。质坚硬，难折断，折断面裂片状，类白色。气微，味苦。枝多切成厚约1mm的斜片。老枝直径6~8mm，外皮灰褐色，具纵纹，皮孔细小，突起，断面中心髓部细小而中空，木部白色；嫩枝较细，青灰色，外皮易剥离，髓部中空较大。叶轮生，多皱缩卷曲，呈椭圆状或卵状长圆形至披针形，全缘。气微，味苦。

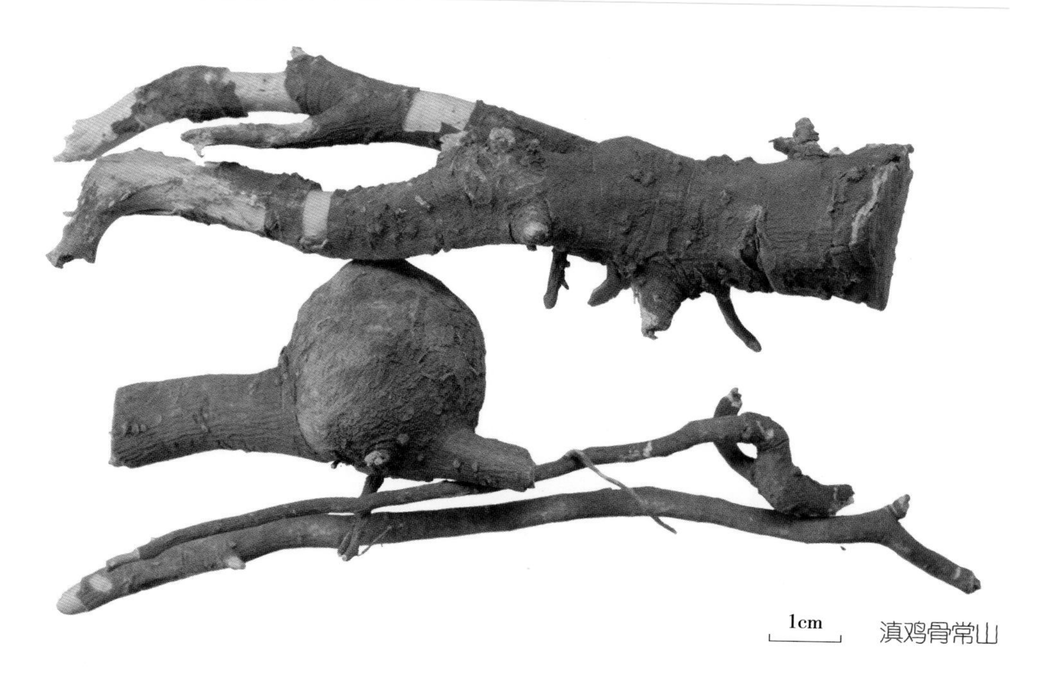

滇鸡骨常山

性味	苦，寒；有小毒。
功效	截疟，清热解毒，止血消肿。
主治	疟疾，感冒发热，肺热咳嗽，咽喉肿痛，口舌生疮，痈肿疮毒，跌打损伤，外伤出血。
用量用法	9~15g。外用适量，捣烂外敷患处。

萝藦科

★ 杠柳 *Periploca sepium* Bge.

别名： 北五加皮。| **药材名：** 香加皮（根皮）。

植物形态

落叶木质藤本，具乳汁。树皮灰褐色，小枝黄褐色。叶片披针形或长圆状披针形，全缘，羽状脉。聚伞花序腋生，具花数朵；花序梗与花梗细弱，花梗与花近等长；花萼5裂，裂片卵圆形，先端钝，内面基部共有腺体10个；花冠紫红色，辐射状；雄蕊5枚，花粉器匙形，四合花粉藏于载粉器内。蓇葖果2个，叉生，圆柱形。种子多数，顶端有白毛。花期5~6月，果期7~9月。

生境分布： 生于低山或平原的林缘、山谷。分布于除广东、广西、海南、台湾外的全国各地。

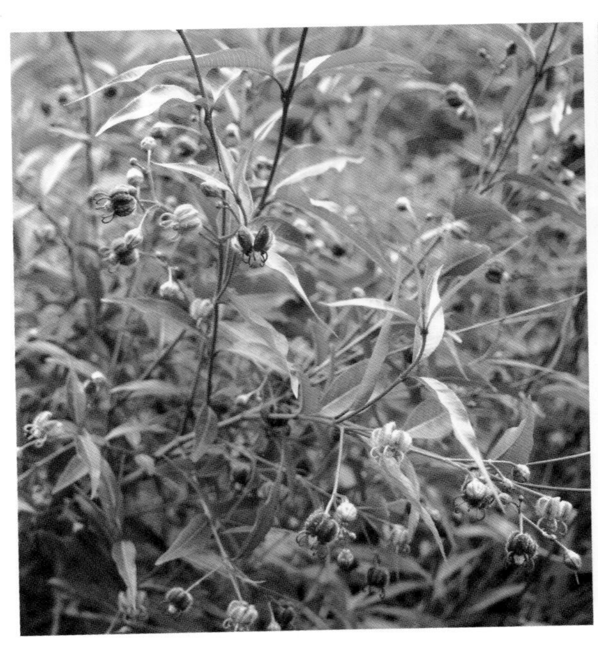

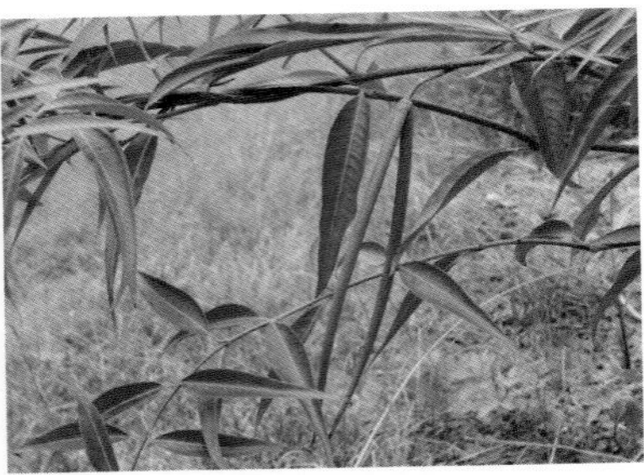

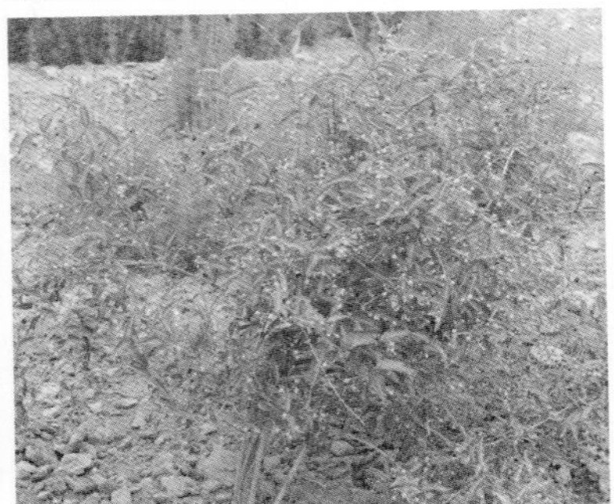

药材性状

香加皮

卷筒状或槽状，少数呈不规则的块片状，长3~10cm，直径1~2cm，厚0.2~0.4cm。外表面灰棕色或黄棕色，栓皮松软常呈鳞片状，易剥落。内表面淡黄色或淡黄棕色，较平滑，有细纵纹。体轻，质脆，易折断，断面不整齐，黄白色。有特异香气，味苦。

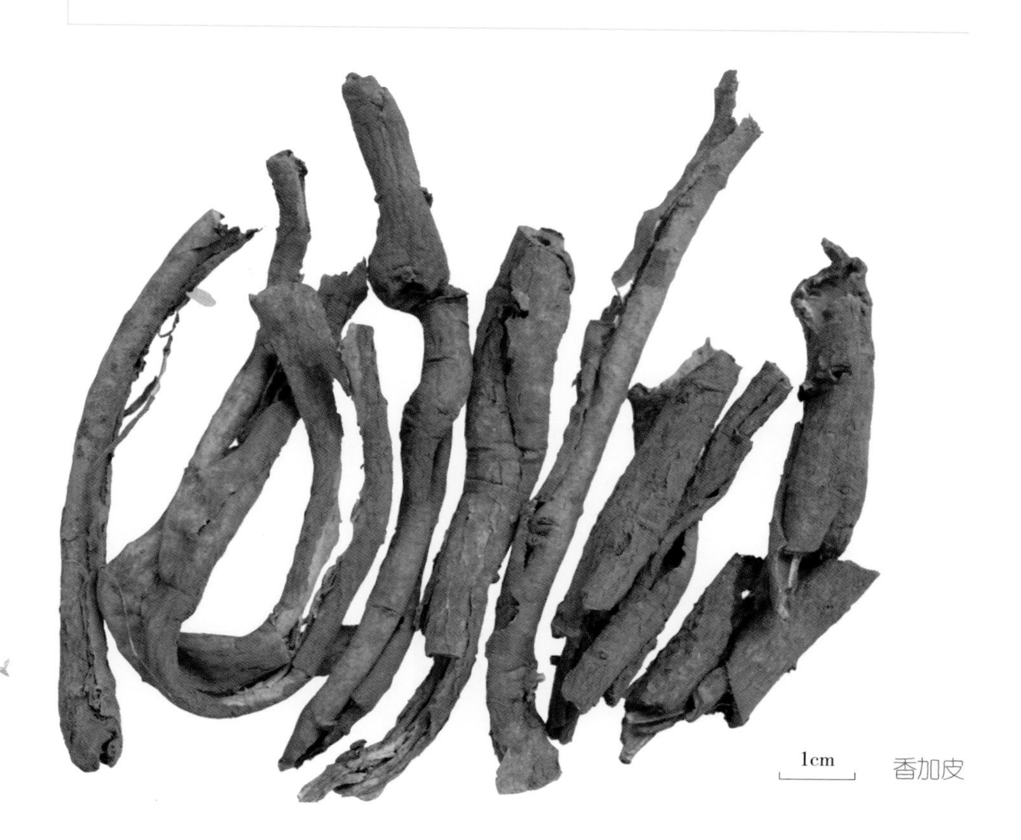

香加皮

性味	辛、苦，温；有毒。
功效	利水消肿，祛风湿，强筋骨。
主治	下肢浮肿，心悸气短，风寒湿痹，腰膝酸软。
用量用法	3~6g。不宜过量服用。

白首乌 *Cynanchum bungei* Decaisne

别名：戟叶牛皮消、泰山何首乌、何首乌。| **药材名**：白首乌（块根）。

植物形态

多年生缠绕草本，具白色乳汁。根常数个相连，稍肉质，近球形或块状，外皮褐色，干时易剥离，内面白色。茎纤细，被微毛。叶对生；叶片戟形或三角状窄卵形，两侧圆耳状，全缘，两面均被疏毛。伞形花序生于叶腋，黄绿色；花萼与花冠裂片均向下反折；副花冠长达花冠的2/3；花丝相连成管状。蓇葖果略细长窄卵形，先端有细长尖头。种子多数，倒卵形，顶端有多数白色绢质长毛。花期6~7月，果期7~11月。

生境分布：生于阴湿的山地或石缝中。分布于辽宁、河北、山东、河南、山西、陕西、内蒙古、甘肃等地。

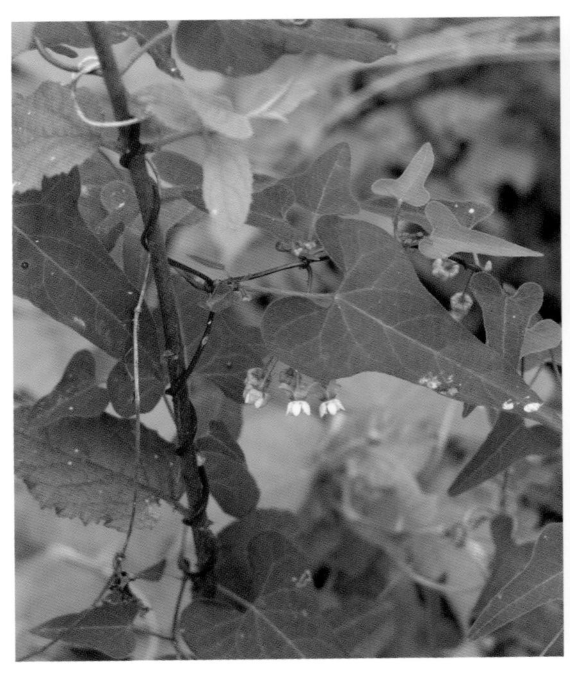

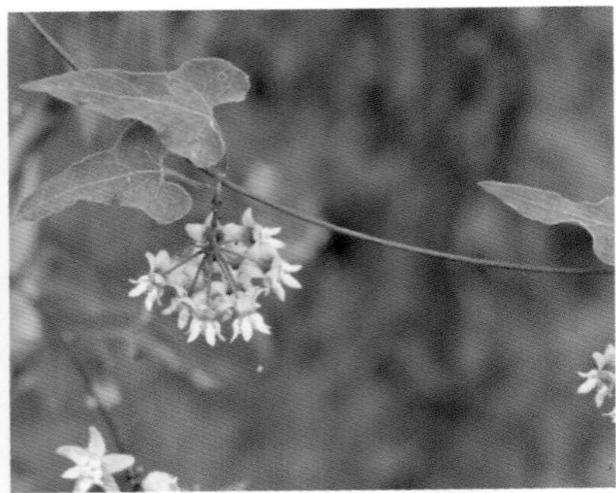

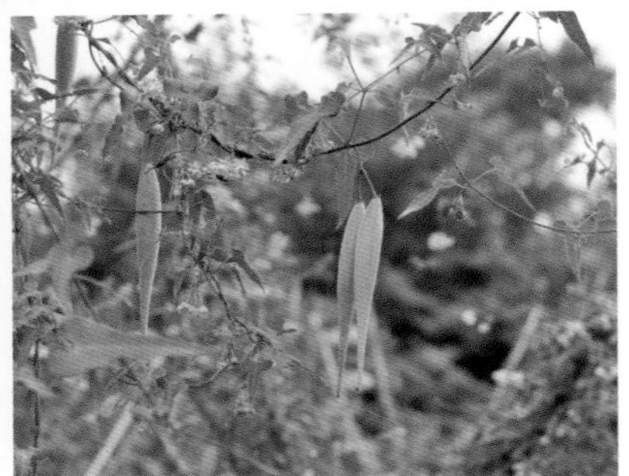

药材性状

白首乌

类圆形或不规则团块状，长 3~7cm，直径 1.5~4cm。表面类白色，凹凸不平，有明显的纵皱纹及横长皮孔。质坚硬，断面较平坦，类白色，粉性，有稀疏黄色放射状排列条纹。

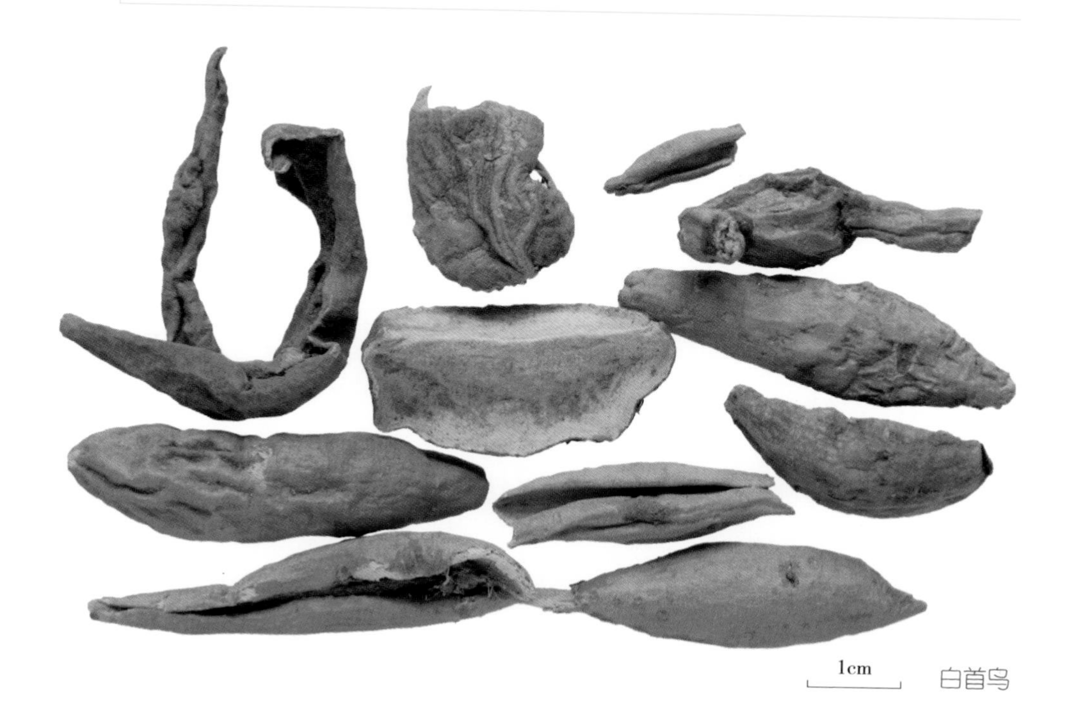

白首乌

性味	苦，平。
功效	补肝肾，益精血，强筋骨，止心痛，兼有健脾益气的功能。
主治	肝肾阴虚所致的头昏眼花、失眠健忘、须发早白、腰膝酸软、筋不健，胸闷心痛及消化不良等。
用量用法	9~30g。

附　注：《中药志》（第二册）记载同属植物牛皮消、隔山消与白首乌的干燥块根同等入药。

★ 白薇 *Cynanchum atratum* Bge.

别名：白马尾。| **药材名：**白薇（根和根茎）。

植物形态

多年生草本，有香气。茎直立，密生细柔毛。叶对生，宽卵形或卵状椭圆形，两面有毛。伞形聚伞花序簇生于上部叶腋；花萼裂片披针形，绿色，外面有毛，内面基部有腺体；花冠黑紫色；副花冠裂片盾状，先端圆；花粉块每药室 1 个，下垂，长圆形；子房上位，柱头扁平。蓇葖果单生，角状，顶端渐尖，中部膨大。种子卵形，顶端有白色绢毛。花期 5~7 月，果期 6~8 月。

生境分布：生于河边、草地、林缘。分布于黑龙江、吉林、辽宁、河北、山东、河南、陕西、山西及长江以南等地。

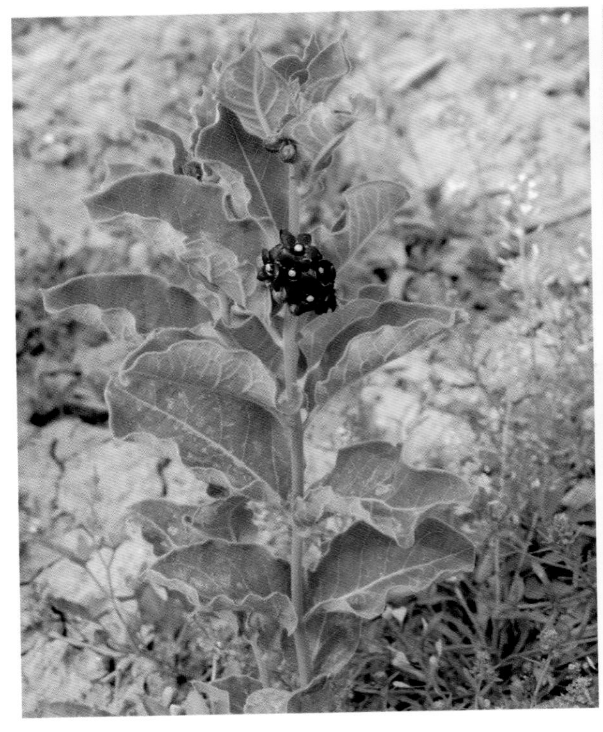

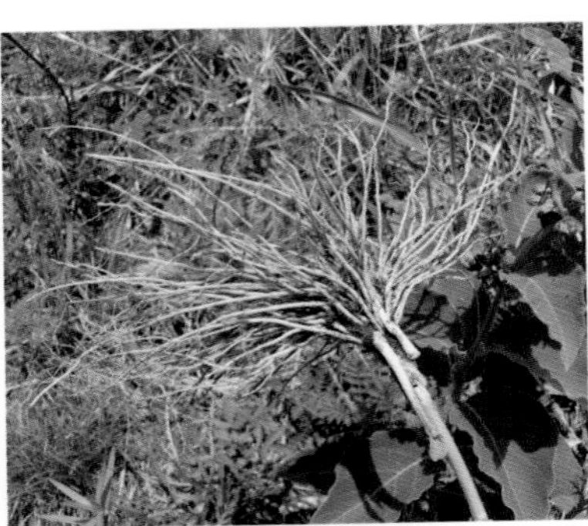

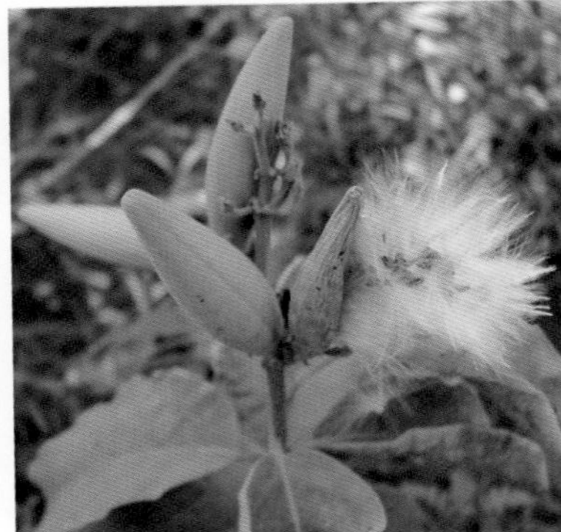

药材性状

白薇

根茎粗短，有结节，多弯曲。上面有圆形的茎痕，下面及两侧簇生多数细长的根，根长10~25cm，直径0.1~0.2cm。表面棕黄色。质脆，易折断，断面皮部黄白色，木部黄色。气微，味微苦。

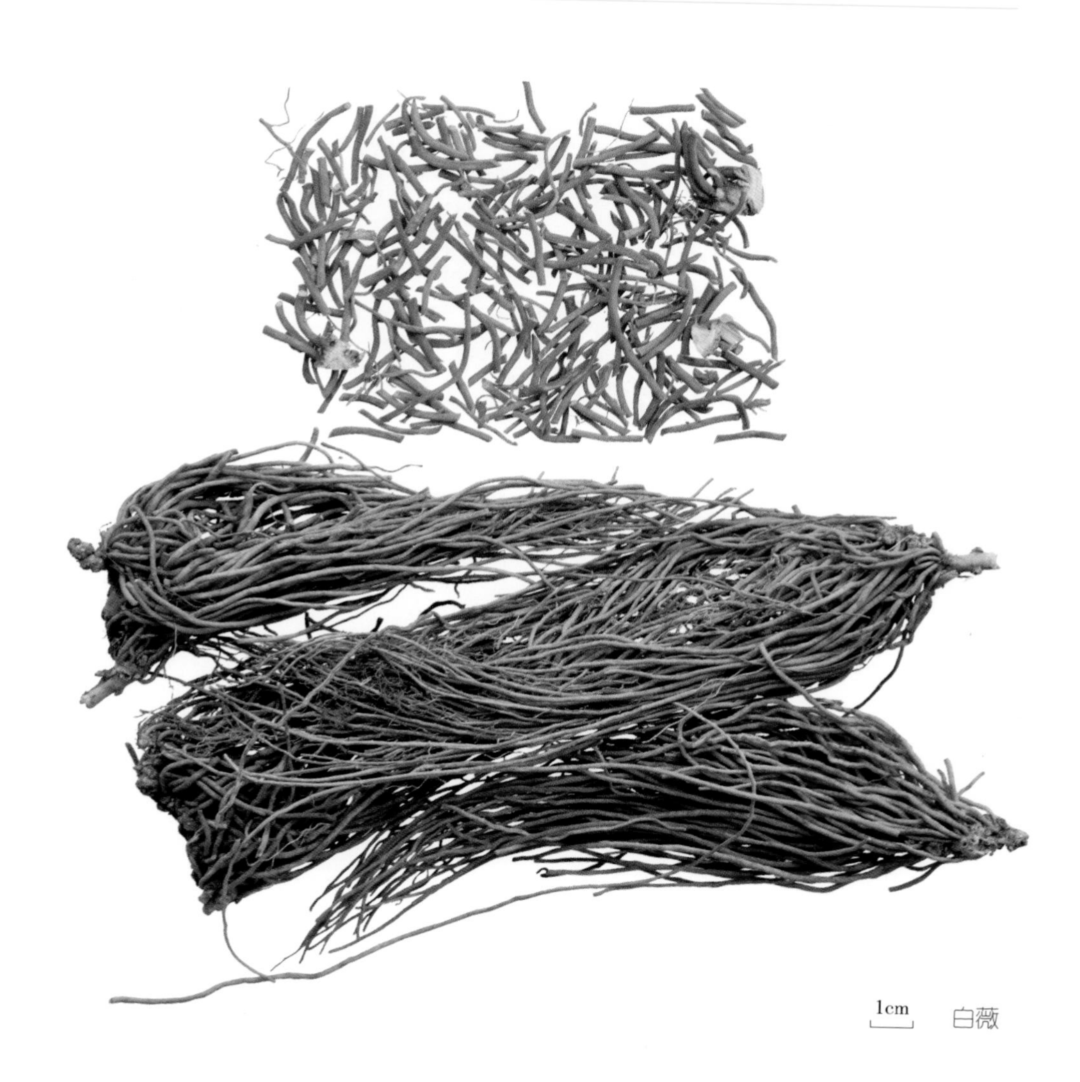

白薇

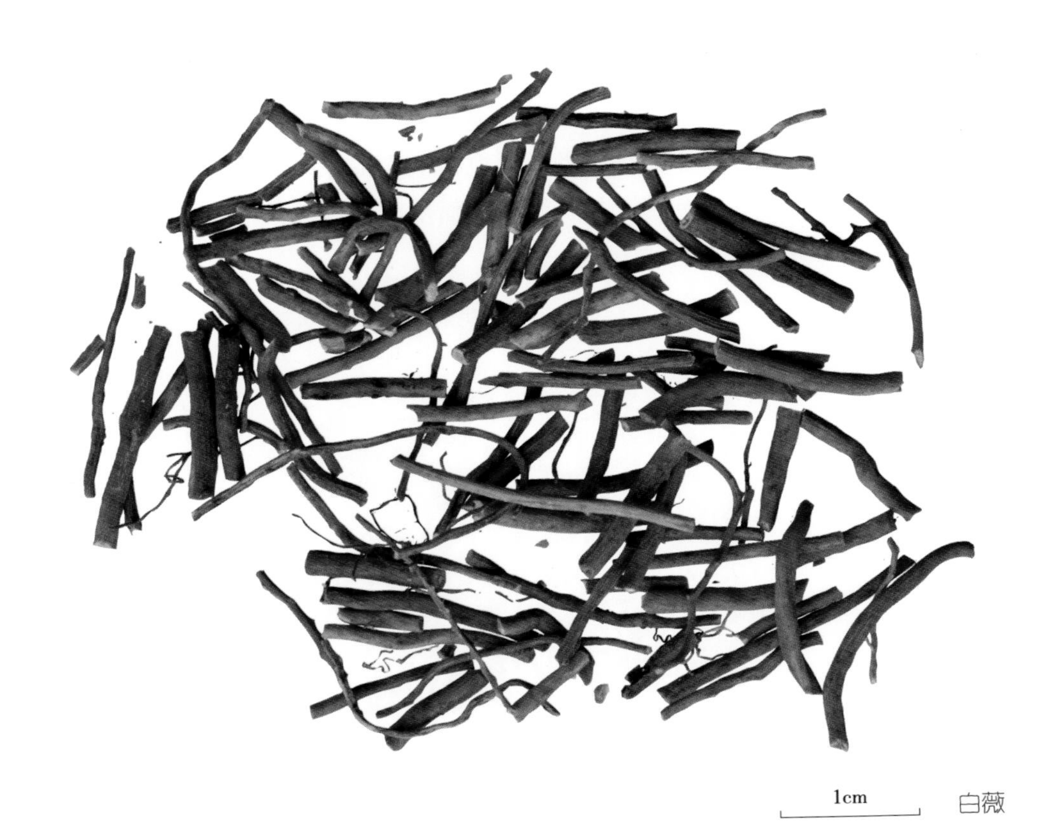

白薇

性味	苦、咸，寒。
功效	清热凉血，利尿通淋，解毒疗疮。
主治	温邪伤营发热，阴虚发热，骨蒸劳热，产后血虚发热，热淋，血淋，痈疽肿毒。
用量用法	5~10g。

附　注：《中国药典》2015年版记载同属植物蔓生白薇与白薇的干燥根和根茎同等入药。引起白薇药材品种混乱的原因有多种，如白薇与白前颠倒错用、同名异物、民间习用等。

茄科

★宁夏枸杞 *Lycium barbarum* L.

别名：中宁枸杞。| 药材名：枸杞子（果实）、地骨皮（根皮）。

植物形态

粗壮灌木。分枝较密，披散或略斜上升，有棘刺。叶互生或数片丛生于短枝上，长椭圆状披针形或卵状矩圆形，基部楔形并下延成柄，全缘。花腋生，常 1~2（~6）朵簇生于短枝上；花萼杯状，通常 2 中裂；花冠漏斗状，花冠筒稍长于裂片，中部以下稍狭窄，粉红色或紫红色，5 裂；雄蕊 5 枚，花丝基部密生绒毛。浆果宽椭圆形，红色。花、果期较长，一般从 5 月到 10 月边开花边结果，采摘果实时成熟一批采摘一批。

生境分布：生于山坡、渠畔。分布于河北、内蒙古、山西、陕西、甘肃、宁夏、青海、新疆等地，我国西北地区亦有大量栽培。

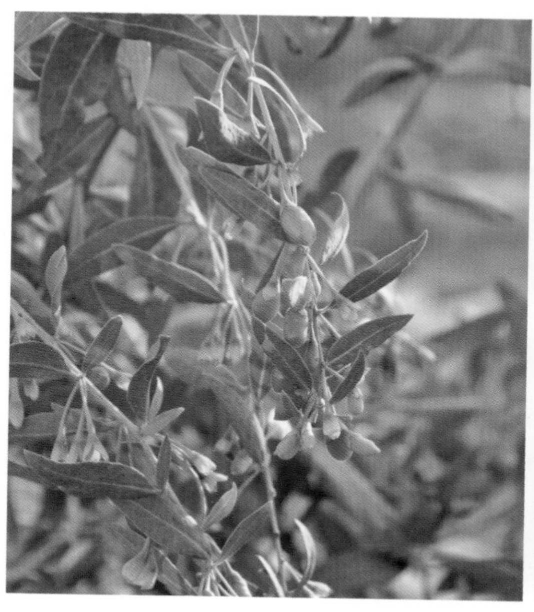

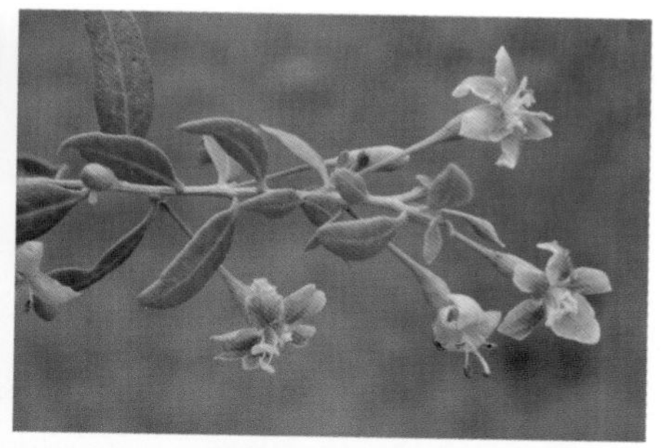

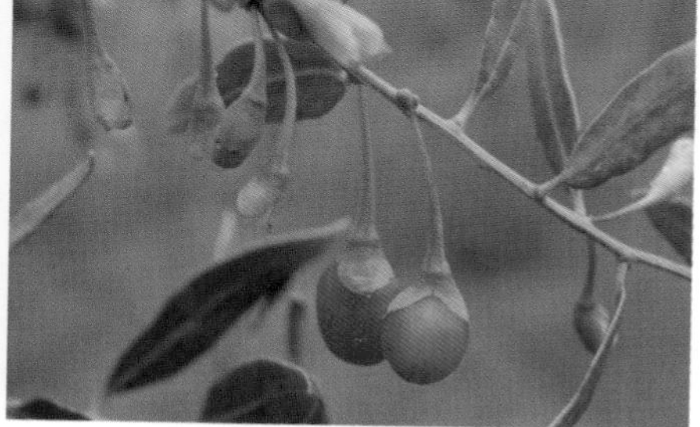

药材性状

枸杞子

类纺锤形或椭圆形，长 6~20mm，直径 3~10 mm。表面红色或暗红色，顶端有小突起状的花柱痕，基部有白色的果梗痕。果皮柔韧，皱缩；果肉肉质，柔润。种子 20~50 粒，类肾形，扁而翘，长 1.5~1.9mm，宽 1~1.7mm，表面浅黄色或棕黄色。气微，味甜。

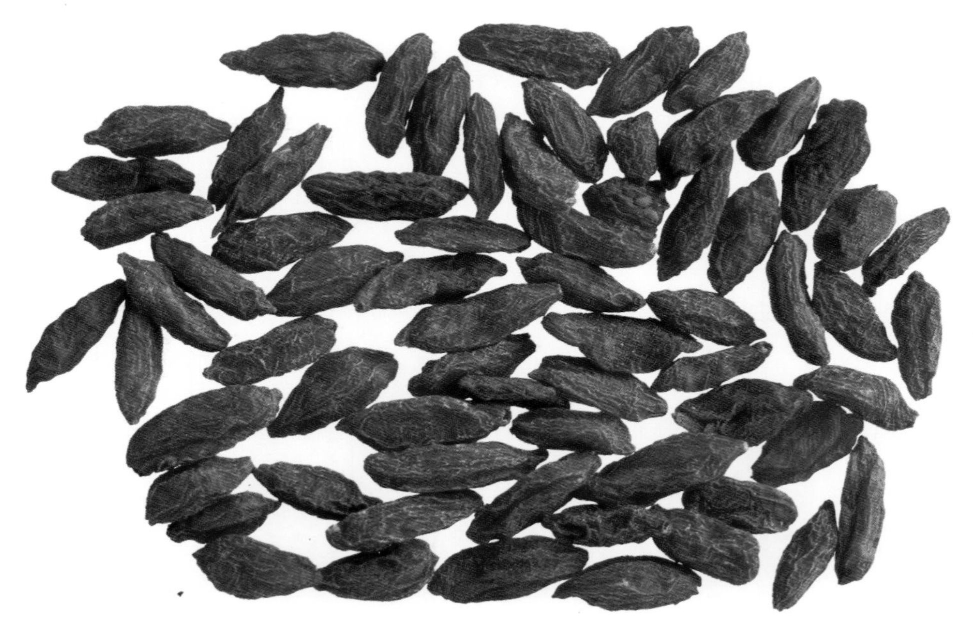

枸杞子

性味	甘，平。
功效	滋补肝肾，益精明目。
主治	虚劳精亏，腰膝酸痛，眩晕耳鸣，阳痿遗精，内热消渴，血虚萎黄，目昏不明。
用量用法	6~12g。

药材
性状

地骨皮

筒状或槽状，长 3~10cm，宽 0.5~1.5cm，厚 0.1~0.3cm。外表面灰黄色至棕黄色，粗糙，有不规则纵裂纹，易呈鳞片状剥落。内表面黄白色至灰黄色，较平坦，具细纵纹。体轻，质脆，易折断，断面不平坦，外层黄棕色，内层灰白色。气微，味微甘而后苦。

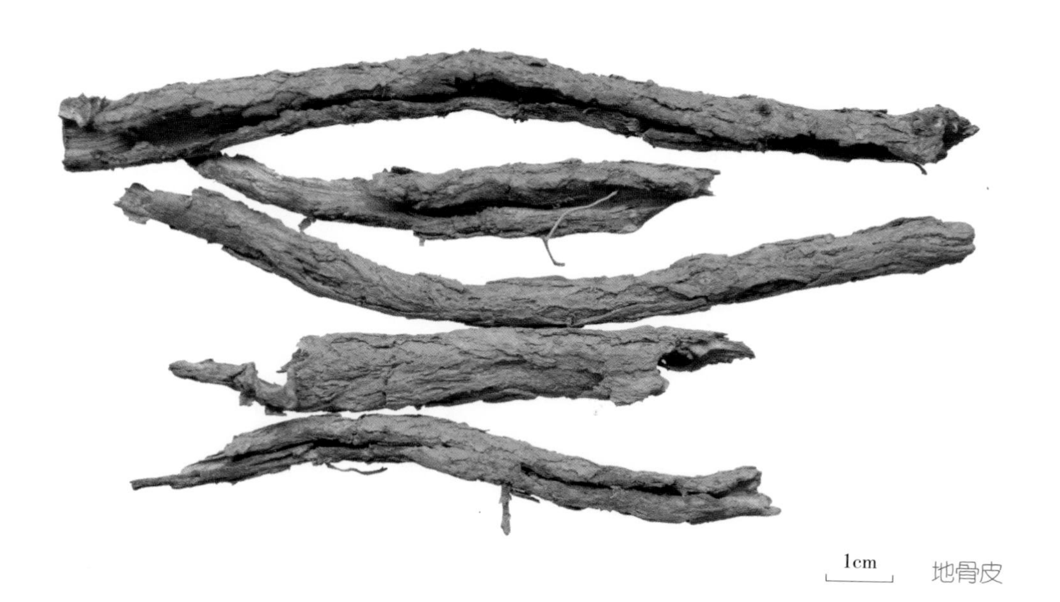

1cm 地骨皮

性味	甘，寒。
功效	凉血除蒸，清肺降火。
主治	阴虚潮热，骨蒸盗汗，肺热咳嗽，咯血，衄血，内热消渴。
用量用法	9~15g。

附　注：《中国药典》2015 年版记载同属植物枸杞与宁夏枸杞的干燥根皮同等入药。

三分三 *Anisodus acutangulus* C. Y. Wu et C. Chen

药材名：三分三（根）。

植物形态

多年生草本，全株无毛。主根粗大，有少数肥大的侧根，根皮黄褐色，断面浅黄色。叶片纸质或近膜质，卵形或椭圆形，生于下部者更大、更长，微下延，全缘或呈微波状。花萼漏斗状钟形，萼齿4~5枚，狭三角形，花后花萼伸长；花冠漏斗状钟形，淡黄绿色，初时仅檐部露出萼筒，裂片半圆形，边缘常具不规则的细齿，花冠筒里面被柔毛，近基部具5对紫斑。蒴果近球状，果长为萼长的一半，紧包果，脉隆起；果梗下弯。花期6~7月，果期10~11月。

生境分布：生于林间草地或田边路旁。分布于云南、四川等地。

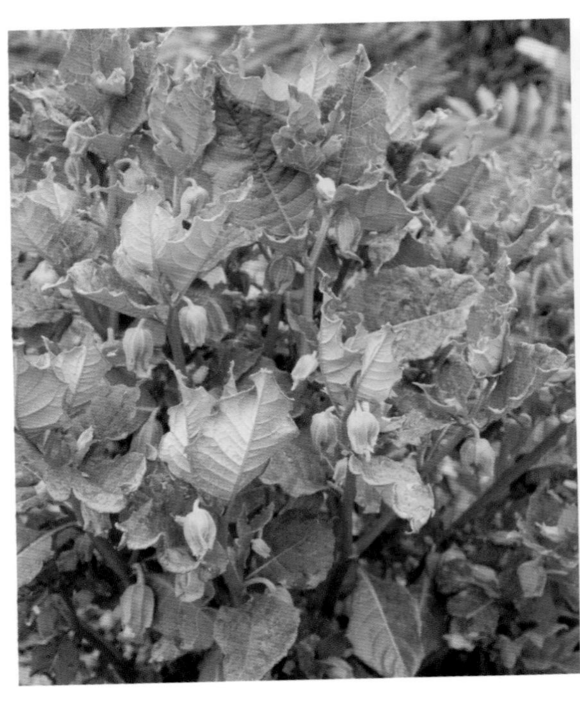

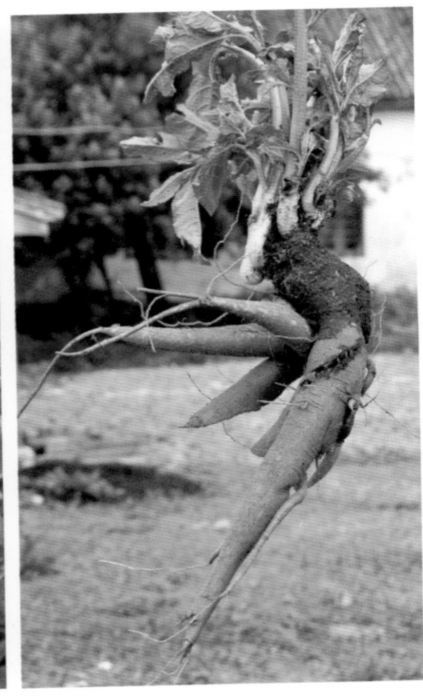

药材性状

三分三

圆形、卵圆形或不规则形的块片，直径2~12cm，厚0.5~2cm。表面棕褐色或黑褐色，具极多纵皱纹。切面灰白色至灰黄色，平整的横切面可见数层同心性环纹及放射状排列的导管束。质坚而脆，折断时有粉尘，断面呈颗粒状。气微，味微苦而麻。

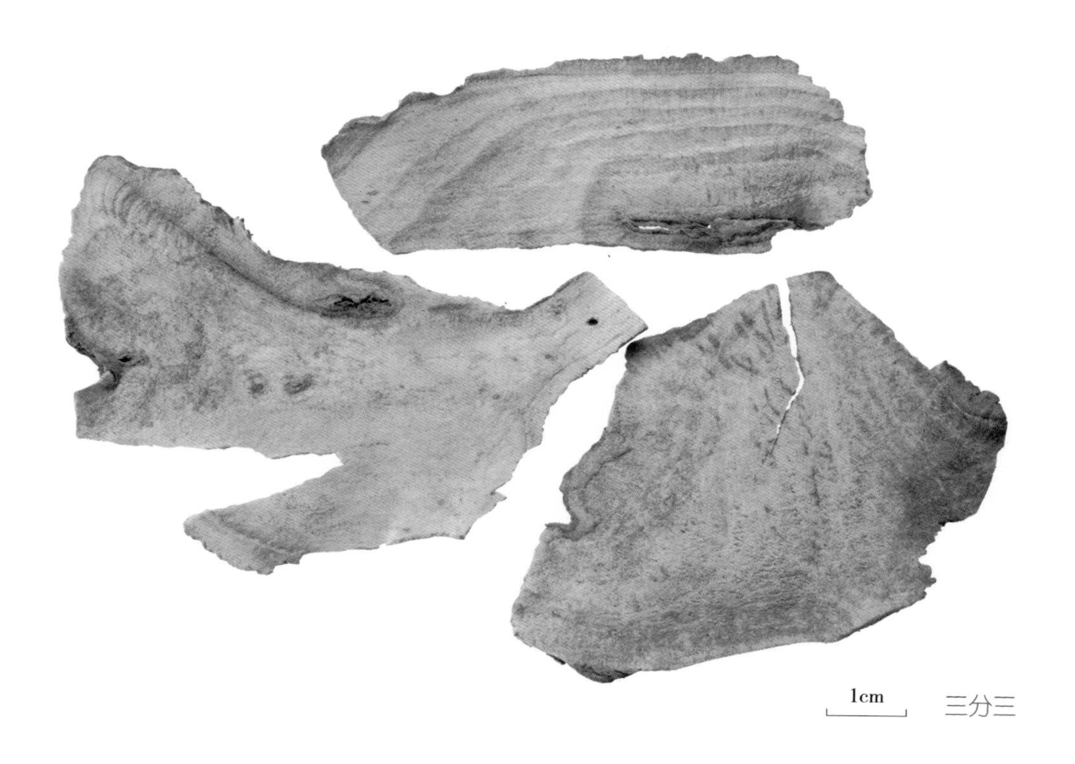

三分三

性味	辛、苦，温；有大毒。
功效	麻醉镇痛，祛风除湿。
主治	骨折，跌打损伤，关节疼痛，胃痛及胆、肾、肠绞痛。
用量用法	0.6~0.9g。外用适量，研末酒调敷或浸酒搽。

★ 莨菪 *Hyoscyamus niger* L.

别名： 山烟、天仙子。| **药材名：** 天仙子（种子）。

植物形态

草本，全株被黏性腺毛。一年生的茎基部具有莲座状叶丛，长圆形。二年生的基生叶叶缘具粗牙齿或羽状浅裂；茎生叶卵形或三角状卵形，无叶柄而基部半抱茎或宽楔形；茎顶端的叶两面除被黏性腺毛外，沿叶脉亦被有柔毛。花在茎枝的上端聚集成偏向一侧的蝎尾状穗状花序；花萼筒状钟形，果时增大成壶状，裂片顶端针刺状；花冠钟状，黄色，脉纹为紫堇色。种子近圆盘形，淡黄棕色。花期 5~7 月，果期 6~8 月。

生境分布： 生于山地、村边、田野或宅旁，或为栽培。分布于全国大部分地区。

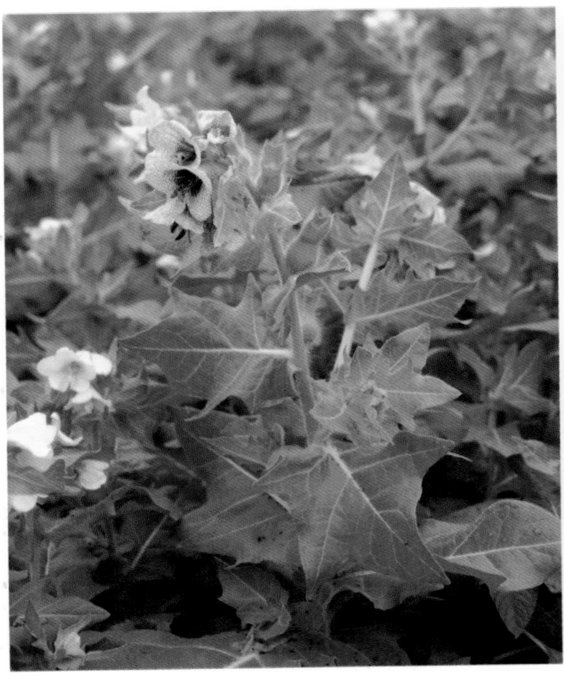

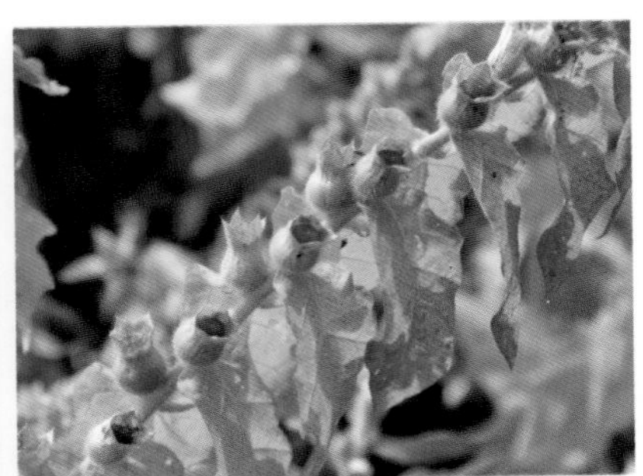

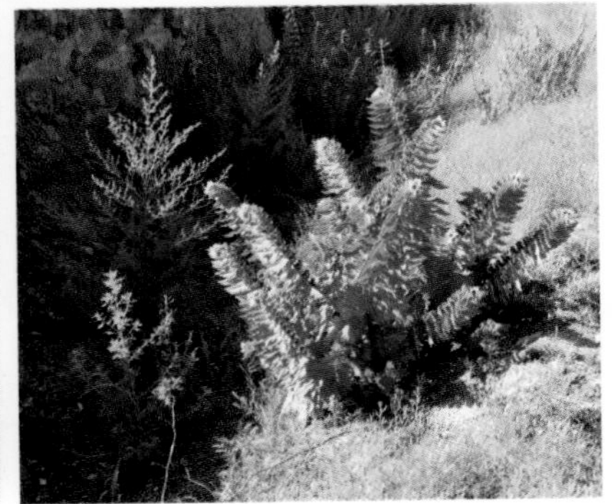

药材性状

天仙子

类扁肾形或扁卵形，直径约1mm。表面棕黄色或灰黄色，具细密的网纹，略尖的一端有点状种脐。切面灰白色，油质，有胚乳，胚弯曲。气微，味微辛。

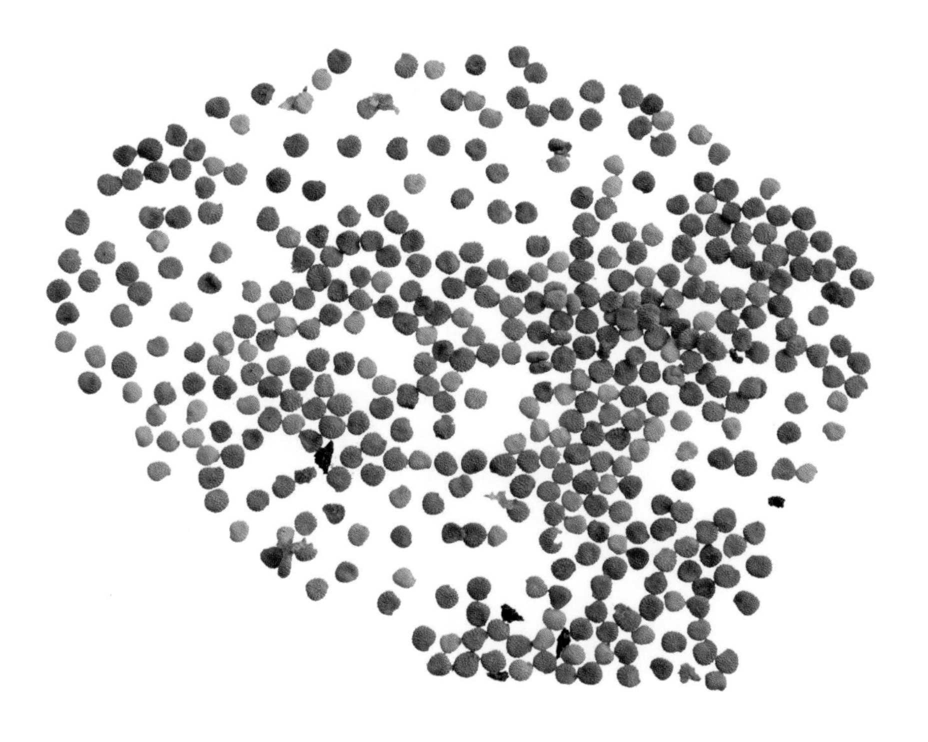

天仙子

性味	苦、辛，温；有大毒。
功效	解痉止痛，平喘，安神。
主治	胃脘挛痛，喘咳，癫狂。
用量用法	0.06~0.6g。心脏病、心动过速、青光眼患者及孕妇禁用。

★ 辣椒 *Capsicum annuum* L.

别名： 牛角椒、长辣椒。| **药材名：** 辣椒（果实）。

植物形态

一年生或有限多年生植物。茎近无毛或微生柔毛，分枝稍呈“之”字形折曲。叶互生，枝顶端节不伸长而呈双生或簇生状；叶片矩圆状卵形、卵形或卵状披针形，全缘；叶柄长 4~7cm。花单生，俯垂；花萼杯状；花冠白色，裂片卵形；花药灰紫色。果梗较粗壮，俯垂；果实长指状，顶端渐尖且常弯曲，未成熟时绿色，成熟后呈红色、橙色或紫红色，味辣。种子扁肾形，淡黄色。 花、果期 5~11 月。

生境分布： 广泛栽培于全国各地。

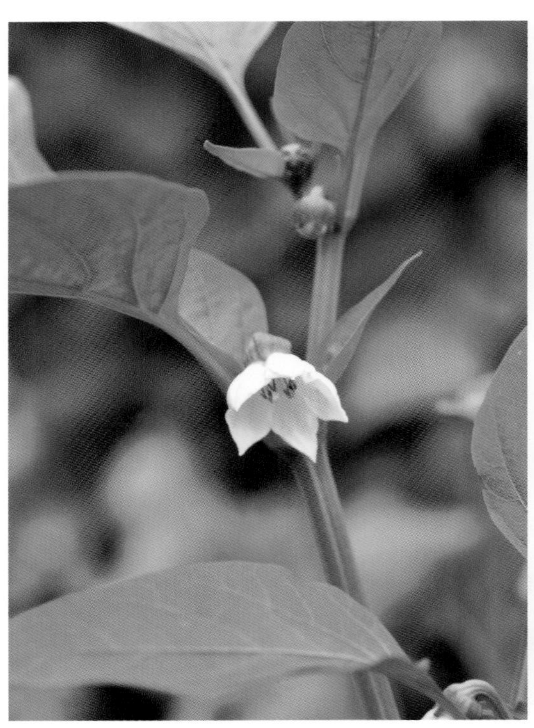

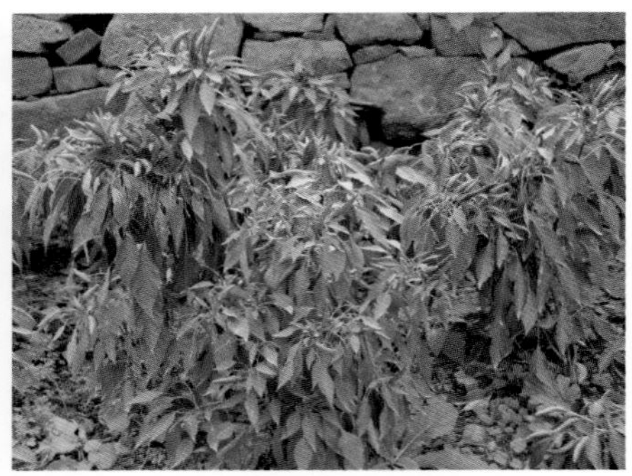

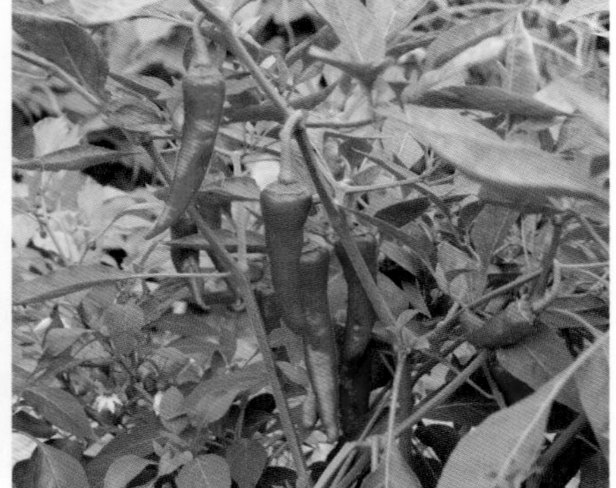

药材性状

辣椒

圆锥形、类圆锥形，略弯曲。表面橙红色、红色或深红色，光滑或较皱缩，显油性，基部微圆，常有绿棕色、具5齿裂的宿萼及果柄。果肉薄。质较脆，横切面可见中轴胎座，有菲薄的隔膜将果实分为2~3室，内含多数种子。气特异，味平、辣。

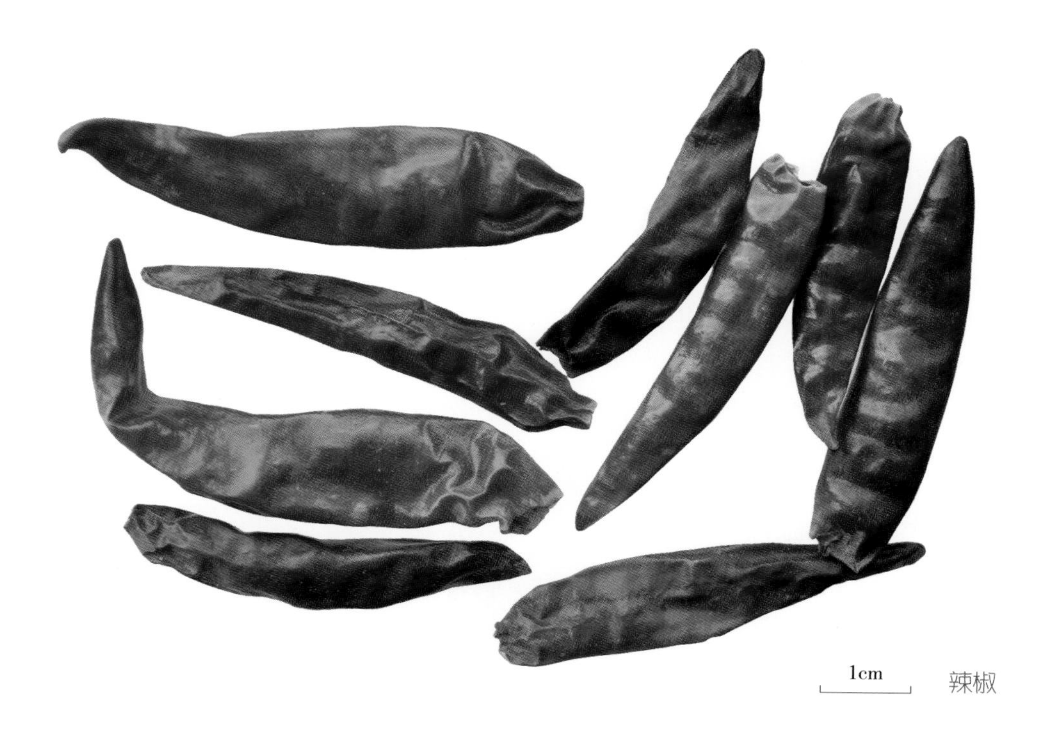

辣椒

性味	辛，热。
功效	温中散寒，开胃消食。
主治	寒滞腹痛，呕吐，泻痢，冻疮。
用量用法	0.9~2.4g。外用适量。

紫草科

★ 新疆紫草 *Arnebia euchroma* (Royle) Johnst.

别名：软紫草。| 药材名：紫草（根）。

植物形态

多年生草本。根粗壮，直径可达2cm，富含紫色物质。茎1条或2条，直立，被开展的白色或淡黄色长硬毛。叶无柄，两面均疏生半贴伏的硬毛；基生叶线形至线状披针形，基部扩展成鞘状；茎生叶披针形至线状披针形。镰状聚伞花序顶生；苞片披针形；花萼裂片线形，两面均密生淡黄色硬毛；花冠筒状钟形，深紫色。小坚果宽卵形，黑褐色，有粗网纹和少数疣状突起，先端微尖，背面凸，腹面略平，中线隆起，着生面略呈三角形。花、果期6~8月。

生境分布： 生于海拔2500~4200m的砾石山坡、洪积扇、草地及草甸等处。分布于新疆及西藏西部等地。

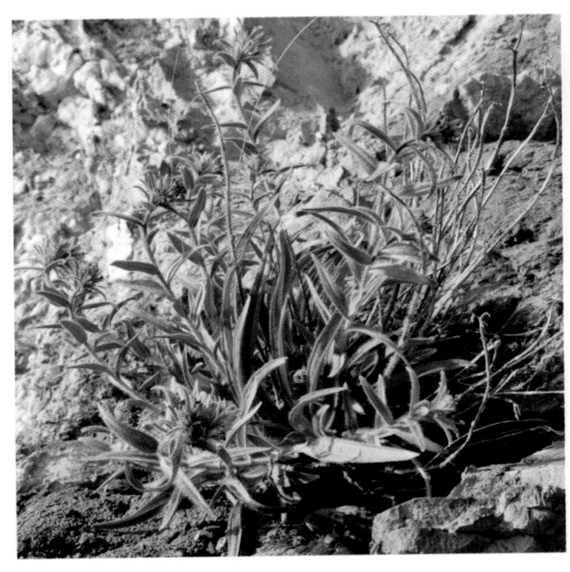

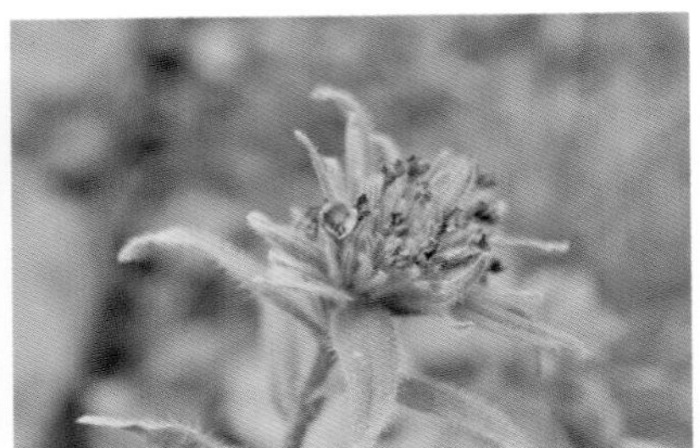

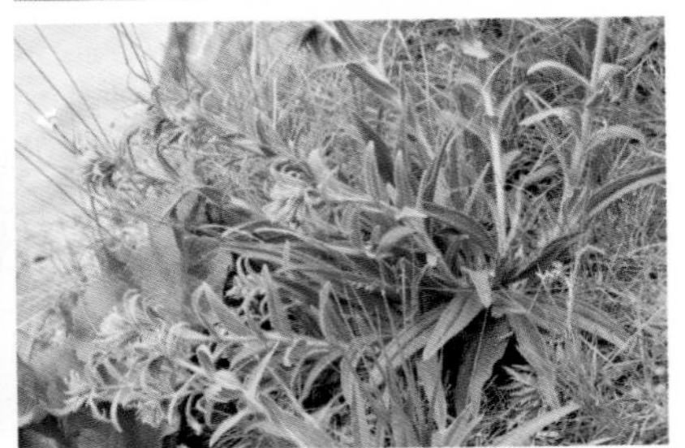

药材性状

紫草

不规则的长圆柱形，多扭曲，长 7~20cm，直径 1~2.5cm。表面紫红色或紫褐色，皮部疏松，呈条形片状，常 10 余层重叠，易剥落。顶端有的可见分歧的茎残基。体轻，质松软，易折断，断面不整齐，木部较小，黄白色或黄色。气特异，味微苦、涩。

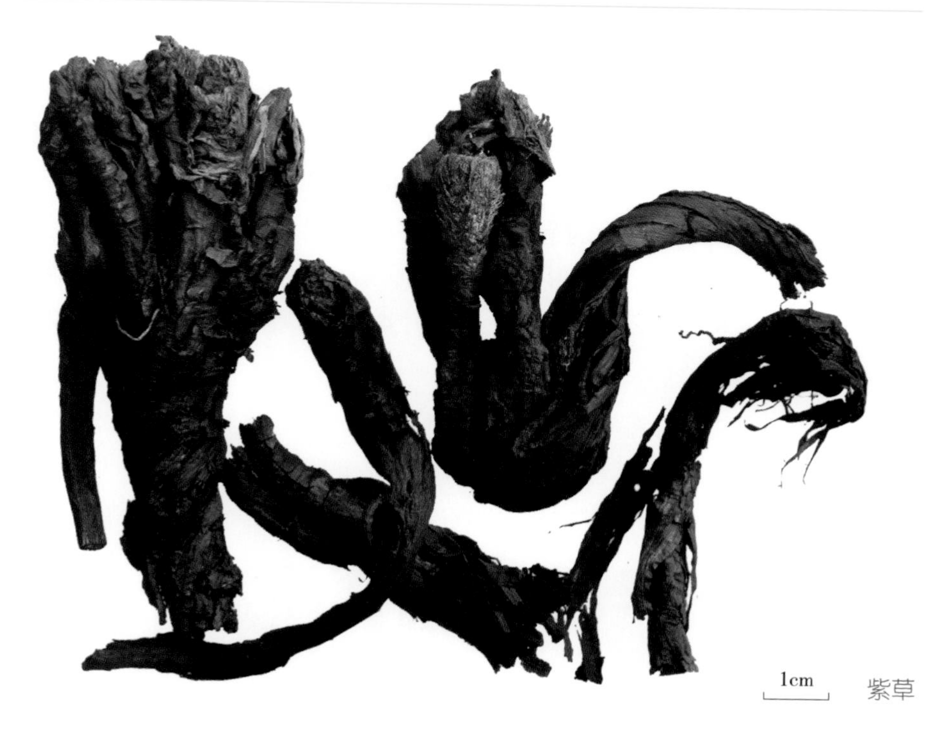

紫草

性味	甘、咸，寒。
功效	清热凉血，活血解毒，透疹消斑。
主治	血热毒盛，斑疹紫黑，麻疹不透，疮疡，湿疹，水火烫伤。
用量用法	5~10g。外用适量，熬膏或用植物油浸泡涂擦。

附　注：《中国药典》2015 年版记载同属植物内蒙紫草与新疆紫草的干燥根同等入药。

马鞭草科

★ 马鞭草 *Verbena officinalis* L.

别名： 铁马鞭、马鞭子。| **药材名：** 马鞭草（地上部分）。

植物形态

多年生草本。茎方形，节及棱上被硬毛。叶对生，近无柄，叶片卵圆形至倒卵形或长圆状披针形，基生叶的边缘常有粗锯齿及缺刻，茎生叶多数3深裂，裂片边缘有不规则的粗锯齿，两面均被硬毛。穗状花序细长，顶生及腋生；每朵花下面有1枚卵状钻形的苞片；花萼管状，5齿裂；花冠管状，淡紫色至蓝色，5裂，近二唇形；雄蕊4枚，着生在花冠管的中部，二强。蒴果长圆形，外果皮薄，成熟时4瓣裂。花期6~8月，果期7~11月。

生境分布： 生于路旁、田野、山坡、溪边或村落附近。分布于山西、江苏、安徽、浙江、江西、福建、湖北、湖南、广东、广西、陕西 、甘肃、新疆、四川、贵州、云南、西藏等地。

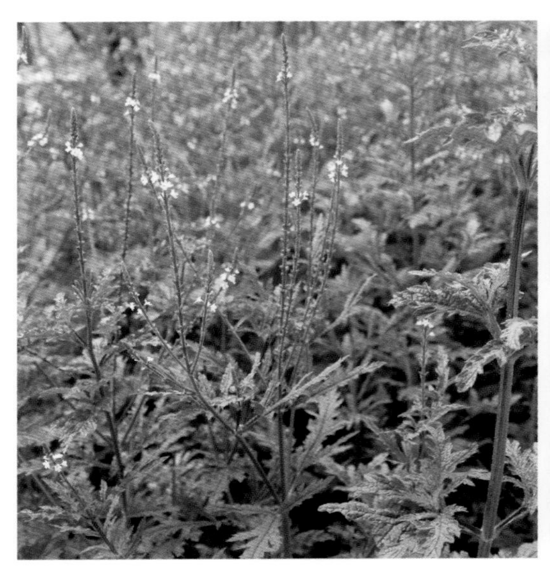

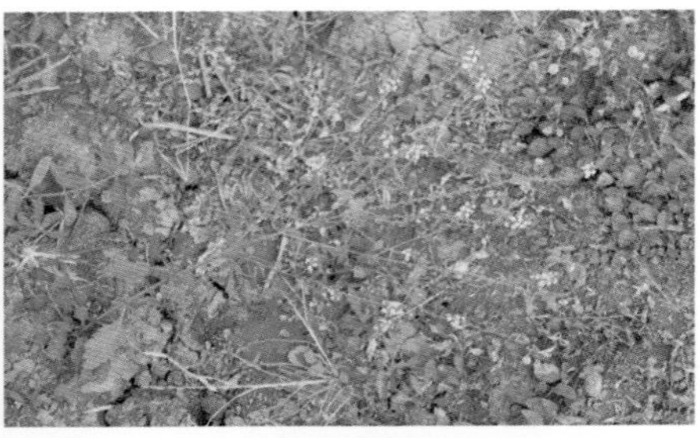

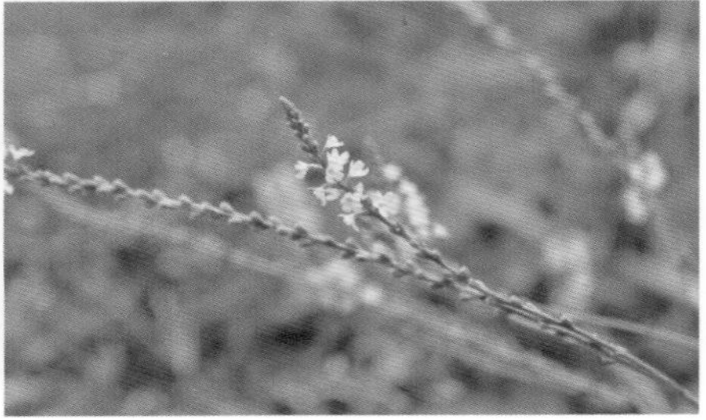

药材性状

马鞭草

茎呈方柱形，多分枝，四面有纵沟，长 0.5~1m；表面绿褐色，粗糙；质硬而脆，断面有髓或中空。叶对生，皱缩，多破碎，绿褐色，完整者展平后 3 深裂，边缘有锯齿。穗状花序细长，有小花多数。气微，味苦。

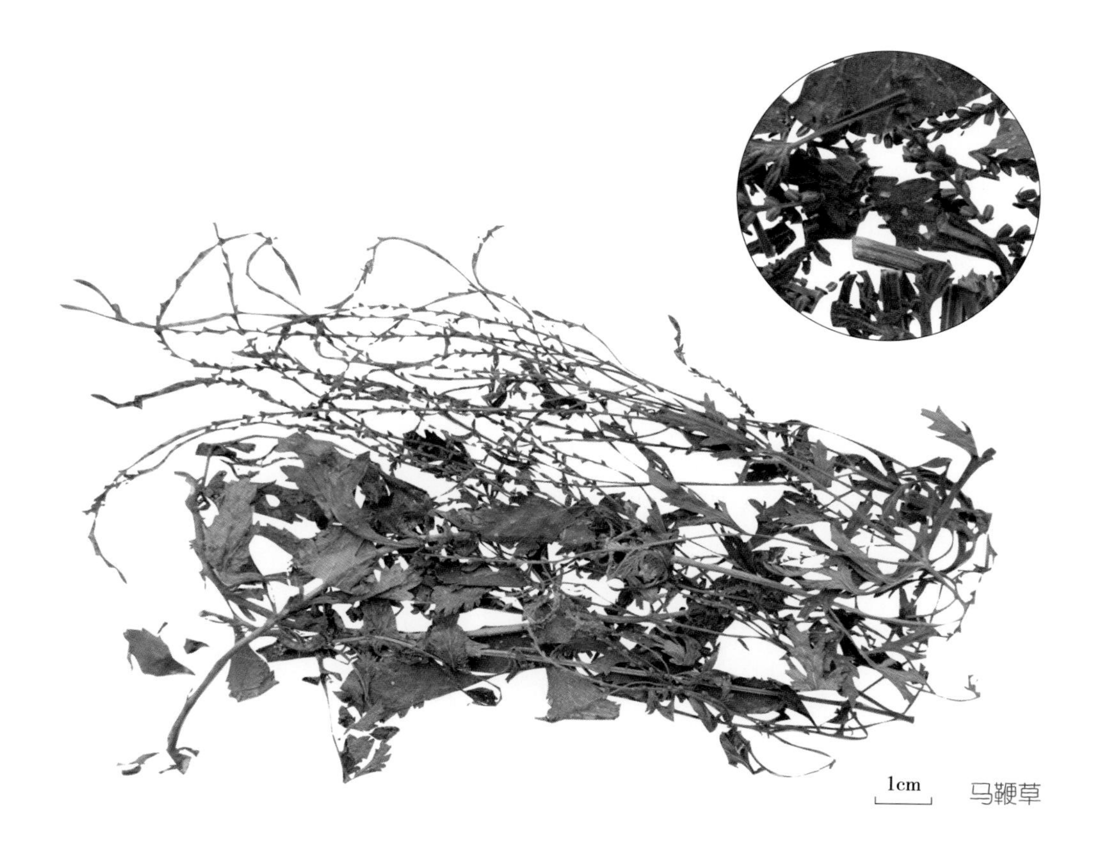

马鞭草

性味	苦，凉。
功效	活血散瘀，解毒，利水，退黄，截疟。
主治	癥瘕积聚，痛经经闭，喉痹，痈肿，水肿，黄疸，疟疾。
用量用法	5~10g。

★广东紫珠 *Callicarpa kwangtungensis* Chun

药材名： 广东紫珠（茎枝和叶）。

植物形态

灌木。幼枝疏被星状毛，老枝无毛。叶片窄椭圆状披针形、披针形或线状披针形，具细锯齿，下表面具黄色腺点；叶具柄。花序 3~5 歧分枝，被星状毛；花萼杯状，被星状毛，后脱落无毛，萼齿钝三角形；花冠白色或带紫红色，被星状毛；雄蕊与花冠近等长，花药长椭圆形；子房被黄色腺点。果球形，紫红色。花期 6~7 月，果期 8~10 月。

生境分布： 生于海拔 300~1600m 的山坡林或灌丛中。分布于福建、江西、湖北、湖南、广东、广西及贵州等地。

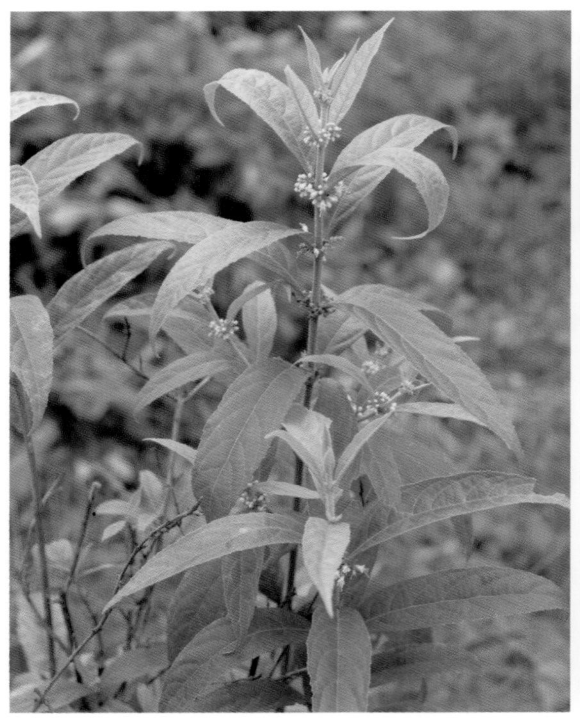

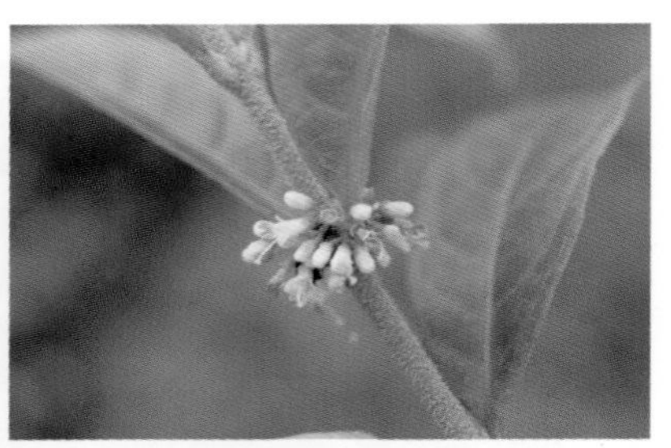

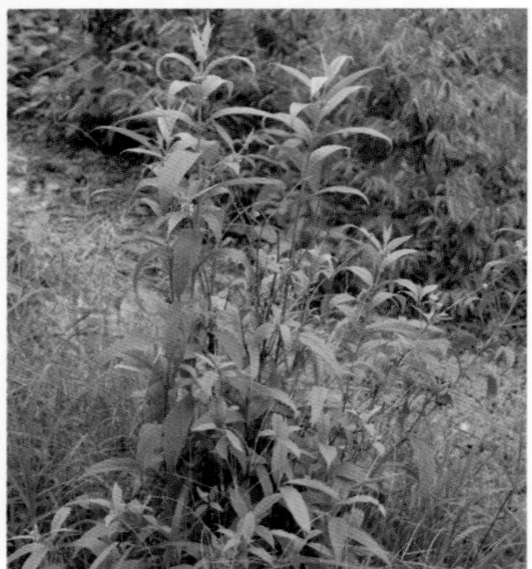

药材性状

广东紫珠

茎呈圆柱形，分枝少，长10~20cm，直径0.2~1.5cm；表面灰绿色或灰褐色，有的具灰白色花斑，有细纵皱纹及多数长椭圆形稍突起的黄白色皮孔；嫩枝可见对生的类三角形叶柄痕，腋芽明显。质硬，切面皮部呈纤维性，中部具较大类白色髓。叶片多已脱落、破碎，完整者展开后呈狭椭圆状披针形，先端渐尖，基部楔形，边缘具锯齿，下表面具黄色腺点；叶柄长0.5~1.2cm。气微，味微苦、涩。

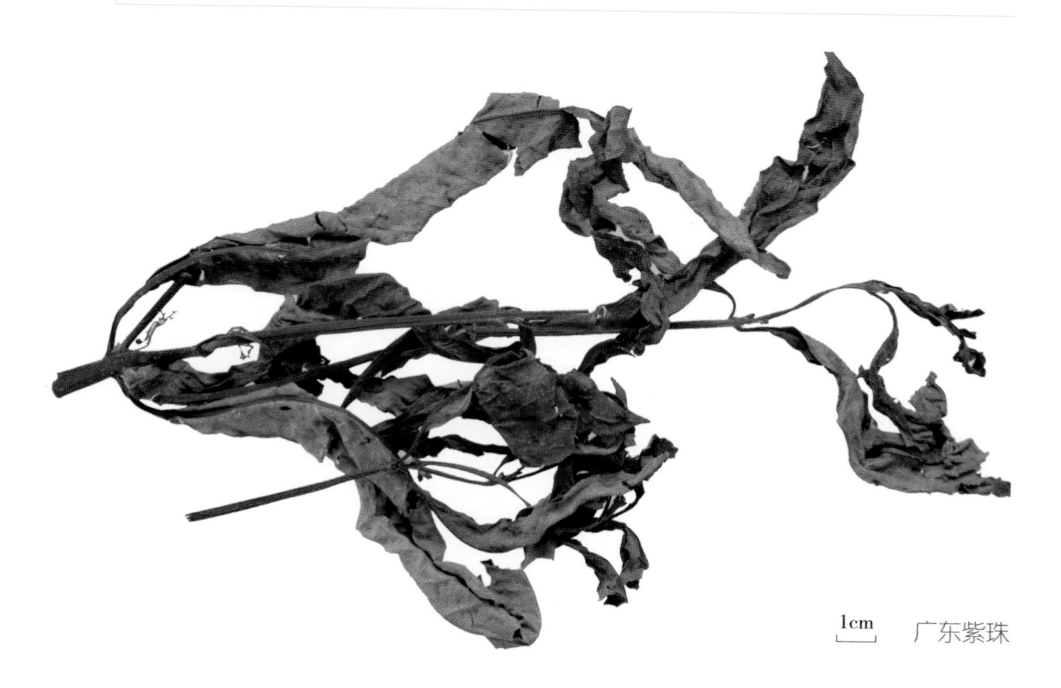

广东紫珠

性味	苦、涩，凉。
功效	收敛止血，散瘀，清热解毒。
主治	衄血，咯血，吐血，便血，崩漏，外伤出血，肺热咳嗽，咽喉肿痛，热毒疮疡，水火烫伤。
用量用法	9~15g。外用适量，研粉敷患处。

★牡荆 *Vitex negundo* L. var. *cannabifolia* (Sieb. et Zucc.) Hand. -Mazz.

别名：土常山、五指柑。| 药材名：牡荆叶（新鲜叶）。

植物形态

落叶灌木或小乔木。小枝四棱形。叶对生；掌状复叶，小叶5枚，少有3枚；小叶片披针形或椭圆状披针形，边缘有5~8个粗锯齿，通常被柔毛或无毛。圆锥花序顶生；花萼钟状，顶端5齿，宿存；花冠淡紫色，外有微柔毛，顶端5裂，二唇形，上唇短，2浅裂，下唇3裂；雄蕊4枚，伸出花冠筒外；子房球形。核果近球形，黑褐色。花期6~7月，果期8~11月。

生境分布：生于山坡、路边、灌丛中。分布于华东及河北、湖北、湖南、广东、广西、贵州、四川、云南等地。

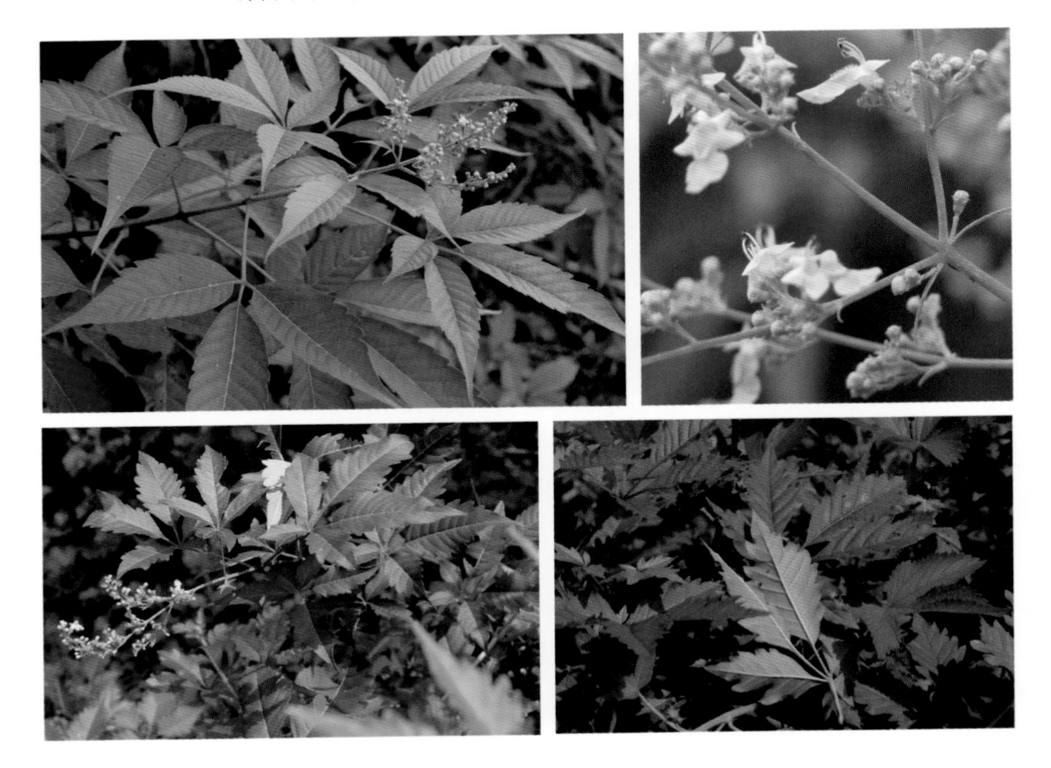

药材性状

牡荆叶

掌状复叶，小叶5枚或3枚。小叶片披针形或椭圆状披针形；中间小叶长5~10cm，宽2~4cm，两侧小叶依次渐小，先端渐尖，基部楔形，边缘具粗锯齿；上表面绿色，下表面淡绿色，两面沿叶脉有短茸毛，嫩叶下表面毛较密。总叶柄长2~6cm，有一浅沟槽，密被灰白色茸毛。气芳香，味辛、微苦。

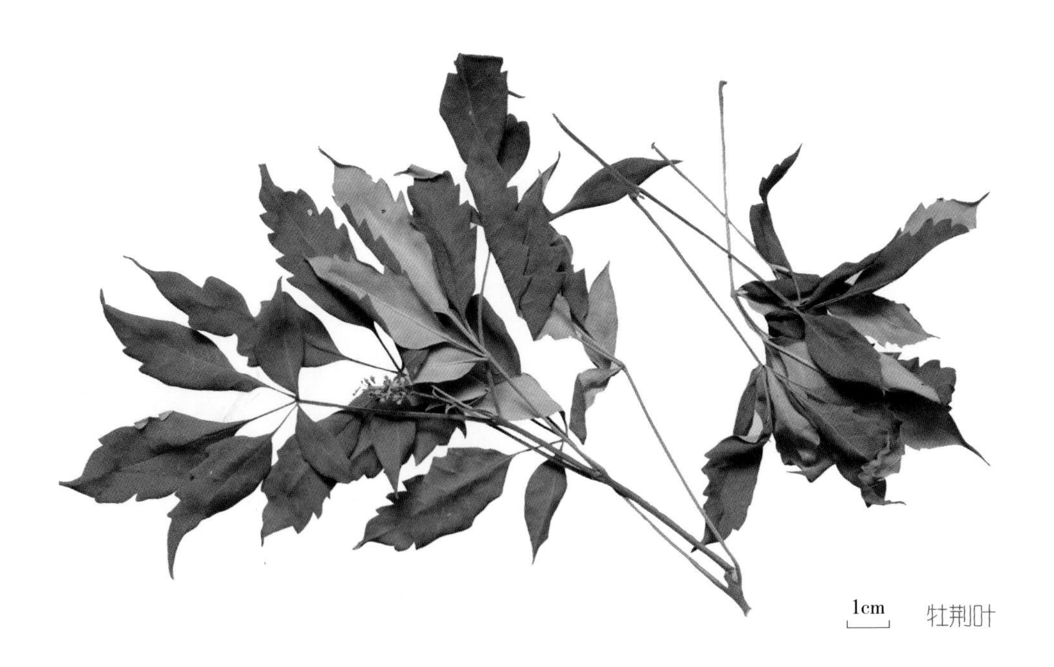

牡荆叶

性味	微苦、辛，平。
功效	祛痰，止咳，平喘。
主治	咳嗽痰多。
用量用法	鲜用，供提取牡荆油用。

附　注：同属植物黄荆、荆条容易与牡荆混淆。

★ 蔓荆 *Vitex trifolia* L.

别名：三叶蔓荆。| 药材名：蔓荆子（果实）。

植物形态

落叶灌木，嫩枝四方形。掌状复叶，小叶 3 枚，有时在同一枝条上部有单叶；小叶片卵形或长倒卵形，全缘，上表面绿色，有毛或近于无毛，下表面密生灰白色绒毛。圆锥花序顶生；花萼钟状，顶端 5 齿裂；花冠淡紫色，顶端 5 裂，二唇形。果实球形，成熟后黑色。花期 7~9 月，果期 9~11 月。

生境分布：生于平原沙地、河滩溪畔及荒地灌丛。分布于广东、广西、云南等地。

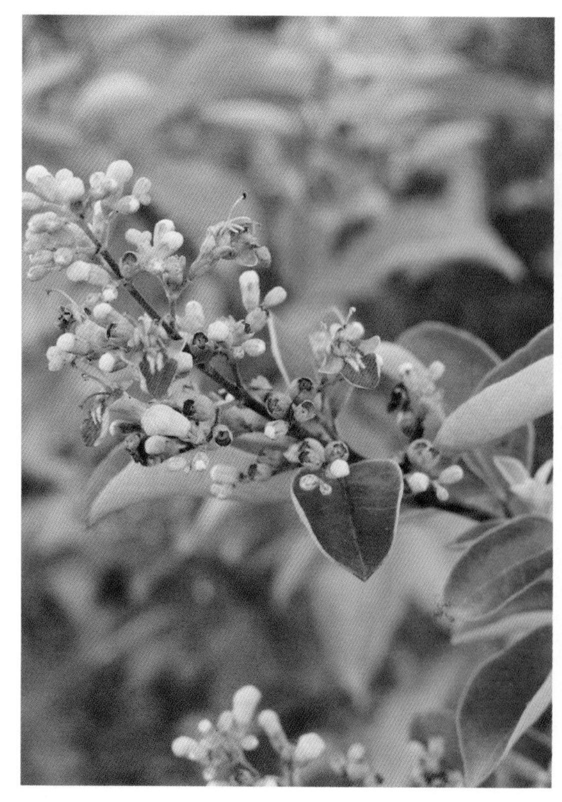
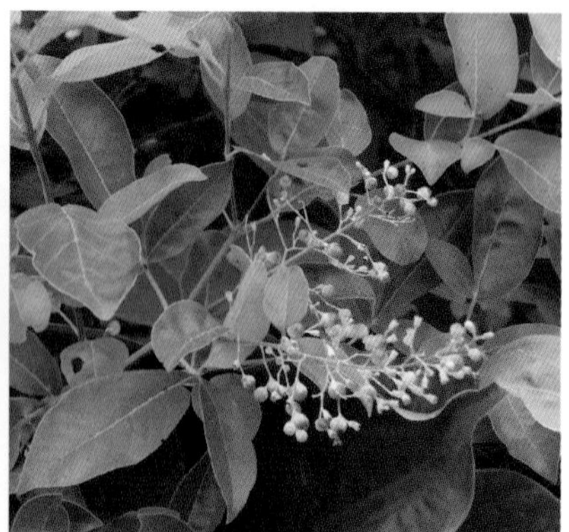
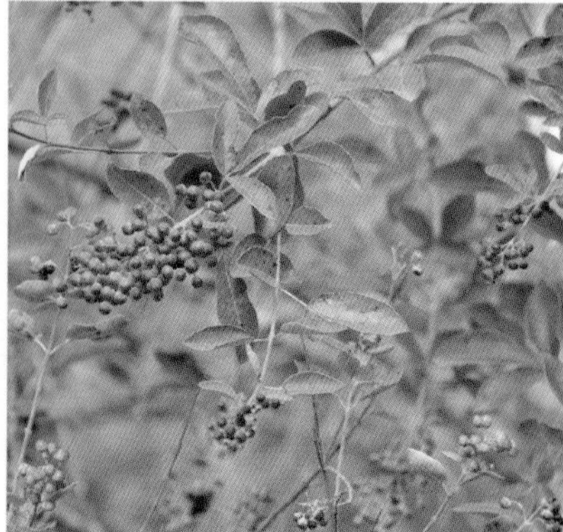

药材性状

蔓荆子

球形，直径4~6mm。表面灰黑色或黑褐色，被灰白色粉霜状茸毛，有纵向浅沟4条，顶端微凹，基部有灰白色宿萼及短果梗。萼长为果实的1/3~2/3，5齿裂，其中2裂较深，密被茸毛。体轻，质坚韧，不易破碎，横切面可见4室，每室有种子1粒。气特异而芳香，味淡、微辛。

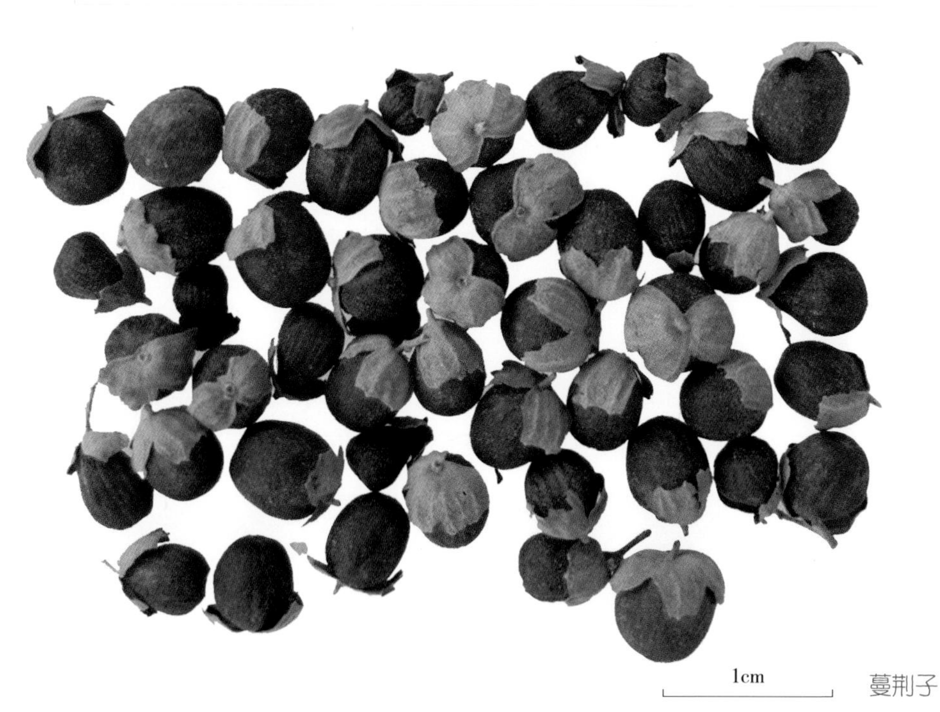

蔓荆子

性味	辛、苦，微寒。
功效	疏散风热，清利头目。
主治	风热感冒头痛，齿龈肿痛，目赤多泪，目暗不明，头晕目眩。
用量用法	5~10g。

附　注：《中国药典》2015年版记载同属植物单叶蔓荆与蔓荆的干燥成熟果实同等入药。

唇形科

★ 筋骨草 *Ajuga decumbens* Thunb.

别名：金疮小草。| 药材名：筋骨草（全草）。

植物形态

一年生草本。茎基部倾斜或匍匐，上部直立，多分枝，四棱形，略带紫色，全株密被白色柔毛。单叶对生，具柄，叶片匙形或倒卵状披针形，边缘有波状粗齿，下表面及叶缘常带有紫色，两面均被短柔毛。轮伞花序具数朵花，腋生或在枝顶集成多轮的穗状花序；花萼钟形，5 裂；花冠唇形，淡紫色或白色；雄蕊 4 枚，二强。坚果灰黄色，具网状皱纹。花期 3~7 月，果期 5~11 月。

生境分布：生于路旁、林边、草地、村庄附近及沟边具有较阴湿肥沃土壤的地方。分布于华东、华南及西南地区等地。

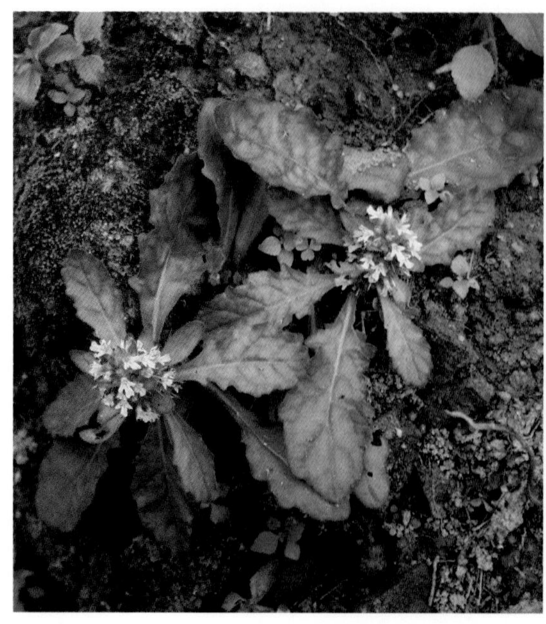

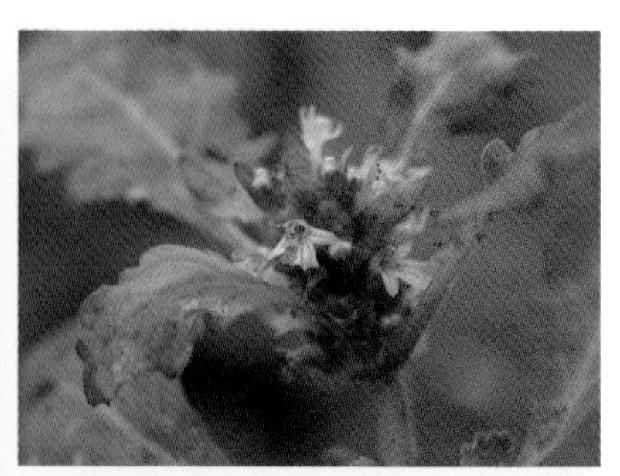

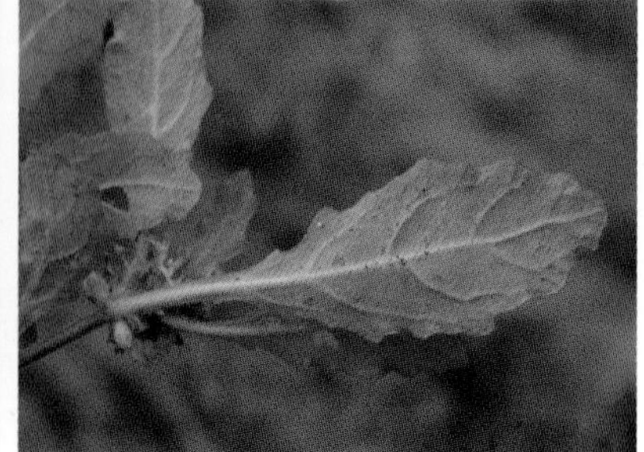

药材
性状

筋骨草

长 10~35cm。根细小，暗黄色。地上部分灰黄色或黄绿色，密被白色柔毛。细茎丛生，质软且柔韧，不易折断。叶对生，多皱缩、破碎，完整者展平后呈匙形或倒卵状披针形，长 3~6cm，宽 1.5~2.5cm，绿褐色，边缘有波状粗齿，叶柄具狭翅。轮伞花序腋生，小花二唇形，黄棕色。气微，味苦。

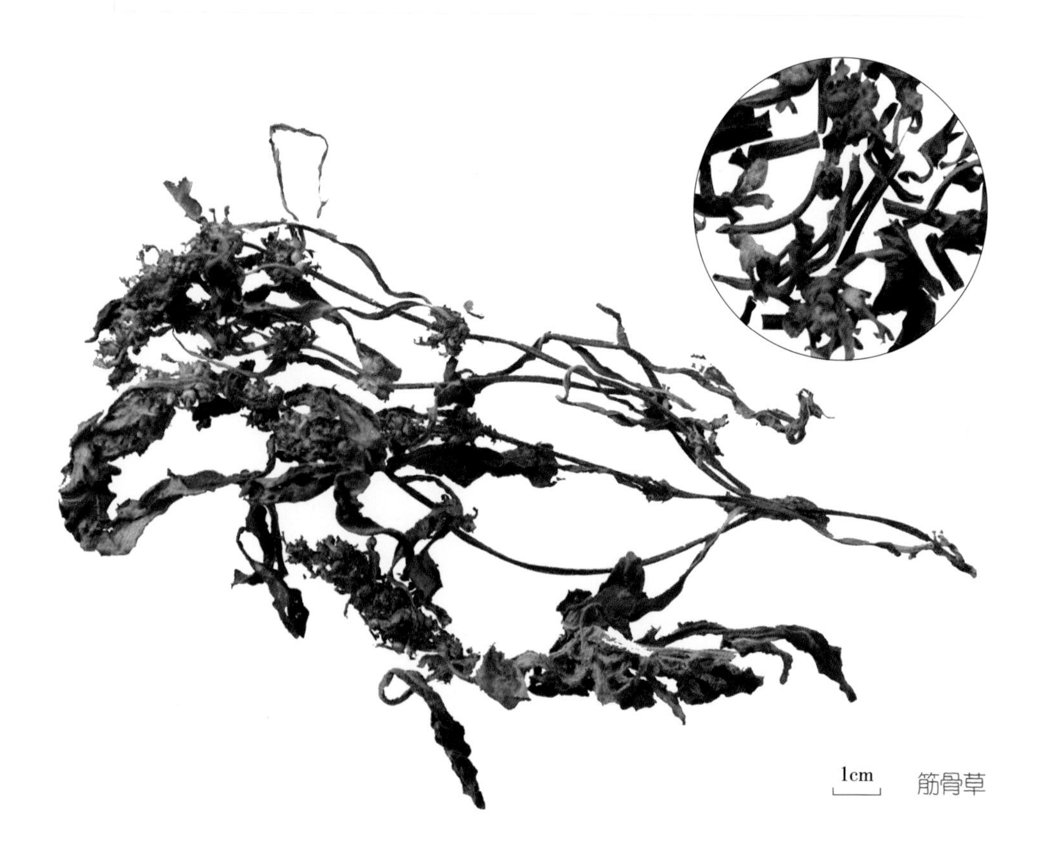

筋骨草

性味	苦，寒。
功效	清热解毒，凉血消肿。
主治	咽喉肿痛，肺热咯血，跌打肿痛。
用量用法	15~30g。外用适量，捣烂敷患处。

★ 独一味 *Lamiophlomis rotata* (Benth.) Kudo

别名：大巴。| **药材名**：独一味（地上部分）。

植物形态

多年生矮小草本。根及根茎直立，较粗壮，有纵棱及皱纹。无茎。单叶基生，4（~6）枚；叶片菱状圆形或肾形，质厚，边缘圆齿状，上表面皱，密被白色绒毛，下表面脉上有稀疏柔毛，边缘具圆锯齿，花序轴密被短柔毛；苞片披针形、倒披针形或线形，基部下延，全缘，先端渐尖，具缘毛；花萼干后紫棕色，脉上有毛；萼齿宽三角形，先端具长约 2mm 的刺尖。花冠紫色、红紫色或红棕色。花期 6~7 月，果期 8~9 月。

生境分布：生于高山上强度风化的碎石滩中或高山草地，海拔 2700~4900m。分布于甘肃、青海、四川、西藏、云南等地。

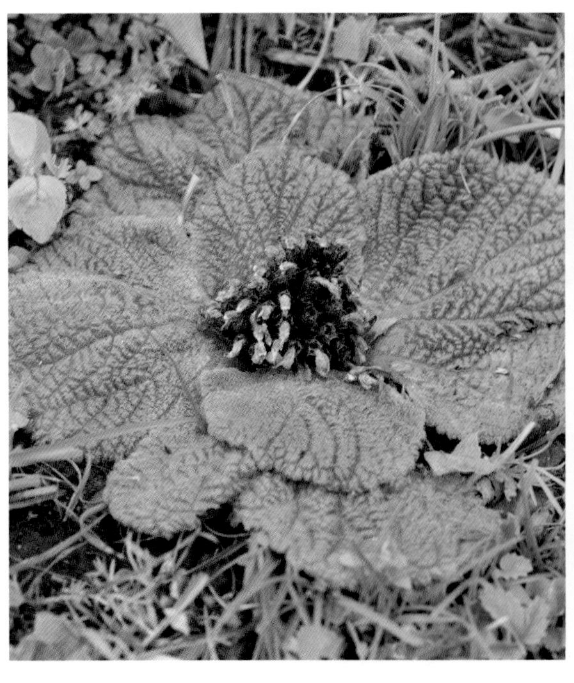

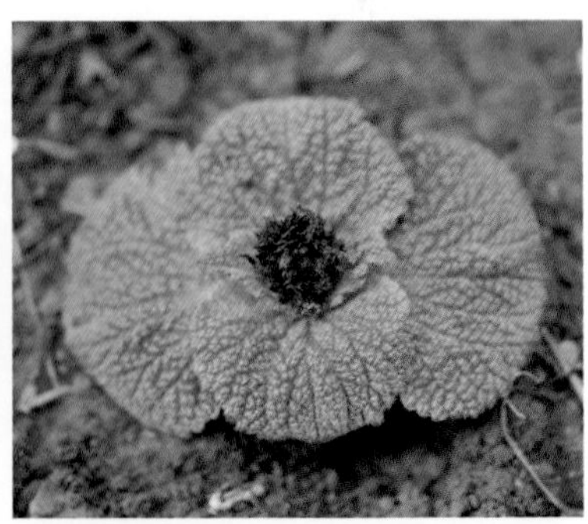

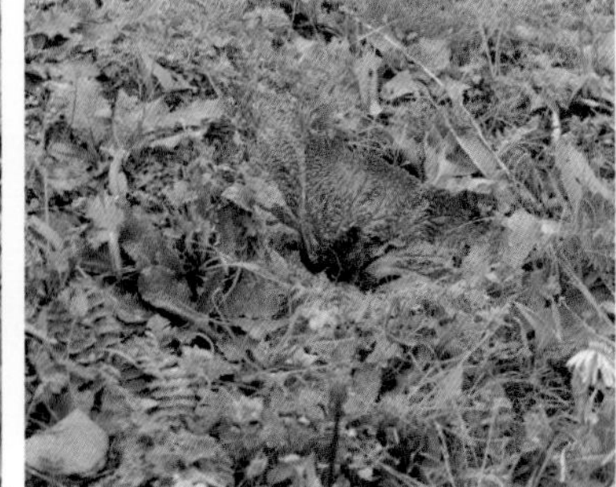

药材性状

独一味

叶莲座状交互对生；叶片卷缩，展平后呈扇形或三角状卵形，长 4~12cm，宽 5~15cm；先端钝或圆形，基部浅心形或下延成宽楔形，边缘具圆齿，上表面绿褐色，下表面灰绿色，脉扇形，小脉网状，凸起；叶柄扁平而宽。果序略呈塔形或短圆锥状，长 3~6cm；宿萼棕色，管状钟形，具 5 条棱线，萼齿 5 枚，先端具长刺尖。小坚果倒卵状三棱形。气微，味微涩、苦。

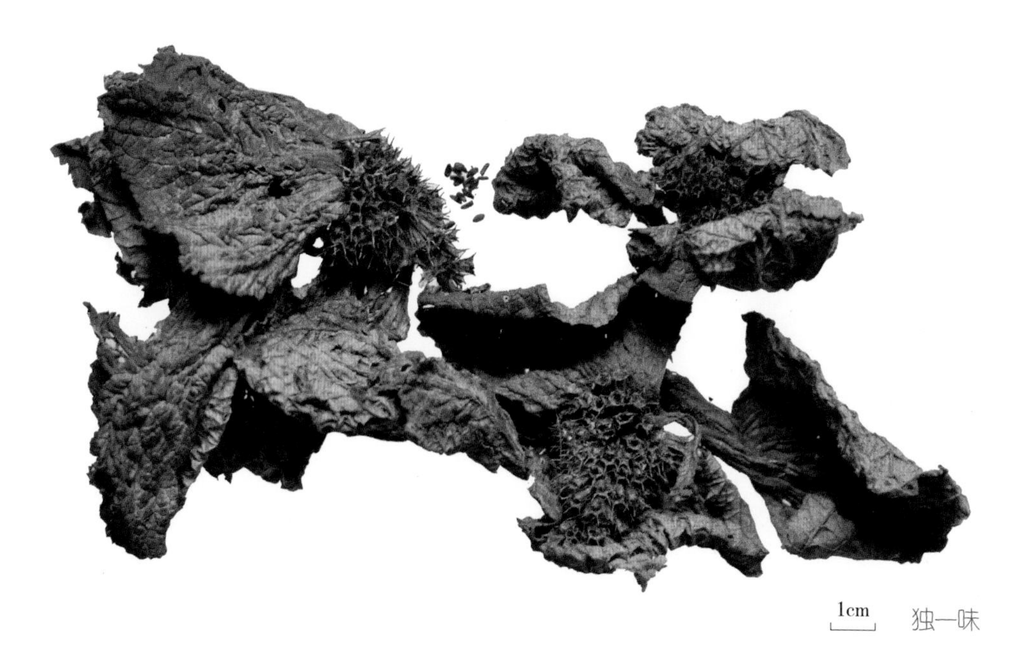

1cm 独一味

性味	甘、苦，平。
功效	活血止血，祛风止痛。
主治	跌打损伤，外伤出血，风湿痹痛，黄水病。
用量用法	2~3g。

★丹参 *Salvia miltiorrhiza* Bge.

别名： 血生根、血参。| **药材名：** 丹参（根和根茎）。

植物形态

多年生草本。根肥厚，肉质。茎直立，四棱形，密被长柔毛。叶常为奇数羽状复叶，小叶 3~5 枚，稀为 7 枚；小叶片卵形或椭圆状卵形，两面有毛。轮伞花序具花 6 朵至多朵，组成顶生或腋生的总状花序，密被腺毛和长柔毛；花萼钟形，紫色，外被腺毛，二唇形，上唇顶端有 3 个小尖头；花冠蓝紫色或白色，筒内具毛环，冠檐二唇形，上唇镰刀形，下唇短于上唇，3 裂，中间裂片最大；能育雄蕊 2 枚。小坚果，椭圆形，黑色。花期 4~7 月，果期 7~8 月。

生境分布： 生于山坡、林下、溪旁。分布于全国大部分地区。

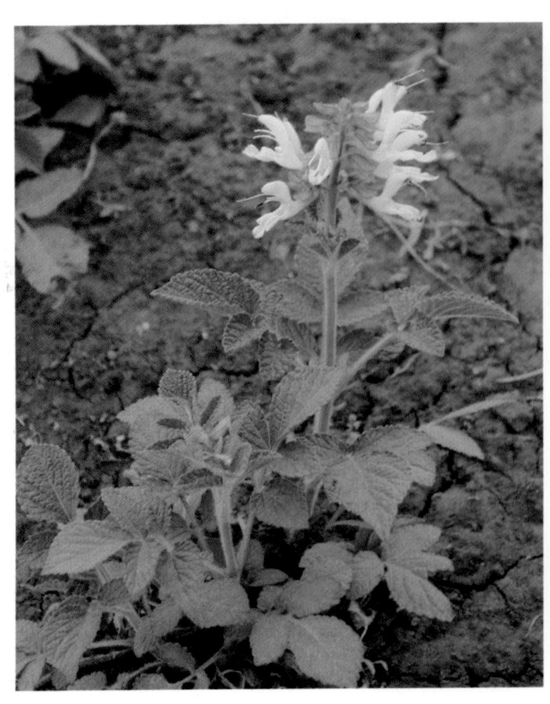

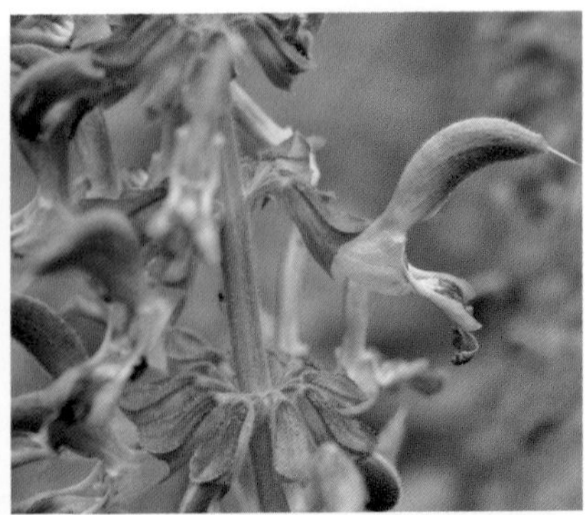

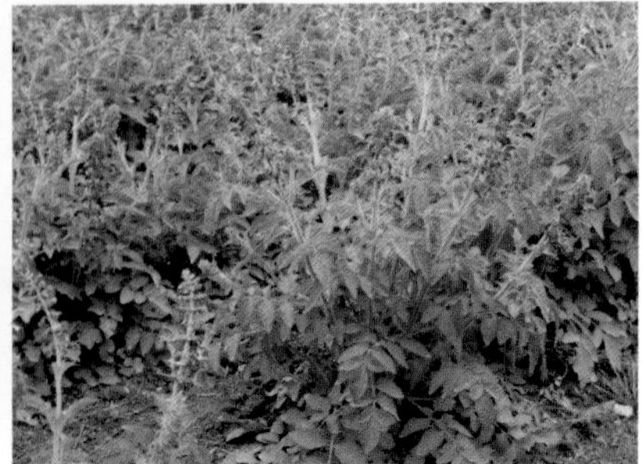

药材性状

丹参

根茎短粗，顶端有时残留茎基。根数条，长圆柱形，略弯曲，有的分枝并具须状细根，长 10~20cm，直径 0.3~1cm。表面棕红色或暗棕红色，粗糙，具纵皱纹。老根外皮疏松，多显紫棕色，常呈鳞片状剥落。质硬而脆，断面疏松，有裂隙或略平整而致密，皮部棕红色，木部灰黄色或紫褐色，导管束黄白色，呈放射状排列。气微，味微苦涩。栽培品较粗壮，直径 0.5~1.5cm。表面红棕色，具纵皱，外皮紧贴不易剥落。质坚实，断面较平整，略呈角质样。

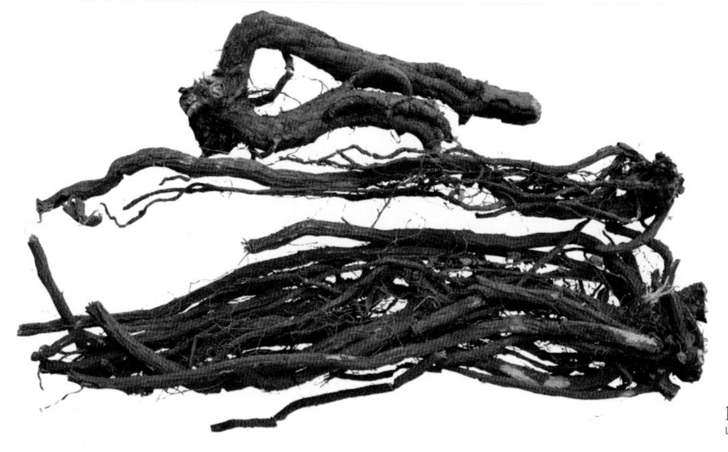

丹参

性味	苦，微寒。
功效	活血祛瘀，通经止痛，清心除烦，凉血消痈。
主治	胸痹心痛，脘腹胁痛，癥瘕积聚，热痹疼痛，心烦不眠，月经不调，痛经经闭，疮疡肿痛。
用量用法	10~15g。不宜与藜芦同用。

附　注：唇形科植物甘西鼠尾草在甘肃大量栽培，其根入药，称“甘肃丹参”；南丹参的植物形态与丹参相似，不易区分，常混淆。

海州香薷 *Elsholtzia splendens* Nakai ex F. Maekawa

别名：狭叶香薷。| **药材名：**香薷（全草）。

植物形态

一年生草本。茎直立，被短柔毛。叶片矩圆状披针形至披针形，被短柔毛，下表面具凹陷腺点；叶柄长 1~10mm。假穗状花序顶生，偏向一侧；苞片近圆形或宽卵圆形，具尾状芒尖，边缘具睫毛；花萼筒状，外被灰白色短柔毛，萼齿 5 枚，三角形，顶端刺芒状，边缘具睫毛；花冠玫瑰紫色，外面密被长柔毛，上唇直立，顶端微凹，下唇 3 裂，中裂片最大，圆形。小坚果矩圆形。花、果期 9~11 月。

生境分布：生于山坡路旁或草丛中。分布于辽宁、河北、山东、河南、江苏、江西、浙江、广东等地。

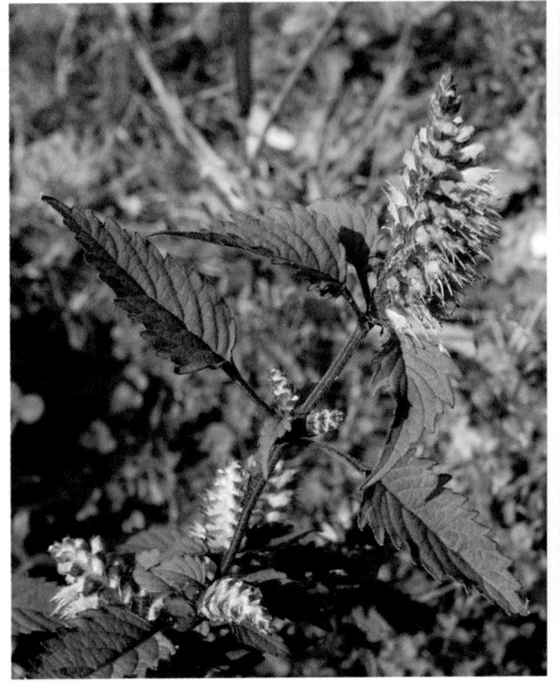

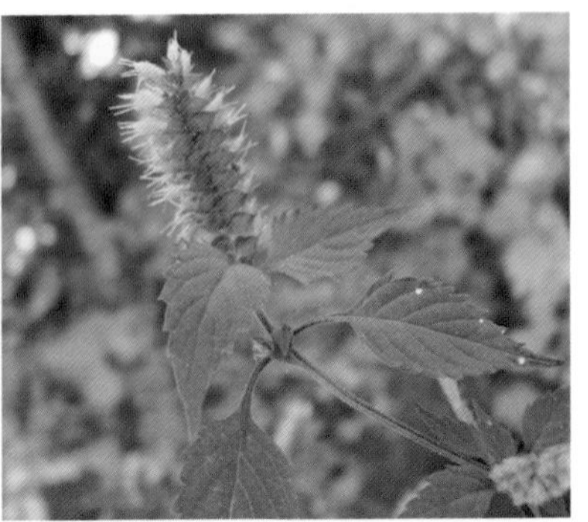

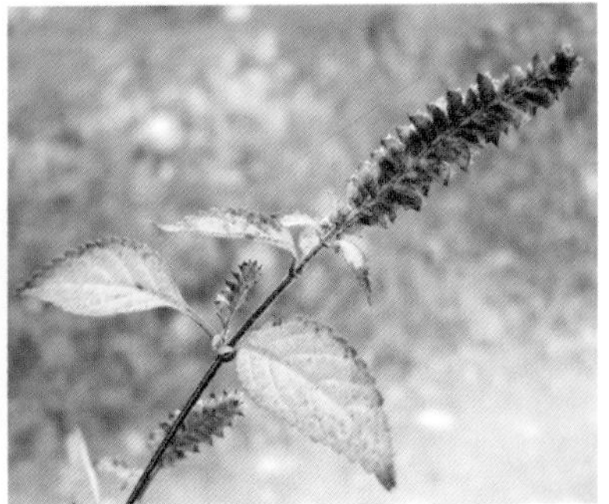

药材性状

香薷

全体被短柔毛。茎挺立或稍呈波状弯曲，长 20~40cm，上部方形；质脆，易折断。叶对生，皱缩破碎或已脱落；完整者展平后呈矩圆状披针形至披针形，长 1~6cm，边缘有锯齿。茎顶带有假穗状花序，偏向一侧；宿存的苞片近圆形或宽卵圆形，具尾状芒尖；花萼筒状。具浓烈香气，味辛，微麻舌。

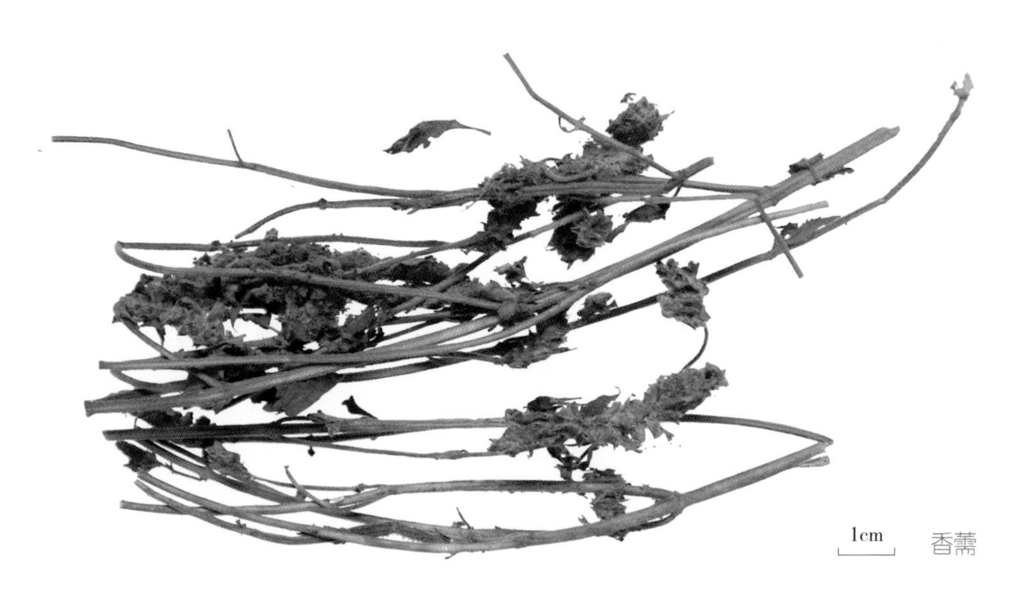

香薷

性味	辛，微温。
功效	发表解暑，散湿行水。
主治	夏月乘凉饮冷伤暑，头痛，发热，恶寒，无汗，腹痛，吐泻，水肿，脚气。
用量用法	3~6g。

溪黄草 *Rabdosia serra* (Maxim.) Hara

别名：溪沟草。| 药材名：溪黄草（全草）。

植物形态

多年生草本。茎高达1.5m，密被倒向微柔毛。叶片卵形或卵状披针形，两面沿脉被微柔毛；叶柄长0.5~1.5cm。聚伞花序具花5至多朵，组成顶生、疏松的圆锥花序，密被灰白色微柔毛；花萼钟状，外面密被灰白色微柔毛夹有腺点，萼齿5枚，长三角形，果时萼增大，呈宽钟状；花冠紫色，花冠筒近基部上面浅囊状，上唇4等裂，下唇舟形；雄蕊及花柱不伸出。花、果期8~9月。

生境分布：生于林下、草丛中。分布于东北、中南、华东及山西、陕西、甘肃、四川、贵州等地。

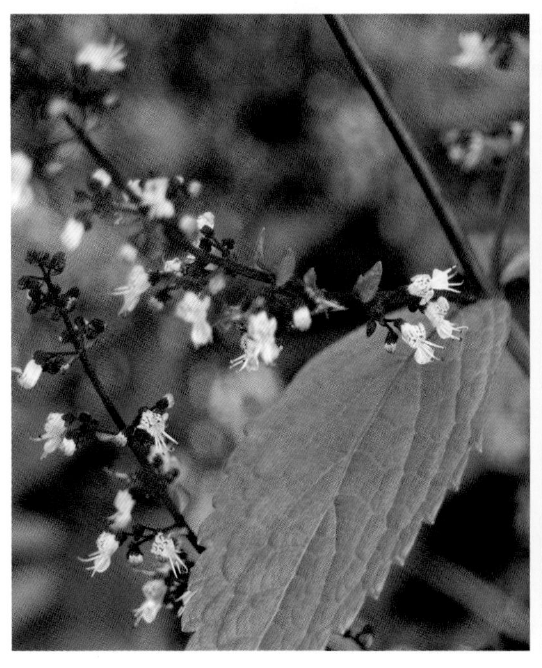

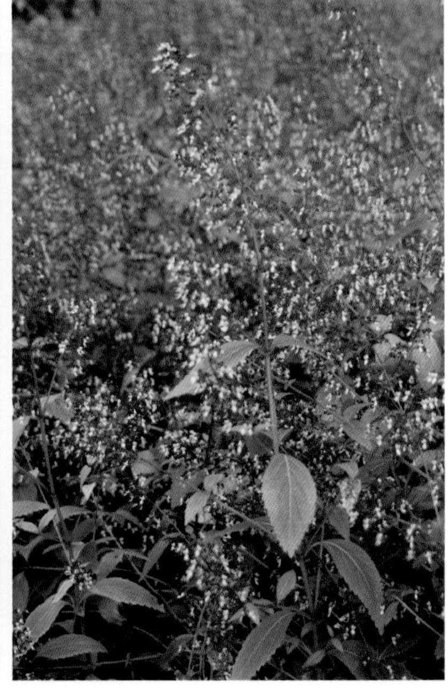

药材性状

溪黄草

茎枝呈方柱形，密被倒向微柔毛。叶对生，常破碎，完整叶多皱缩，展开后呈卵形或卵状披针形，长 4~12cm，两面沿脉被微柔毛；叶柄长 1~1.5cm。聚伞花序具梗，由 5 至多朵花组成顶生圆锥花序；苞片及小苞片狭卵形至条形，密被柔毛；花萼钟状长约 1.5mm，外面密被灰白色柔毛并夹有腺点，萼齿三角形，近等大，与萼筒等长；花冠紫色，长约 5.5mm，花冠筒近基部上面浅囊状，上唇 4 等裂，下唇舟形；雄蕊及花柱不伸出于花冠。

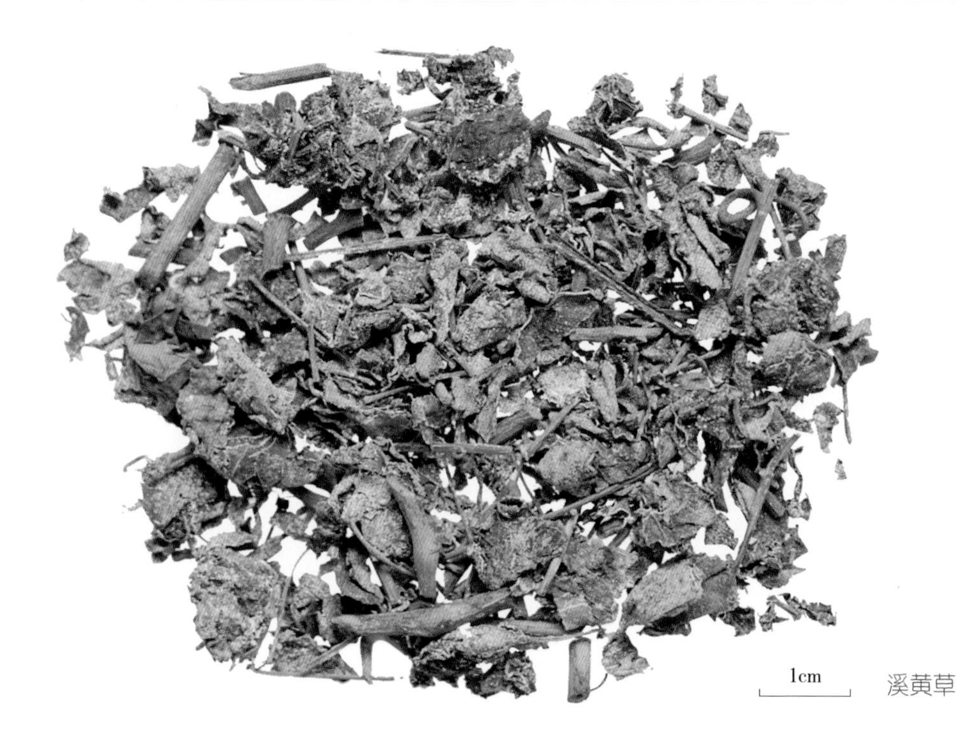

溪黄草

性味	苦，寒。
功效	清热解毒，利湿退黄，散瘀消肿。
主治	湿热黄疸，胆囊炎，泄泻，疮肿，跌打伤痛。
用量用法	15~30g。外用适量，捣敷。

★黄芩 *Scutellaria baicalensis* Georgi

别名：黄芩茶。| 药材名：黄芩（根）。

植物形态

多年生草本。根茎肥厚，肉质。茎直立或斜升，多分枝。叶披针形或条状披针形，全缘，两面无毛或疏被短柔毛，下表面密被下陷的腺点。总状花序顶生，常于茎顶聚成圆锥状；下部的苞片叶状，上部的苞片呈卵状披针形；花萼果时增大；花冠紫色、紫红色或蓝色，二唇形，上唇盔状，先端微裂，下唇3裂，中裂片近圆形。雄蕊4枚，前对较长，后对较短。子房光滑，褐色；花盘环状。小坚果卵圆形。花期7~8月，果期8~9月。

生境分布：生于向阳的干燥山坡、路边、草地等。分布于辽宁、吉林、河北、河南、山东、山西、内蒙古、陕西、甘肃等地。

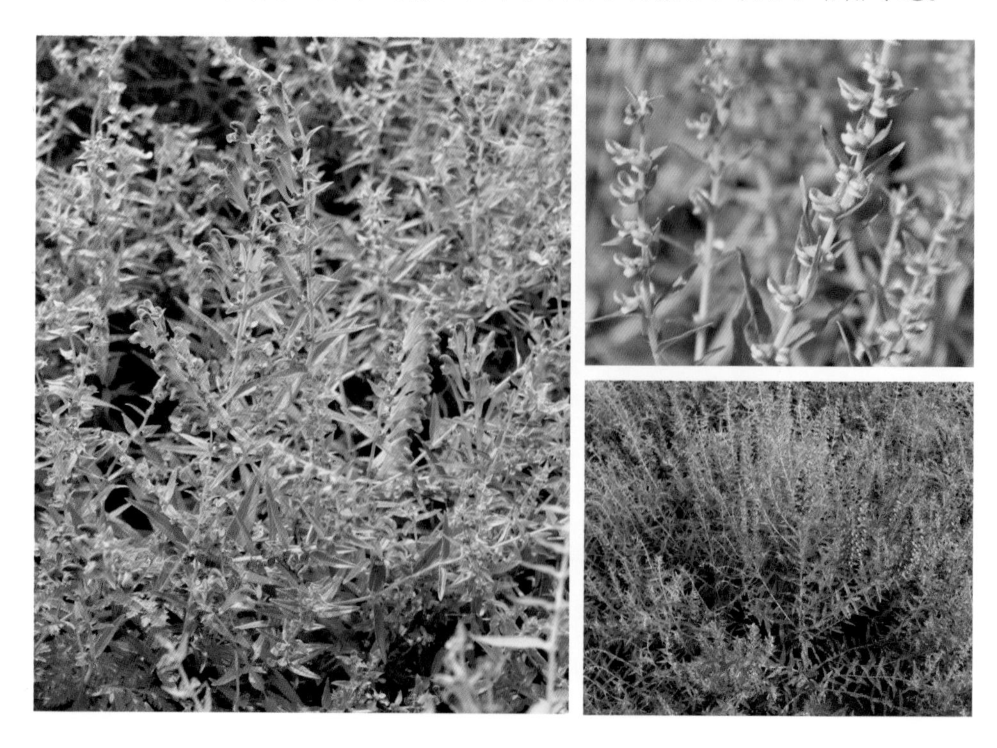

药材性状

黄芩

圆锥形，扭曲，长8~25cm，直径1~3cm。表面棕黄色或深黄色，有稀疏的疣状细根痕，上部较粗糙，有扭曲的纵皱或不规则的网纹，下部有顺纹和细皱纹。质硬而脆，易折断，断面黄色，中心红棕色；老根中心呈枯朽状或中空，暗棕色或棕黑色。气微，味苦。栽培品较细长，多有分枝。表面浅黄棕色，外皮紧贴，纵皱纹较细腻。断面黄色或浅黄色，略呈角质样。味微苦。

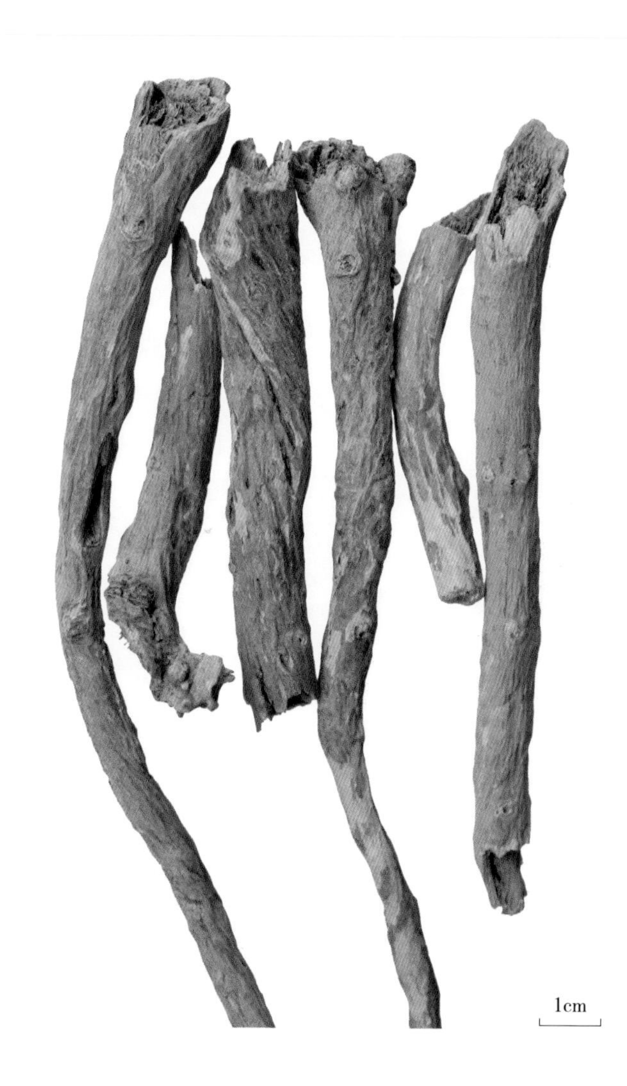

1cm　黄芩（野生）

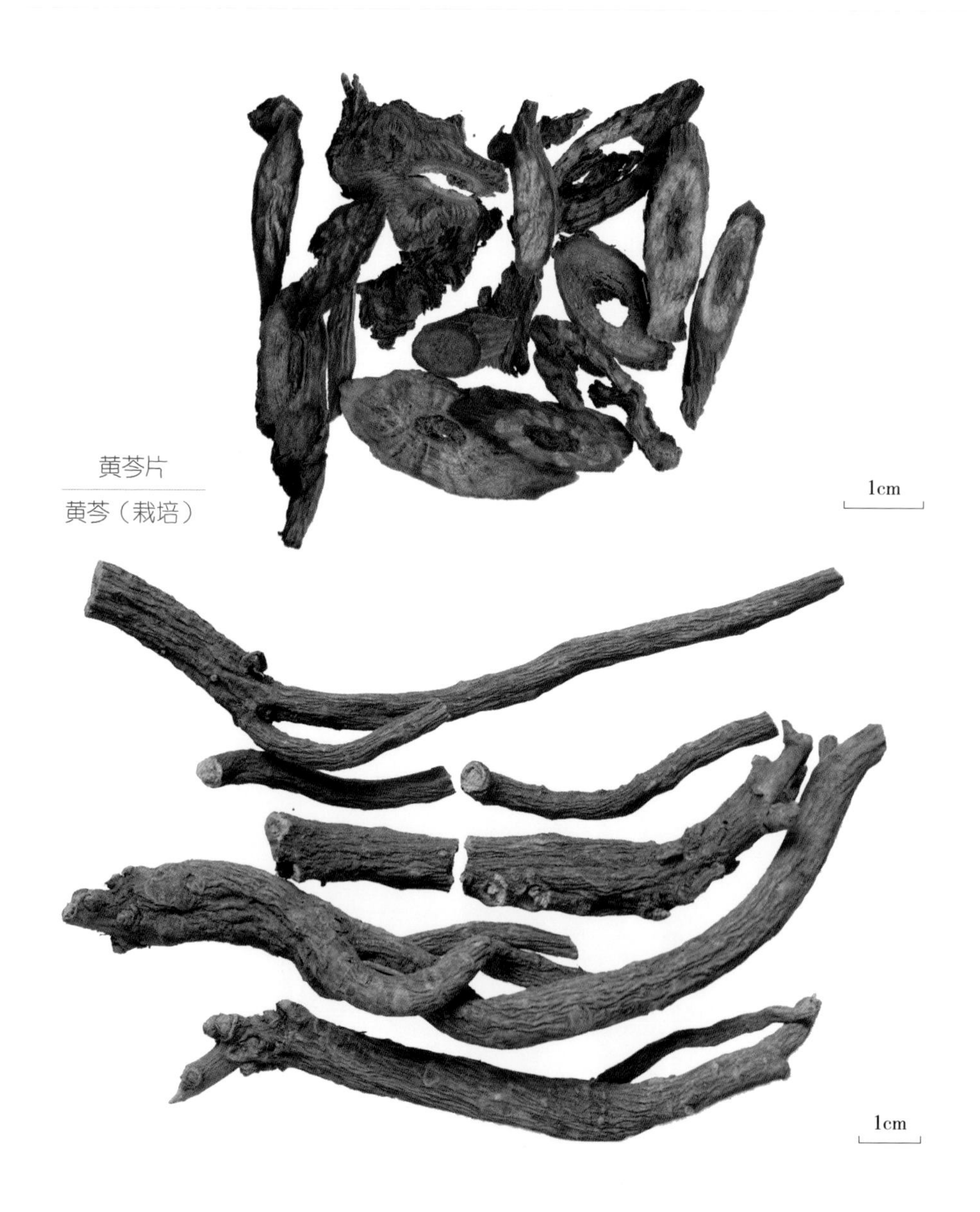

黄芩片

黄芩（栽培）

性味	苦，寒。
功效	清热燥湿，泻火解毒，止血，安胎。
主治	湿温、暑温，胸闷呕恶，湿热痞满，泻痢，黄疸，肺热咳嗽，高热烦渴，血热吐衄，痈肿疮毒，胎动不安。
用量用法	3~10g。

车前科

★ 车前 *Plantago asiatica* L.

别名：驴耳朵草。| **药材名：**车前子（种子）、车前草（全草）。

植物形态

多年生草本。具须根（须根系）。叶基生；叶片椭圆形、广卵形或卵状椭圆形，叶缘近全缘、波状或有疏齿至弯缺，两面无毛或被短柔毛，具 5~7 条弧形脉；叶柄基部扩大成鞘。花密生成穗状花序；花萼裂片倒卵状椭圆形或椭圆形，先端钝，边缘白色膜质，背部龙骨状突起宽且呈绿色，边缘宽膜质；花冠裂片披针形或长三角形。蒴果椭圆形或卵形。种子长圆形，常为 5~6 粒，腹面明显平截，黑褐色。花期 6~9 月，果期 7~9 月。

生境分布：生于平原、山坡、路旁等。分布于全国各地。

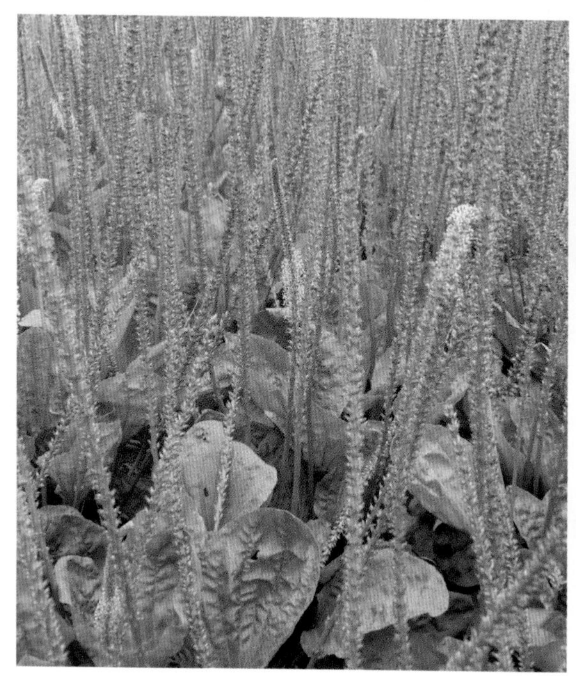

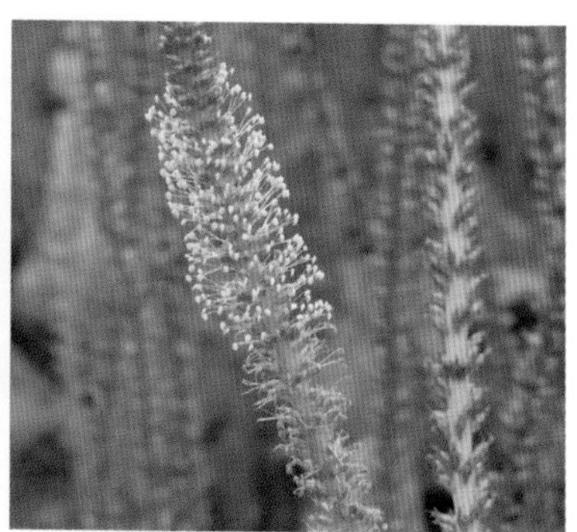

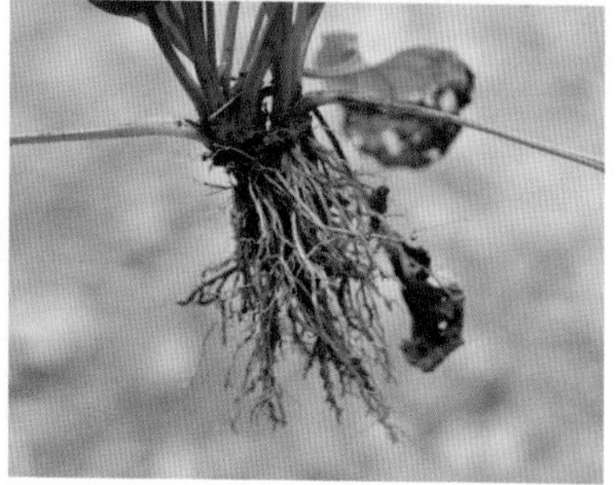

药材性状

车前子

椭圆形、不规则长圆形或三角状长圆形，略扁，长约2mm，宽约1mm。表面黄棕色至黑褐色，有细皱纹，一面有灰白色凹点状种脐。质硬。气微，味淡。

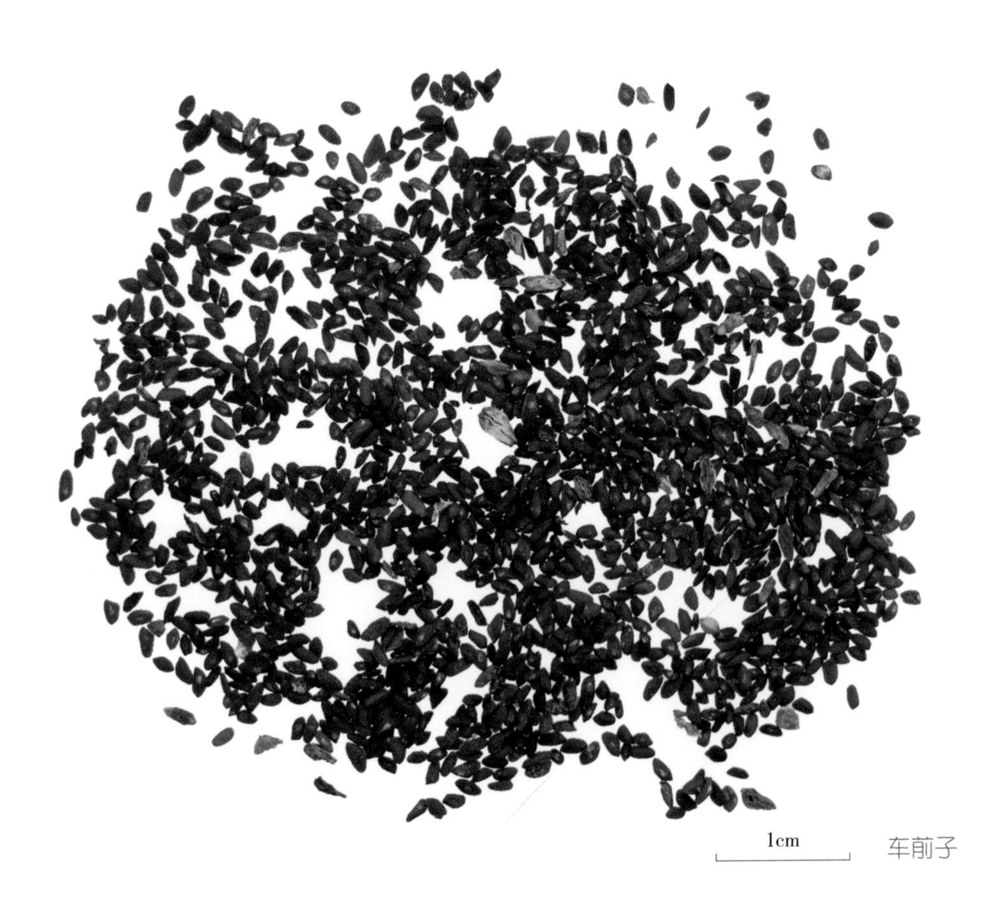

车前子

性味	甘，寒。
功效	清热利尿通淋，渗湿止泻，明目，祛痰。
主治	热淋涩痛，水肿胀满，暑湿泄泻，目赤肿痛，痰热咳嗽。
用量用法	9~15g，包煎。

药材性状

车前草

根丛生，须状。叶基生，具长柄；叶片皱缩，展平后呈卵状椭圆形或宽卵形，长 6~13cm，宽 2.5~8cm，表面灰绿色或污绿色，具明显弧形脉 5~7 条，先端钝或短尖，基部宽楔形，全缘或有不规则波状浅齿。穗状花序数条，花茎长。蒴果盖裂，萼宿存。气微香，味微苦。

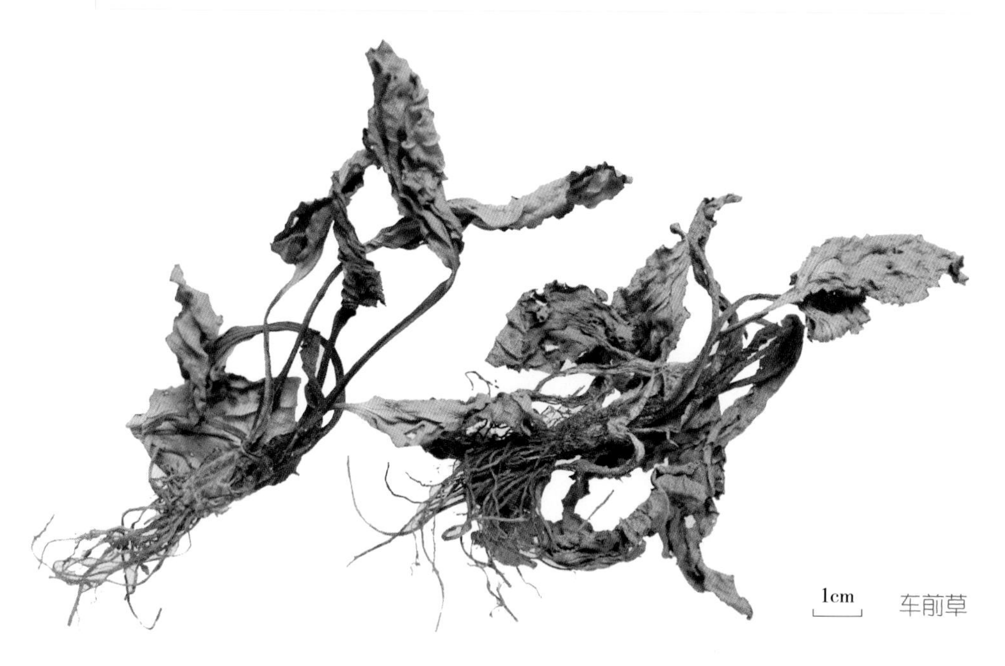

车前草

性味	甘，寒。
功效	清热利尿通淋，祛痰，凉血，解毒。
主治	热淋涩痛，水肿尿少，暑湿泄泻，痰热咳嗽，吐血衄血，痈肿疮毒。
用量用法	9~30g。

附　注：《中国药典》2015 年版记载同属植物平车前与车前的干燥种子、全草均同等入药。

玄参科

毛泡桐 *Paulownia tomentosa* Steud.

别名：泡桐、绒毛泡桐。| 药材名：泡桐果（近成熟的果实）。

植物形态

落叶乔木，高达20m。叶对生；叶柄长3~15cm；叶片纸质，卵状心形，全缘或有时具不规则的角，上表面疏生短毛，下表面被长柄的分枝状毛及黏质腺毛。圆锥花序塔形，小聚伞花序具花3~5朵；花萼浅钟形；花冠淡紫色或紫色，钟形，外面有腺毛，内面有黑色斑点及黄色条纹；雄蕊4枚；子房有腺毛。蒴果卵圆形，幼时密生黏质腺毛。种子多而小，周围具宽阔的透明翅。花期4~5月，果期8~9月。

生境分布：生于山谷、村旁、路边，常栽培。分布于辽宁、河北、河南、山东、江苏、安徽、江西、湖北等地。

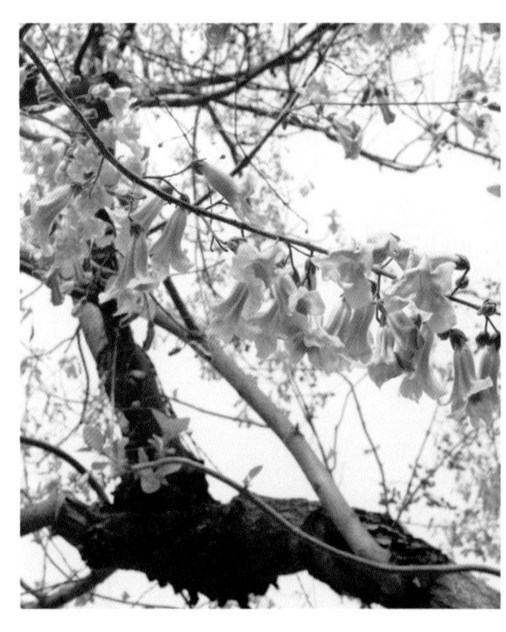

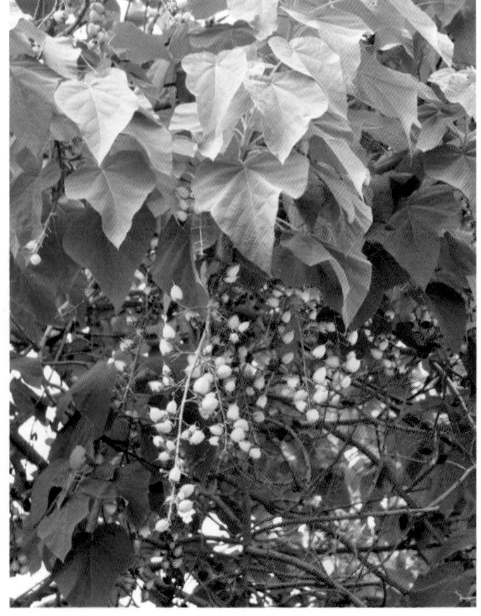

药材
性状

泡桐果

蒴果卵圆形，长3~4.5cm，直径2~3cm，表面红褐色至黑褐色，常有黏质腺毛，顶端尖嘴状，长6~8mm，基部圆形，自顶端至基部两侧有棱线1条，常沿棱线裂成2瓣；内表面淡棕色，光滑而有光泽，各有一纵隔。果皮革质，厚0.5~1mm。宿萼中裂呈五角星形，裂片卵状三角形。果梗扭曲，长2~3cm。种子多数，着生在半圆形肥厚的中轴上，细小，扁而有翅，长2.5~4mm。味微甘、苦。

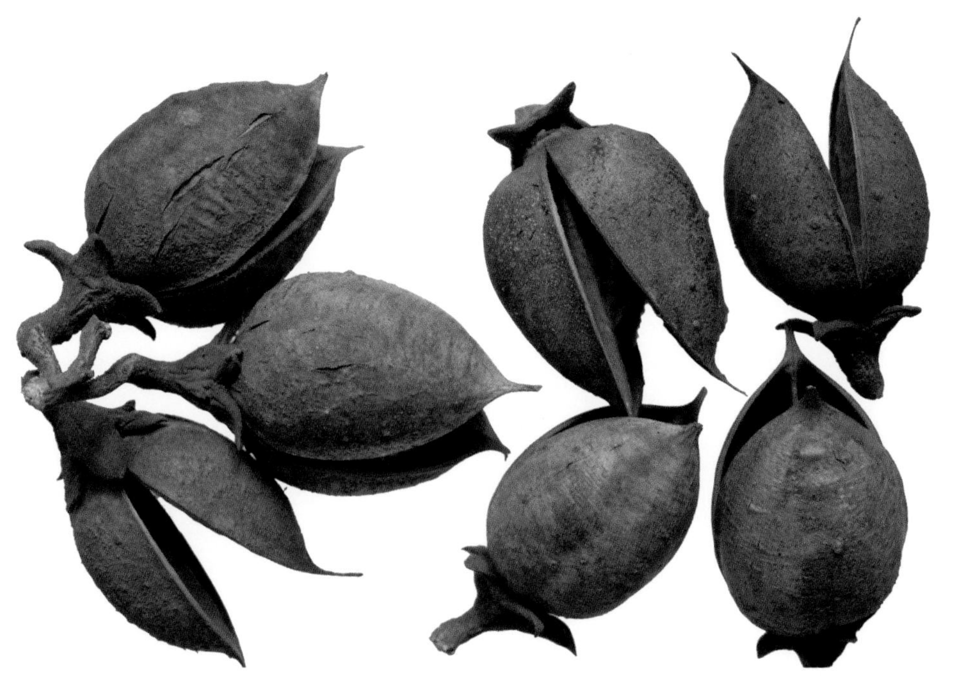

泡桐果

性味	淡、微甘，温。
功效	祛痰，止咳，平喘。
主治	慢性气管炎所引起的咳嗽、痰多、气喘。
用量用法	15~60g。

★玄参 *Scrophularia ningpoensis* Hemsl.

别名：元参、浙玄参。| **药材名**：玄参（根）。

植物形态

多年生草本，高60~120cm。根肥大，近圆柱形，下部常分枝，外皮灰黄色或灰褐色。茎直立，四棱形，有沟纹。茎下部叶对生，上部叶有时互生，均具柄；叶片卵形或卵状椭圆形，边缘具细锯齿。聚伞花序疏散开展，呈圆锥状；花序轴及花梗均被腺毛；花萼5裂几达基部，裂片近圆形，边缘膜质；花冠暗紫色，管部斜壶状，顶端5裂；能育雄蕊4枚，退化雄蕊1枚，近圆形；子房2室。蒴果卵形。花期7~8月，果期8~9月。

生境分布：生于溪边、山坡、林下、草丛。分布于江苏、安徽、浙江、江西、福建、湖北、湖南、广东北部、陕西、四川、贵州等地，现南北各地均有栽培。

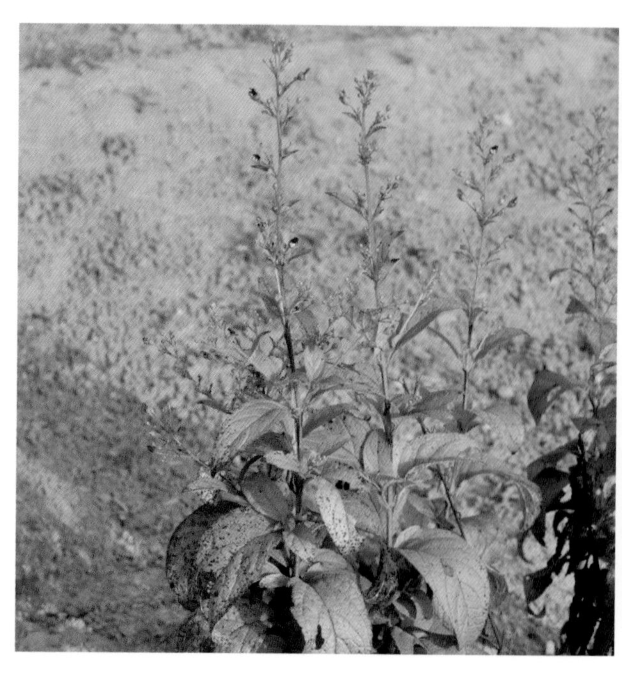

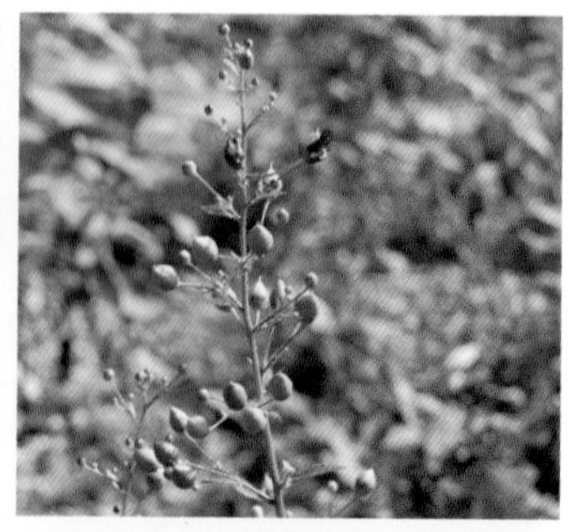

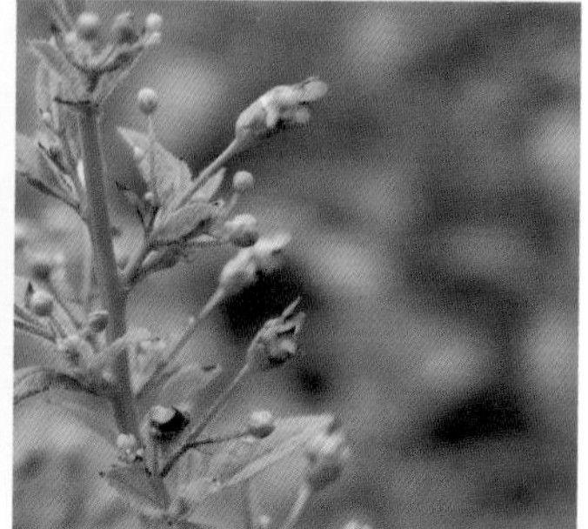

药材性状

玄参

呈类圆柱形，中间略粗或上粗下细，有的微弯曲，长6~20cm，直径1~3cm。表面灰黄色或灰褐色，有不规则的纵沟、横长皮孔样突起及稀疏的横裂纹和须根痕。质坚实，不易折断，断面黑色，微有光泽。气特异似焦糖，味甘、微苦。

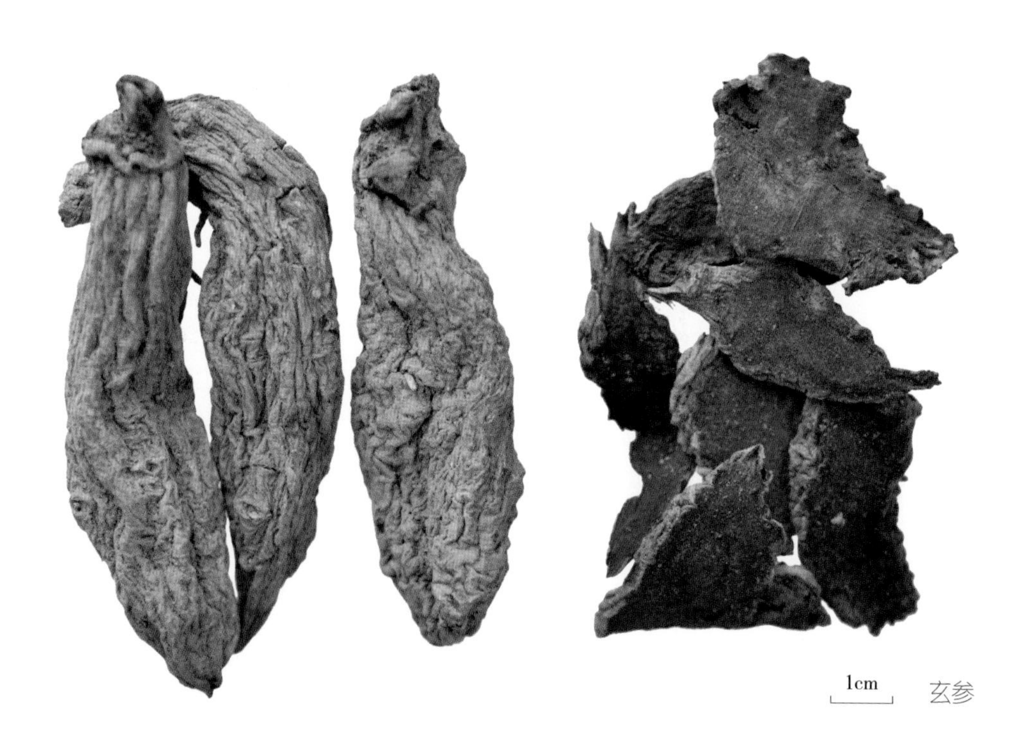

玄参

性味	甘、苦、咸，微寒。
功效	清热凉血，滋阴降火，解毒散结。
主治	热入营血，温毒发斑，热病伤阴，舌绛烦渴，津伤便秘，骨蒸劳嗽，目赤，咽痛，白喉，瘰疬，痈肿疮毒。
用量用法	9~15g。不宜与藜芦同用。

紫花洋地黄 *Digitalis purpurea* L.

别名：洋地黄、毛地黄。| **药材名**：洋地黄叶（叶）。

植物形态

二年生或多年生草本。茎直立，单生或数枝丛生。基生叶多数呈莲座状，叶片卵形至卵状披针形，边缘具带短尖的圆齿，少有锯齿，下表面网脉明显；下部茎生叶向上渐小，长卵形，边缘有细齿。总状花序顶生；花偏向一侧，下垂；花萼钟状，果时略增大，5 深裂，裂片卵形，覆瓦状排列；花冠紫红色，内面具斑点，筒状钟形，下唇较上唇长；雄蕊 4 枚，二强；子房密被腺毛。蒴果圆锥形，顶端尖，密被腺毛。种子多数，短棒状，细小。花期 5~6 月，果期 6~7 月。

生境分布：原产于欧洲，我国有栽培。

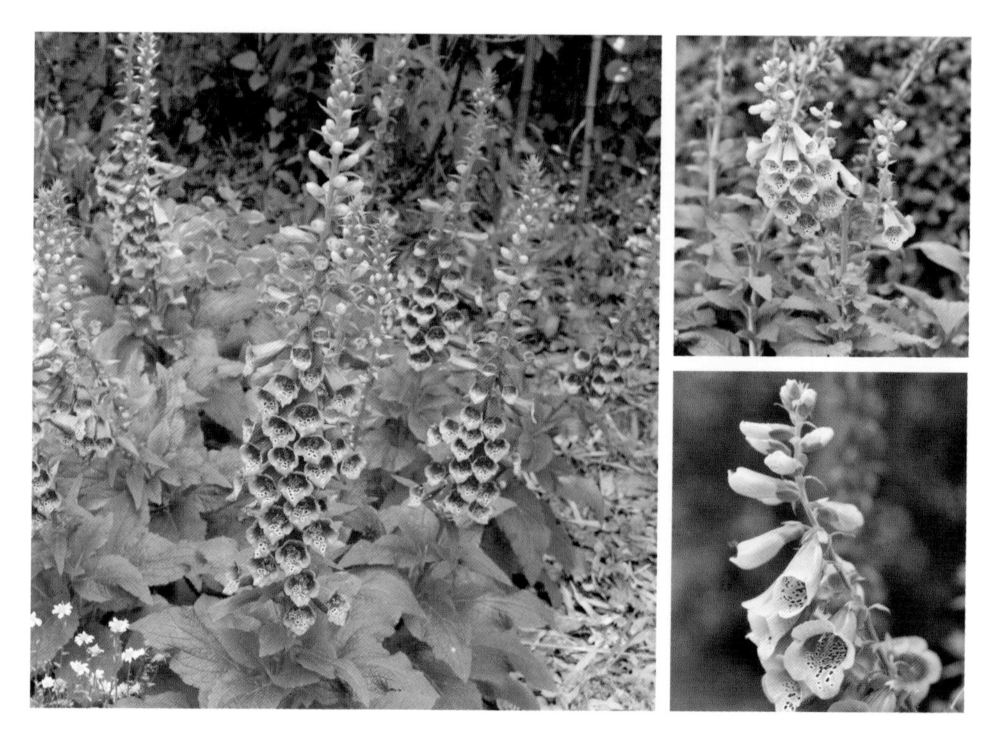

药材性状

洋地黄叶

大多破碎或皱缩，完整者展开后呈卵形或卵状披针形，长5~15cm，两端急尖或钝，边缘具圆齿，上表面暗绿色，微被毛，下表面浅灰绿色，密被毛，网脉明显。质薄，易碎，味苦。

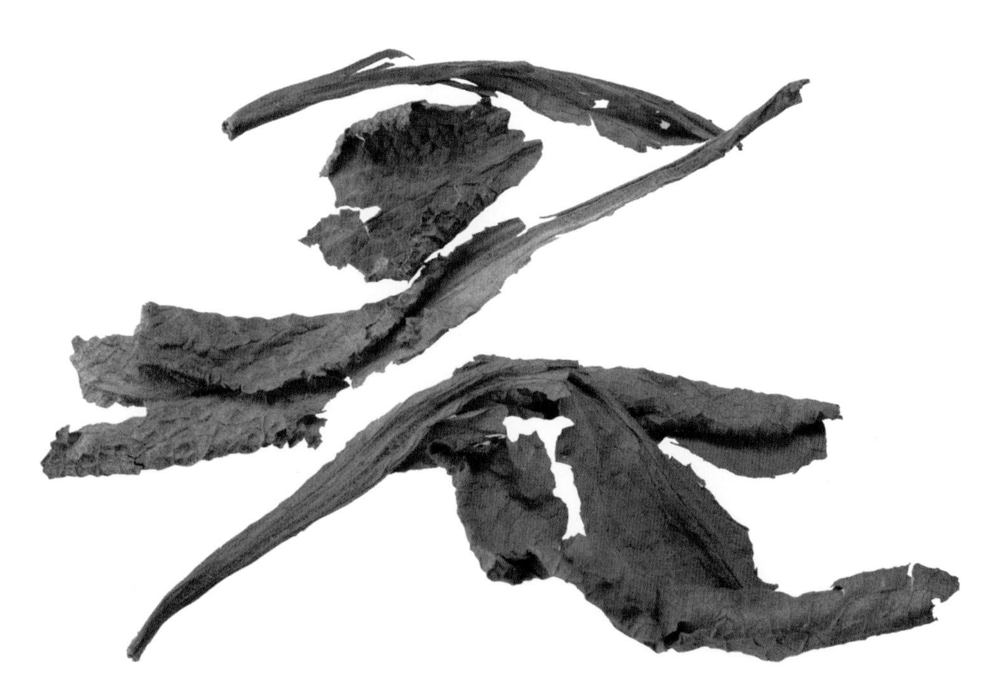

1cm 洋地黄叶

性味	苦，温。
功效	强心，利尿。
主治	心力衰竭，心源性水肿。
用量用法	散剂，每次0.05~0.2g，极量0.4g；或制成片剂、注射剂使用。

锁阳科

★ 锁阳 *Cynomorium songaricum* Rupr.

别名： 铁棒锤、锈铁棒。| **药材名：** 锁阳（肉质茎）。

植物形态

多年生寄生草本，无叶绿素，高 10~100cm。茎圆柱状，暗紫红色，有散生鳞片，基部膨大，埋藏于土中。穗状花序生于茎顶，棒状、矩圆形或狭椭圆形，生密集的花和鳞片状苞片；花杂性，暗紫色，有香气；雄花花被裂片 1~6 枚，条形，雄蕊 1 枚，长于花被片，退化雌蕊不显著或有时呈倒卵状白色突起；雌花花被片棒状，花柱棒状。坚果球形，很小。花期 5~7 月，果期 6~7 月。

生境分布： 生于干燥多沙的地区。分布于内蒙古、宁夏、甘肃、陕西、青海、新疆等地。

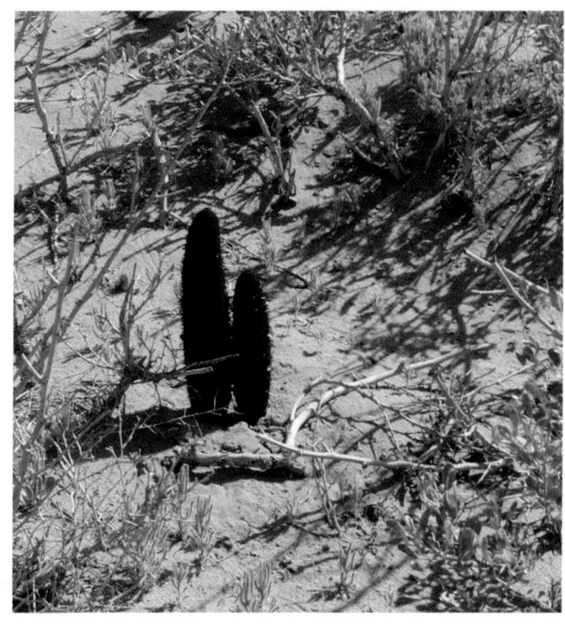

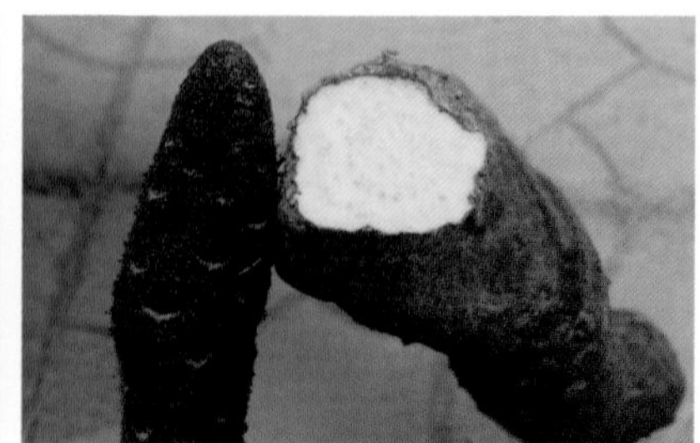

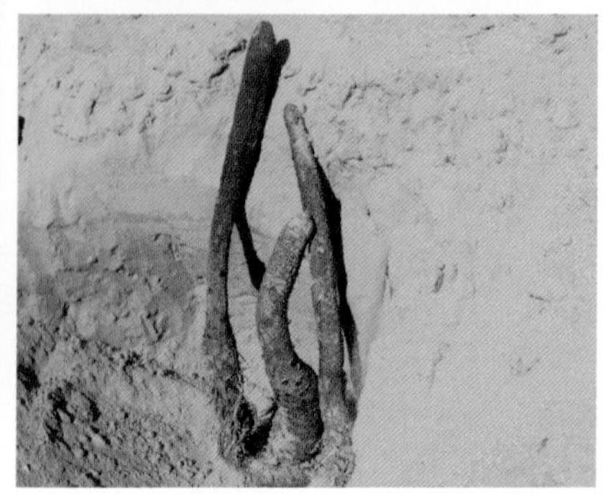

药材性状

锁阳

扁圆柱形，微弯曲，长 5~15cm，直径 1.5~5cm。表面棕色或棕褐色，粗糙，具明显纵沟及不规则凹陷，有的残存三角形的黑棕色鳞片。体重，质硬，难折断，断面浅棕色或棕褐色，有黄色三角状维管束。气微，味甘而涩。

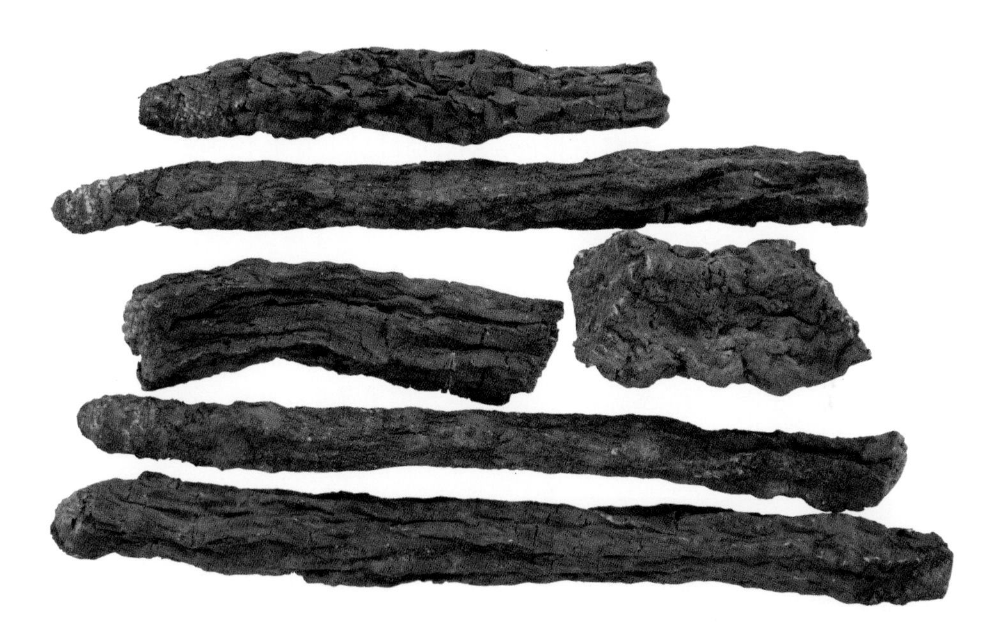

1cm 锁阳

性味	甘，温。
功效	补肾阳，益精血，润肠通便。
主治	肾阳不足，精血亏虚，腰膝痿软，阳痿滑精，肠燥便秘。
用量用法	5~10g。

爵床科

★ 马蓝 *Baphicacanthus cusia* (Nees) Bremek.

别名：板蓝。| 药材名：南板蓝根（根茎和根），青黛（叶或茎叶经加工制得的干燥粉末、团块或颗粒）。

植物形态

多年生草本，高可达 100cm。主根木质化，节膨大；节上具须根。茎直立，多分枝，茎节明显，有钝棱，下部稍木质化，幼嫩部分及花序被褐色柔毛。叶对生；叶片倒卵状长圆形至卵状长圆形，边缘有粗齿，幼叶时叶脉上有柔毛。穗状花序着生于小枝顶端；叶状苞片对生，早落；花萼 5 裂；花冠筒状漏斗形，淡紫色，花冠筒近中部弯曲；雄蕊 4 枚，二强；花柱细长。蒴果棒状，稍具 4 条棱。花期 9~11 月，果期 10~12 月。

生境分布：生于林下潮湿处或溪旁阴湿地。分布于浙江、江苏、福建、广东、广西、湖南、湖北、云南、贵州、四川等地。

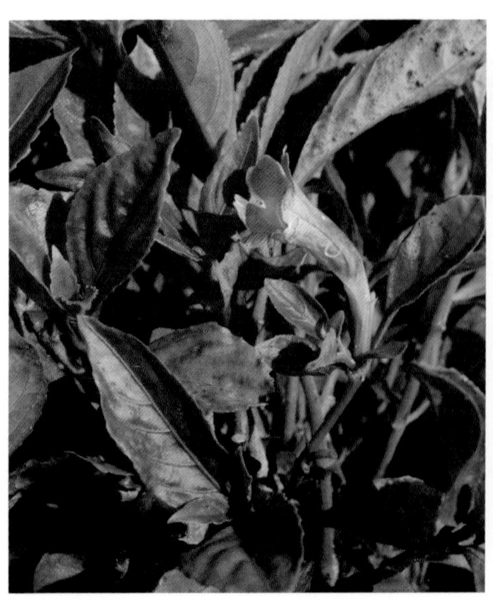

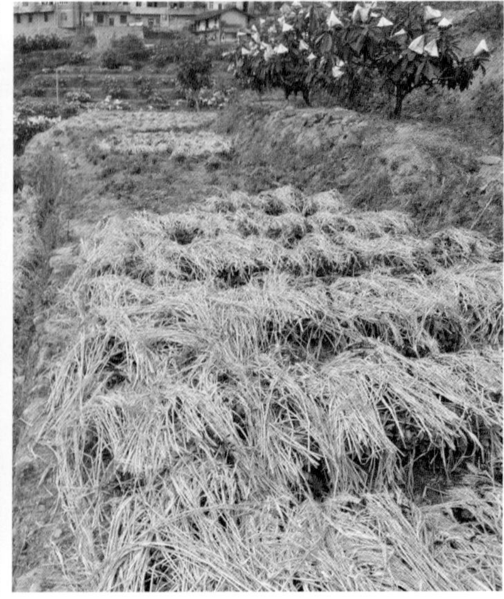

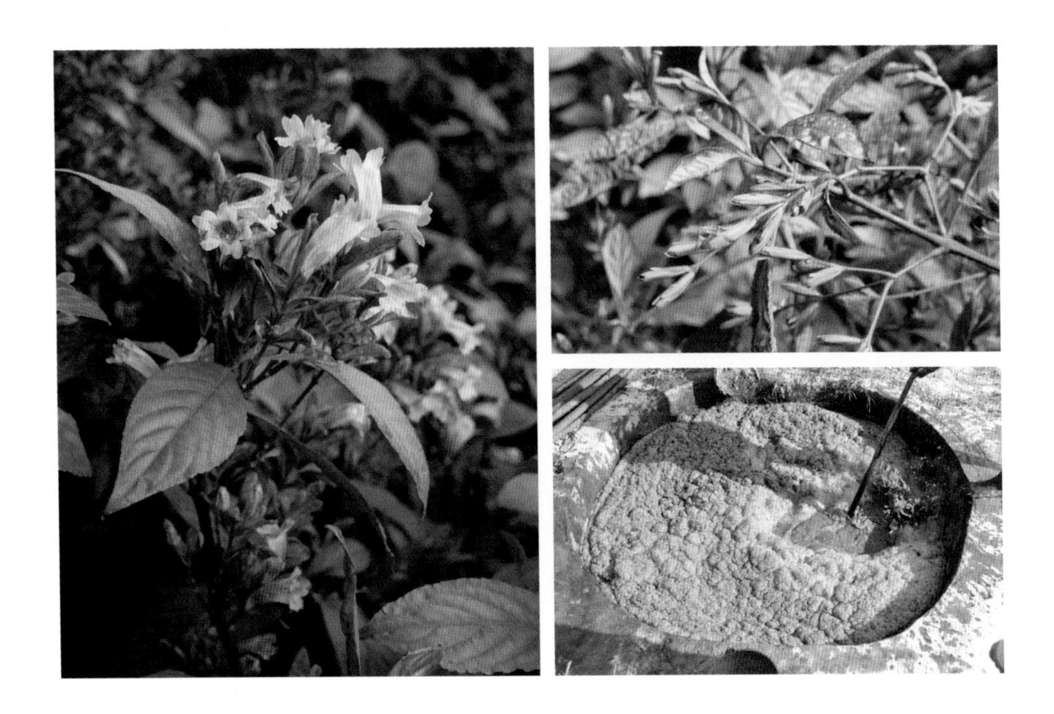

药材性状

青黛

深蓝色的粉末，体轻，易飞扬；或呈不规则多孔性的团块、颗粒，用手搓捻即成细末。微有草腥气，味淡。

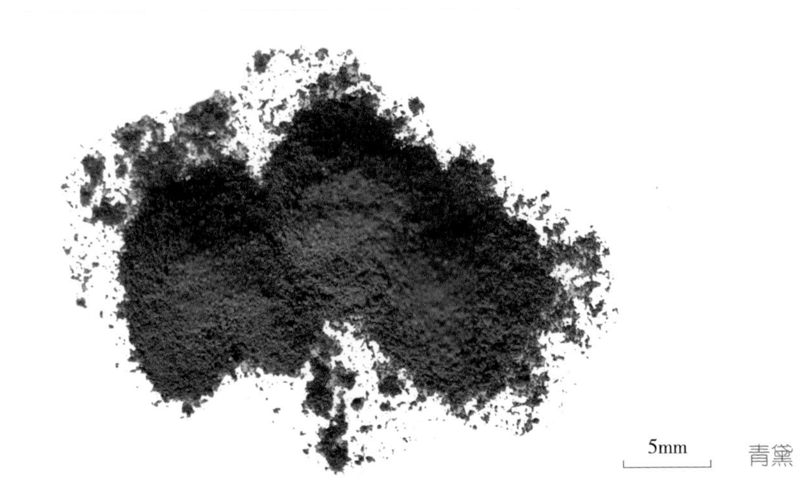

青黛

性味	咸，寒。
功效	清热解毒，凉血消斑，泻火定惊。
主治	温毒发斑，血热吐衄，胸痛咳血，口疮，痄腮，喉痹，小儿惊痫。
用量用法	1~3g，宜入丸、散。外用适量。

药材性状

南板蓝根

根茎呈类圆形，多弯曲，有分枝，长10~30cm，直径0.1~1cm。表面灰棕色，具细纵纹；节膨大，节上长有细根或茎残基；外皮易剥落，呈蓝灰色。质硬而脆，易折断，断面不平坦，皮部蓝灰色，木部灰蓝色至淡黄褐色，中央有髓。根粗细不一，弯曲有分枝，细根细长而柔韧。气微，味淡。

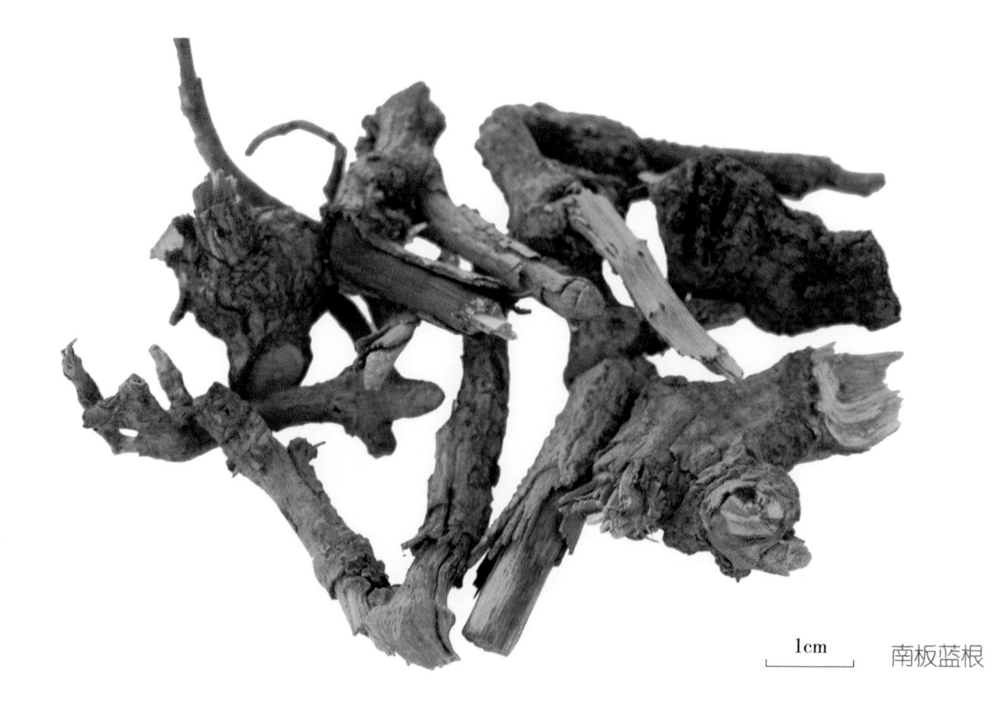

南板蓝根

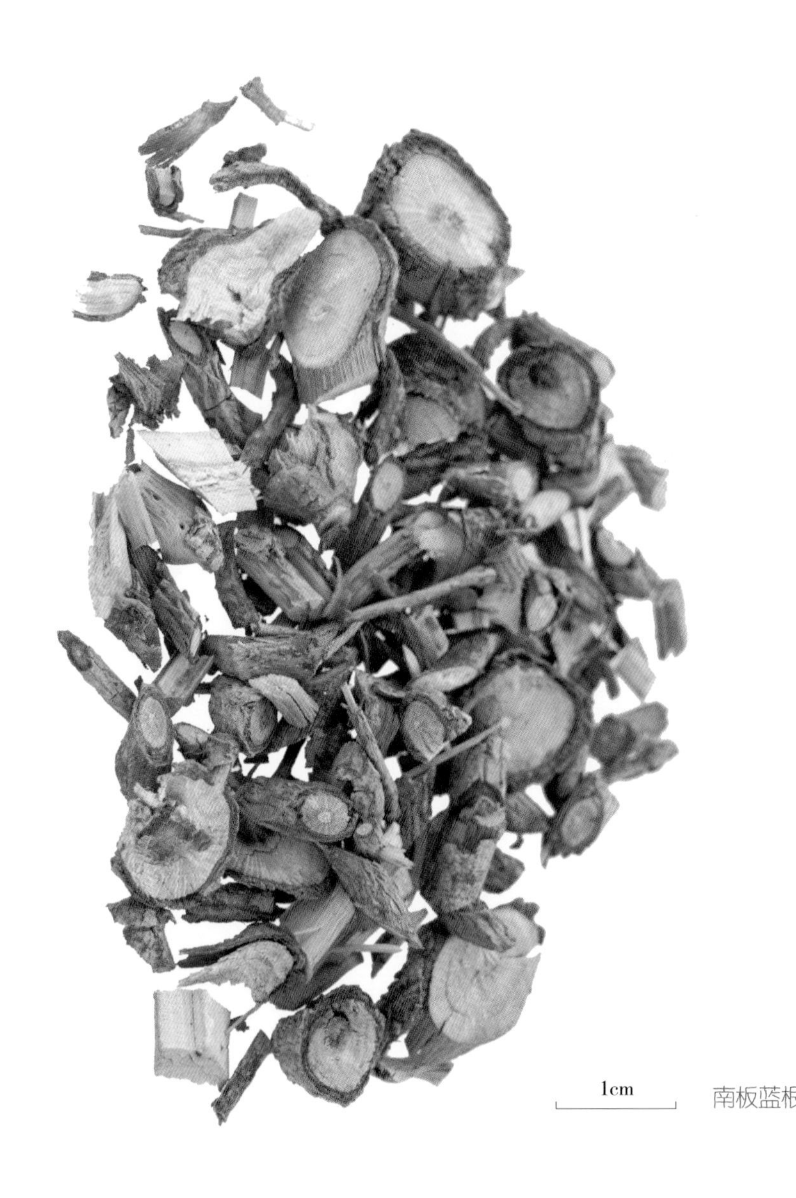

南板蓝根

性味	苦，寒。
功效	清热解毒，凉血消斑。
主治	温疫时毒，发热咽痛，温毒发斑，丹毒。
用量用法	9~15g。

紫葳科

★ 木蝴蝶 *Oroxylum indicum* (L.) Vent.

别名：千张纸、白故纸。| 药材名：木蝴蝶（种子）。

植物形态

落叶大乔木，高可达 25m。树皮灰褐色，幼树干或老树的枝条有短粗圆锥状短刺。掌状复叶互生，小叶 5~7 枚；托叶小；小叶片长圆形、长卵形或椭圆状披针形，花簇生于枝端，先叶开放，花大，红色；花萼杯状，5 浅裂，内被丝状毛；花瓣 5 片，肉质，长圆状倒卵形，两面被星状柔毛；雄蕊多数；子房 5 室。蒴果长圆形，木质，内有绵毛。种子多数，黑色，藏于绵毛内。花期 2~5 月，果期 4~6 月。

生境分布： 生于向阳坡地、村边、路旁，或栽培于庭园。分布于福建、台湾、广东、海南、广西、贵州、四川、云南等地。

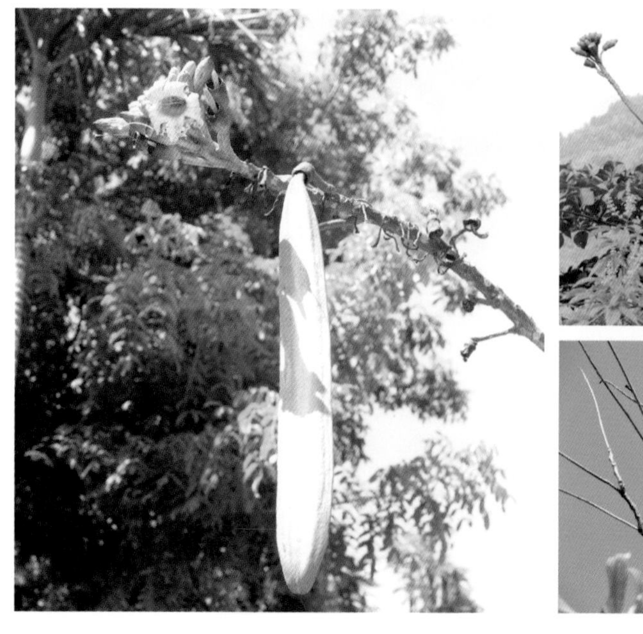

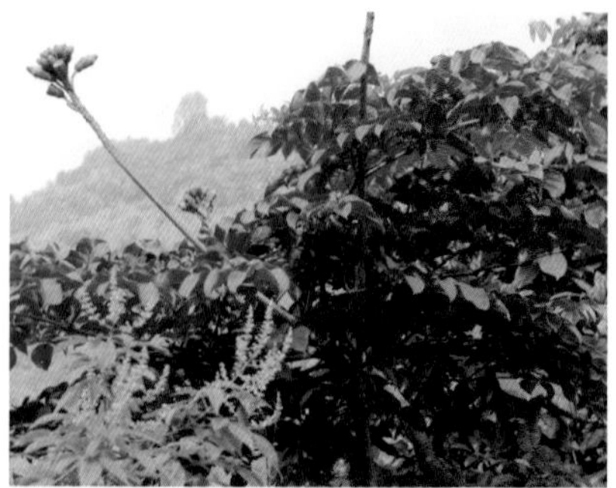

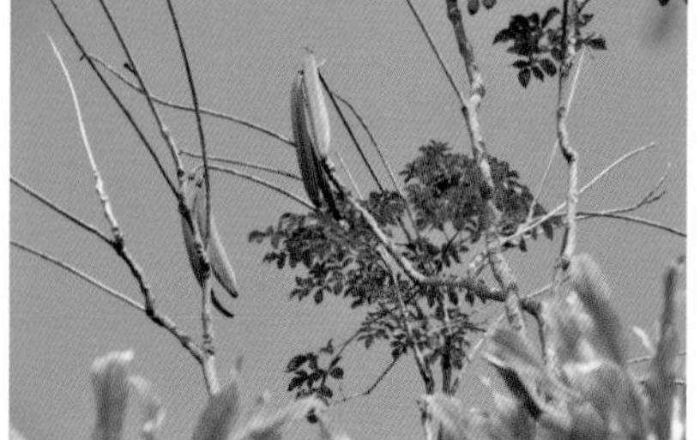

药材性状

木蝴蝶

蝶形薄片，除基部外三面延长成宽大菲薄的翅，长 5~8cm，宽 3.5~4.5cm。表面浅黄白色，翅半透明，有绢丝样光泽，上有放射状纹理，边缘多破裂。体轻，剥去种皮，可见一层薄膜状的胚乳紧裹于子叶之外。子叶 2 枚，蝶形，黄绿色或黄色，长径 1~1.5cm。气微，味微苦。

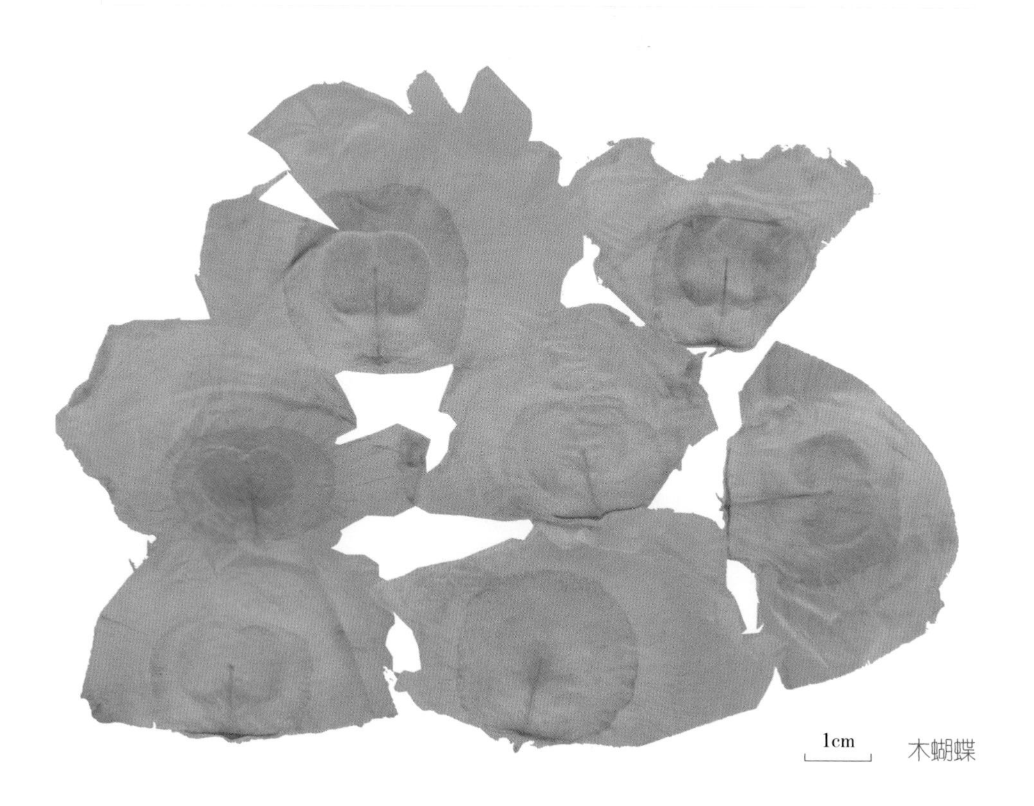

木蝴蝶

性味	甘、淡，凉。
功效	清热利湿，解毒。
主治	泄泻，痢疾，痔疮出血。
用量用法	6~9g。

桔梗科

蓝花参 *Wahlenbergia marginata* (Thunb.) A. DC.

别名： 兰花参。| **药材名：** 蓝花参（全草）。

植物形态

多年生小草本，高可达40cm。主根肥大，肉质，常扭曲。茎绿色，纤细。单叶互生，近于无柄；叶片纸质，长椭圆状斜卵形、匙形或线形，边缘有浅锯齿，近基部略具细睫毛，两面被极稀疏的短柔毛或近无毛。花1至数朵生于枝顶；花浅蓝色，钟形；花萼5裂，裂片狭三角形；花冠裂片深裂，辐射对称，基部连合，裂片5枚，倒卵形；雄蕊5枚，花药长椭圆形，浅蓝色；胚珠多数。蒴果倒圆锥形。花期5~12月。

生境分布： 生于低山区及丘陵区的原野草丛、山坡路边或地埂周围。分布于长江流域以南各地。

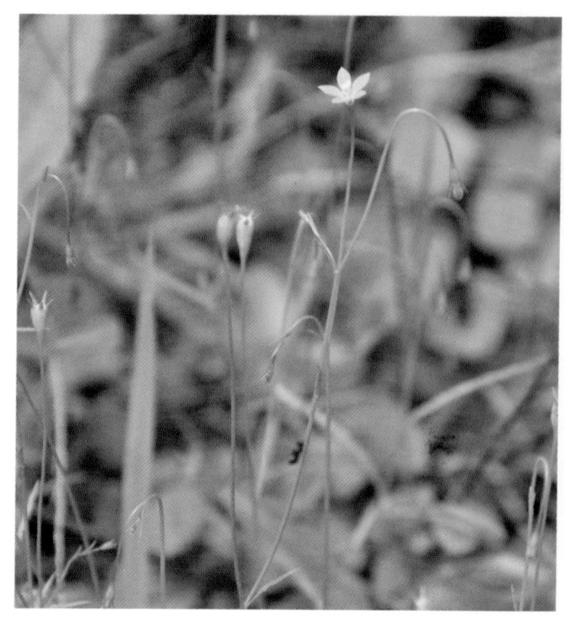

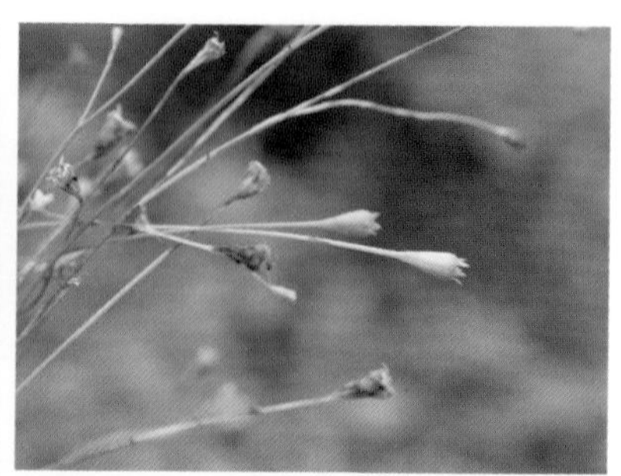

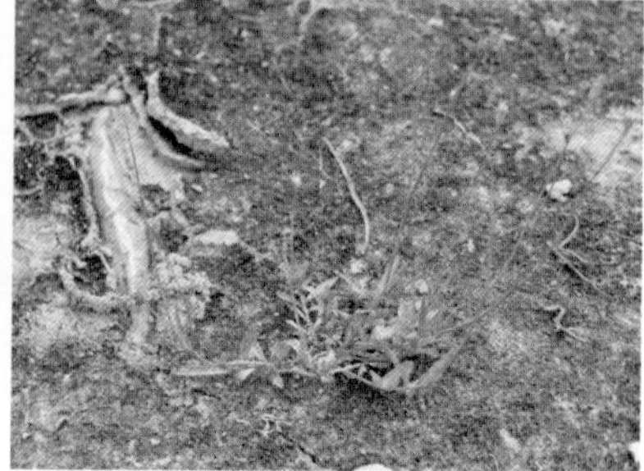

药材性状

蓝花参

全草长 12~24cm。根细长，稍扭曲，长 4~8cm，直径 3~7mm，表面棕褐色或浅棕黄色，具细纵纹，断面黄白色，微显菊花心。茎簇生状，多 2 叉分枝，纤细。叶皱缩，完整者展开后呈椭圆状倒卵形、匙形或线形，长 1~3cm，宽 2~4mm，灰绿色。花单生，浅蓝紫色。蒴果倒圆锥形，顶端开裂。种子多数，细小，椭圆形，褐色，具光泽。气微，带豆腥味而微甜。

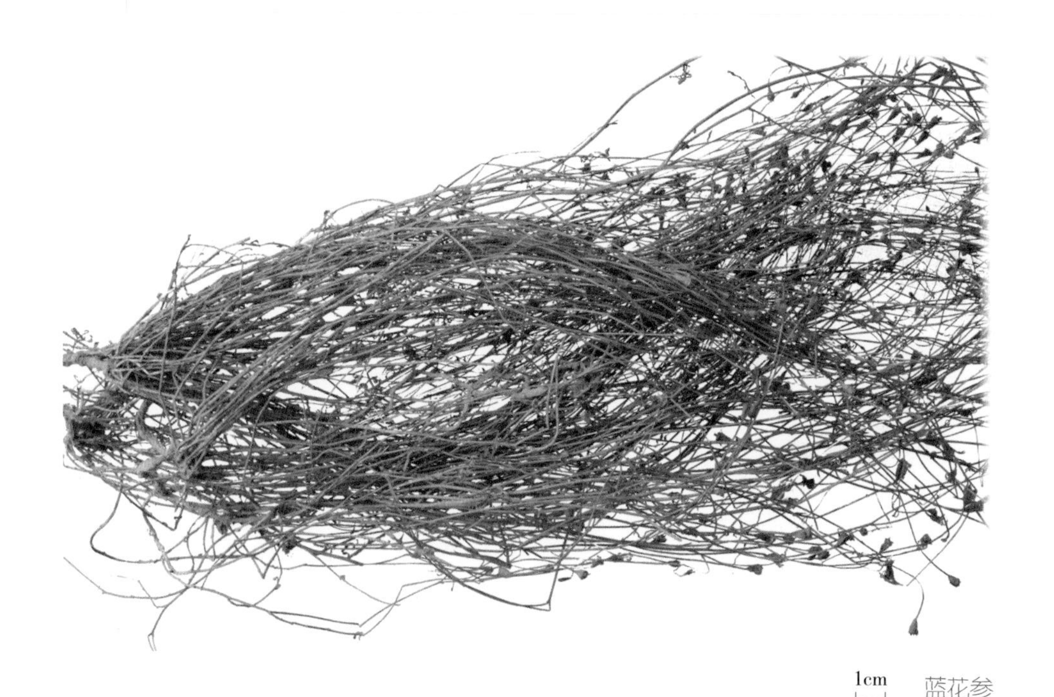

1cm 蓝花参

性味	甘、微苦，平。
功效	益气健脾，止咳祛痰，止血。
主治	虚损劳伤，自汗，盗汗，小儿疳积，白带异常，感冒，咳嗽，衄血，疟疾，瘰疬。
用量用法	15~30g；鲜品 30~60g。外用适量，捣敷。

金钱豹 *Campanumoea javanica* Bl. subsp. *javanica*

别名：土党参、假人参、大花金钱豹。| **药材名**：土党参（根）。

植物形态

草质缠绕藤本。茎无毛，多分枝。叶对生或互生，无毛；叶片长 2.8~7cm，宽 1.5~5.8cm，边缘有浅钝齿；叶柄长 1.4~4.8cm。花单朵腋生；花萼下位，无毛，5 裂至近基部，裂片三角状披针形；花冠上位，白色，有时黄绿色，钟状，5 裂至近中部，裂片卵状三角形；雄蕊 5 枚，花丝狭条形，基部变宽；柱头球形。浆果近球形，黑紫色。花期（5~）8~9（~11）月。

生境分布：生于山地草坡或丛林中。分布于云南、贵州、广西、广东等地。

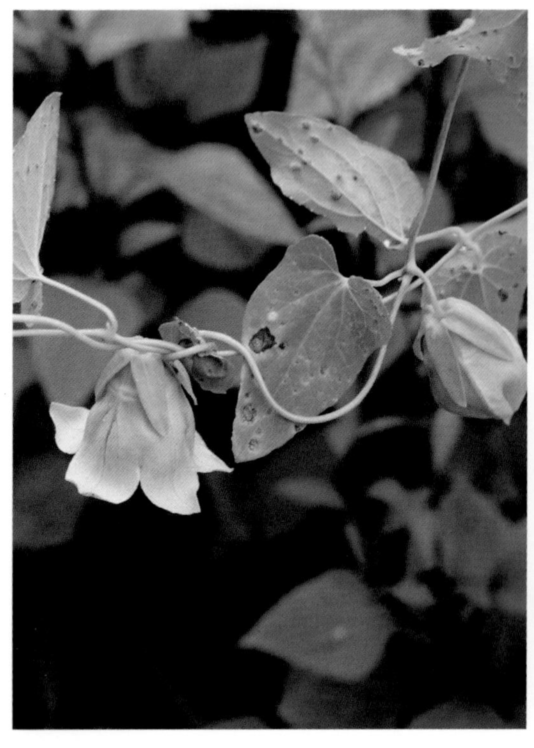

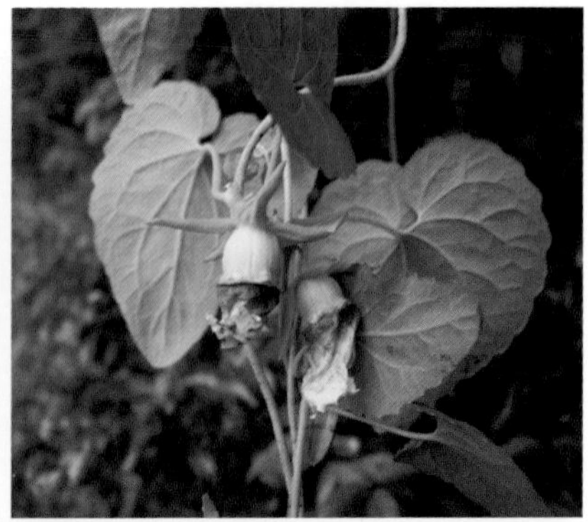

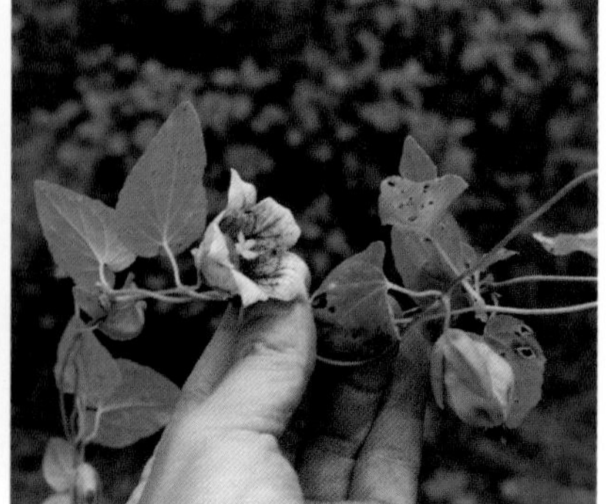

药材性状

土党参

根圆柱形，少分枝，扭曲不直，长10~25cm，直径0.5~1.5cm，顶部有密集的点状茎痕。表面灰黄色，全体具纵皱纹。质硬而脆，易折断，断面较平坦，可见明显的形成层，木质部黄色。气微，味淡而微甜。

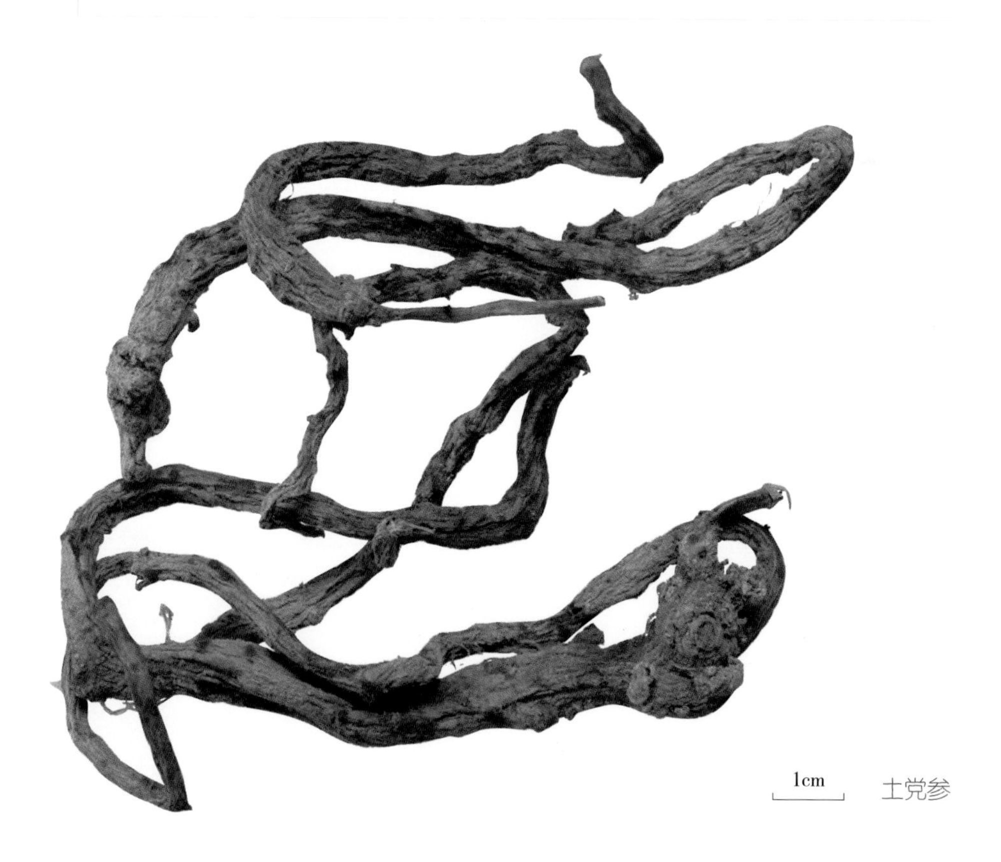

土党参

性味	甘，平。
功效	健脾益气，补肺止咳，下乳。
主治	虚劳内伤，气虚乏力，心悸，多汗，脾虚泄泻，白带异常，乳稀少，小儿疳积，遗尿，肺虚咳嗽。
用量用法	9~15g。

★党参 *Codonopsis pilosula* (Franch.) Nannf.

别名：西党、东党、潞党。| **药材名：**党参（根）。

植物形态

多年生草质藤本，植株具臭味和白色乳汁。根圆锥状或圆柱状。叶互生或对生，卵形或狭卵形，两面疏被或密被贴伏长硬毛或柔毛，边缘具波状齿或全缘；茎下部的叶基部深心形至浅心形，稀平截或圆钝。花萼裂片5枚，稀为4枚，长圆状披针形或三角状披针形；花冠淡黄绿色，具污紫色斑点，宽钟形，先端5浅裂，裂片正三角形；雄蕊5枚；胚珠多数。蒴果圆锥形，花萼宿存，3瓣裂。花期7~8月，果期8~9月。

生境分布：生于海拔900~2900m的山地灌丛或林缘。分布于辽宁、吉林、黑龙江、内蒙古、河北、河南、山东、山西、陕西、甘肃、宁夏、青海、四川等地。

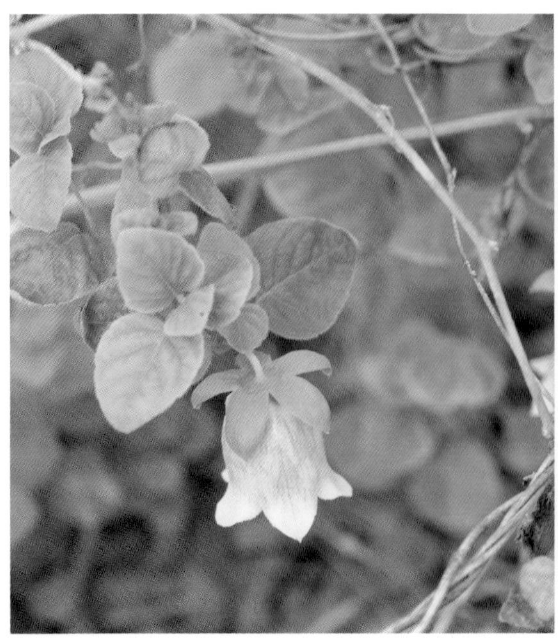

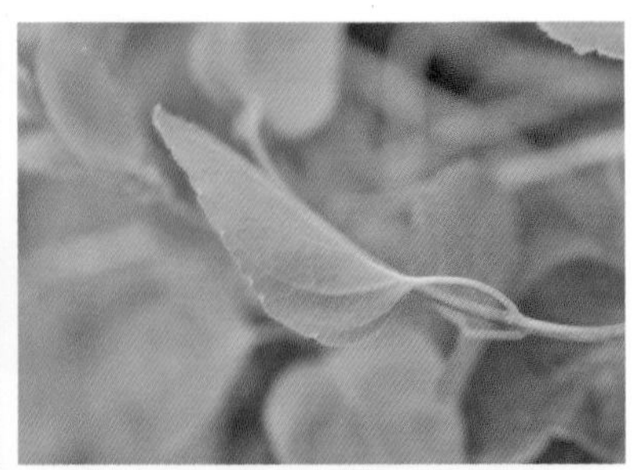

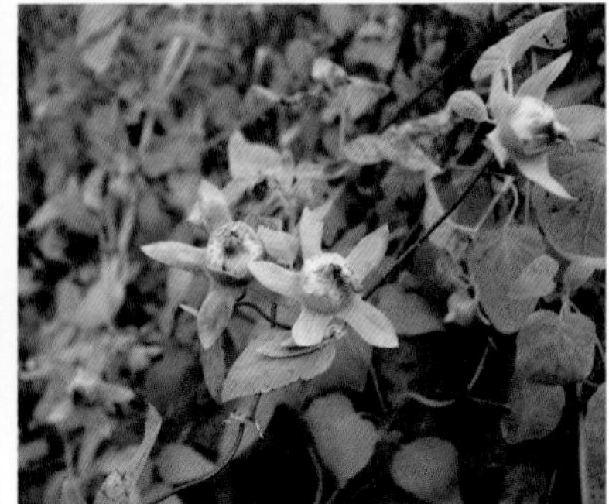

药材性状

党参

长圆柱形，稍弯曲，长 10~35cm，直径 0.4~2cm。表面黄棕色至灰棕色，根头部有多数疣状突起的茎痕及芽，每个茎痕的顶端呈凹下的圆点状；根头下有致密的环状横纹，向下渐稀疏，有的达全长的一半，栽培品环状横纹少或无；全体有纵皱纹及散在的横长皮孔样突起，支根断落处常有黑褐色胶状物。质稍硬或略带韧性，断面稍平坦，有裂隙或放射状纹理，皮部淡黄白色至淡棕色，木部淡黄色。有特殊香气，味微甜。

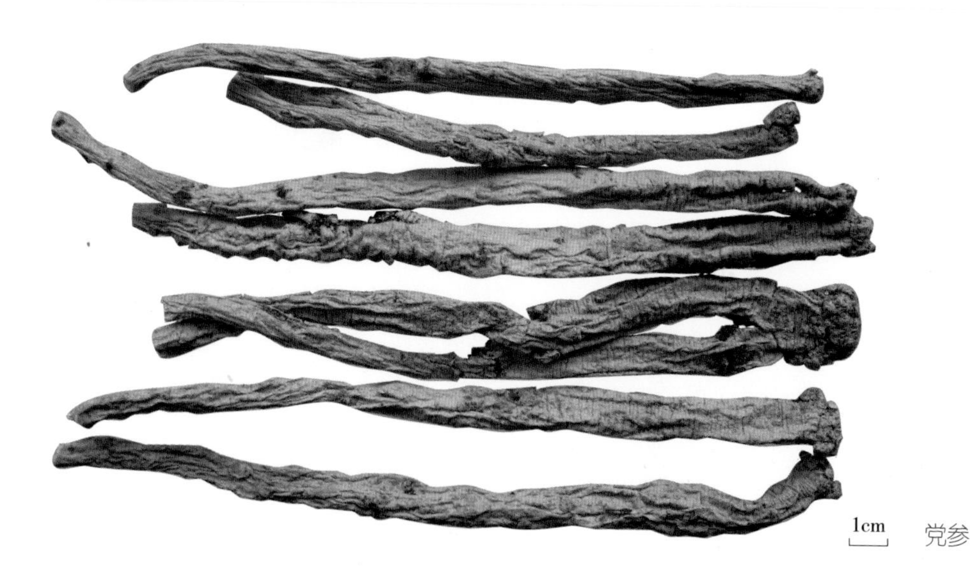

党参

性味	甘，平。
功效	健脾益肺，养血生津。
主治	脾肺气虚，食少倦怠，咳嗽虚喘，气血不足，面色萎黄，心悸气短，津伤口渴，内热消渴。
用量用法	9~30g。不宜与藜芦同用。

附　注：《中国药典》2015 年版记载同属植物素花党参、川党参与党参的干燥根同等入药。

茜草科

★ 白花蛇舌草 *Oldenlandia diffusa* (Willd.) Roxb.

别名：二叶葎。| **药材名**：白花蛇舌草（全草）。

植物形态

一年生草本，高 15~50cm，全株无毛。根圆柱形，白色。茎圆柱形，纤细，绿色或稍带紫色，从基部开始分枝，有时匍匐状。叶对生，无柄；托叶 2 枚，膜质，基部合生成鞘，先端有小齿；叶片革质，条形至条状披针形，全缘。花单生或成对生于叶腋，有短花梗；花萼筒状，4 裂，裂片边缘有短刺毛；花冠筒状，白色，先端 4 深裂；雄蕊 4 枚，与花冠裂片互生，花丝扁；花柱线状。蒴果扁球形，灰褐色，室背开裂。种子淡棕黄色，细小，具 3 个棱角。花期 7~9 月，果期 8~10 月。

生境分布：生于旷野和潮湿的田边、沟边的草丛中。分布于安徽、浙江、江苏、福建、广东、广西、云南等地。

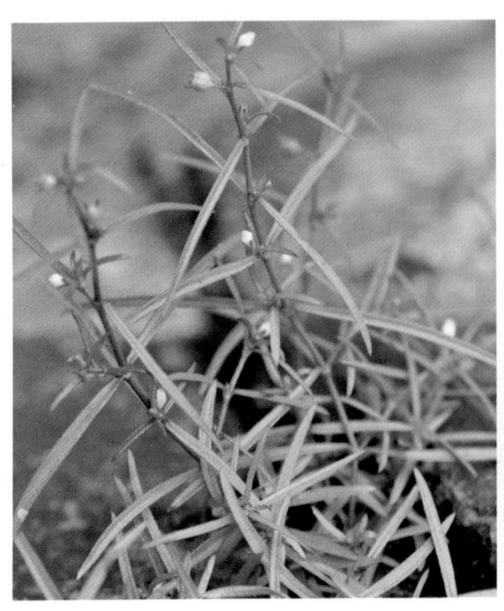
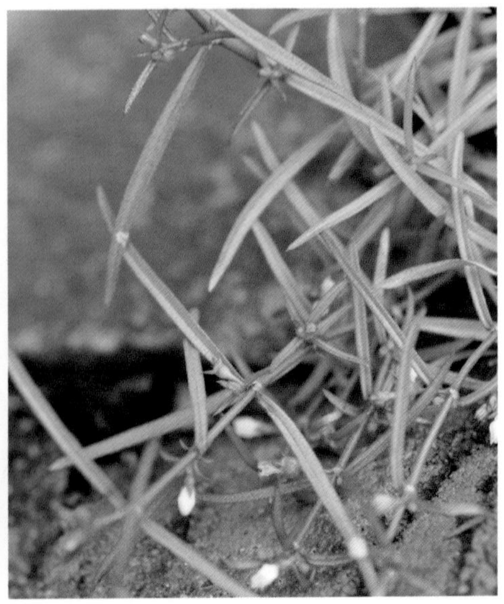

药材性状

白花蛇舌草

全草扭缠成团状，灰绿色或灰棕色。主根 1 条，直径 2~4 mm，须根纤细，淡灰棕色。茎细卷曲；质脆易折断，髓部白色。叶多破碎，皱缩，易脱落。花腋生。气微，味淡。

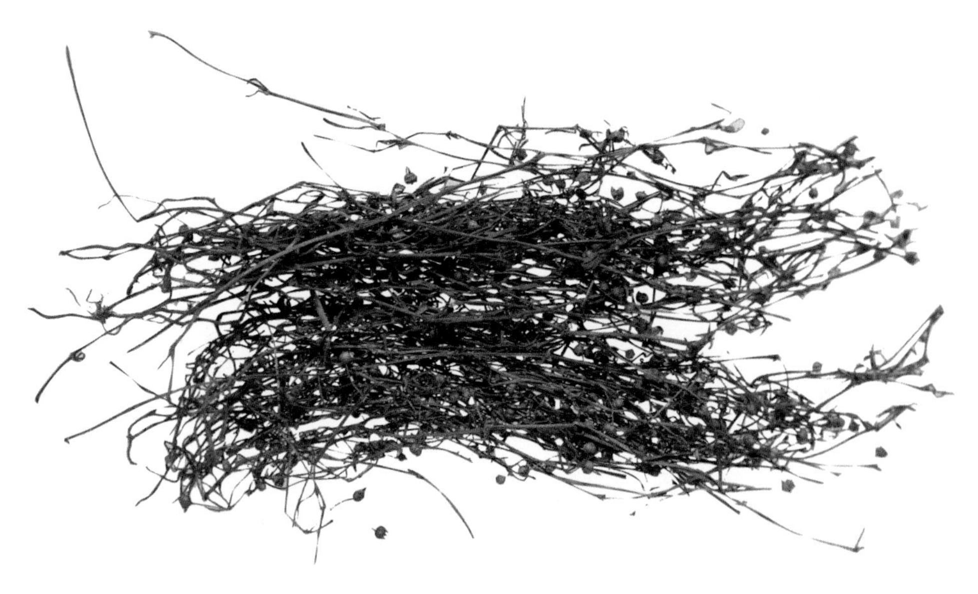

1cm 白花蛇舌草

性味	苦、甘，寒。
功效	清热解毒，利尿消肿，活血止痛。
主治	肺热咳嗽，扁桃体炎，咽喉炎，阑尾炎，痢疾，黄疸，盆腔炎，附件炎，痈肿疔疮，尿路感染，支气管炎，跌打损伤，毒蛇咬伤。
用量用法	15~60g；鲜品 60~120g，煎汤或捣汁饮。外用适量，捣敷。孕妇忌服。

★毛钩藤 *Uncaria hirsuta* Havil.

药材名：钩藤（带钩茎枝）。

植物形态

藤本，长 3~5m。小枝四棱柱形或近圆柱形，初时与钩同被粗毛，后毛逐渐脱落。叶对生，革质，椭圆形或卵状披针形，上表面近无毛或粗糙，下表面被疏长粗毛；托叶 2 裂。头状花序，球形，单个腋生或顶生；总花梗被毛，中部着生 6 枚以上的苞片；花 5 数，无梗；花萼密被粗毛，萼檐裂片条状披针形；花冠淡黄或淡红色，外面密被粗毛，尤以裂片上为密。蒴果纺锤形，无柄或近无柄，被疏粗毛，顶端冠以宿存萼檐裂片。花、果期 1~12 月。

生境分布：生于山谷林下、溪畔或灌丛中。分布于台湾、福建、广东、广西、贵州等地。

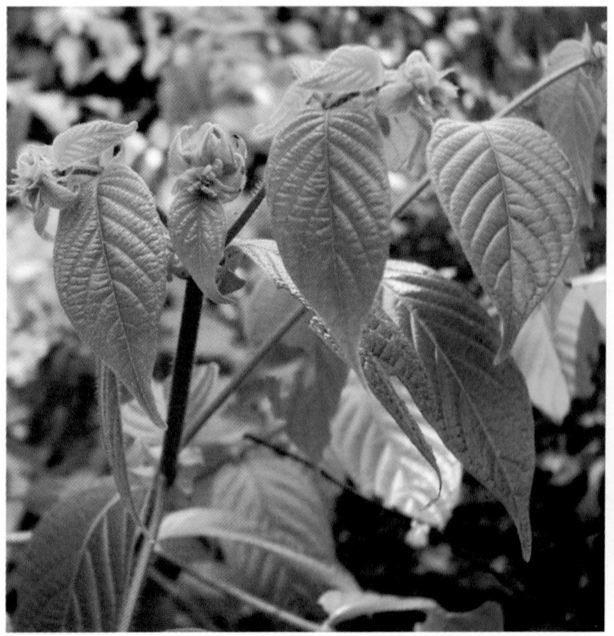

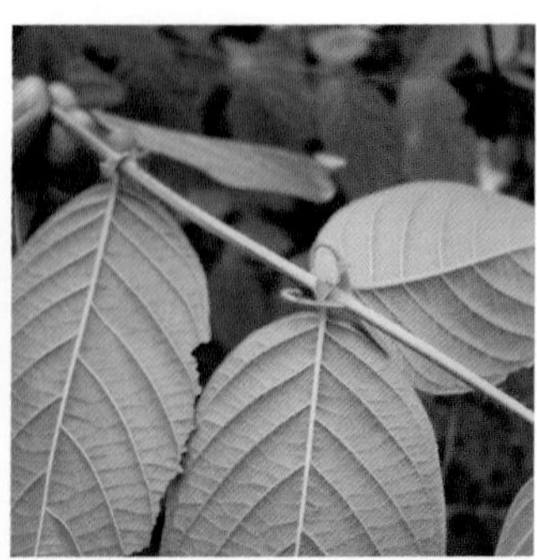

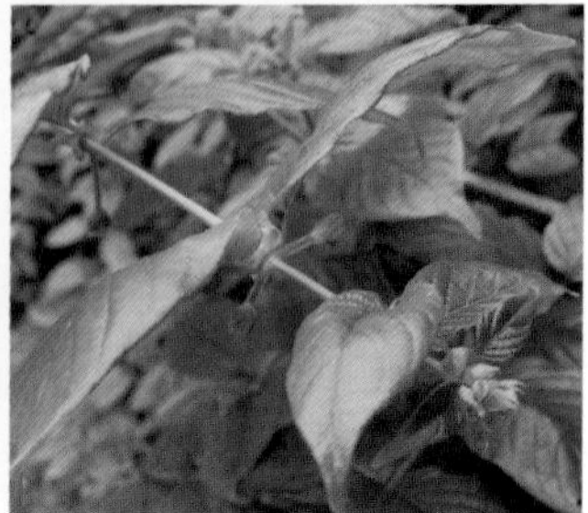

药材性状

钩藤

茎枝呈圆柱形或类方柱形，长 2~3cm，直径 0.2~0.5cm。表面红棕色至紫红色者具细纵纹，光滑无毛；黄绿色至灰褐色者有的可见白色点状皮孔，被黄褐色柔毛。多数枝节上对生两个向下弯曲的钩（不育花序梗），或仅一侧有钩，另一侧为突起的疤痕；钩略扁或稍圆，先端细尖，基部较阔；钩基部的枝上可见叶柄脱落后的窝点状痕迹和环状的托叶痕。质坚韧，断面黄棕色，皮部纤维性，髓部黄白色或中空。气微，味淡。

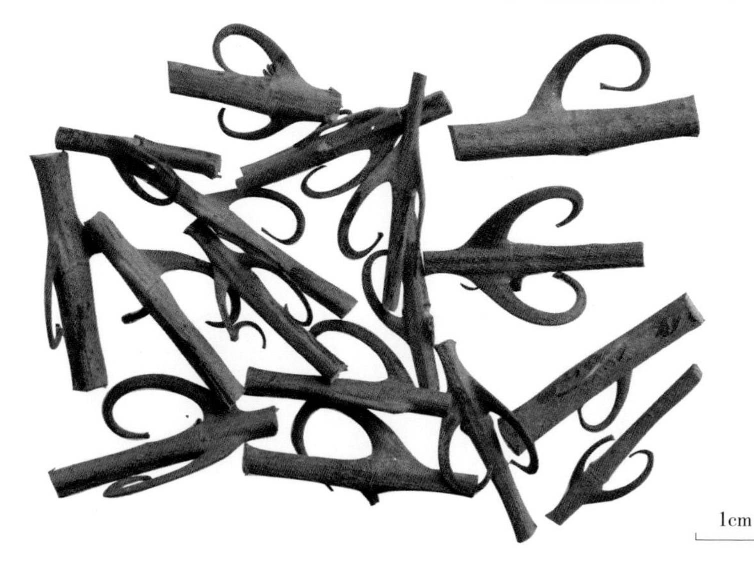

钩藤

性味	甘，凉。
功效	息风定惊，清热平肝。
主治	肝风内动，惊痫抽搐，高热惊厥，感冒夹惊，小儿惊啼，妊娠子痫，头痛眩晕。
用量用法	3~12g，后下。

附　注：《中国药典》2015 年版记载同属植物钩藤、大叶钩藤、华钩藤、无柄果钩藤与毛钩藤的干燥带钩茎枝同等入药。

六月雪 *Serissa japonica* (Thunb.) Thunb.

药材名： 六月雪（全草）。

植物形态

小灌木，高 60~90cm，有臭气。叶革质，卵形至倒披针形，全缘，无毛；叶柄短。花单生或数朵丛生于小枝顶部或腋生；苞片被毛、边缘浅波状；萼檐裂片细小，锥形，被毛；花冠淡红色或白色，长 6~12mm，花冠管比萼檐裂片长，裂片扩展，顶端 3 裂；雄蕊突出冠管喉部外；花柱长，突出，柱头 2 个，略分开。花期 5~7 月。

生境分布： 生于河溪边或丘陵的杂木林内，有时栽培。分布于江苏、安徽、江西、浙江、福建、广东、香港、广西、四川、云南等地。

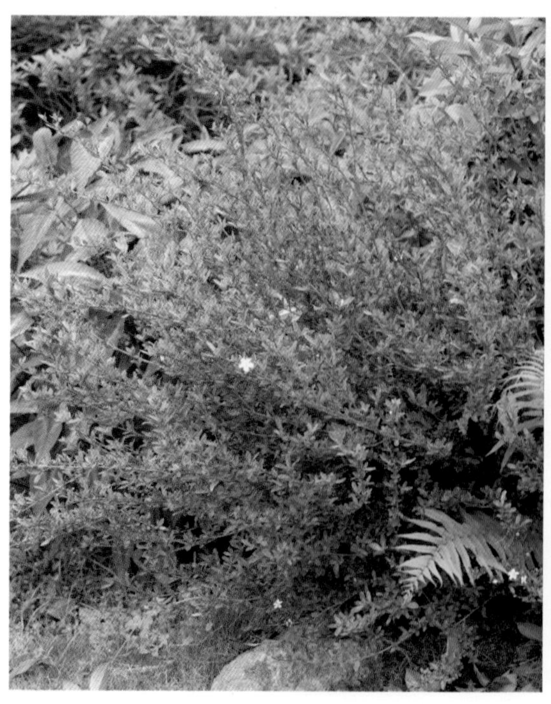

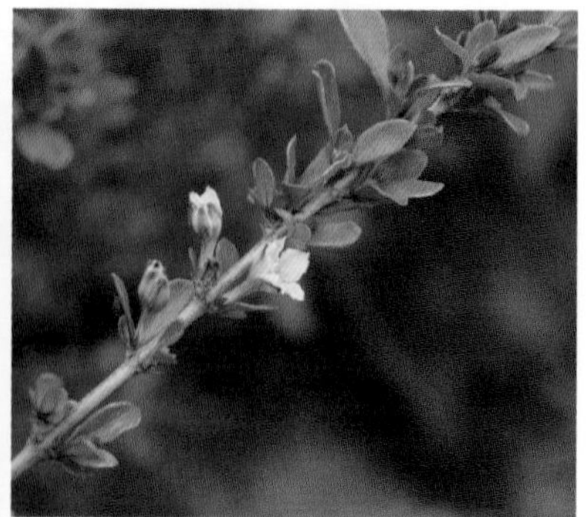

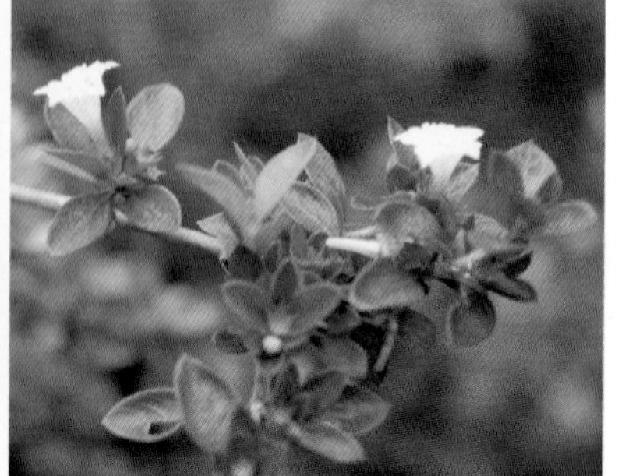

药材性状

六月雪

根呈细长圆柱形，有分枝，表面深灰色、灰白色或黄褐色，有纵裂隙，栓皮易剥落。老枝深灰色，栓皮易剥落；嫩枝浅灰色，微被毛，坚硬。叶对生或簇生，革质，黄绿色，卷缩或脱落；叶卵形至倒披针形，长 6~22mm，宽 3~6mm。花萼裂片长仅为冠筒的一半。气微，味淡。

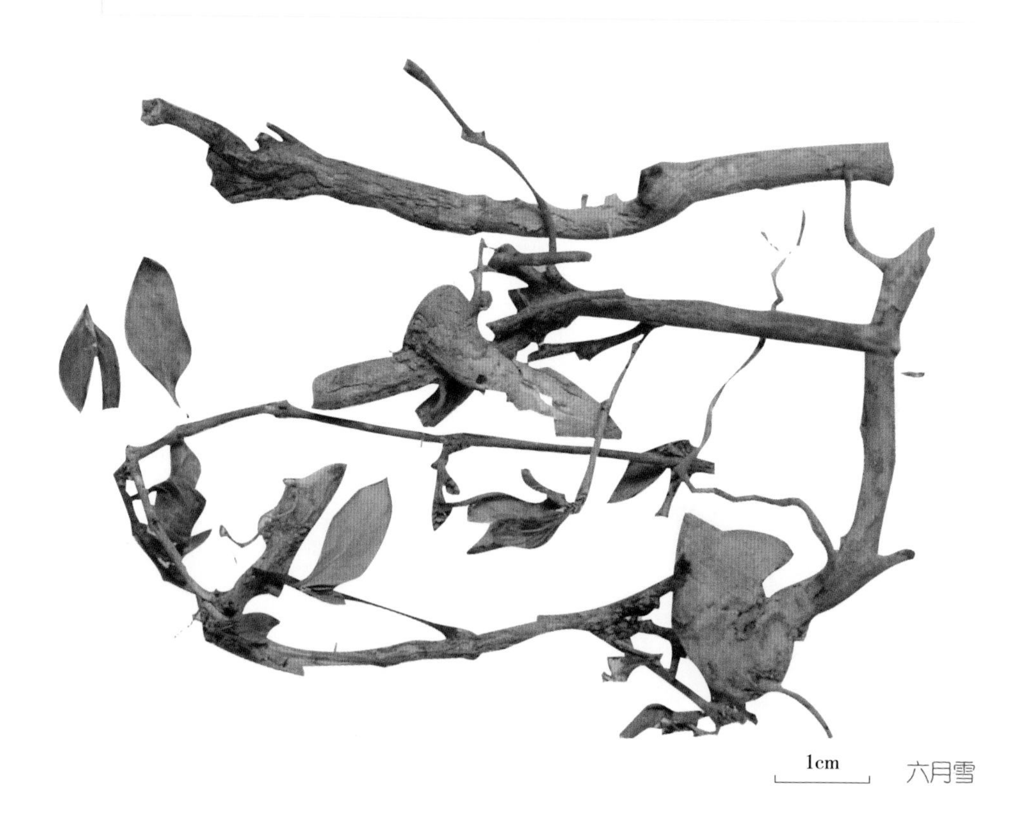

六月雪

性味	淡、微辛，凉。
功效	疏风解表，清热利湿，舒筋活络。
主治	感冒，咳嗽，牙痛，急性扁桃体炎，咽喉炎，急、慢性肝炎等。
用量用法	10~15g；鲜品 30~60g。外用适量，烧灰淋汁涂、煎水洗或捣敷。

忍冬科

★ 山银花 *Lonicera confusa* DC.

别名：华南忍冬。| **药材名**：山银花（花蕾或带初开的花）。

植物形态

藤本，被柔毛。叶卵形或卵状长圆形，幼时两面被短糙毛，老时上表面变秃净。花近无梗，两面成对，由6~8朵组成头状花序或短聚伞花序，生于叶腋或顶生的花序柄上；苞片极小，长1~2mm，披针形，非叶状；萼齿三角状披针形，连同萼筒外面密被短糙毛；花冠长3.2~5cm，先白色后转黄色，外被稍开展的倒生短糙毛及长、短两种腺毛。花期4~5月，有时秋季也开花，果熟期10月。

生境分布：生于丘陵地的山坡、杂木林或灌丛中，平原旷野、路旁或河边，亦有栽培。分布于广东、广西、贵州、海南等地。

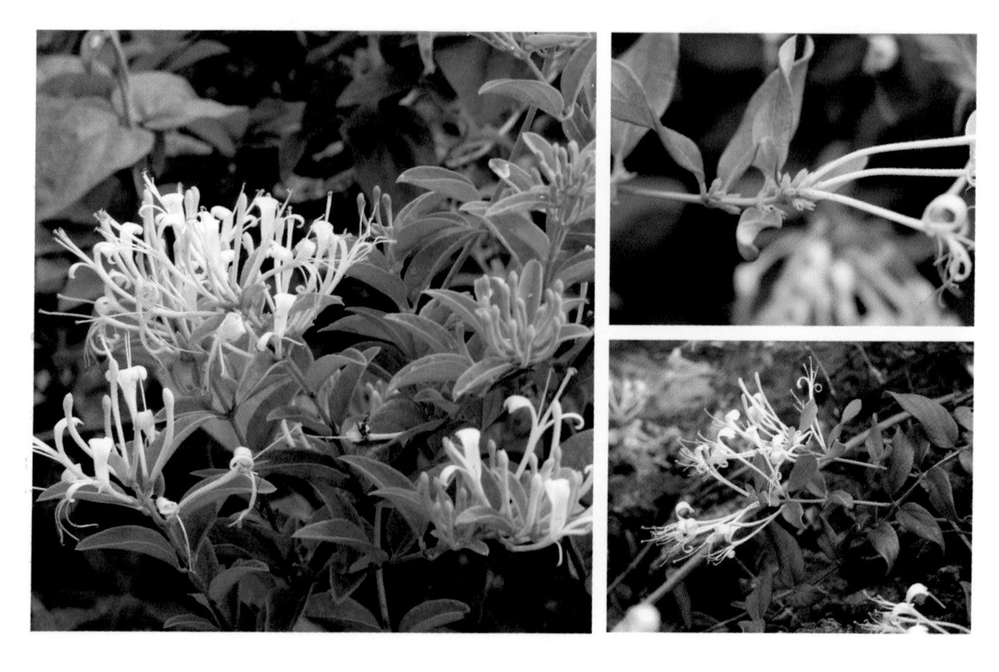

药材性状

山银花

棒状而稍弯曲，长 1.6~3.5cm，直径 0.5~2mm。表面黄绿色或黄色，萼筒和花冠密被灰白色毛。总花梗集结成簇，开放者花冠裂片不及全长之一半。质稍硬，手捏之稍有弹性。气清香。味微苦、甘。

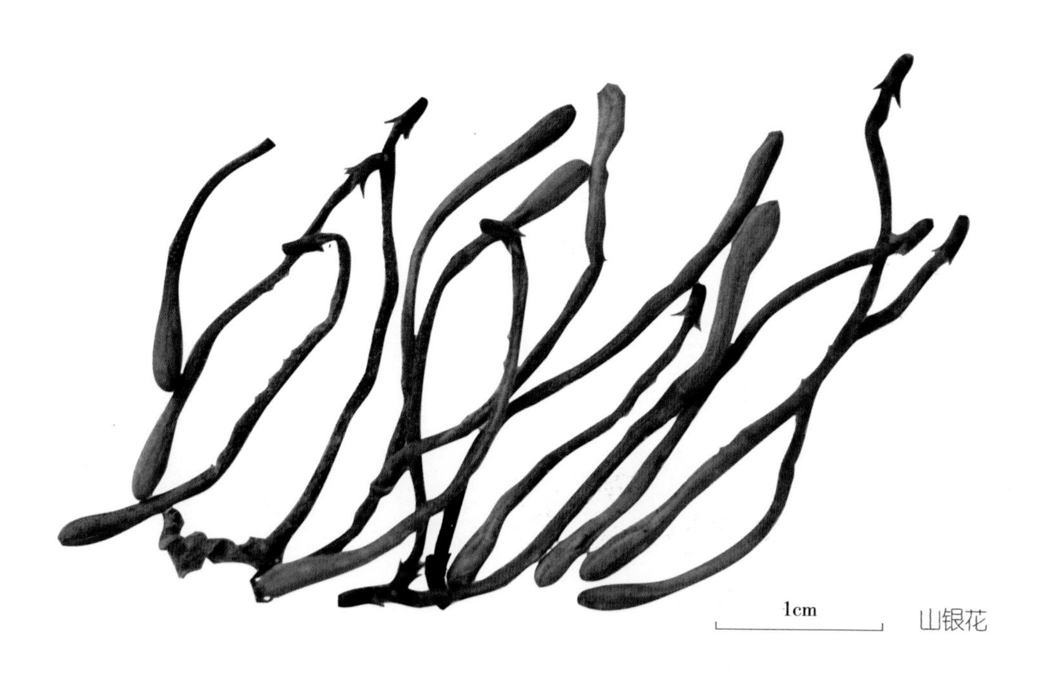

山银花

性味	甘，寒。
功效	清热解毒，疏散风热。
主治	痈肿疔疮，喉痹，丹毒，热毒血痢，风热感冒，温病发热。
用量用法	6~15g。

附　注：《中国药典》2015 年版记载灰毡毛忍冬、红腺忍冬、华南忍冬、黄褐毛忍冬的干燥花蕾或带初开的花同等入药，称“山银花”。

毛花柱忍冬 *Lonicera dasystyla* Rehd.

别名：水忍冬。| **药材名**：金银花（花蕾或带初开的花）。

植物形态

藤本。小枝、叶柄和总花梗均密被白色柔毛。叶纸质，卵形或卵状矩圆形，茎下方的叶有时不规则羽状 3~5 裂，两面无毛或被短柔毛。双花生于小枝梢叶腋，集合成总状花序，芳香；萼筒稍有白粉，萼齿宽三角状、半圆形至卵形；花冠白色，近基部带紫红色，后变淡黄色，唇形，花冠筒长 14~17mm，雄蕊与花冠几乎等长；花柱伸出，下方 1/3 处有柔毛或无毛。果实黑色。花期 3~4 月，果熟期 8~10 月。

生境分布：生于海拔 300m 以上的水边灌丛中。分布于广东、广西等地。

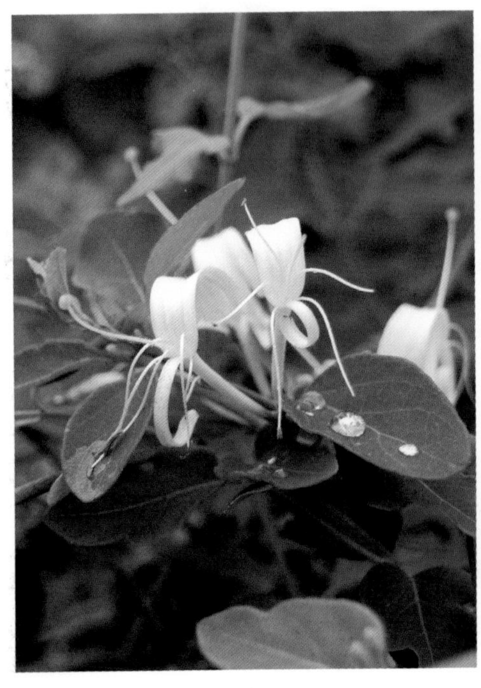

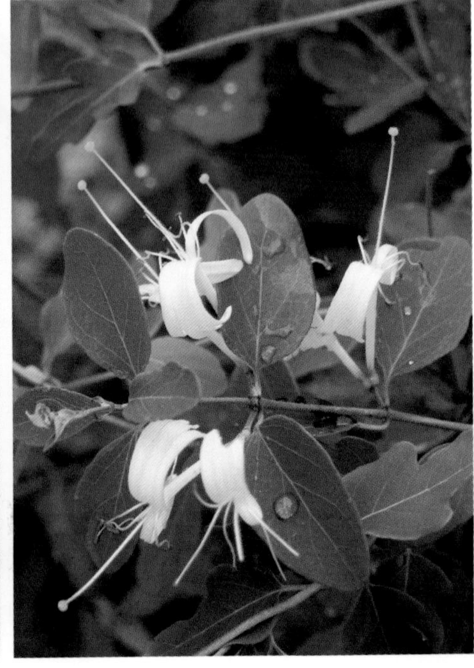

药材性状

金银花

长 2.5~4cm，直径 1~2.5mm。表面淡黄色微带紫色，无毛。花萼裂片短三角形。开放者花冠上唇常不整齐，花柱下部多密被长柔毛。

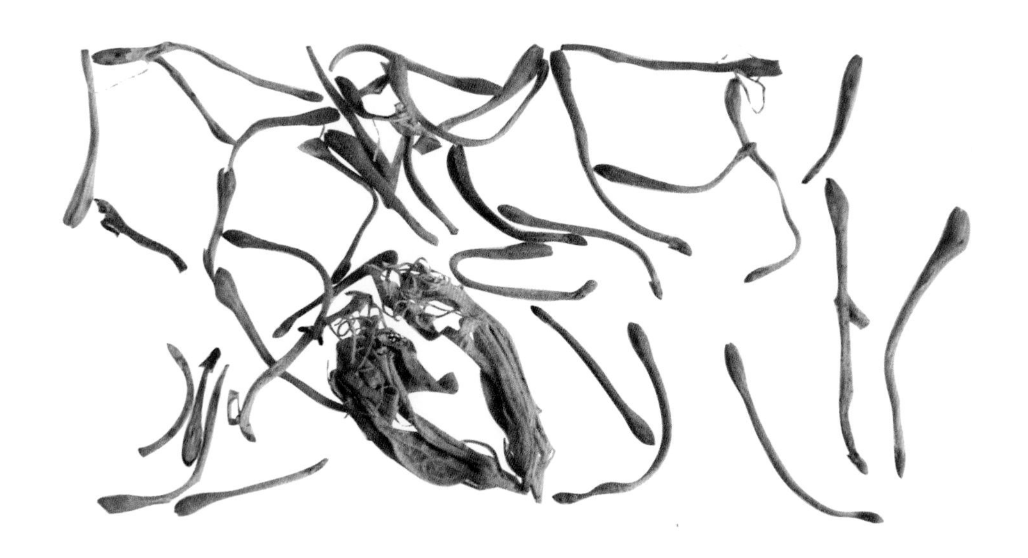

1cm 金银花

性味	甘，寒。
功效	清热解毒，疏散风热。
主治	痈肿疔疮，喉痹，丹毒，热毒血痢，风热感冒，温病发热。
用量用法	6~15g。

菊科

地胆草 *Elephantopus scaber* L.

别名：地胆头。| 药材名：苦胆草（全草）。

植物形态

粗壮直立草本，高 30~60cm。茎二歧分枝，茎枝被白色粗硬毛。叶大部分基生，基部叶花期生存，匙形、矩圆状匙形或矩圆状倒披针形，边缘有波状浅锯齿，两面被白色长粗毛，下表面沿脉及叶缘的毛较密；茎生叶少而小，匙形或倒披针状匙形。头状花序约有小花 4 朵，多数头状花序密集成复头状花序，通常为 3 枚叶状苞片所包围；苞片卵形至矩圆状卵形，花冠筒状，淡紫色。瘦果有棱，被白色柔毛；冠毛 1 层，中上部细长，基部宽阔。花期 7~11 月。

生境分布：生于山坡、路旁、山谷疏林。分布于云南、贵州、广西、广东、江西、福建等地。

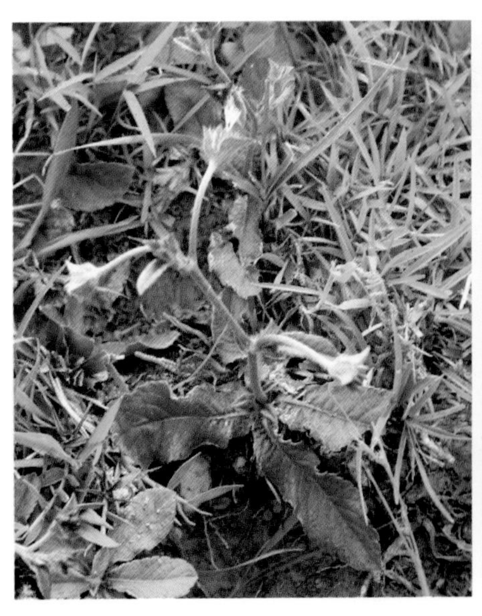

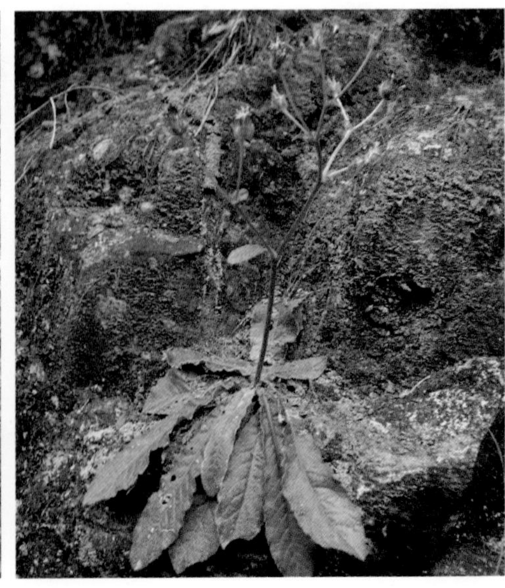

药材性状

苦胆草

全长15~40cm。根茎长2~5cm，具环节；质坚，不易折断，断面白色；根茎下簇生多数皱缩须根，棕褐色，具不规则的纵皱纹。茎圆柱形，常二歧分枝，密被紧贴的灰白色粗毛。叶多基生，完整者展平后呈匙形或倒披针形，长6~15cm，宽1~5cm，黄绿色至绿褐色，具较多腺点，先端钝或急尖，基部渐狭，边缘稍具钝齿，两面均被伏贴的灰白色粗毛，幼叶尤甚，叶柄短，稍呈鞘状，抱茎；茎生叶少而小。气微，味微苦。

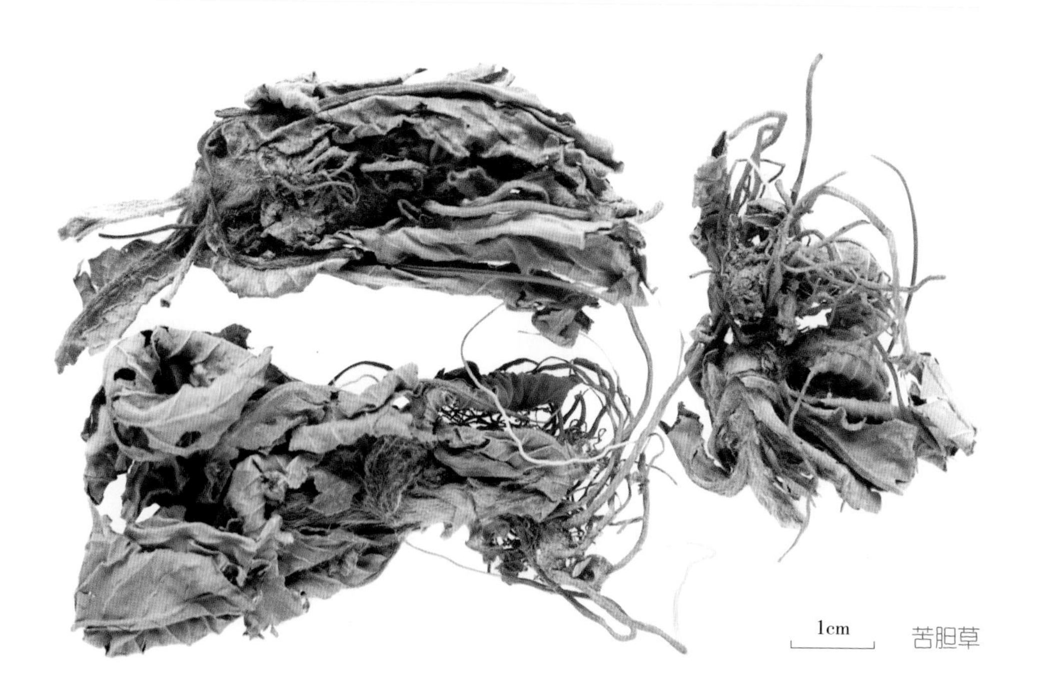

苦胆草

性味	苦、辛，寒。
功效	清热，凉血，解毒，利湿。
主治	感冒，百日咳，扁桃体炎，咽喉炎，眼结膜炎，黄疸，肾炎水肿，月经不调，白带异常，疮疖，湿疹，虫蛇咬伤。
用量用法	15~30g。

★ 佩兰 *Eupatorium fortunei* Turcz.

别名： 杭佩兰。| **药材名：** 佩兰（地上部分）。

植物形态

多年生草本，高 50~100cm。茎带紫红色。叶对生，下部叶花期常枯萎；叶 3 全裂或深裂，中裂片长椭圆形或长椭圆状披针形，边缘有粗齿或不规则锯齿。头状花序顶生；总苞钟状，总苞片 2~3 层，外层短，卵状披针形，中、内层苞片渐长，苞片紫红色或带淡红色；花白色或带微红色，全为管状花，5 齿裂；雄蕊 5 枚，聚药。瘦果圆柱形，熟时黑褐色，5 个棱角，冠毛白色，长约 5mm。花、果期 7~11 月。

生境分布： 生于路旁灌丛中或溪边，亦有栽培。分布于陕西、山东及长江以南的大部地区。

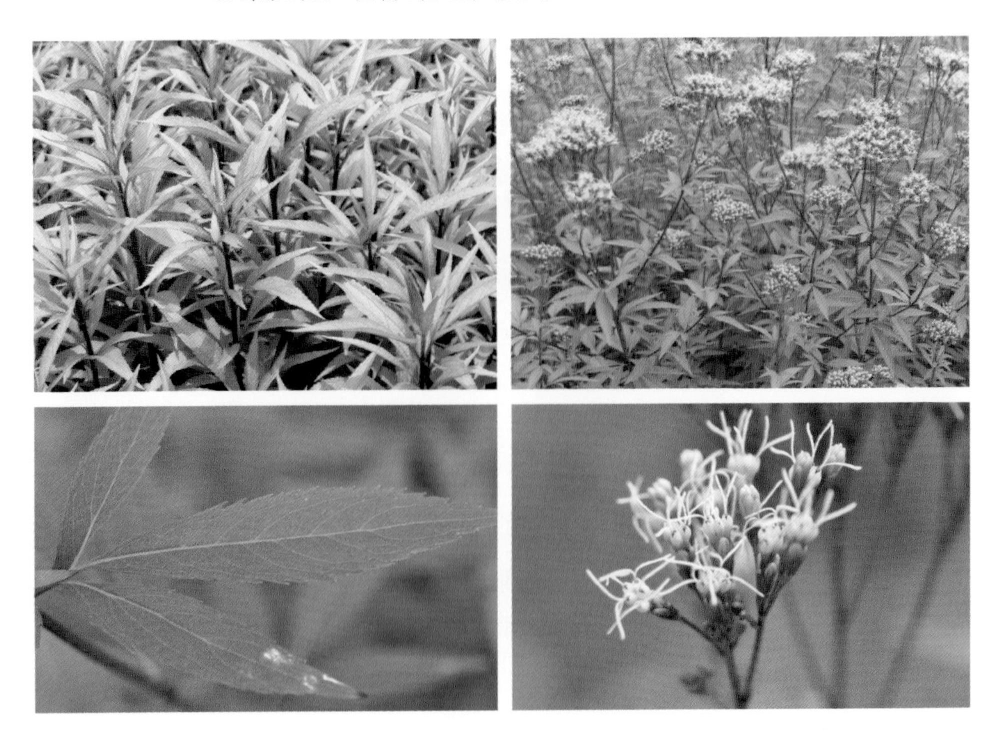

药材性状

佩兰

茎呈圆柱形，长 30~100cm，直径 0.2~0.5cm；表面黄棕色或黄绿色，有的带紫色，有明显的节及纵棱线；质脆，断面髓部白色或中空。叶对生，有柄，叶片多皱缩、破碎，绿褐色；完整叶片 3 裂或不分裂，分裂者中间裂片较大，展平后呈披针形或长圆状披针形，基部狭窄，边缘有锯齿；不分裂者展平后呈卵圆形、卵状披针形或椭圆形。气芳香，味微苦。

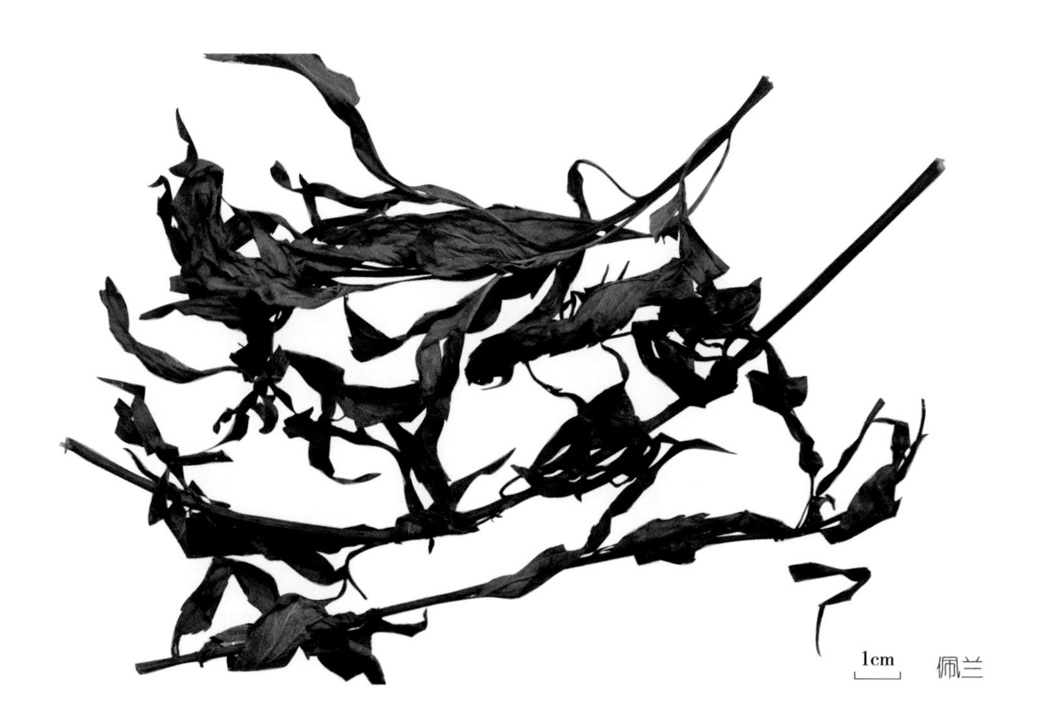

佩兰

性味	辛，平。
功效	芳香化湿，醒脾开胃，发表解暑。
主治	湿浊中阻，脘痞呕恶，口中甜腻，口臭，多涎，暑湿表证，湿温初起，发热倦怠，胸闷不舒。
用量用法	3~10g。

★ 一枝黄花 *Solidago decurrens* Lour.

别名： 金柴胡、黄花草。| **药材名：** 一枝黄花（全草）。

植物形态

多年生草本，高达1m。茎直立，具纵棱，基部通常木质化。单叶互生；叶片卵圆形、长圆形或披针形，基部楔形下延至叶柄，边缘具尖锐锯齿，上部叶锯齿渐疏或近全缘。头状花序直径0.5~1cm，花序枝四面着生；总苞钟形，苞片披针形，边缘草质，有毛，覆瓦状排列；花黄色，外轮舌状花约8枚，中央为管状花，多数，两性。瘦果圆柱形。花期9~10月，果期10~11月。

生境分布： 生于田野、路旁、山坡草地及林缘。分布于华东、华中、西南、华南等地。

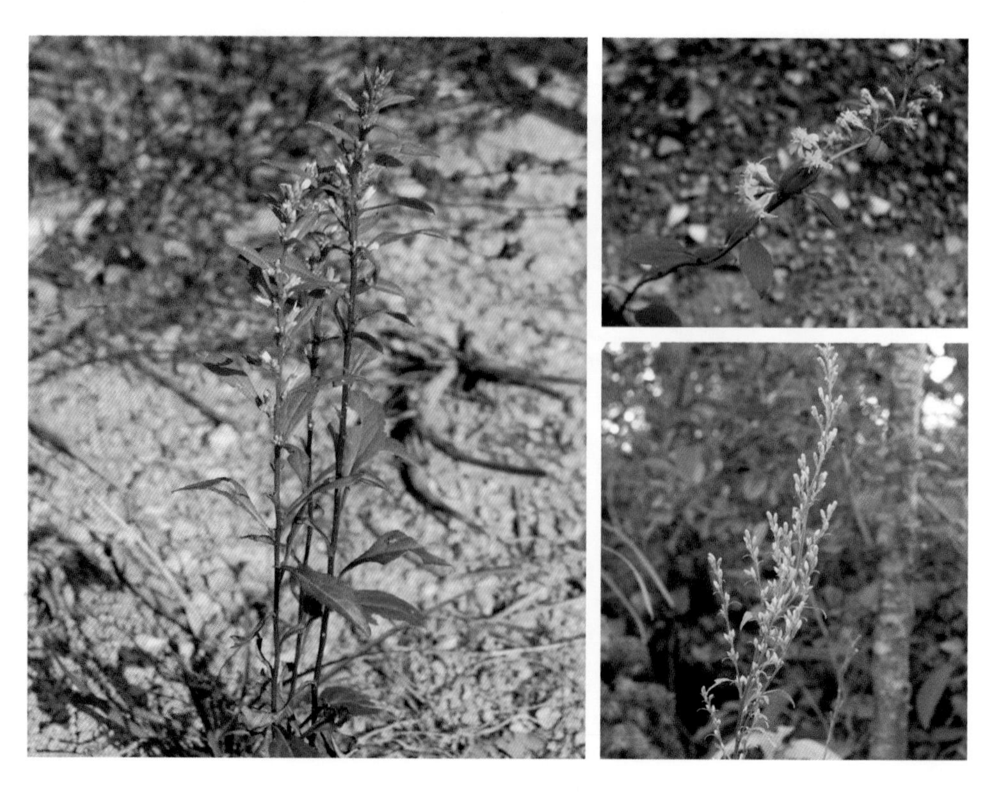

药材性状

一枝黄花

长 30~100cm。根茎短粗，簇生淡黄色细根。茎圆柱形，直径 0.2~0.5cm；表面黄绿色、灰棕色或暗紫红色，有棱线，上部被毛；质脆，易折断，断面纤维性，有髓。单叶互生，多皱缩、破碎；完整叶片展平后呈卵形或披针形，长 1~9cm，宽 0.3~1.5cm，先端稍尖或钝，全缘或有不规则的疏锯齿，基部下延成柄。头状花序直径约 0.7cm，排成总状，偶有黄色舌状花残留，多皱缩扭曲，苞片 3 层，卵状披针形。瘦果细小，冠毛黄白色。气微香，味微苦、辛。

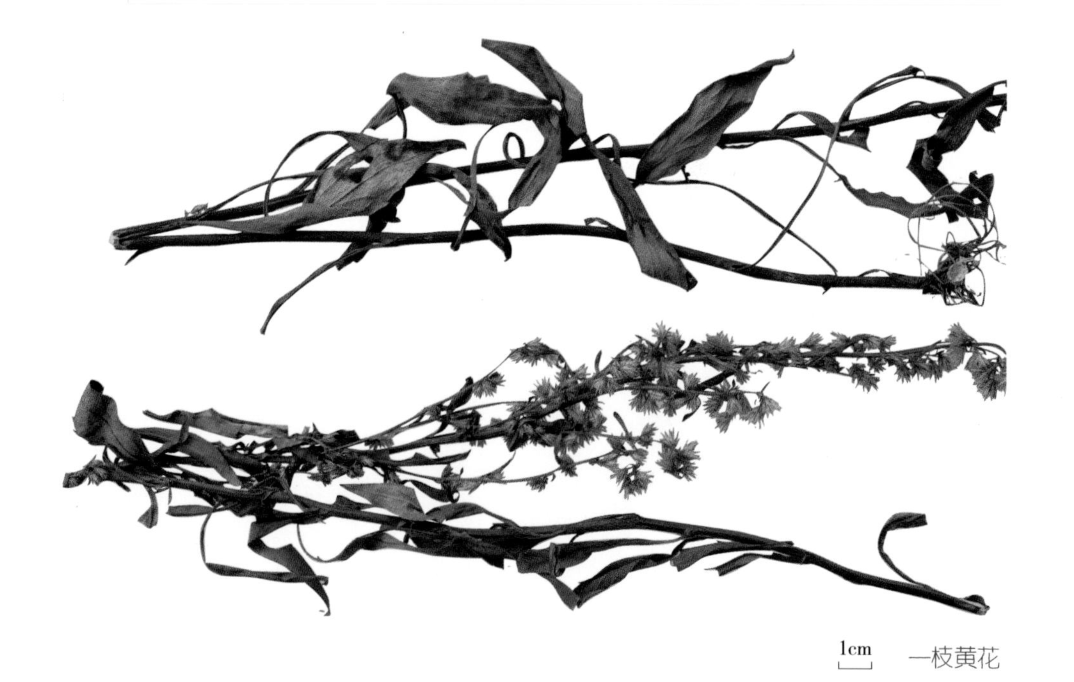

一枝黄花

性味	辛、苦，凉。
功效	清热解毒，疏散风热。
主治	喉痹，乳蛾，咽喉肿痛，疮疖肿毒，风热感冒。
用量用法	9~15g。

★ 土木香 *Inula helenium* L.

别名：祁木香、新疆木香。| **药材名：**土木香（根）。

植物形态

多年生草本。基生叶和茎下部叶椭圆状披针形，基部渐狭成具翅的长柄，边缘有不规则的齿或重齿，上表面被糙硬毛，下表面被黄绿色密绵毛；中部叶卵状披针形或长圆形，基部心形半抱茎；上部叶较小，披针形。头状花序，在茎顶排成伞房状花序；苞叶多数，宽披针形；总苞片5~6层，常反折，被绵毛；舌状花黄色，舌片线形；管状花长9~10mm。瘦果，圆柱状。花期6~8月，果期8~10月。

生境分布：生于河边、田边等潮湿处。分布于黑龙江、吉林、辽宁、河北、河南、浙江、陕西、甘肃、新疆、四川等地。

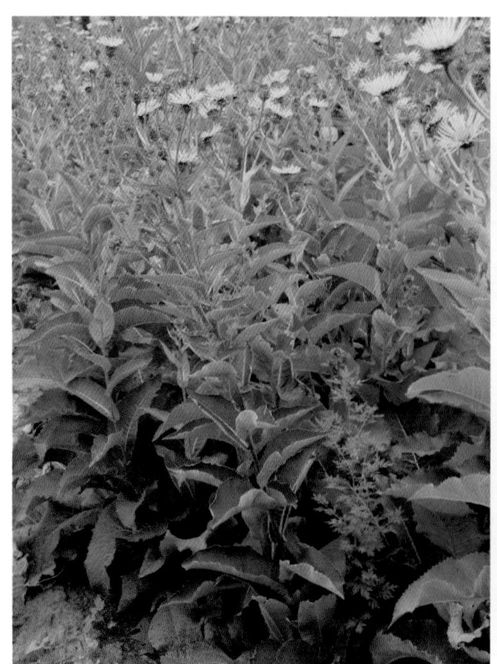

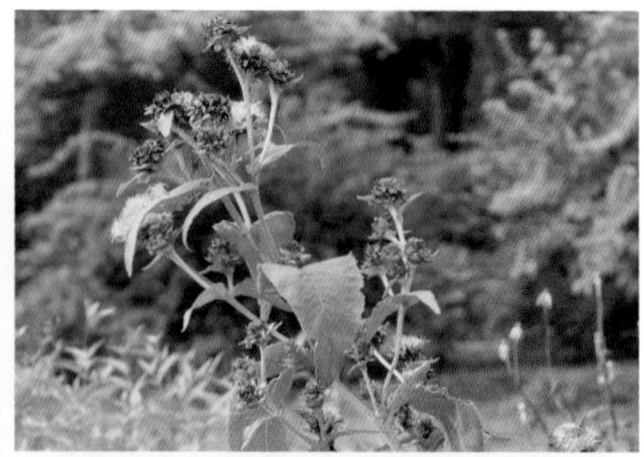

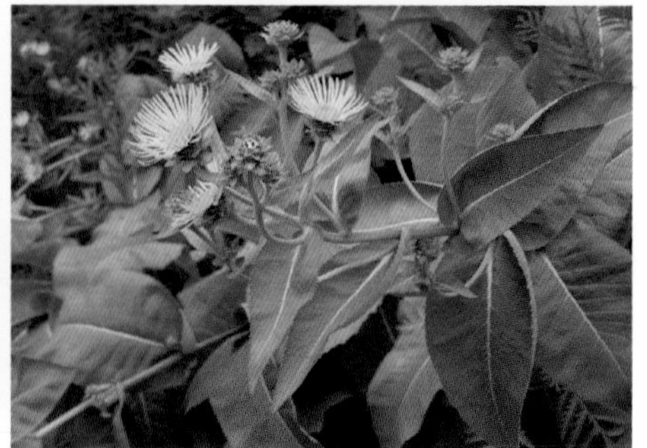

药材性状

土木香

圆锥形，略弯曲，长5~20cm。表面黄棕色或暗棕色，有纵皱纹及须根痕。根头粗大，顶端有凹陷的茎痕及叶鞘残基，周围有圆柱形支根。质坚硬，不易折断，断面略平坦，黄白色至浅灰黄色，有凹点状油室。气微香，味苦、辛。

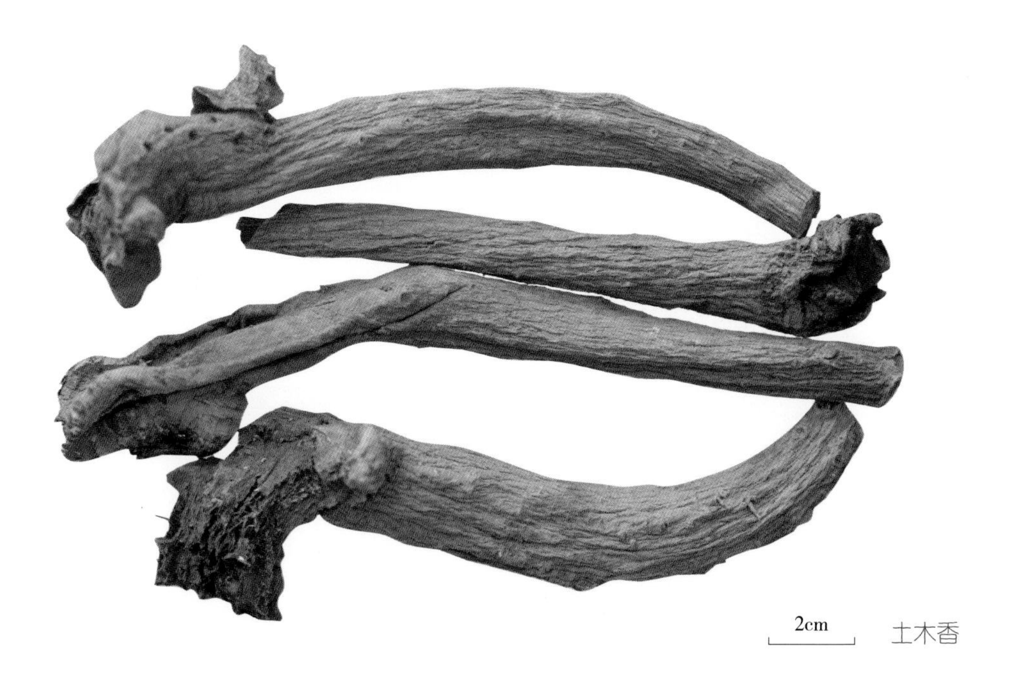

2cm 土木香

性味	辛、苦，温。
功效	健脾和胃，行气止痛，安胎。
主治	胸胁、脘腹胀痛，呕吐泻痢，胸胁挫伤，岔气作痛，胎动不安。
用量用法	3~9g，多入丸、散。

★ 毛梗豨莶 *Siegesbeckia glabrescens* Makino

别名：少毛豨莶。| 药材名：豨莶草（地上部分）。

植物形态

一年生草本。茎直立，通常上部分枝。中部叶卵圆形、三角状卵圆形或卵状披针形，基部有时下延成具翼的长 0.5~6cm 的柄，边缘有规则的齿；上部叶渐小，卵状披针形，边缘有疏齿或全缘；全部叶两面均被柔毛，基出脉 3 条。多数头状花序在枝端排列成疏散的圆锥花序；花梗纤细，疏生平伏短柔毛。总苞钟状；总苞片 2 层，叶质，背面密被紫褐色头状有柄的腺毛。两性花花冠上部钟状，顶端 4~5 齿裂。瘦果倒卵形。花期 4~9 月，果期 6~11 月。

生境分布：生于山坡、路边。分布于长江以南各地。

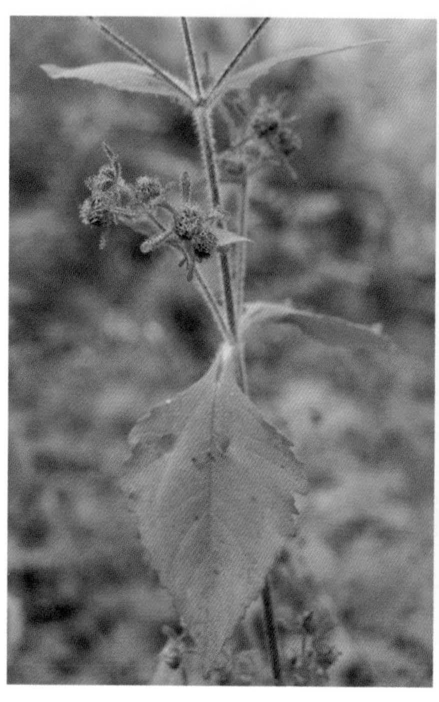

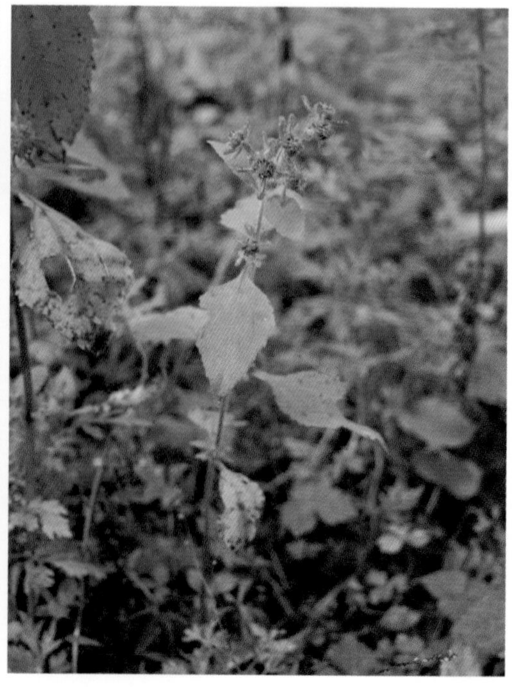

药材性状

豨莶草

茎略呈方柱形，多分枝，长 30~80cm，直径 0.3~1cm；表面灰绿色、黄棕色或紫棕色，有纵沟及细纵纹，被灰色柔毛；节明显，略膨大；质脆，易折断，断面黄白色或带绿色，髓部宽广，类白色，中空。叶对生，多皱缩、卷曲，完整者展平后呈卵圆形，灰绿色，边缘有钝锯齿，两面皆有白色柔毛，基出脉 3 条。有的可见黄色头状花序，总苞片匙形。气微，味微苦。

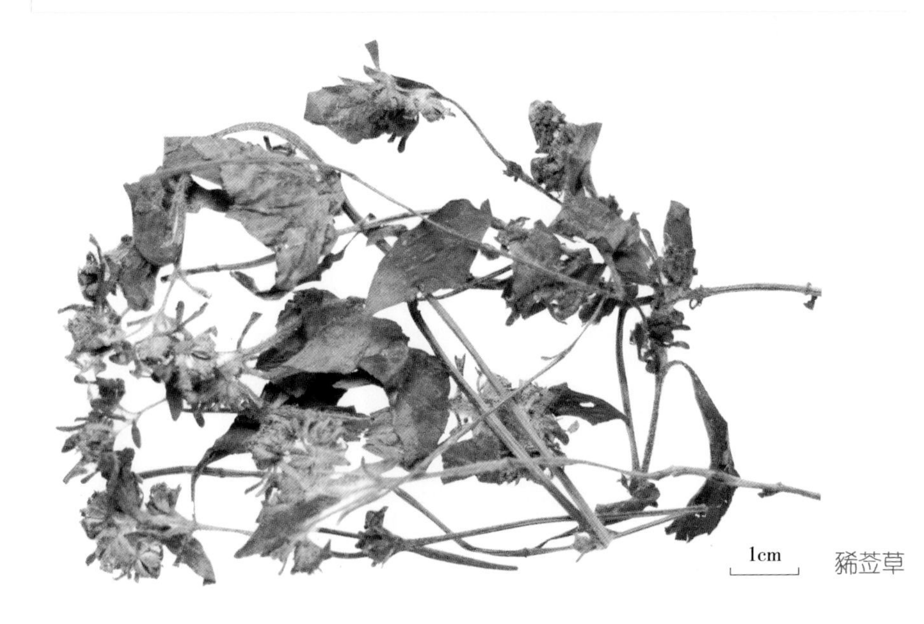

豨莶草

性味	辛、苦，寒。
功效	祛风湿，利关节，解毒。
主治	风湿痹痛，筋骨无力，腰膝酸软，四肢麻痹，半身不遂，风疹湿疮。
用量用法	9~12g。

附　注：《中国药典》2015 年版记载同属植物腺梗豨莶、豨莶与毛梗豨莶的干燥地上部分同等入药。

★野菊 *Chrysanthemum indicum* L.

别名：山菊花。| 药材名：野菊花（头状花序）。

植物形态

多年生草本。茎直立或铺散，分枝或仅在茎顶有伞房状花序分枝。中部叶卵形、长卵形或椭圆状卵形，羽状半裂、浅裂或分裂不明显而边缘有浅锯齿；叶柄长1~2cm，柄基无耳或有分裂的叶耳。多数头状花序在茎枝顶端排成疏松的伞房状圆锥花序或少数在茎顶排成伞房花序；总苞片约5层；舌状花黄色，舌片长10~13mm，顶端全缘或2~3齿。瘦果长1.5~1.8mm。花期6~11月。

生境分布：生于山坡、河边湿地、路旁。分布于全国大部分地区。

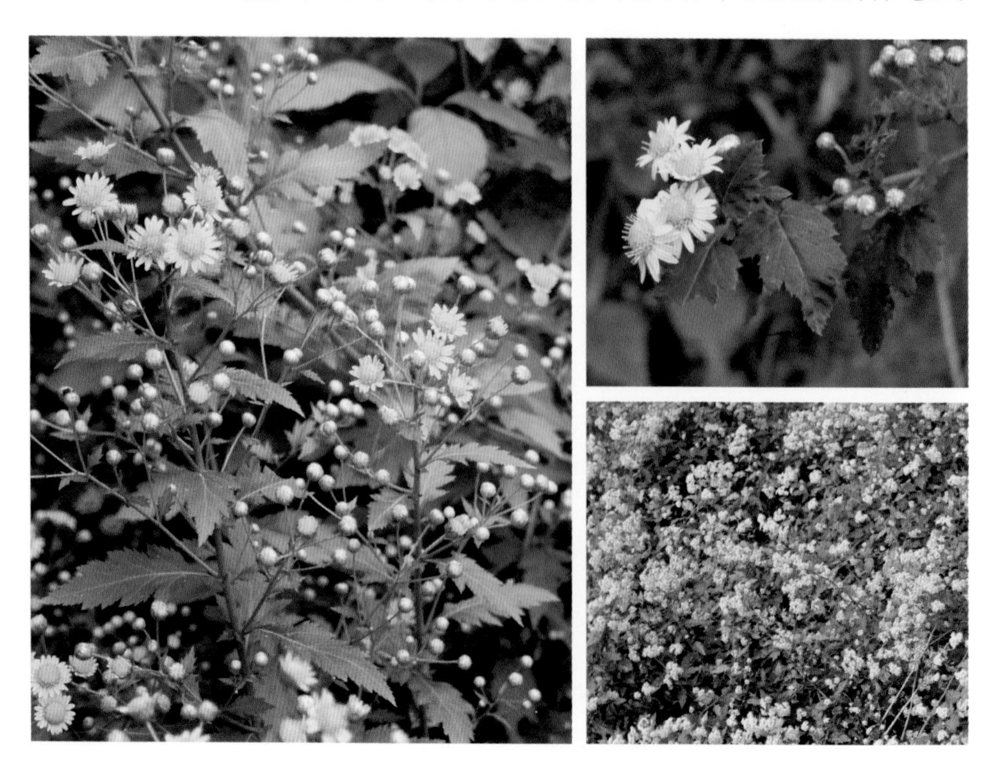

药材性状

野菊花

类球形，直径 0.3~1cm，棕黄色。总苞由 4~5 层苞片组成，外层苞片卵形或条形，外表面中部灰绿色或浅棕色，通常被白毛，边缘膜质；内层苞片长椭圆形，膜质，外表面无毛。总苞基部有的有残留的总花梗。舌状花 1 轮，黄色至棕黄色，皱缩卷曲；管状花多数，深黄色。体轻。气芳香，味苦。

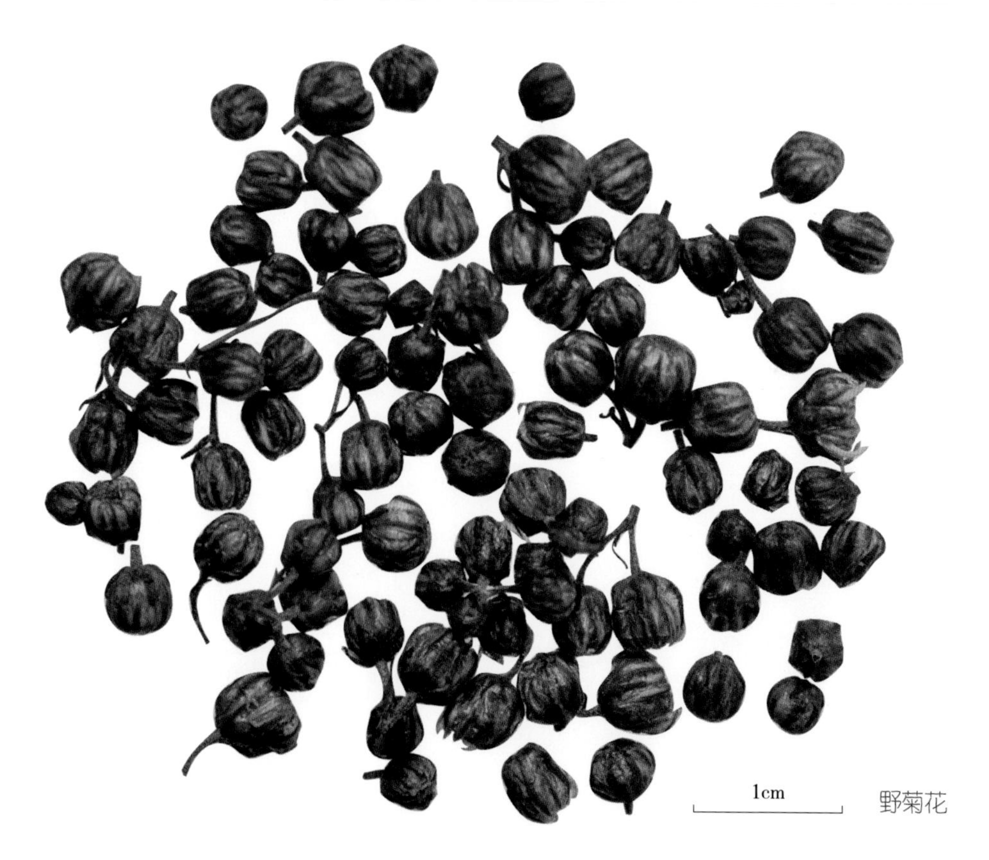

野菊花

性味	苦、辛，微寒。
功效	清热解毒，泻火平肝。
主治	疔疮痈肿，目赤肿痛，头痛眩晕。
用量用法	9~15g。外用适量，煎汤外洗或制膏外涂。

★茅苍术 *Atractylodes lancea* (Thunb.) DC.

别名：南苍术。| **药材名**：苍术（根茎）。

植物形态

多年生草本。根茎横走，呈结节状。叶互生，革质，卵状披针形或椭圆形，边缘有不规则细锯齿；上部叶多不分裂，无柄；下部叶不分裂或3~5（~9）回羽状分裂，中央裂片较大，卵形。头状花序顶生，下有羽裂的叶状总苞1轮，总苞圆柱形；苞片卵形至披针形；两性花有多数羽状长冠毛，花冠白色，细长管状；单性花一般均为雌花，退化雄蕊5枚，线形，先端略卷曲。瘦果椭圆形，被白毛。花、果期6~10月。

生境分布：生于海拔700~2500m的山坡、灌丛、草丛。分布于黑龙江、辽宁、吉林、河北、山西、内蒙古、陕西、甘肃、河南、湖北、湖南、江西、安徽、江苏、浙江、四川等地。

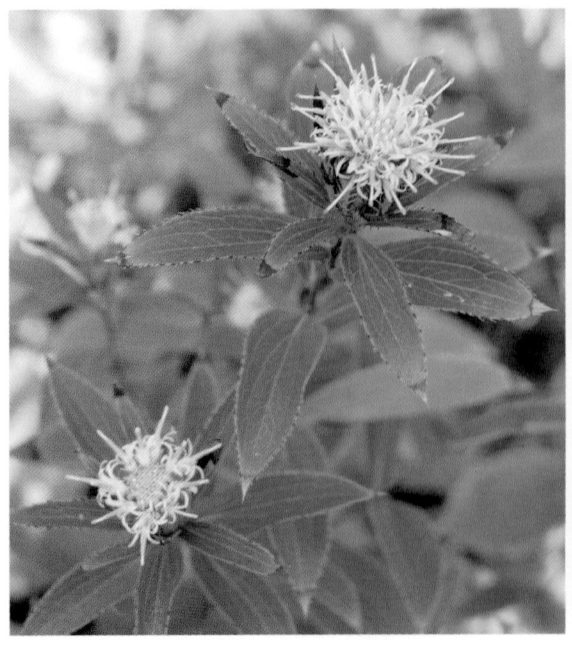

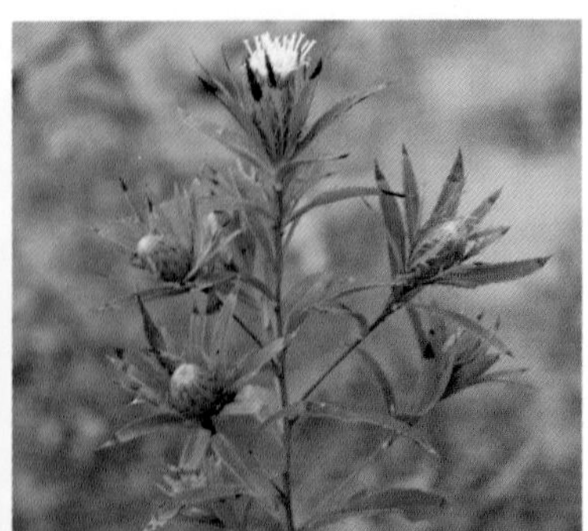

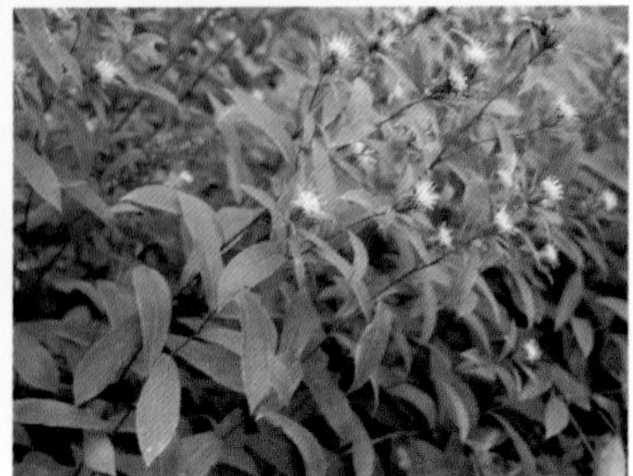

药材性状

苍术

不规则连珠状或结节状圆柱形，略弯曲，偶有分枝，长3~10cm，直径1~2cm。表面灰棕色，有皱纹、横曲纹及残留须根，顶端具茎痕或残留茎基。质坚实，断面黄白色或灰白色，散有多数橙黄色或棕红色油室，暴露稍久，可析出白色细针状结晶。气香特异，味微甘、辛、苦。

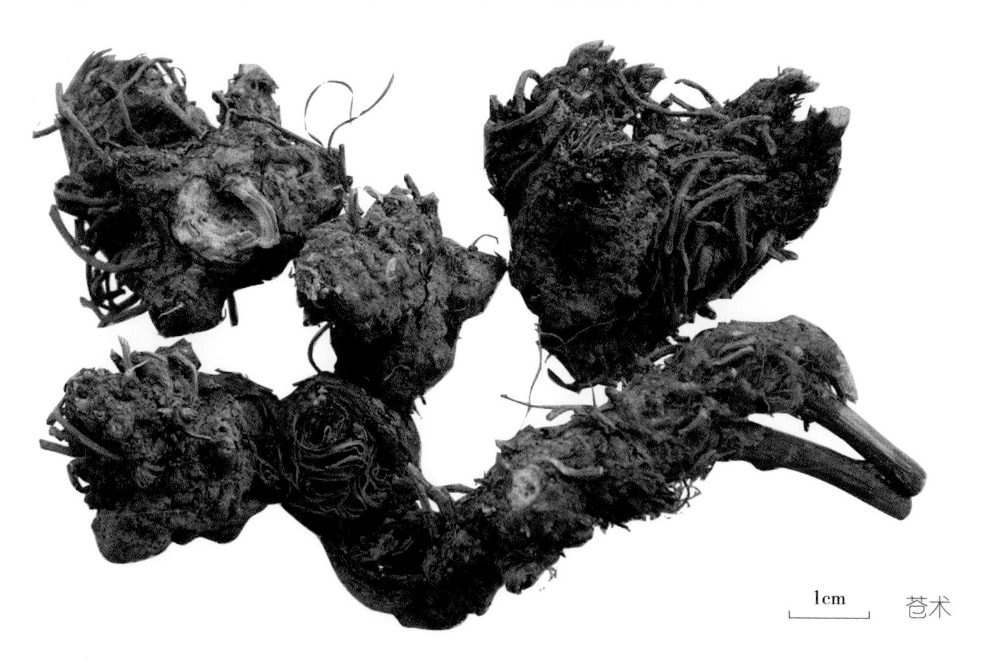

苍术

性味	辛、苦，温。
功效	燥湿健脾，祛风散寒，明目。
主治	湿阻中焦，脘腹胀满，泄泻，水肿，脚气痿躄，风湿痹痛，风寒感冒，夜盲，眼目昏涩。
用量用法	3~9g。

附　注：《中国药典》2015年版记载同属植物北苍术与茅苍术的干燥根茎同等入药。

★ 菊苣 *Cichorium intybus* L.

药材名：菊苣（地上部分或根）。

植物形态

多年生草本，高 20~150cm。茎有条棱，有疏粗毛或绢毛。基生叶倒向羽状分裂至不分裂，但有齿，顶裂片大，侧裂片三角形，基部渐狭成有翅的叶柄；茎生叶渐小，披针状卵形至披针形，全缘；全部叶下表面被疏粗毛或绢毛。头状花序单生于茎枝顶端或 2~3 个簇生于中上部叶腋；外层总苞片形状不一，下部软革质，有睫毛，外面无毛或有毛；花全部舌状，花冠蓝色。瘦果顶端截形；冠毛短，长 0.2~0.8mm，鳞片状，顶端细齿裂。花、果期 5~10 月。

生境分布：生于路边、草地、山沟及田边荒地。分布于东北、西北、华北及山东、江西等地。

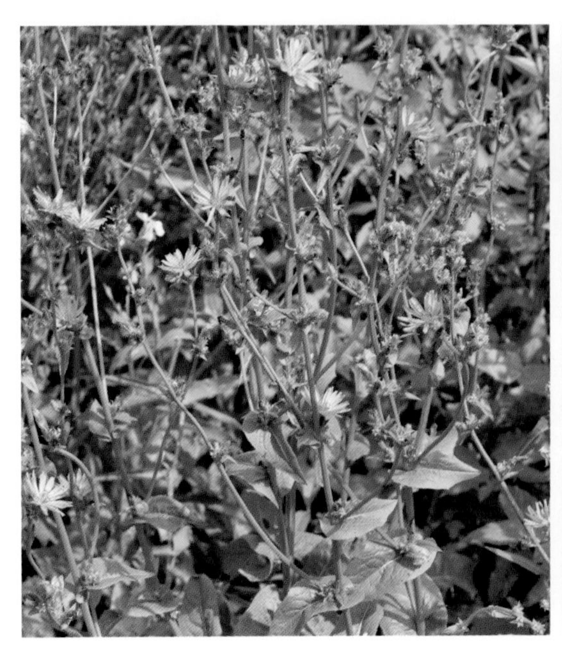

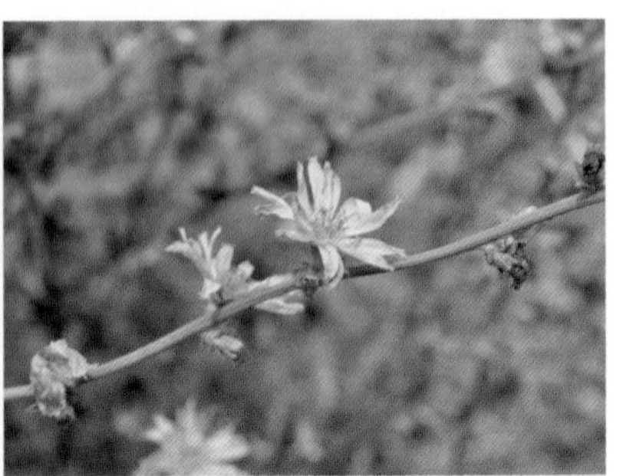

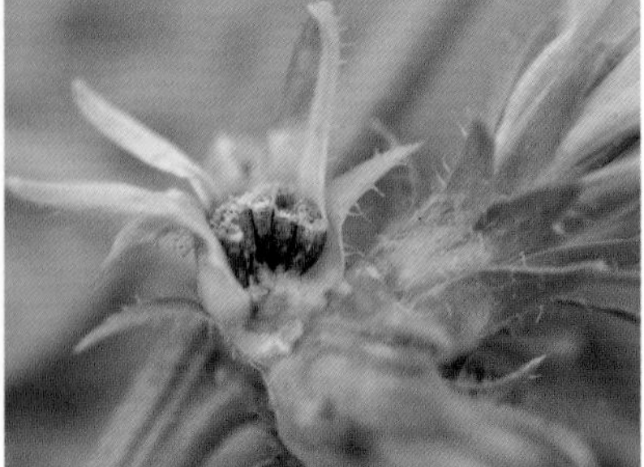

药材性状

菊苣

根顶端有时有2~3叉。表面灰棕色至褐色，粗糙，具深纵纹，外皮常脱落，脱落后显棕色至棕褐色，有少数侧根及须根。嚼之有韧性。茎表面近光滑。茎生叶少，长圆状披针形。头状花序少数，簇生；苞片外短内长，无毛或先端被稀毛。瘦果鳞片状；冠毛短，长0.2~0.3mm。

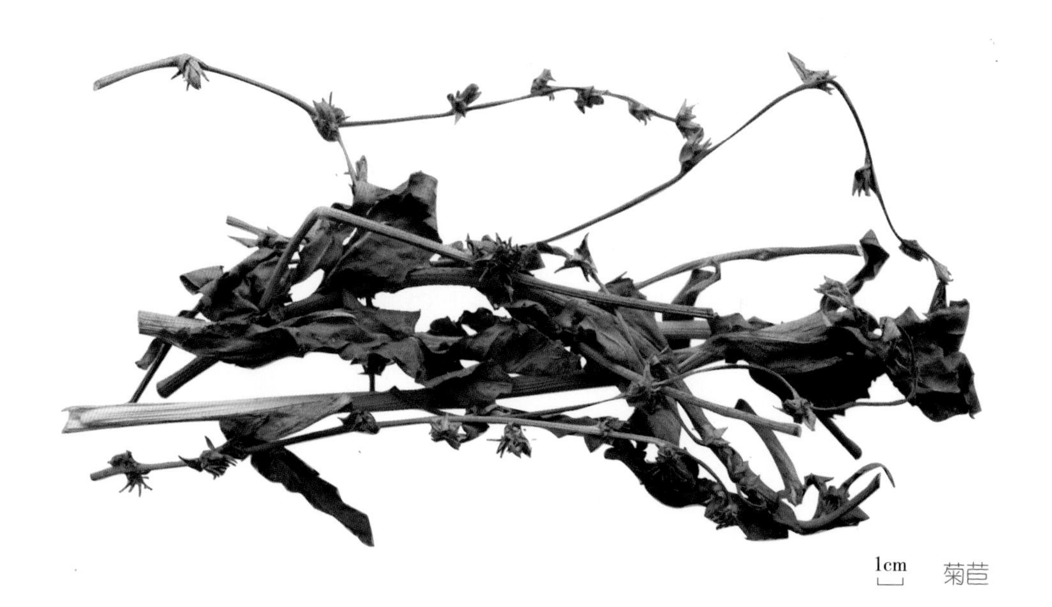

菊苣

性味	微苦、咸，凉。
功效	清肝利胆，健胃消食，生津止渴，利尿消肿。
主治	湿热黄疸，胃痛食少，内热消渴，水肿尿少。
用量用法	9~18g。

附　注：《中国药典》2015年版记载同属植物毛菊苣与菊苣的干燥地上部分或根同等入药。

棕榈科

★ 棕榈 *Trachycarpus fortunei* (Hook. f.) H. Wendl.

别名：棕树。| 药材名：棕榈（叶柄）。

植物形态

常绿乔木，株高 3~8m。茎直立，不分枝。老叶鞘基纤维状，包被于茎秆上。叶簇生于茎顶；叶片圆扇形，掌状分裂，裂至中部，裂片硬直，先端不下垂；叶具长柄，基部扩大成抱茎的鞘。雌雄异株，花黄色；雄花具 6 枚雄蕊，花丝分离；雌花由 3 个心皮组成，柱头 3 个，常反曲。核果球形或长椭圆形。花期 5~7 月，果期 8~9 月。

生境分布：生于丘陵地、疏林中，或栽培于田边、村边。分布于河北、河南、山东、山西、江苏、安徽、浙江、江西、福建、湖北、湖南、广东、广西、陕西、甘肃、云南、贵州、四川、台湾等地。

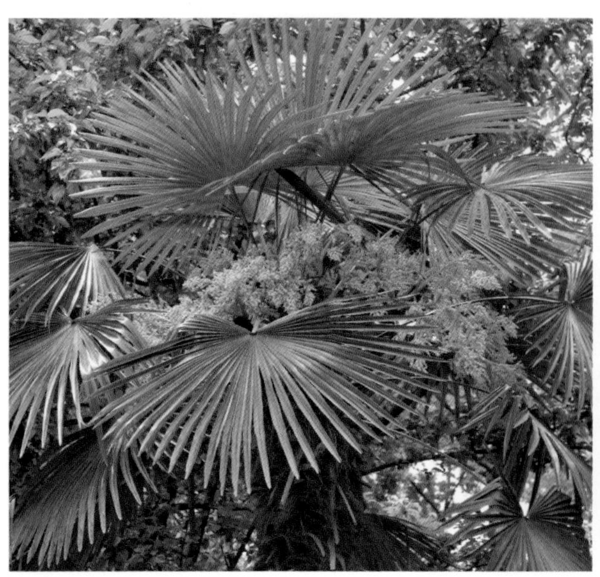

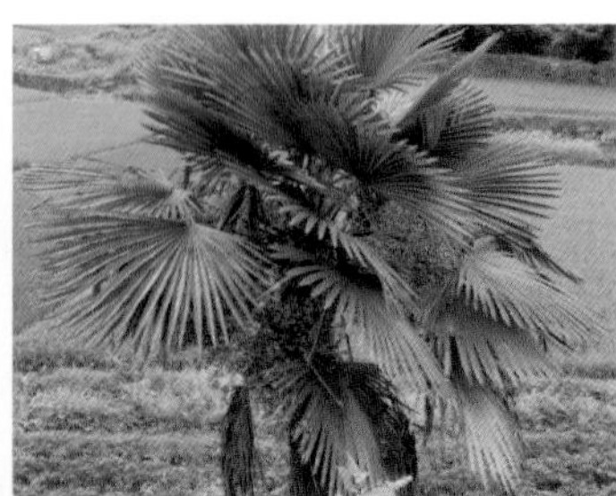

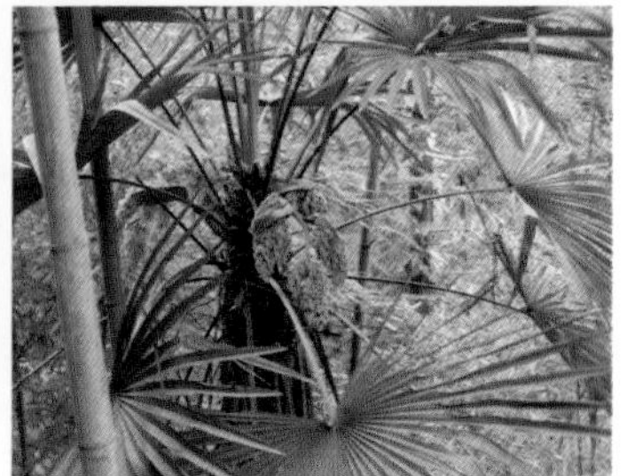

药材性状

棕榈

长条板状，一端较窄而厚，另端较宽而稍薄，大小不等。表面红棕色，粗糙，有纵直皱纹；一面有明显的凸出纤维，纤维的两侧着生多数棕色茸毛。质硬而韧，不易折断，断面纤维性。气微，味淡。

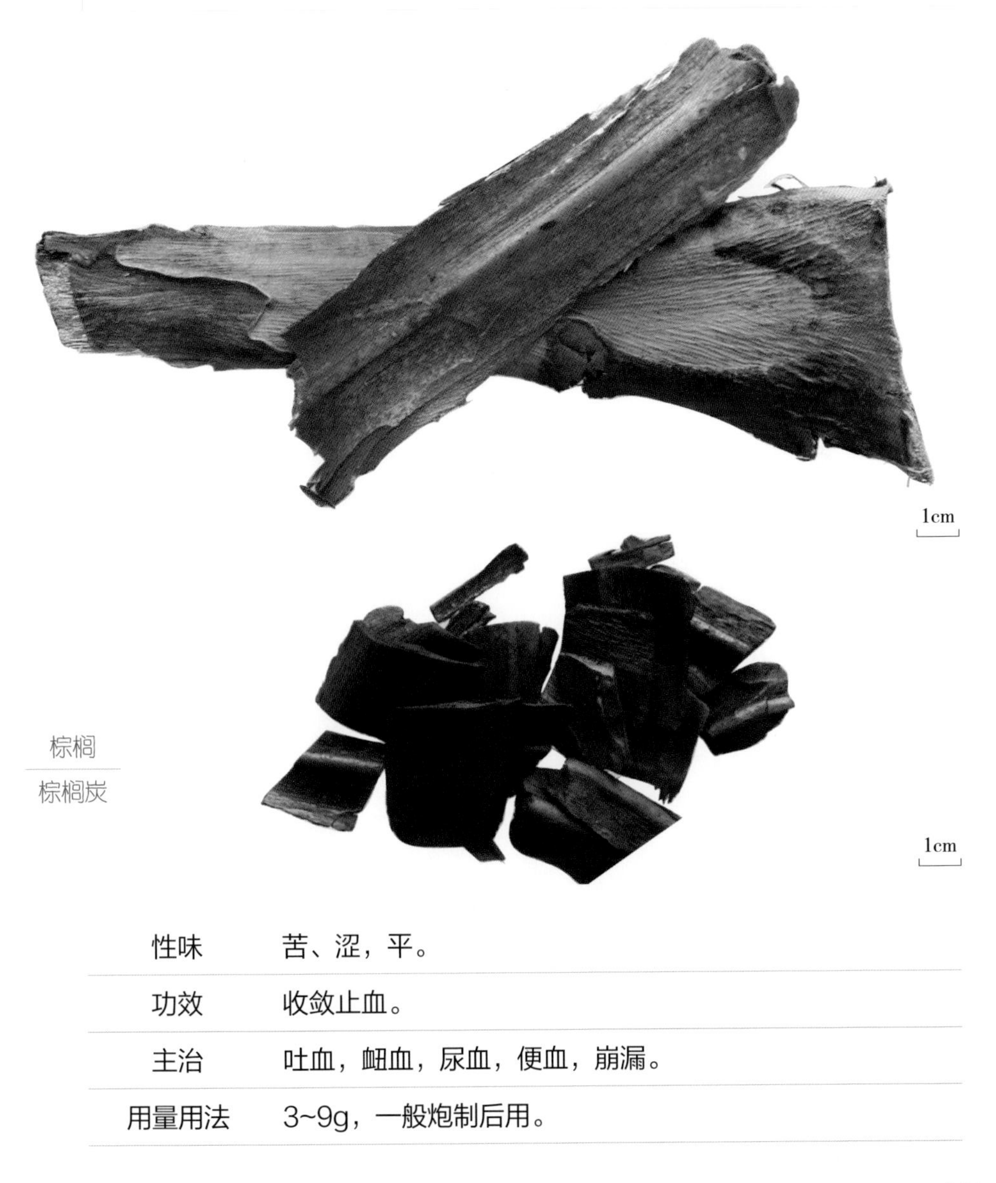

棕榈

棕榈炭

性味	苦、涩，平。
功效	收敛止血。
主治	吐血，衄血，尿血，便血，崩漏。
用量用法	3~9g，一般炮制后用。

天南星科

★ 藏菖蒲 *Acorus calamus* L.

别名：水菖蒲。| **药材名：**藏菖蒲（根茎）。

植物形态

根状茎粗壮，直径达 1.5cm。叶剑形，具明显突起的中肋，基部叶鞘对褶且边缘膜质。花葶基出，短于叶片，稍压扁；佛焰苞叶状，长 30~40cm，宽 5~10mm；肉穗花序圆柱形；花两性，花被片 6 枚，顶端平截而内弯；雄蕊 6 枚，花丝扁平，花药淡黄色，稍伸出于花被；子房顶端圆锥状，3 室，每室具数枚胚珠。果紧密靠合，红色，果期花序粗达 16mm。花期 6~7 月，果期 8 月。

生境分布：生于沼泽、溪旁及水稻田边。分布于全国各地。

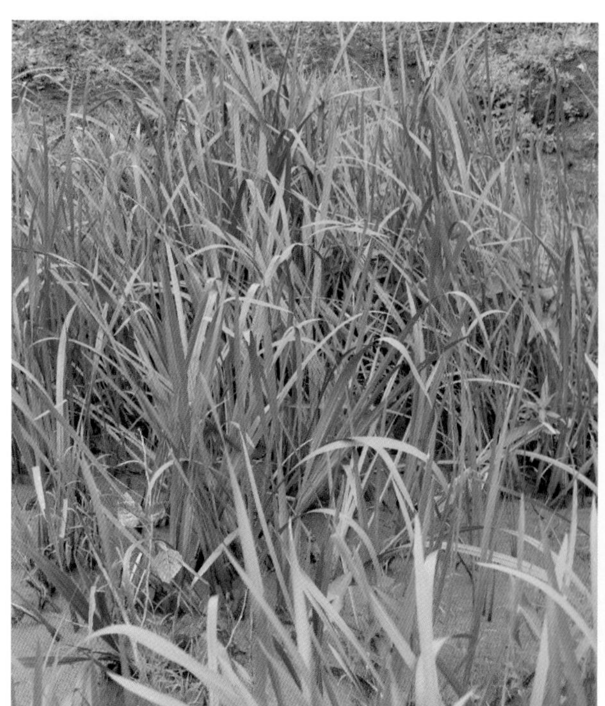

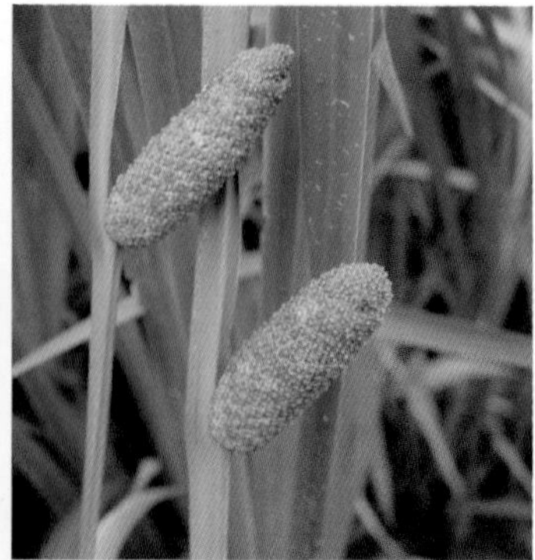

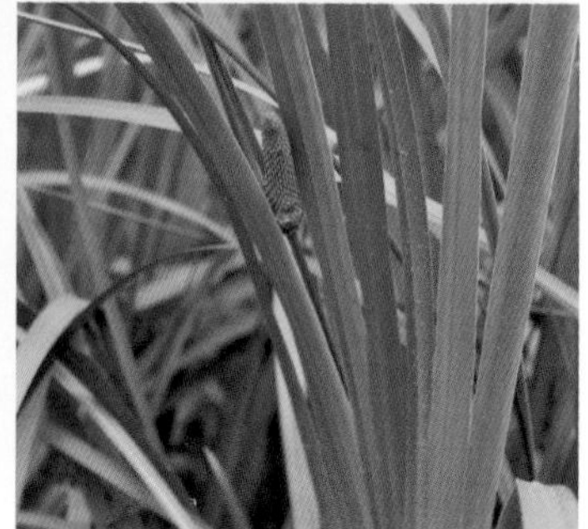

药材
性状

藏菖蒲

扁圆柱形，略弯曲，长 4~20cm，直径 0.8~2cm。表面灰棕色至棕褐色，节明显，节间长 0.5~1.5cm，具纵皱纹，一面具密集圆点状根痕；叶痕呈斜三角形，左右交互排列，侧面茎基痕周围常残留有鳞片状叶基和毛发状须根。质硬，断面淡棕色，内皮层环明显，可见众多棕色油细胞小点。气浓烈而特异，味辛。

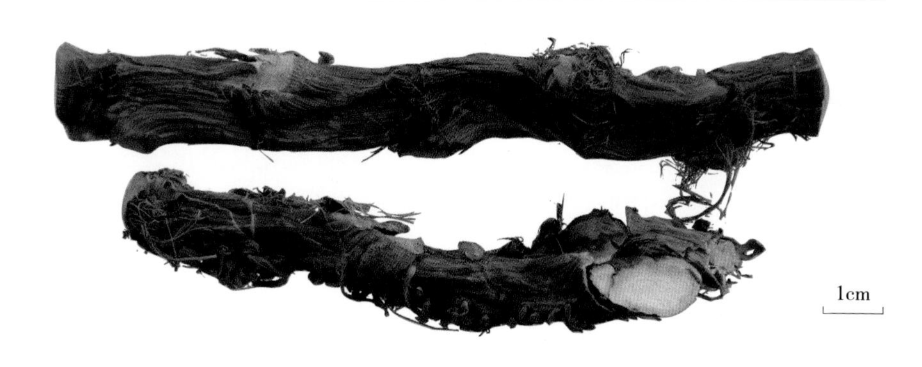

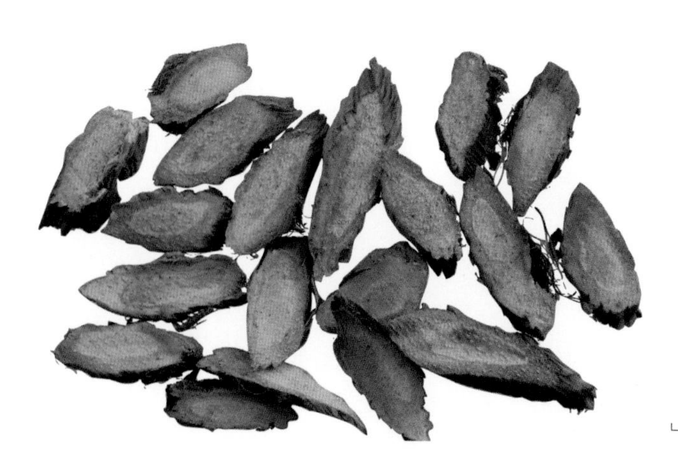

藏菖蒲

藏菖蒲（饮片）

性味	苦、辛，温。
功效	温胃，补胃阳，消炎止痛。
主治	消化不良，食物积滞，白喉，炭疽等。
用量用法	3~6g。

★千年健 *Homalomena occulta* (Lour.) Schott

别名：一包针、千年见。| 药材名：千年健（根茎）。

植物形态

多年生草本。根茎匍匐，长圆柱形，肉质。鳞叶线状披针形，向上渐狭；叶互生，具长柄，叶片近纸质，箭状心形或卵状心形，两面光滑无毛，侧脉平展。花序1~3个，生于鳞叶之腋；佛焰苞长圆形或椭圆形，开花前卷成纺锤形；肉穗花序具短柄或无柄；雄花生于花序上部，雌花生于下部，紧密连接；无花被；雄花密集，雄蕊呈片状长圆形；雌花具退化雄蕊，呈棒状，雌蕊长圆形。浆果。种子长圆形，褐色。花期5~6月，果期8~10月。

生境分布：生于山谷溪边或密林下、阴湿地。分布于广西、云南等地。

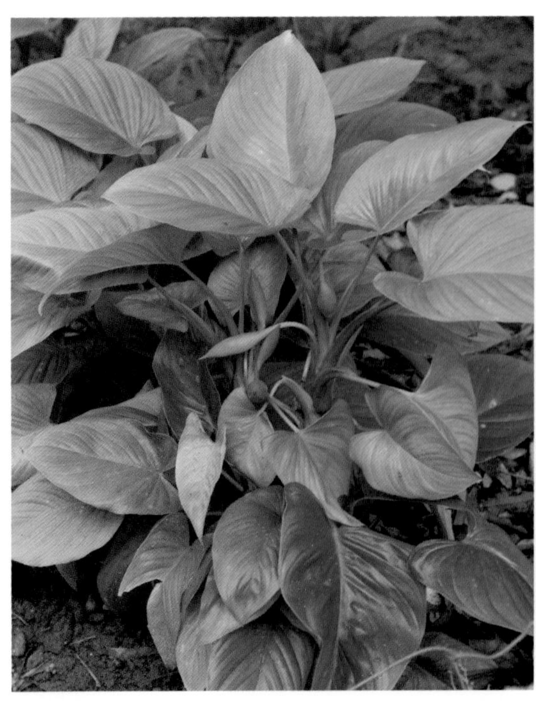

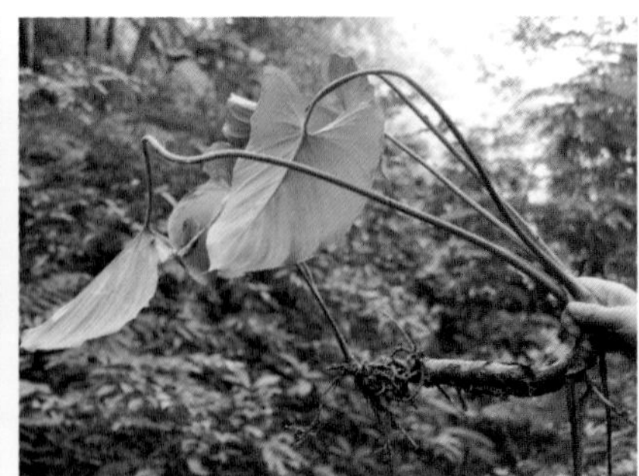

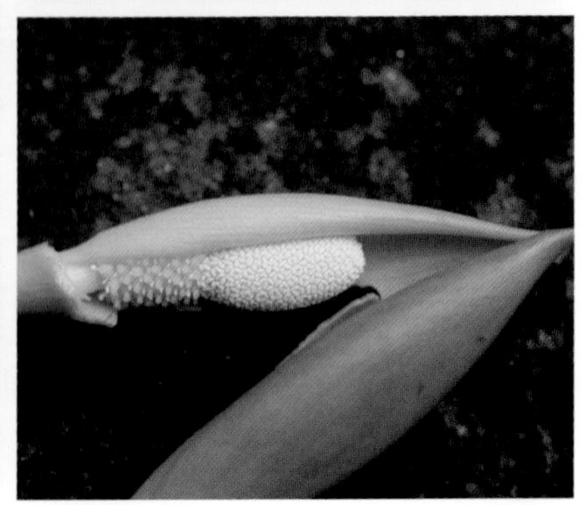

药材性状

千年健

圆柱形，稍弯曲，有的略扁，长 15~40cm，直径 0.8~1.5cm。表面黄棕色至红棕色，粗糙，可见多数扭曲的纵沟纹、圆形根痕及黄色针状纤维束。质硬而脆，断面红褐色，黄色针状纤维束多而明显，相对另一断面呈多数针眼状小孔及有少数黄色针状纤维束，可见深褐色具光泽的油点。气香，味辛、微苦。

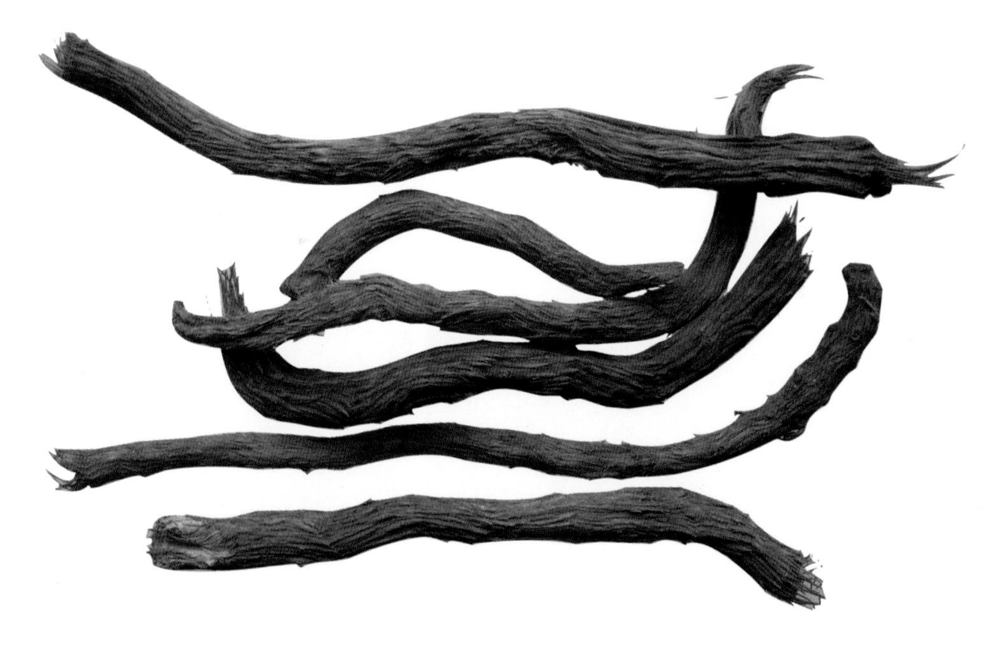

1cm 千年健

性味	苦、辛，温。
功效	祛风湿，壮筋骨。
主治	风寒湿痹，腰膝冷痛，拘挛麻木，筋骨痿软。
用量用法	5~10g。

★ 东北天南星 *Arisaema amurense* Maxim.

别名：天老星。| 药材名：天南星（块茎）。

植物形态

块茎扁球形，直径达 3cm。叶 1 枚；小叶片 5 枚（幼叶 3 枚），形状变异较大，卵形、卵状椭圆形至宽倒卵形，侧生者亦有矩圆状椭圆形，全缘至具锯齿。佛焰苞绿色或带紫色而有白色条纹，全长 8~11cm，上部直立或稍前倾，顶端短渐尖；肉穗花序稍伸出佛焰苞口部，下部 8~15mm 部分具花；附属器棍棒状，有柄，基部平截；雄花具 4~6 枚花药。果序椭圆形。花期 5~7 月，果期 8~9 月。

生境分布：生于林下或沟边阴湿地。分布于东北及河北、河南、山西、山东等地。

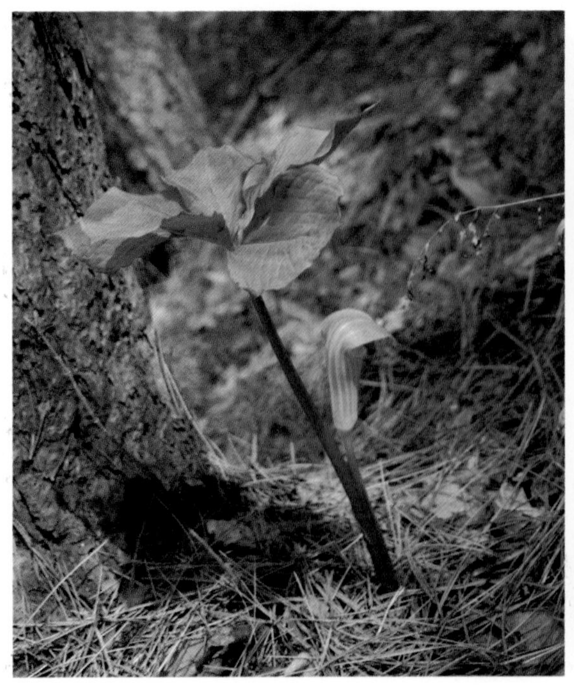

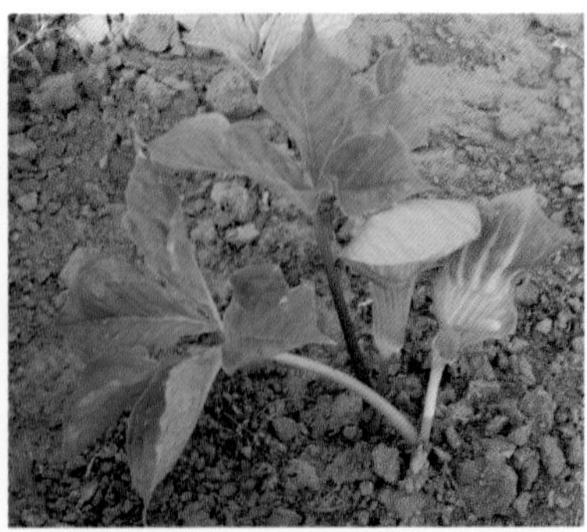

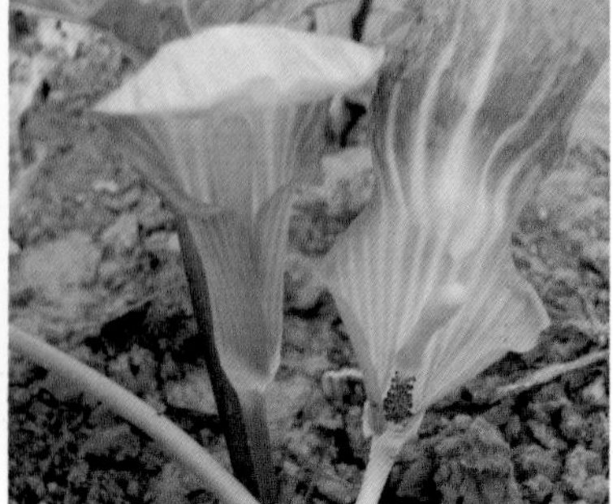

药材
性状

天南星

扁球形，高1~2cm，直径1.5~6.5cm。表面类白色或淡棕色，较光滑，顶端有凹陷的茎痕，周围有麻点状根痕，有的块茎周边有小扁球状侧芽。质坚硬，不易破碎，断面不平坦，白色，粉性。气微辛，味麻辣。

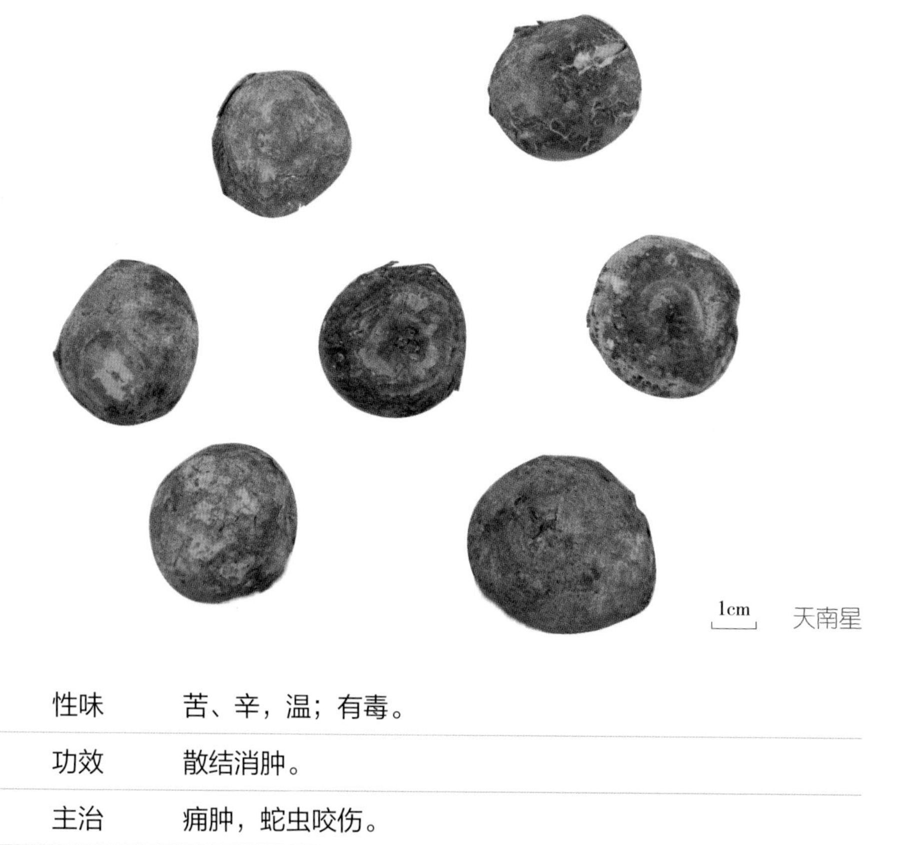

天南星

性味	苦、辛，温；有毒。
功效	散结消肿。
主治	痈肿，蛇虫咬伤。
用量用法	外用生品适量，研末以醋或酒调敷患处。孕妇慎用；生品内服宜慎。

附　注：《中国药典》2015年版记载同属植物异叶天南星、天南星与东北天南星的干燥块茎同等入药。

禾本科

★ 青皮竹 *Bambusa textilis* McClure

药材名：天竺黄（秆内的分泌液干燥后的块状物）。

植物形态

秆高 8~10m，直径 3~5cm；节间绿色，幼时被白蜡粉，并贴生淡棕色刺毛，秆壁薄。箨鞘早落，革质，硬而脆，背面近基部贴生暗棕色刺毛，箨耳较小，不相等；箨舌高 2mm，边缘齿裂或条裂；箨片直立，卵状狭三角形。叶鞘无毛；叶耳发达，通常呈镰刀形；叶舌极低矮；叶片线状披针形至狭披针形，先端具钻状细尖头。假小穗单生或数枚乃至多枚簇生于花枝各节；小穗含小花 5~8 朵；颖 1 片，宽卵形，鳞被不相等；花丝细长，花药黄色；子房宽卵球形。

生境分布： 常栽培于低海拔的河边或村落附近，分布于云南、广东、广西等地。

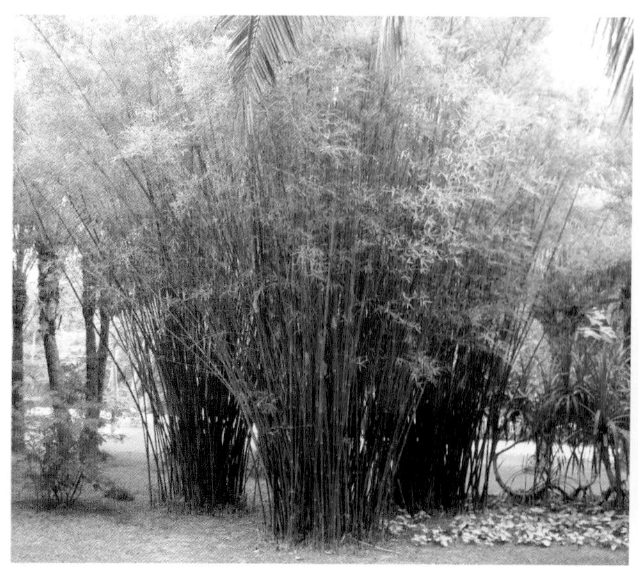

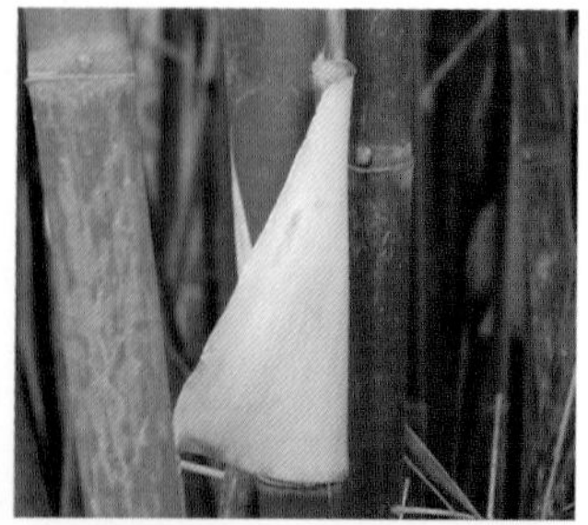

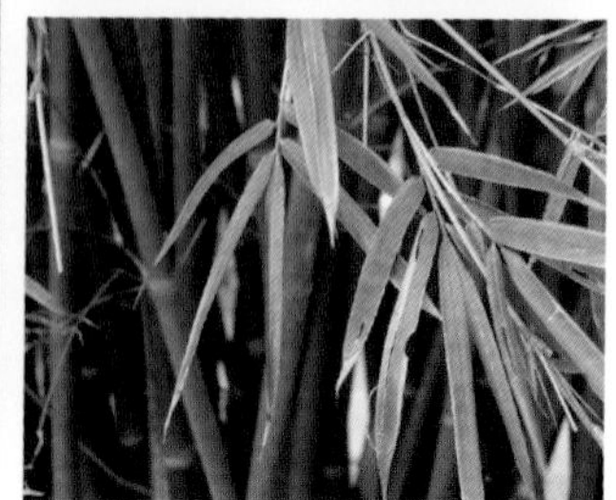

药材
性状

天竺黄

不规则的片块或颗粒，大小不一。表面灰蓝色、灰黄色或灰白色，有的洁白色，半透明，略带光泽。体轻，质硬而脆，易破碎，吸湿性强。气微，味淡。

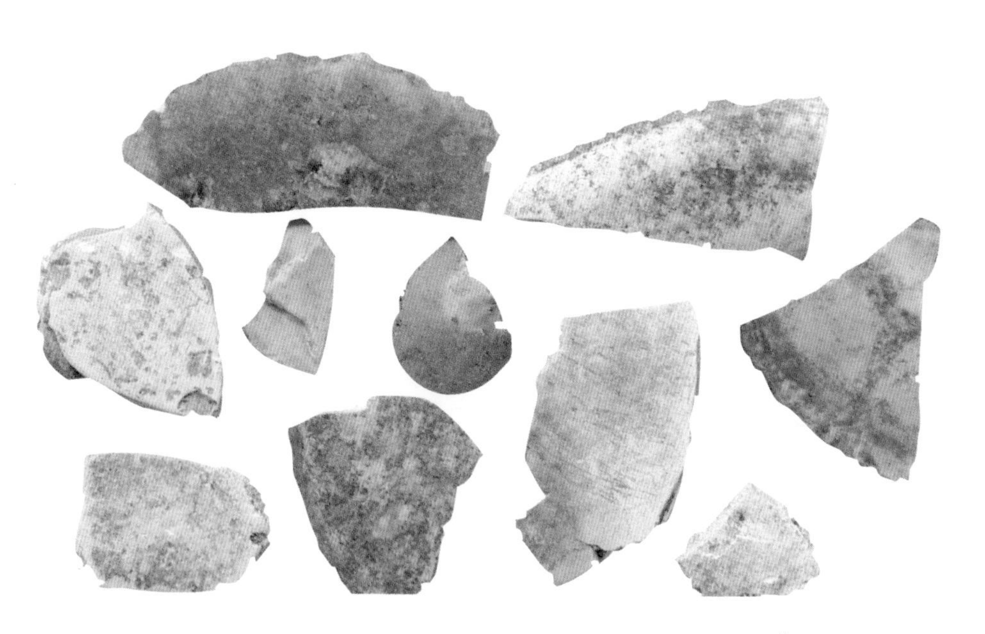

1cm 天竺黄

性味	甘，寒。
功效	清热豁痰，凉心定惊。
主治	热病神昏，中风痰迷，小儿痰热惊痫、抽搐、夜啼。
用量用法	3~9g。

★ 粟 *Setaria italica* (L.) Beauv.

别名：粱。| **药材名：**谷芽（果实经发芽干燥的炮制加工品）。

植物形态

一年生草本。秆直立，粗壮，光滑。叶片披针形或条状披针形，边缘粗糙，近基部处较平滑，上表面粗糙；叶鞘除鞘口外光滑无毛；叶舌长 1.5~5mm，具纤毛。顶生柱状圆锥花序长 10~40cm，直径 2~3cm，小穗簇生于缩短的分枝上，基部有刚毛状小枝 1~3 条，成熟时自颖与第一外稃分离而脱落；第一颖长为小穗的 1/3~1/2；第二颖略短于小穗；第二外稃有细点状皱纹。花期 6~8 月，果期 9~10 月。

生境分布：广泛栽培于北方地区。

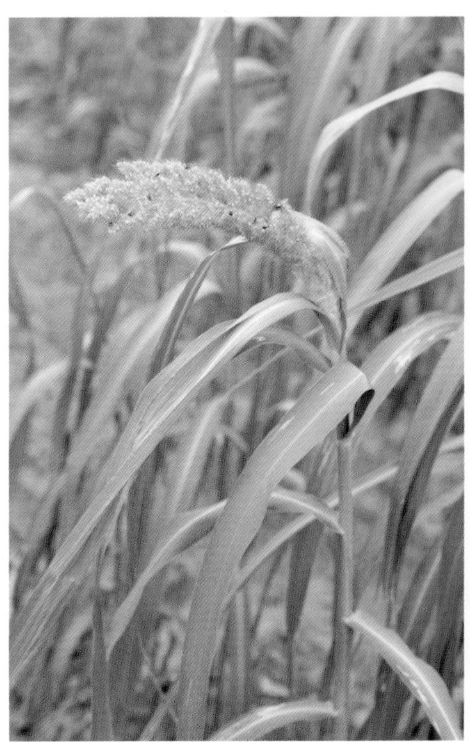

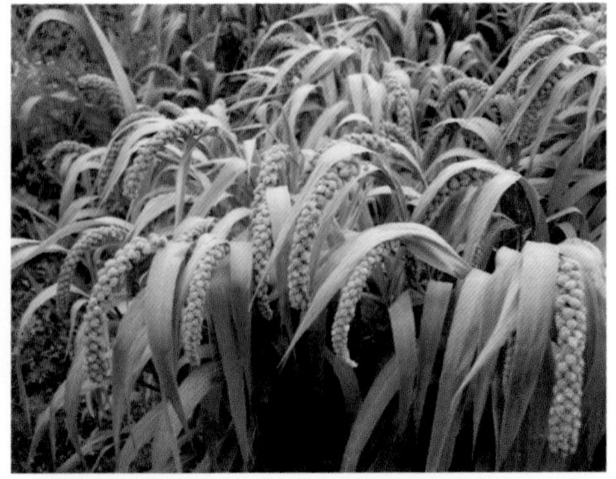

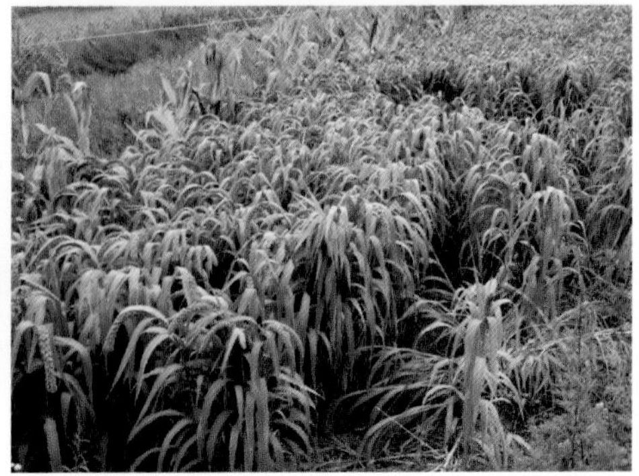

药材性状

谷芽

类圆球形，直径约2mm，顶端钝圆，基部略尖。外壳为革质的稃片，淡黄色，具点状皱纹，下端有初生的细须根，长3~6mm，剥去稃片，内含淡黄色或黄白色颖果（小米）1粒。气微，味微甘。

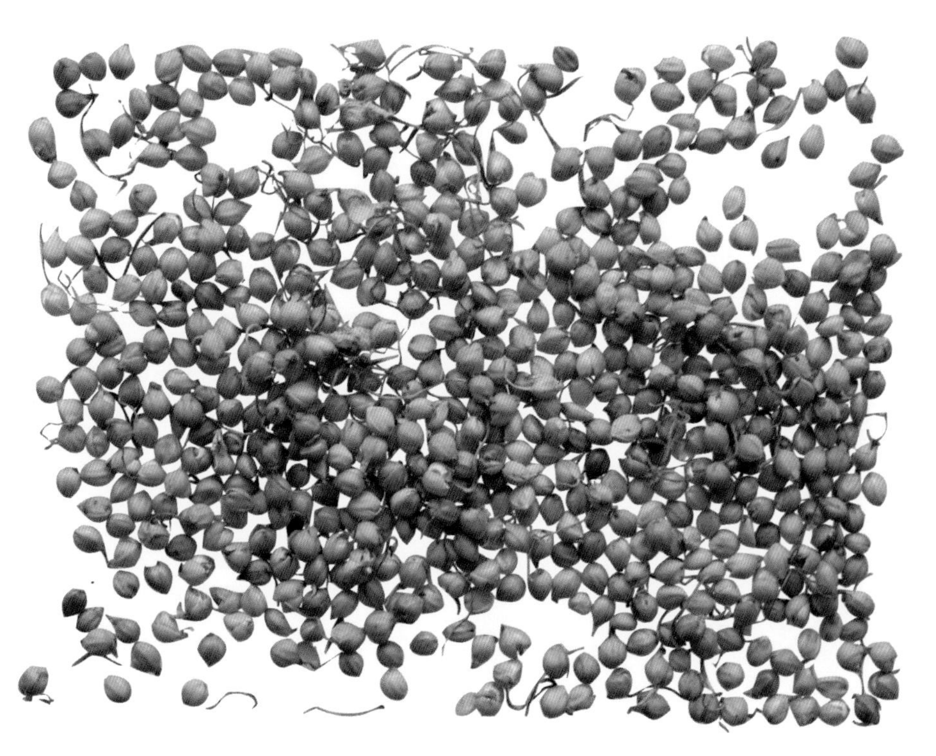

1cm 谷芽

性味	甘，温。
功效	消食和中，健脾开胃。
主治	食积不消，腹胀口臭，脾胃虚弱，不饥食少。
用量用法	9~15g。

★薏苡 *Coix lacryma-jobi* L. var. *mayuen* (Roman.) Stapf

别名：薏米、药玉米。| **药材名：**薏苡仁（种仁）。

植物形态

一年生草本。秆直立，高 1~1.5m，约有 10 节。叶鞘光滑，上部叶鞘短于节间；叶舌质硬，长约 1mm；叶片线状披针形。总状花序腋生成束，直立或下垂，具总梗；雌小穗位于花序的下部，长 7~9mm，外包以骨质念珠状总苞，小穗和总苞等长，能育小穗第一颖下部膜质，上部厚纸质，先端钝，具多脉。颖果饱满，总苞甲壳质，易破，先端具颈状喙。花、果期 7~10 月。

生境分布：生于河边、溪边或阴湿山谷。全国多有栽培。

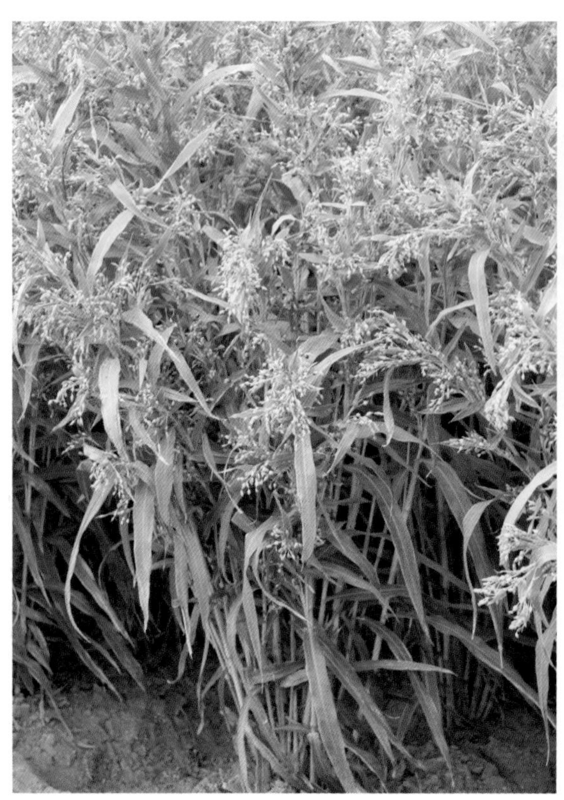

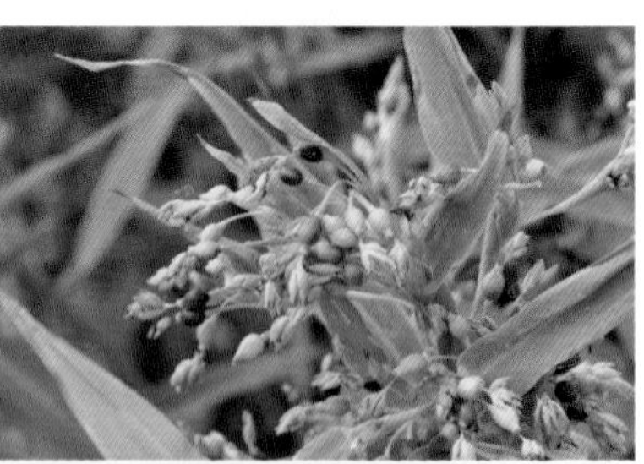

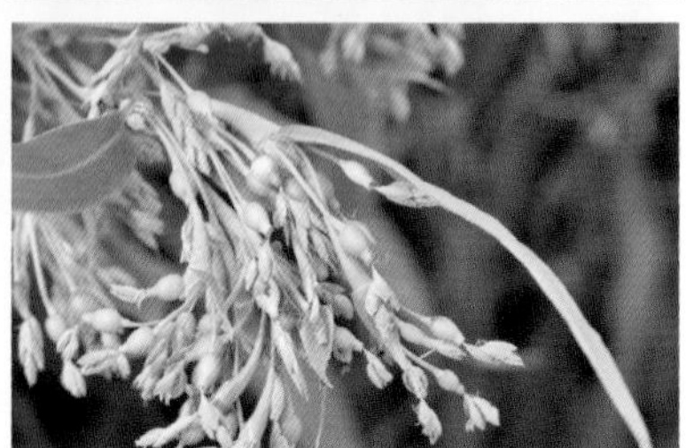

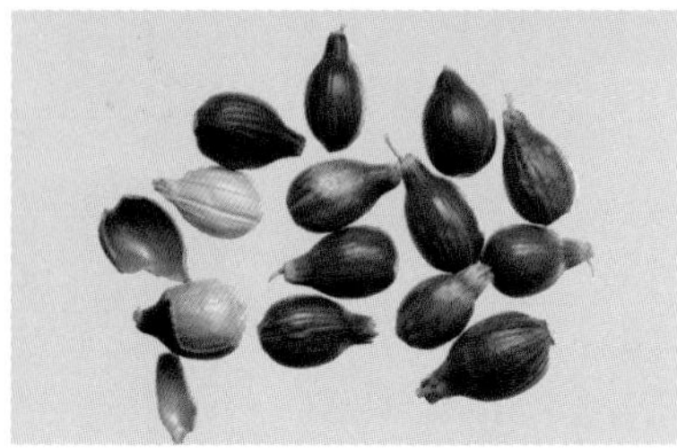

药材性状

薏苡仁

宽卵形或长椭圆形，长 4~8mm，宽 3~6mm。表面乳白色，光滑，偶有残存的黄褐色种皮；一端钝圆，另一端较宽而微凹，有 1 个淡棕色点状种脐；背面圆凸，腹面有 1 条较宽而深的纵沟。质坚实，断面白色，粉性。气微，味微甜。

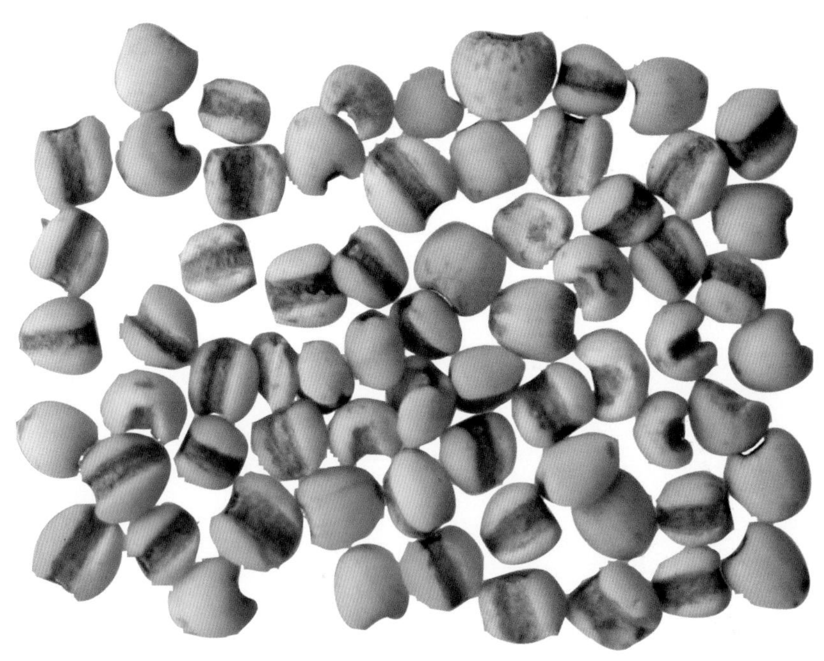

薏苡仁

性味	甘、淡，凉。
功效	利水渗湿，健脾止泻，除痹，排脓，解毒散结。
主治	水肿，脚气，小便不利，脾虚泄泻，湿痹拘挛，肺痈，肠痈，赘疣，癌肿。
用量用法	9~30g。孕妇慎用。

★芦苇 *Phragmites communis* Trin.

别名：苇子。| **药材名：**芦根（新鲜或干燥根茎）。

植物形态

多年生水生或湿生高大禾草。匍匐根状茎粗壮。秆高1~3m，直径2~10mm，节下通常具白粉。叶鞘圆筒形；叶舌有毛；叶片长15~45cm，宽1~3.5cm。顶生圆锥花序，疏散，稍下垂，下部枝腋具白柔毛；小穗通常含4~7朵花，长12~16mm；颖具3条脉，第一颖长3~7mm，第二颖长5~11mm；第一花通常为雄性，外稃长8~15mm，内稃长3~4mm，脊上粗糙。颖果长圆形。花、果期7~11月。

生境分布：生于湿地、河边、湖边等。分布于全国各地。

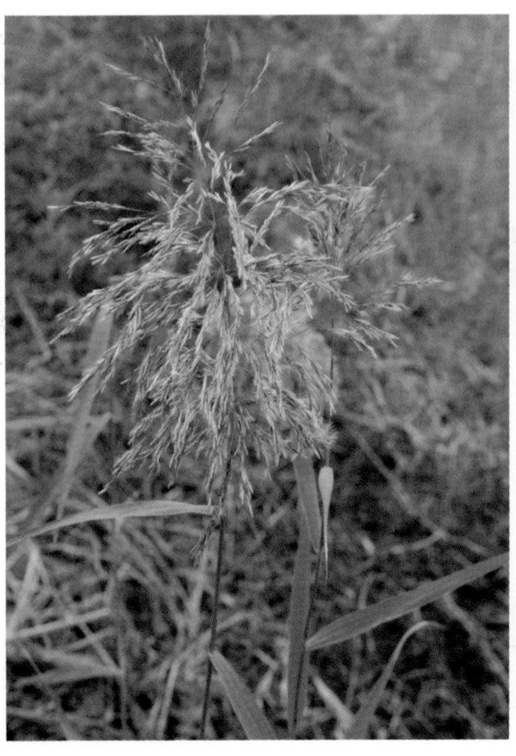

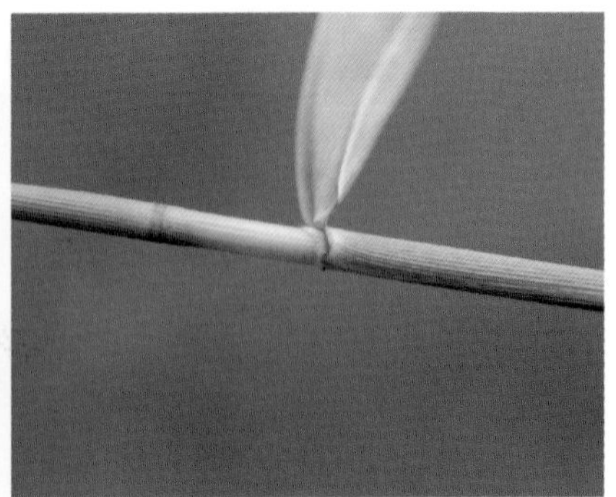

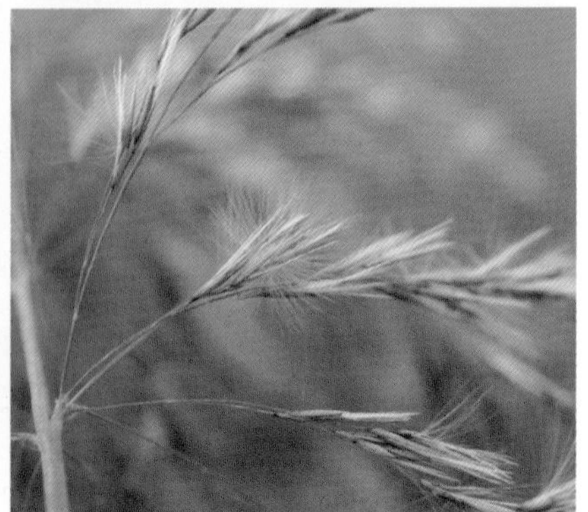

药材性状

芦根

鲜芦根呈长圆柱形，有的略扁，长短不一，直径1~2cm。表面黄白色，有光泽，外皮疏松可剥离，节呈环状，有残根及芽痕。体轻，质韧，不易折断。切断面黄白色，中空，壁厚1~2mm，有小孔排列成环。气微，味甘。干芦根呈扁圆柱形。节处较硬，节间有纵皱纹。

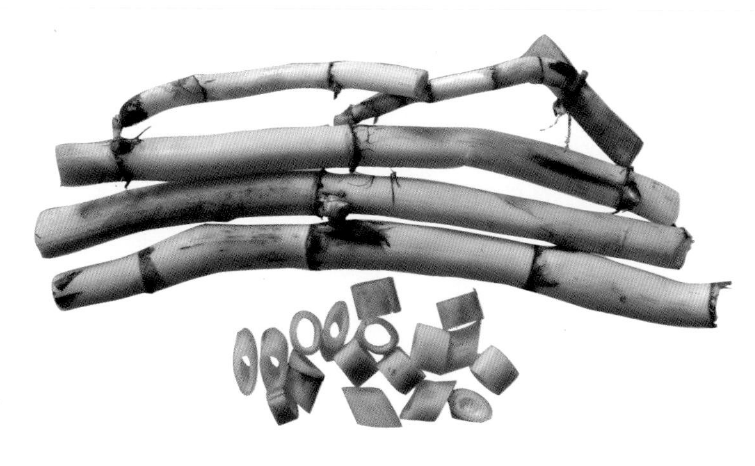

鲜芦根

干芦根

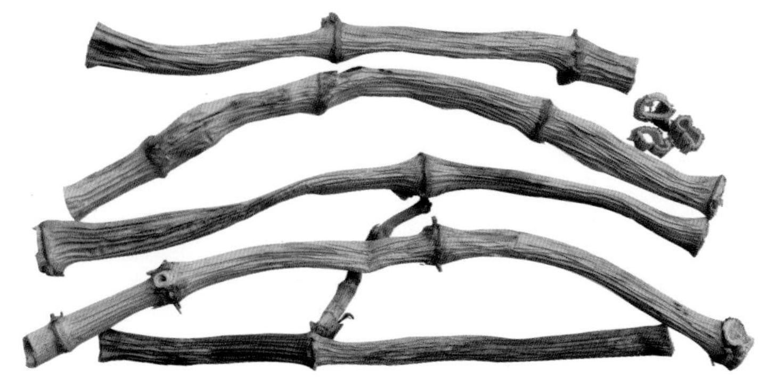

性味	甘，寒。
功效	清热泻火，生津止渴，除烦，止呕，利尿。
主治	热病烦渴，肺热咳嗽，肺痈吐脓，胃热呕哕，热淋涩痛。
用量用法	15~30g；鲜品用量加倍，水煎服或捣汁用。

姜科

★广西莪术 *Curcuma kwangsiensis* S. G. Lee et C. F. Liang

别名：桂莪术、毛莪术、莪苓。| **药材名：**郁金（块根）、莪术（根茎）。

植物形态

根茎卵球形，鲜时内部白色或微带淡奶黄色。须根细长，末端常膨大成近纺锤形的块根。春季抽叶，叶基生，2~5 枚，直立；叶片椭圆状披针形，两面被柔毛；叶柄及叶鞘均被短柔毛。花序长约 15cm，直径约 7cm；花序下部的苞片阔卵形，淡绿色，上部的苞片长圆形，斜举，淡红色；花萼白色；花冠管长 2cm，喇叭状，花冠裂片 3 枚；唇瓣近圆形，淡黄色，先端 3 浅圆裂。花期 5~7 月。

生境分布：生于山坡草地或灌丛中，亦有栽培。分布于广东、广西、云南、四川等地。

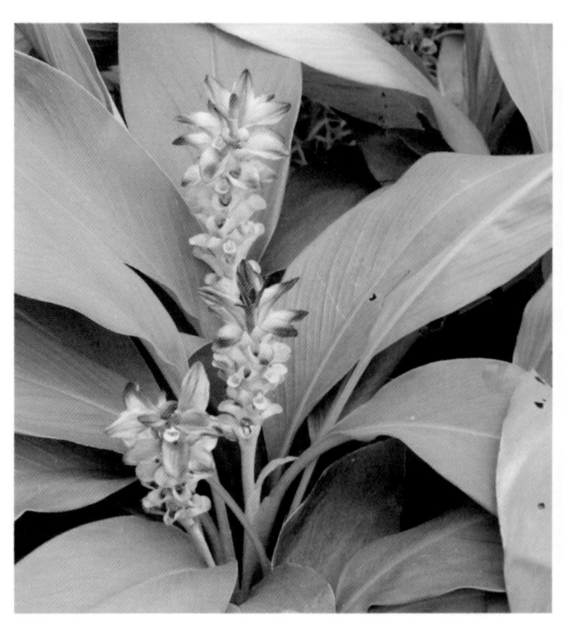

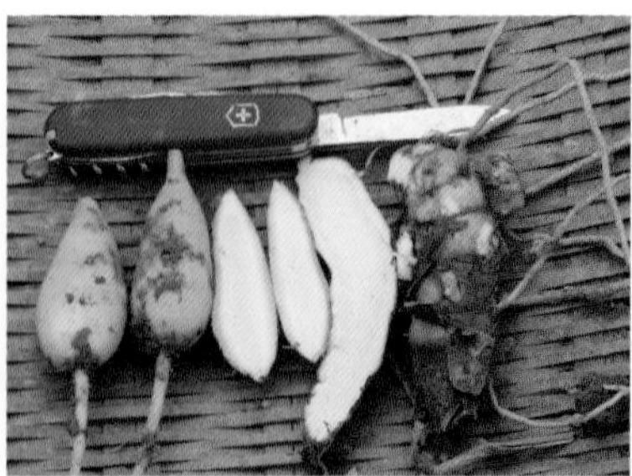

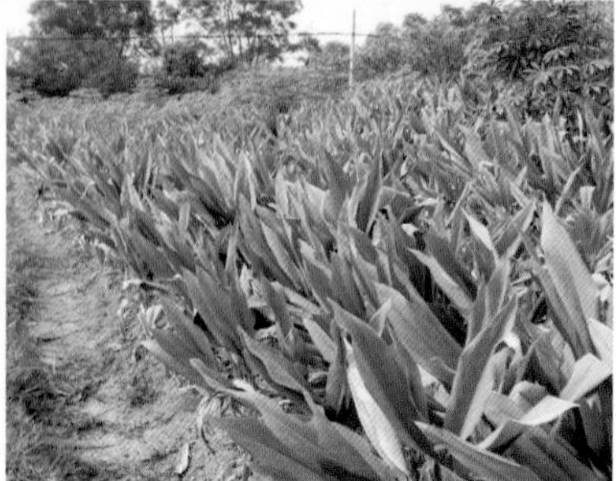

药材
性状

郁金

长圆锥形或长圆形，两端渐尖，长2 ~ 6.5cm，直径1 ~ 1.8cm。表面灰棕色，具疏浅纵纹或较粗糙网状皱纹。质坚实，断面灰棕色，角质样；内皮层环明显。气微香，味微苦。

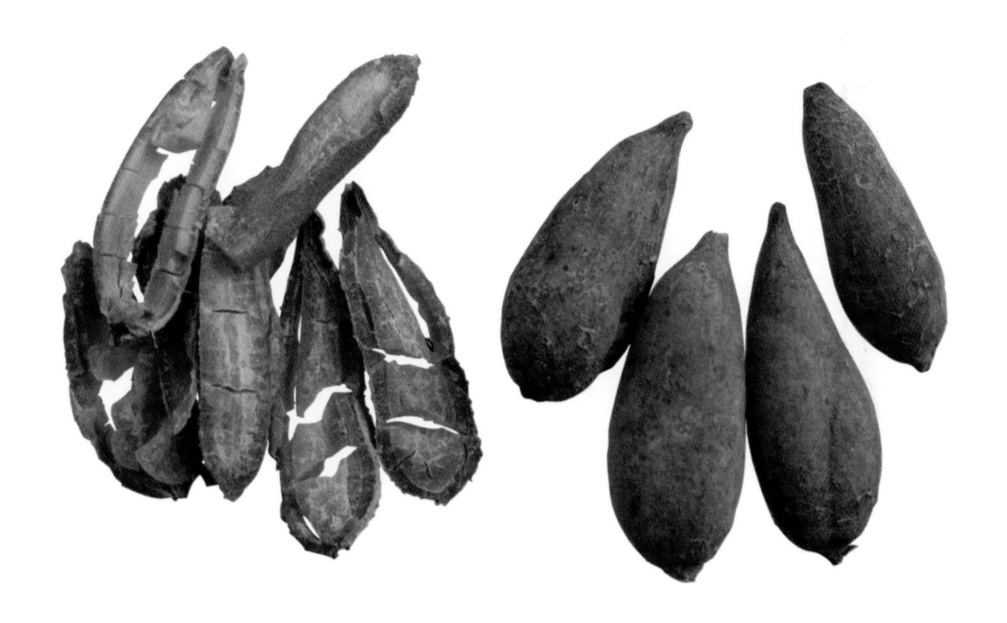

1cm　郁金

性味	辛、苦，寒。
功效	活血止痛，行气解郁，清心凉血，利胆退黄。
主治	胸胁刺痛，胸痹心痛，经闭痛经，乳房胀痛，热病神昏，癫痫发狂，血热吐衄，黄疸尿赤。
用量用法	3~10g。不宜与丁香、母丁香同用。

药材性状

莪术

卵圆形、长卵形，顶端和基部钝圆。表面灰黄色至灰棕色，环节稍凸起，有圆形微凹的须根痕或残留的须根，有的两侧各有1列下陷的芽痕和类圆形的侧生根茎痕。体重，质坚实，断面黄棕色至棕色，常附有淡黄色粉末，内皮层环纹黄白色。气微香，味微苦而辛。

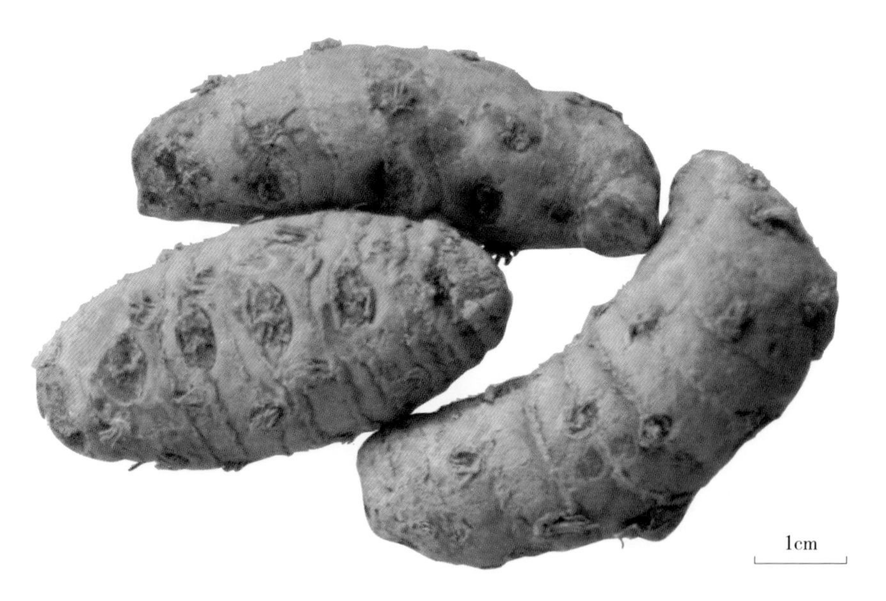

莪术

性味	辛、苦，温。
功效	行气破血，消积止痛。
主治	癥瘕痞块，瘀血经闭，胸痹心痛，食积胀痛。
用量用法	6~9g。孕妇禁用。

附 注：《中国药典》2015年版记载同属植物温郁金、姜黄、蓬莪术与广西莪术的干燥块根作为郁金同等入药；温郁金、蓬莪术与广西莪术的干燥根茎作为莪术同等入药。在民间，姜科植物郁金的干燥根茎及块根也入药。

★姜 *Zingiber officinale* Rosc.

别名：药姜。| **药材名**：生姜（新鲜根茎）、干姜（干燥根茎）。

植物形态

株高0.5~1m。根状茎具分枝，肥厚，具芳香气及辛辣味。叶无柄；叶舌膜质，长2~4mm；叶片披针形或线状披针形。花葶单独从根茎抽出，穗状花序卵形，长4~5cm，直径约1.5 cm；总花梗长达25cm；苞片卵形，淡绿色或边缘淡黄色，先端有小尖头；花萼管长约1cm；花冠黄绿色，裂片披针形，长约1.8cm；唇瓣中央裂片长圆状倒卵形，短于花冠裂片，有紫色条纹及淡黄色斑点，侧裂片卵形。花期10月。

生境分布：原产于亚洲热带地区，我国除东北外，其他大部分地区均有栽培。

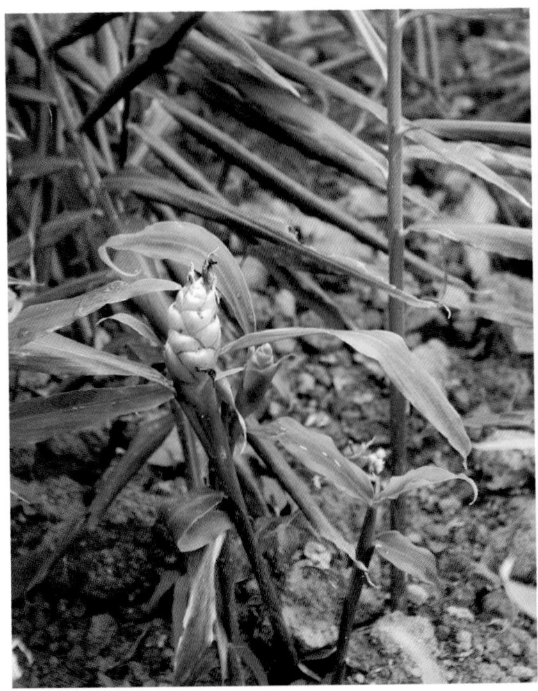

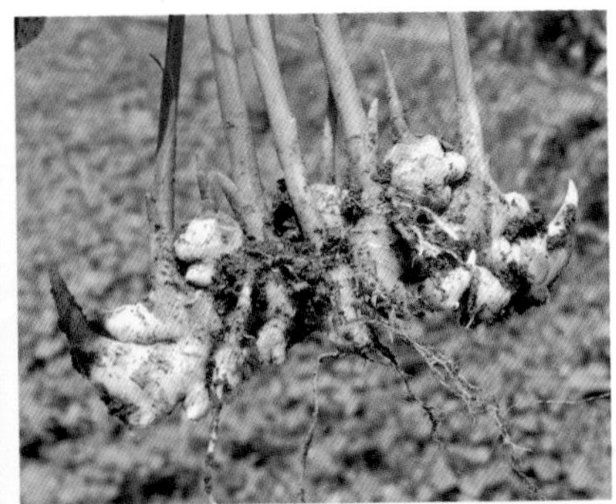

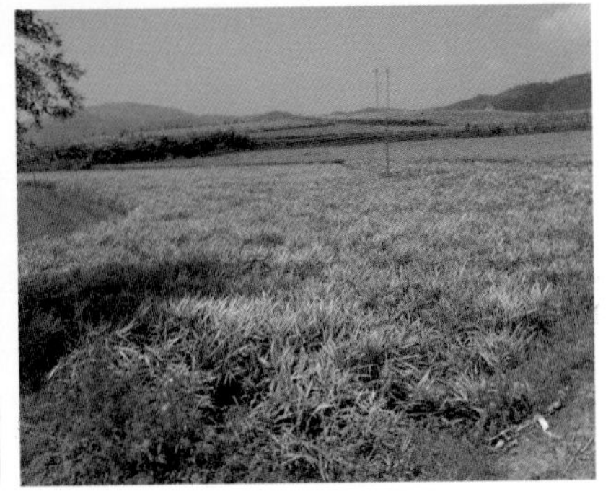

药材性状

生姜

不规则块状，略扁，具指状分枝，长 4~18cm，厚 1~3cm。表面黄褐色或灰棕色，有环节，分枝顶端有茎痕或芽。质脆，易折断，断面浅黄色，内皮层环纹明显，维管束散在。气香特异，味辛辣。

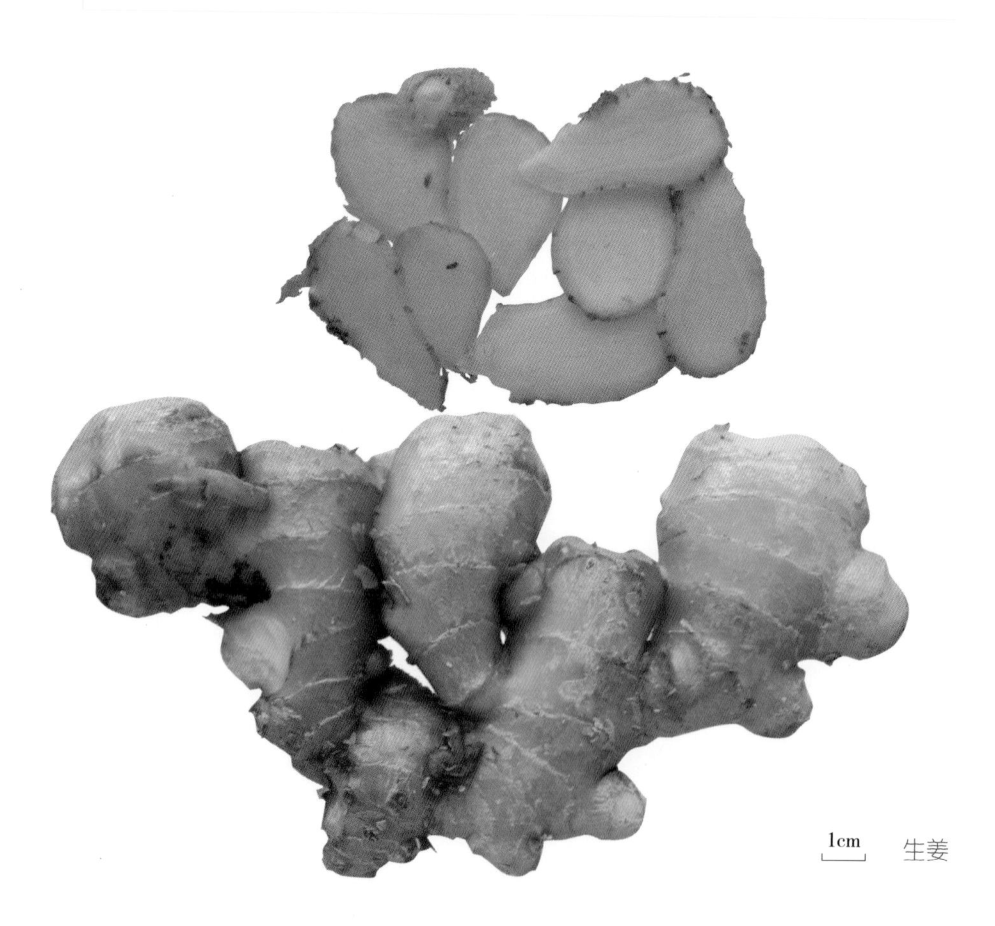

生姜

性味	辛，微温。
功效	解表散寒，温中止呕，化痰止咳，解鱼蟹毒。
主治	风寒感冒，胃寒呕吐，寒痰咳嗽，食鱼蟹中毒。
用量用法	3~10g。

药材性状

干姜

扁平块状，具指状分枝，长 3~7cm，厚 1~2cm。表面灰黄色或浅灰棕色，粗糙，具纵皱纹及明显的环节。分枝处常有鳞叶残存，分枝顶端有茎痕或芽。质坚实，断面黄白色或灰白色，粉性或颗粒性，内皮层环纹明显，维管束及黄色油点散在。气香、特异，味辛辣。

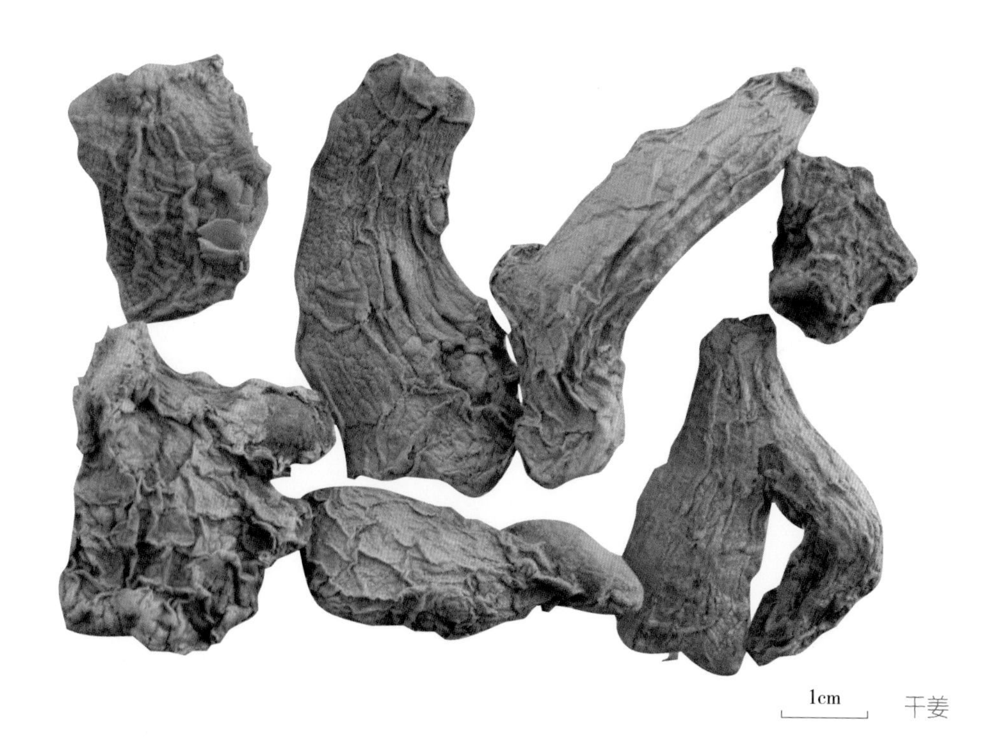

干姜

性味	辛，热。
功效	温中散寒，回阳通脉，温肺化饮。
主治	脘腹冷痛，呕吐泄泻，肢冷脉微，寒饮喘咳。
用量用法	3~10g。

★ 大高良姜 *Alpinia galanga* Willd.

别名：大良姜、红扣。| **药材名：**红豆蔻（果实）。

植物形态

多年生草本。根状茎横走而粗壮，呈块状，淡棕红色，有多数环节，稍有香气。茎直立，高 1~2m。叶 2 列，具细短柄；叶鞘长而抱茎；叶片长圆形至长披针形，两面有光泽；叶舌短而圆，生毛。圆锥花序顶生，花多数，直立，花序轴密生短柔毛，有多数双叉分枝，每分枝基部有长圆状披针形的苞片 1 枚；花绿白色，稍带淡红色条纹，子房外露。果长球形，熟后橙红色，顶端有宿存花萼。种子多数，黑色，有香辣味。花期夏、秋季。

生境分布：多生于山野沟谷的阴湿林下、灌木丛和草丛中。分布于广西、广东、台湾、云南等地。

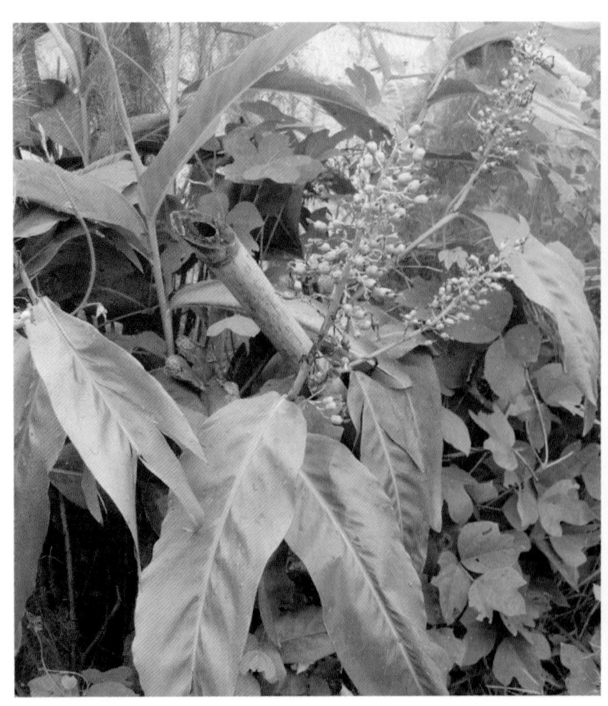

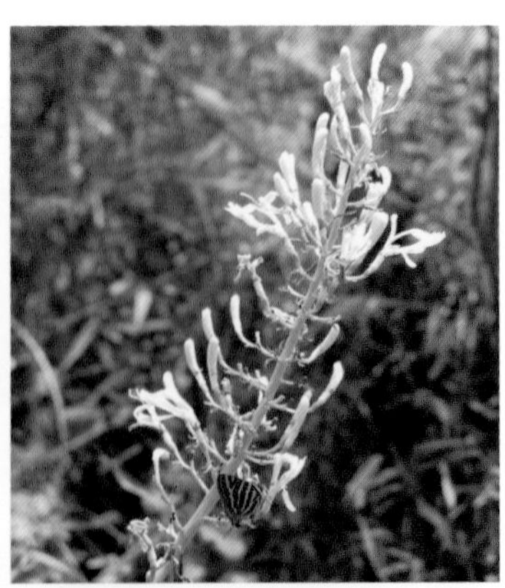

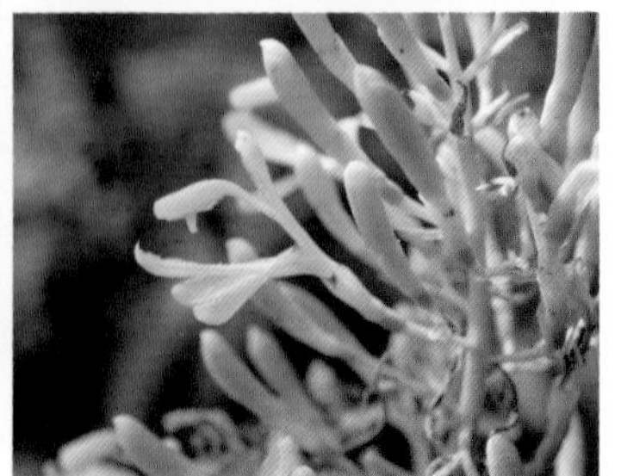

药材性状

红豆蔻

长球形，中部略细，长 0.7~1.2cm，直径 0.5~0.7cm。表面红棕色或暗红色，略皱缩，顶端有黄白色管状宿萼，基部有果梗痕。果皮薄，易破碎。种子 6 粒，扁圆形或三角状多面体形，黑棕色或红棕色，外被黄白色膜质假种皮，胚乳灰白色。气香，味辛辣。

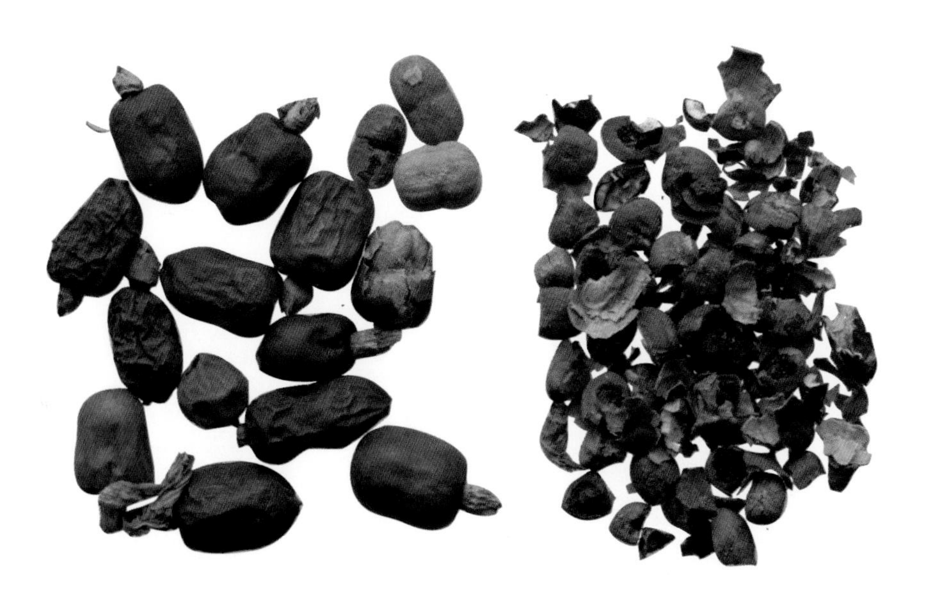

红豆蔻

性味	辛，温。
功效	散寒燥湿，醒脾消食。
主治	脘腹冷痛，食积胀满，呕吐泄泻，饮酒过多。
用量用法	3~6g。

艳山姜 *Alpinia zerumbet* (Pers.) B. L. Burtt et R. M. Smith

药材名：土砂仁（果实）。

植物形态

多年生草本，高2~3m。叶片披针形，先端渐尖且有1个旋卷的小尖头，边缘具短柔毛，余无毛或下表面被毛；叶舌长5~10mm。圆锥花序呈总状花序式，下垂；苞片白色，先端及基部粉红色；花萼近钟状；花冠管较萼管为短，裂片矩圆形，乳白色，顶端粉红；唇瓣匙状宽卵形，顶端皱波状，黄色而有紫红色条纹。蒴果球形，被毛，有条纹，顶端常冠以宿萼，成熟时橙红色。花期4~6月，果期7~10月。

生境分布：栽培或野生于林荫下。分布于我国东南部至西南部等地。

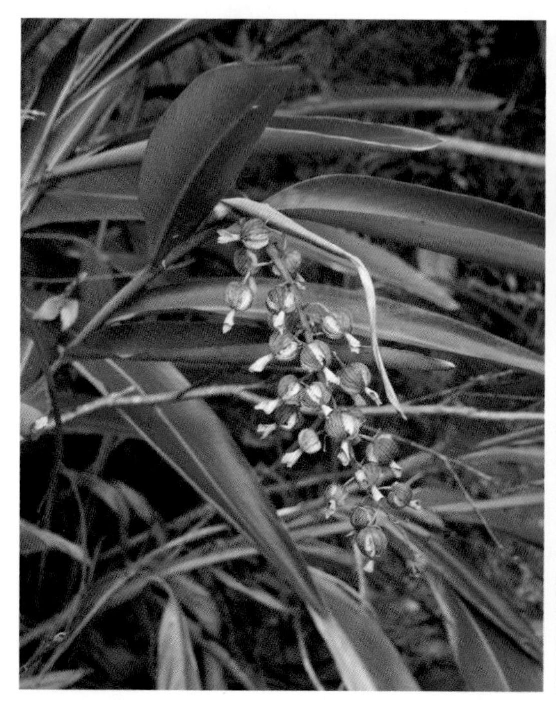

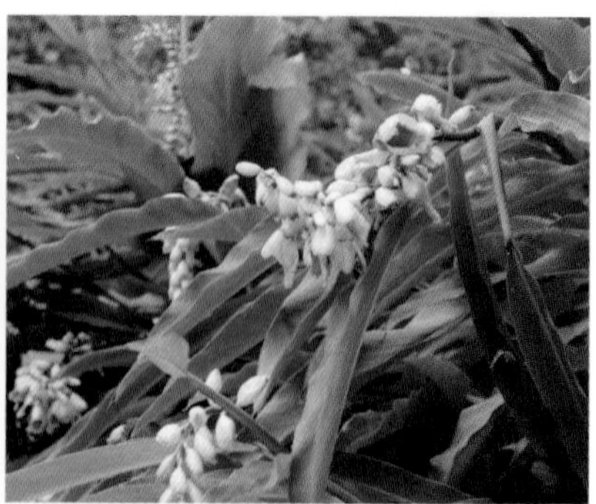

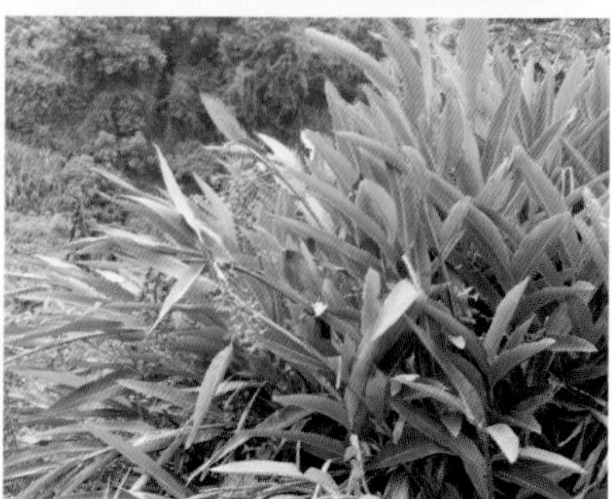

药材性状

土砂仁

球形，两端略尖，长约 2cm，直径 1.5cm，表面黄棕色，略有光泽，具 10 多条隆起的纵棱，顶端具一突起，为花被残基，基部有的具果柄断痕。种子团瓣排列疏松，易散落，假种皮膜质，白色；种子为多面体形，长 4~5mm，直径 3~4mm。味淡，略辛。

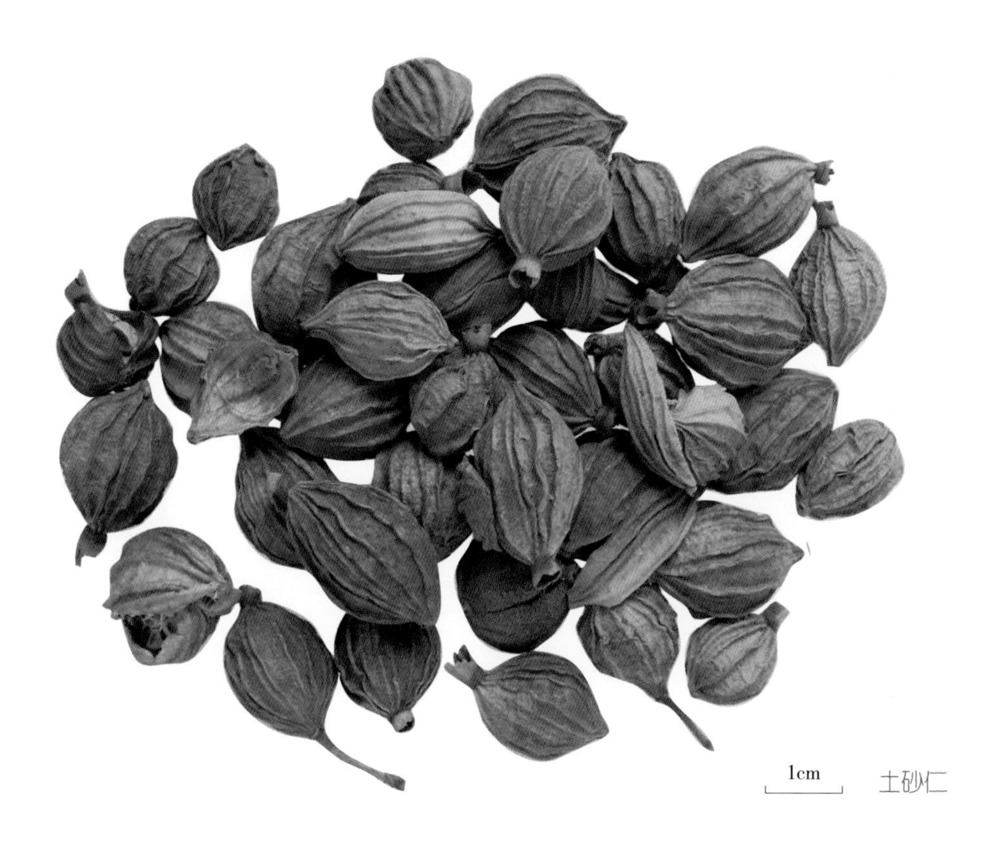

土砂仁

性味	辛、涩，温。
功效	温中燥湿，行气止痛，截疟。
主治	心腹冷痛，胸腹胀满，呕吐腹泻，疟疾，消化不良。
用量用法	3~9g。

★阳春砂 *Amomum villosum* Lour.

别名：春砂仁。| **药材名：**砂仁（果实）。

植物形态

多年生草本，高 1~2m，具匍匐茎。叶片披针形或矩圆状披针形，先端具尾状细尖头，基部近圆形，无柄；叶舌长 3~5mm；叶鞘上可见凹陷的方格状网纹。穗状花序自根状茎发出，生于长 4~6cm 的总花梗上；花萼白色；花冠管长 1.8cm，裂片卵状矩圆形，白色；唇瓣圆匙形，顶端具突出、2 裂、反卷、黄色的小尖头，中脉凸起，紫红色，其余白色；药隔顶端附属体半圆形，两边具耳状突起。果矩圆形，紫色，干时褐色。花期 3~5 月，果期 7~9 月。

生境分布：生于山沟林下阴湿处，现多有栽培。分布于福建、广东、广西和云南等地。

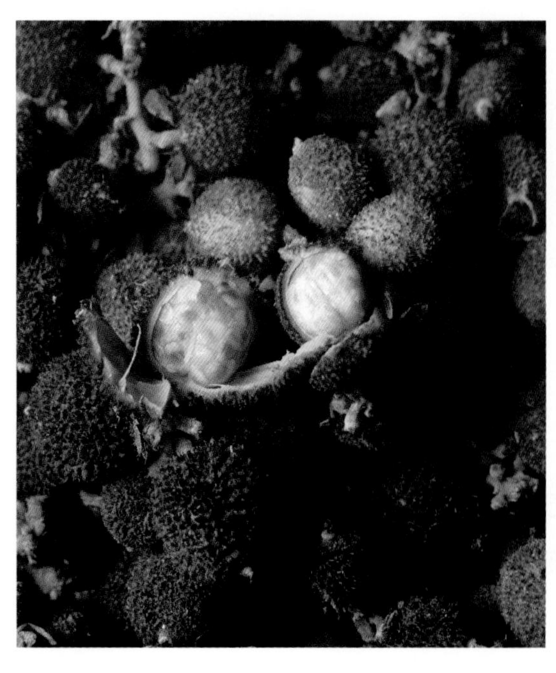

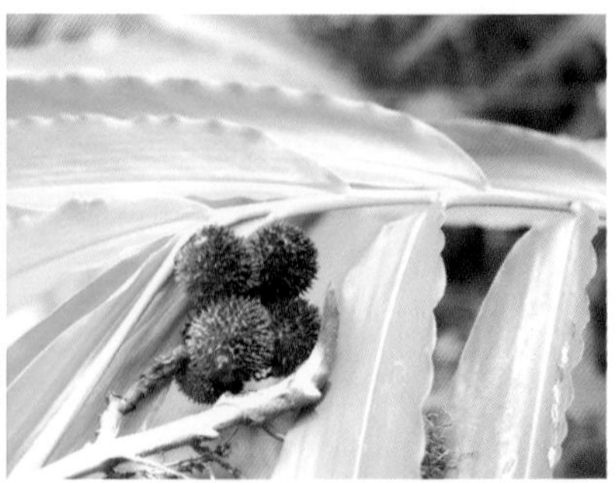

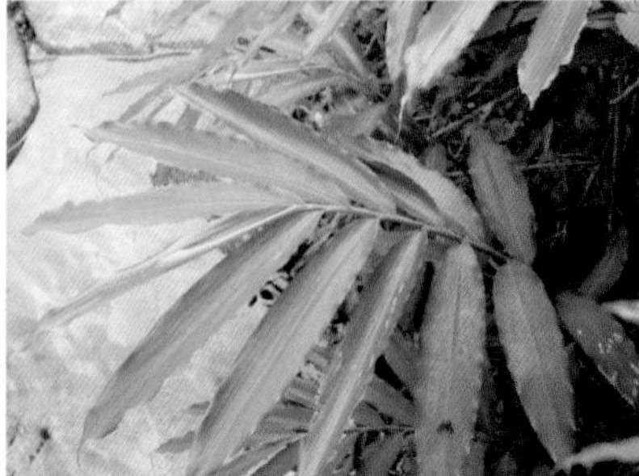

药材性状

砂仁

椭圆形或卵圆形，有不明显的3条棱，长1.5~2cm，直径1~1.5cm。表面棕褐色，密生刺状突起，顶端有花被残基，基部常有果梗。果皮薄而软。种子集结成团，具3条钝棱，中有白色隔膜，将种子团分成3瓣，每瓣有种子5~26粒。种子为不规则多面体形，直径2~3mm；表面棕红色或暗褐色，有细皱纹，外被淡棕色膜质假种皮；质硬，胚乳灰白色。气芳香而浓烈，味辛凉、微苦。

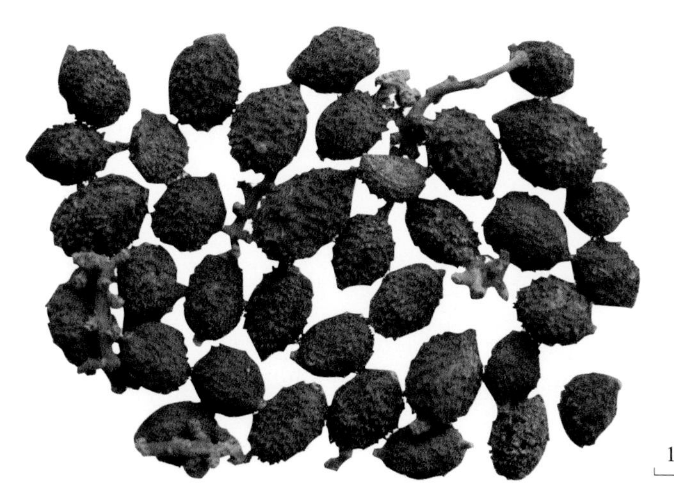

砂仁

性味	辛，温。
功效	化湿开胃，温脾止泻，理气安胎。
主治	湿浊中阻，脘痞不饥，脾胃虚寒，呕吐泄泻，妊娠恶阻，胎动不安。
用量用法	3~6g，后下。

附　注：《中国药典》2015年版记载同属植物绿壳砂、海南砂与阳春砂的干燥果实同等入药。民间亦有使用姜科植物九翅豆蔻、艳山姜、山姜和华山姜等的干燥果实，习称“土砂仁”。

百合科

藜芦 *Veratrum nigrum* L.

别名：黑藜芦。| **药材名**：藜芦（根及根茎）。

植物形态

多年生草本，株高可达 1m，粗壮，基部的鞘枯死后残留为具网眼的黑色纤维网。叶椭圆形、宽卵状椭圆形或卵状披针形，基部叶无柄或生于茎上部的叶具短柄。圆锥花序密生黑紫色花；侧生总状花序近直立伸展，通常具雄花；顶生总状花序几乎全部着生两性花；总轴和枝轴密生白色绵毛；花被片开展或在两性花中略反折，长圆形。蒴果卵状三角形，成熟时 3 裂，具多数种子。花期 7~8 月，果期 8~10 月。

生境分布：生于山谷、山地阴坡或灌木林下。分布于东北及河北、山西、内蒙古、河南、山东、江西、陕西、甘肃、新疆、四川等地。

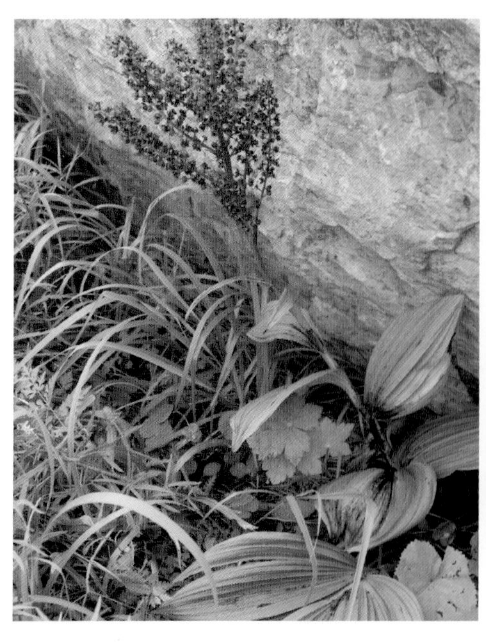

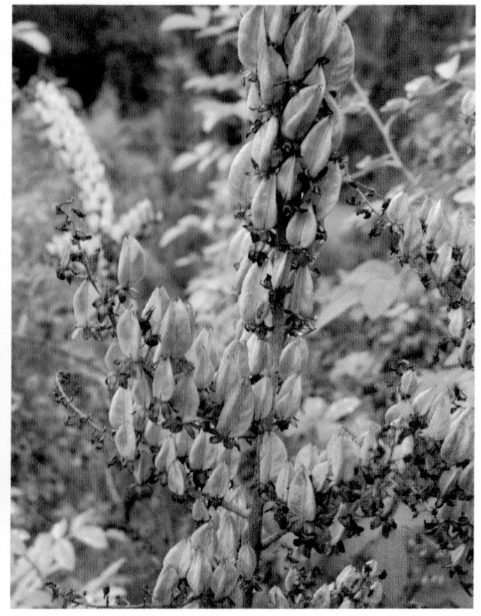

药材
性状

藜芦

根茎呈圆柱形，长 2~4cm，直径 0.7~1.5cm，表面棕黄色或土黄色，上端残留叶基及毛鳞状物，四周生有众多细根。细根略弯曲，长 10~20cm，直径 1~4mm，表面黄白色或灰褐色，有较密的横皱纹；质坚、脆，断面类白色，中心有淡黄色的中柱，易与皮部分离。气微，味极苦。

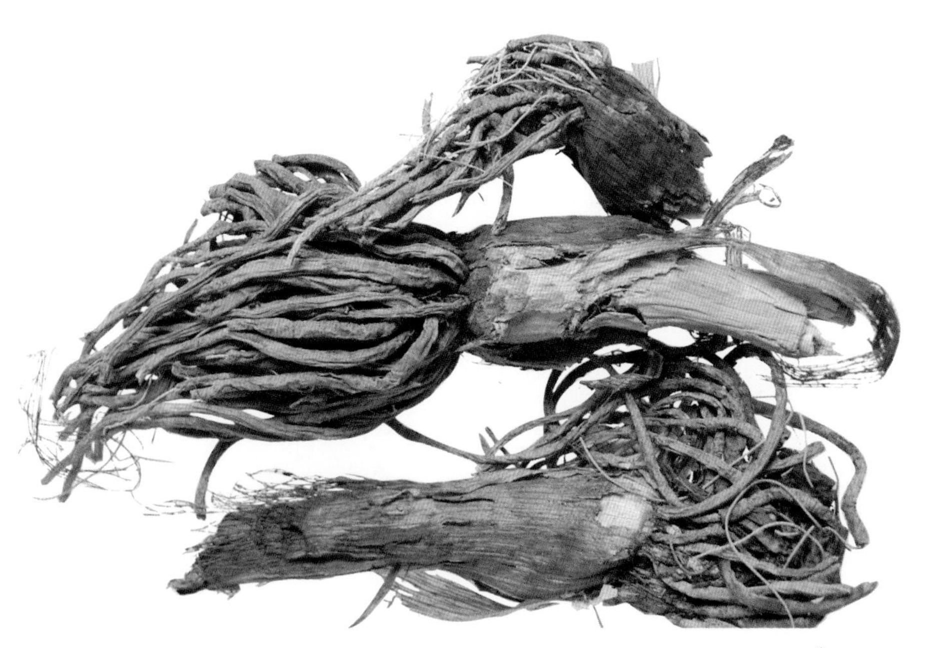

1cm 藜芦

性味	苦、辛，寒；有毒。
功效	涌吐风痰，杀虫疗疮。
主治	中风痰壅，喉痹不通，癫痫等。
用量用法	0.3~0.9g。

金针菜 *Hemerocallis citrina* Baroni

别名：黄花菜。| 药材名：萱草根（根）。

植物形态

草本，具短的根状茎和肉质肥大的纺锤状块根。叶基生，排成 2 列，条形，下表面呈龙骨状突起。蜗壳状聚伞花序复组成圆锥形，多花，有时可多达 30 朵；花序下部的苞片狭三角形，长渐尖；花柠檬黄色，具淡清香味，花梗较短；花被长 13~16cm，下部 3~5cm 合生成花被筒；裂片 6 枚，具平行脉，外轮裂片倒披针形，内轮裂片长矩圆形，盛开时裂片略外弯；雄蕊伸出，向上弯；花柱伸出，向上弯。花、果期 5~9 月。

生境分布：生于山坡、草地，亦有栽培。分布于山东、河北、河南、陕西、甘肃、湖北、四川等地。

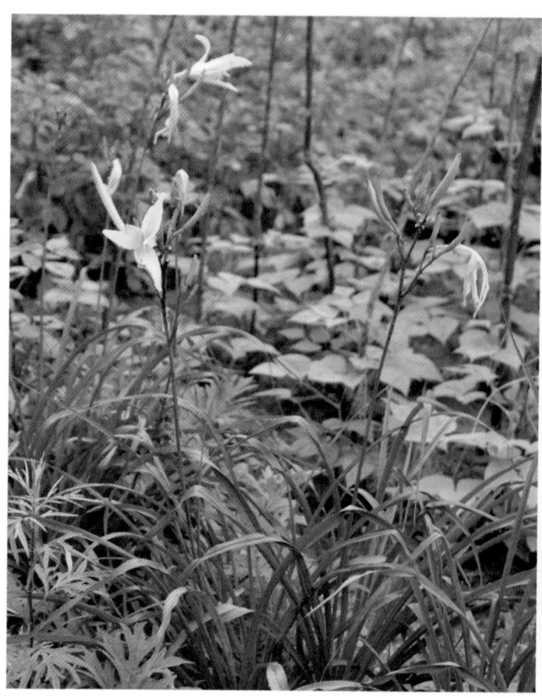

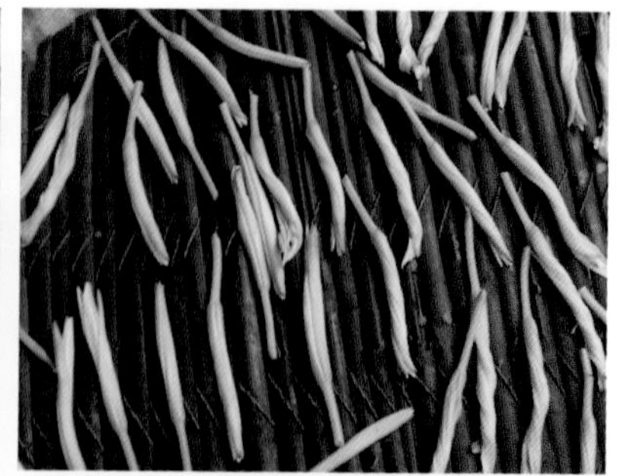

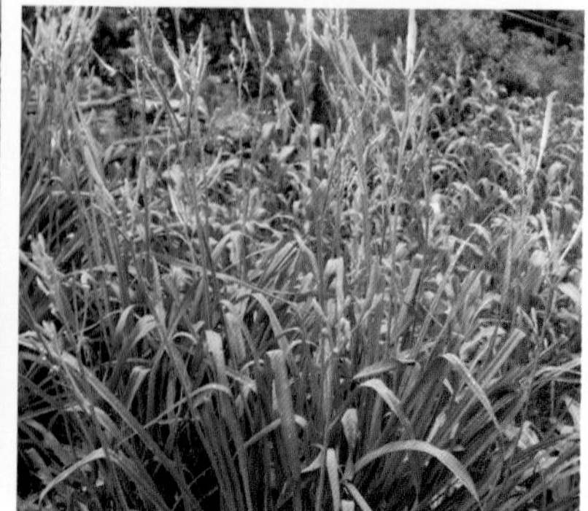

药材
性状

萱草根

根茎呈类圆柱形，长1~4cm，直径1~1.5cm。根多数，长5~20（~30cm），直径3~4mm，有的根中下部稍膨大成棍棒状或略呈纺锤状。

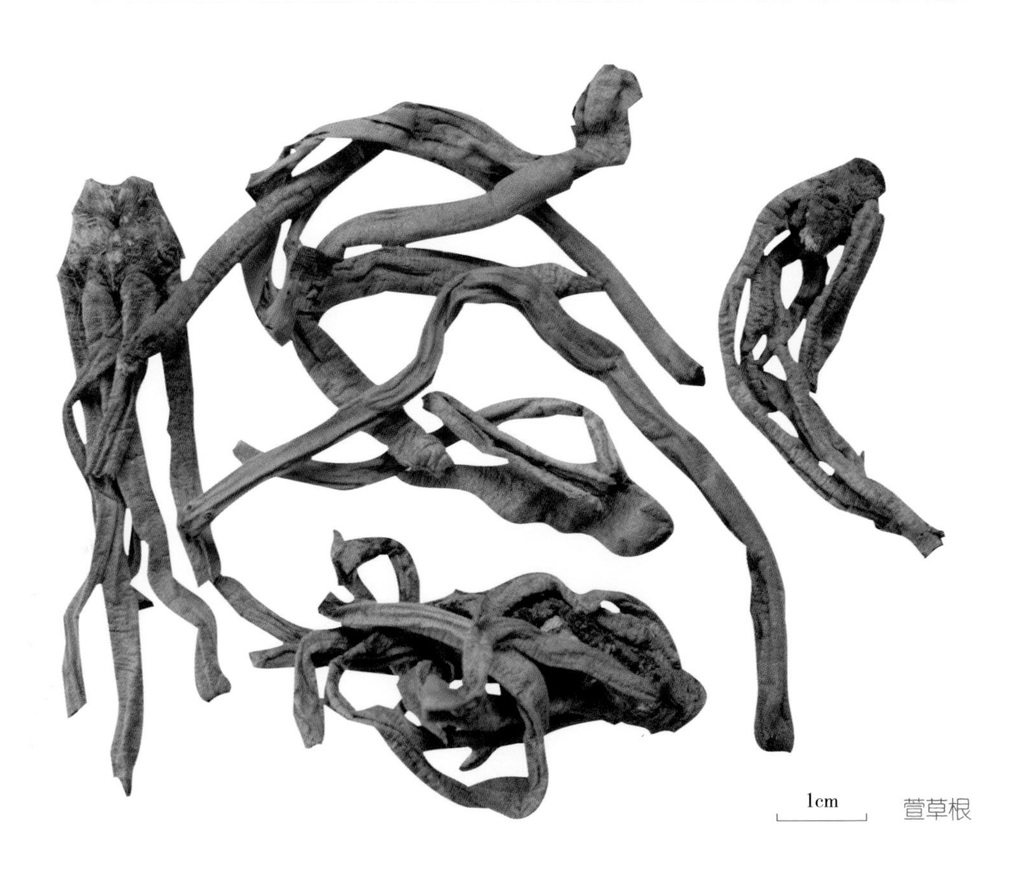

萱草根

性味	甘，凉；有毒。
功效	清热利尿，凉血止血。
主治	小便不利，浮肿，腮腺炎，黄疸，膀胱炎，尿血，月经不调，衄血，便血，淋病，乳腺炎肿痛等。
用量用法	6~12g。外用适量。

★ 库拉索芦荟 *Aloe barbadensis* Miller

别名： 斑纹芦荟。| **药材名：** 芦荟（叶的汁液浓缩干燥物）。

植物形态

肉质草本，有短茎，多分枝，密丛生。叶片近基生，在幼苗期或新枝上呈二列状排列，直立，粉绿色，幼小植株有时两面具白色斑纹，线状披针形，边缘疏生齿状刺，顶端具 2 或 3 个齿尖。花葶直立；花序有时具 1 或 2 个向上的分枝，花多数；苞片近白色，宽披针形，具脉纹 5~7 条，先端急尖；花下垂，花梗长为苞片的一半；花被浅黄色或具红色斑点，一侧略肿胀，外层花被离生部分长约 1.8cm，顶端略内弯；花柱明显突出。

生境分布： 喜生于湿热地区，广泛栽培于温室中。云南可能有归化植物分布。

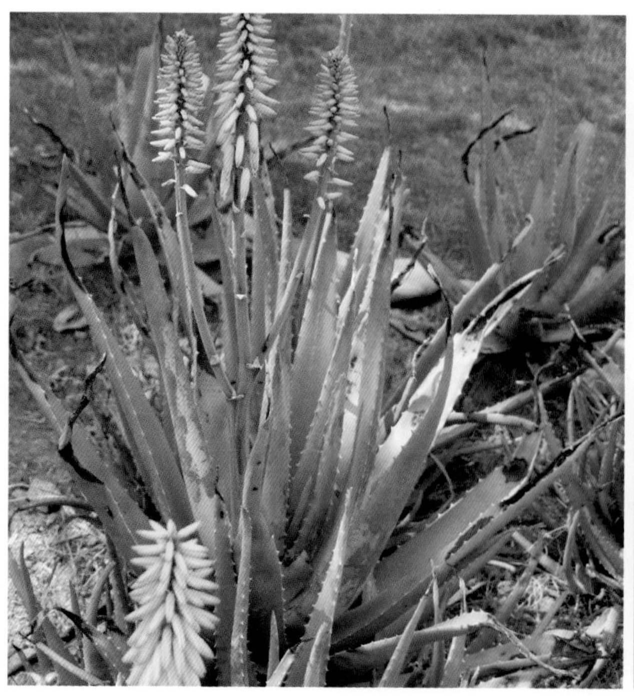

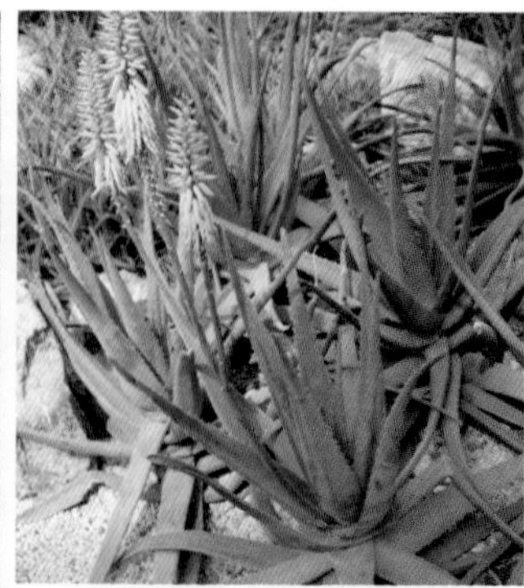

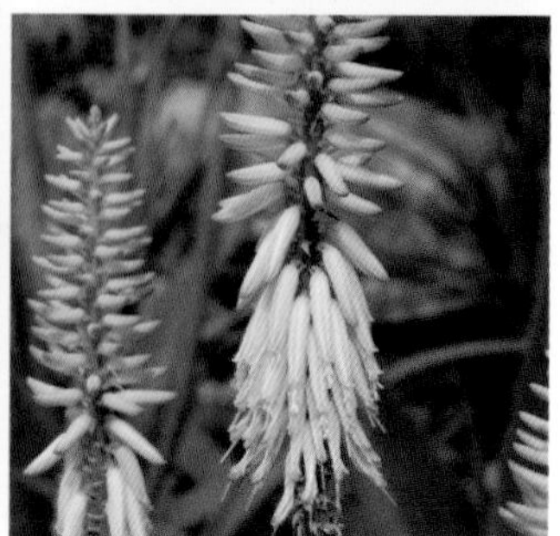

药材性状

芦荟

不规则块状，常破裂为多角形，大小不一。表面呈暗红褐色或深褐色，无光泽。体轻，质硬，不易破碎，断面粗糙或显麻纹。富吸湿性。有特殊臭气，味极苦。

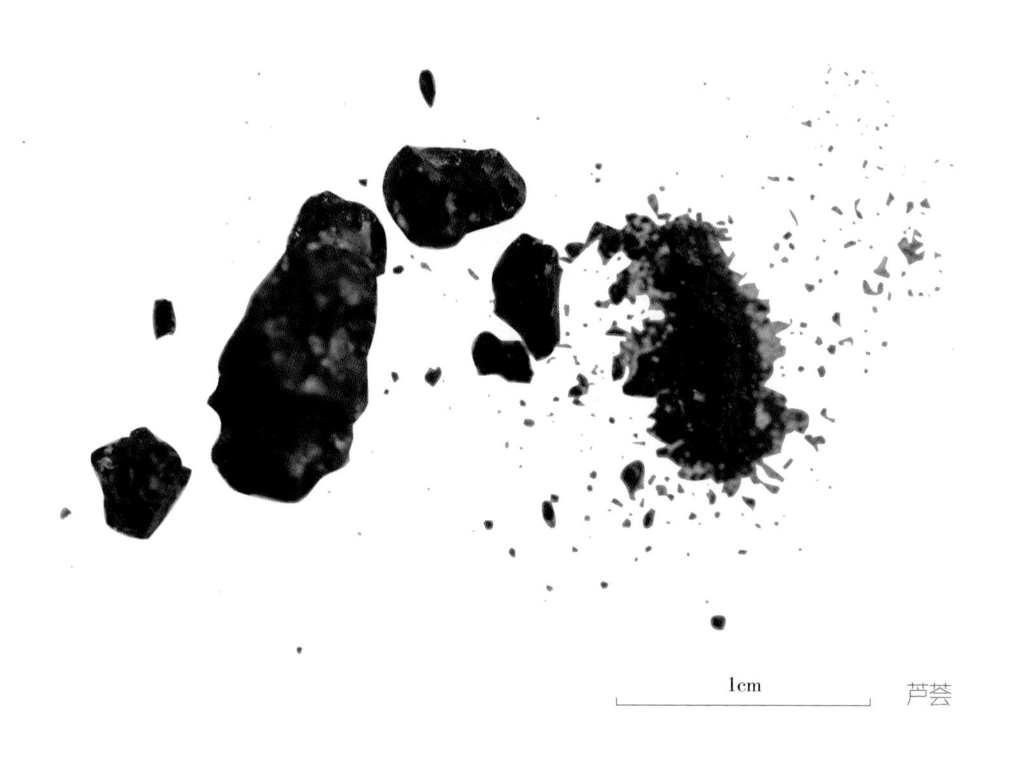

芦荟

性味	苦，寒。
功效	泻下通便，清肝泻火，杀虫疗疳。
主治	热结便秘，惊痫抽搐，小儿疳积，癣疮。
用量用法	2~5g，宜入丸、散。外用适量，研末敷患处。

附　注：《中国药典》2015 年版记载同属植物好望角芦荟与库拉索芦荟叶片的汁液浓缩干燥物同等入药。

★ 梭砂贝母 *Fritillaria delavayi* Franch.

别名：炉贝。| **药材名：**川贝母（鳞茎）。

植物形态

植株长 15~35cm。鳞茎由 2~3 枚鳞叶组成，近球形或卵形，直径 1~2cm。叶 3~5 枚，较紧密地生于植株中部或上部，互生或近对生；叶片窄卵形至卵状椭圆形，先端钝或圆形。单花顶生，钟形，花梗长；花被片浅黄色，具红褐色斑点，狭椭圆形或椭圆形，蜜腺窝不是很明显；雄蕊长 1.6~2.2cm，花丝无毛。蒴果棱上的翅很狭，宿存花被常包住蒴果。花期 6~7 月，果期 8~9 月。

生境分布：生于海拔 3400~5600m 的砂石地上。分布于青海、四川、西藏、云南等地。

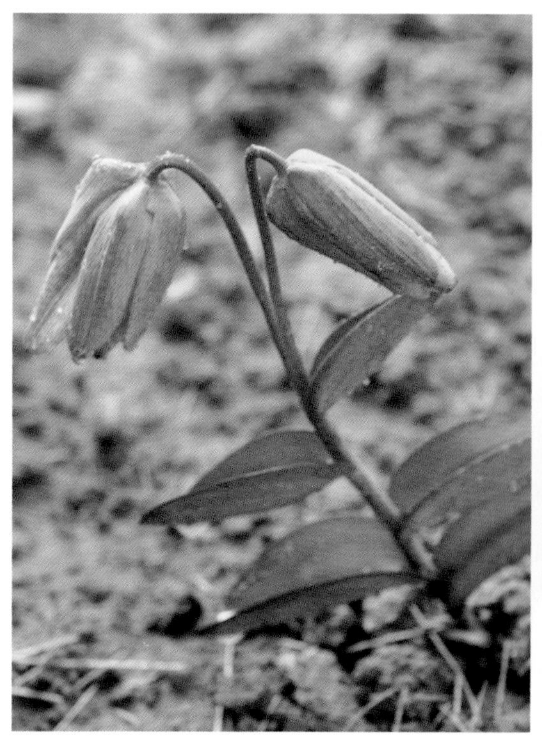

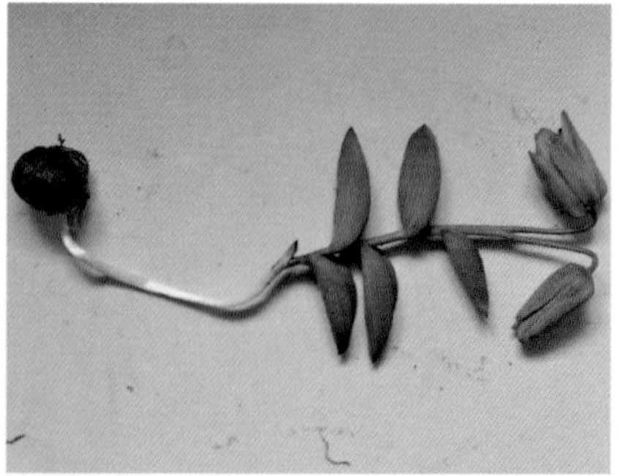

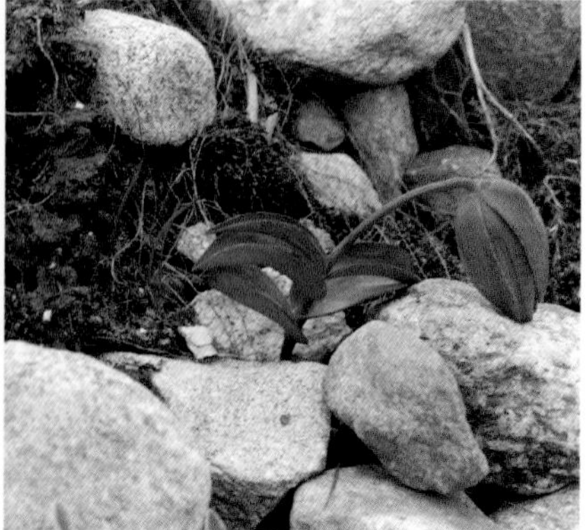

药材性状

川贝母

长圆锥形，高 0.7~2.5cm，直径 0.5~2.5cm。表面类白色或浅棕黄色，有的具棕色斑点。外层鳞叶 2 瓣，大小相近，顶部开裂而略尖，基部稍尖或较钝。

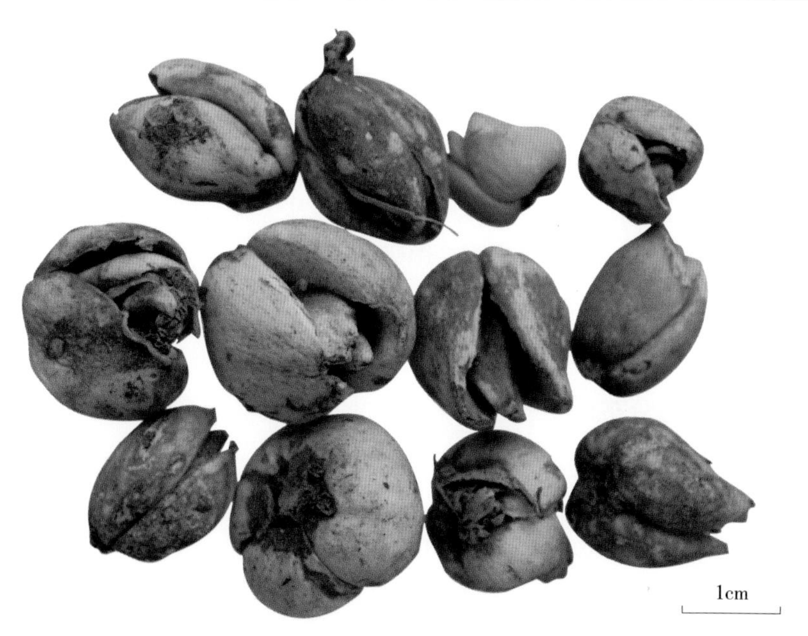

川贝母

性味	苦、甘，微寒。
功效	清热润肺，化痰止咳，散结消痈。
主治	肺热燥咳，干咳少痰，阴虚劳嗽，痰中带血，瘰疬，乳痈，肺痈。
用量用法	3~10g；一次 1~2g，研粉冲服。不宜与川乌、制川乌、草乌、制草乌、附子同用。

附　注：《中国药典》2015 年版记载同属植物暗紫贝母、甘肃贝母、太白贝母、瓦布尔贝母、川贝母与梭砂贝母的干燥鳞茎同等入药。

★浙贝母 *Fritillaria thunbergii* Miq.

别名：浙贝、大贝、象贝。| **药材名：**浙贝母（鳞茎）。

植物形态

多年生草本，全株光滑无毛。鳞茎扁球形。茎单一，直立，绿色或稍带紫色。叶无柄；叶片窄披针形至线状披针形，先端卷曲；茎下部叶对生，中部叶轮生，上部叶互生。每株有花 1 至数朵，花钟状，下垂，淡黄色或黄绿色，有时稍带淡紫色；顶生花具苞片 3~4 枚，侧生花具苞片 2 枚，苞片叶状，先端卷曲；花被片 6 枚；雄蕊 6 枚。蒴果卵圆形，具 6 条棱。种子多数，扁平，边缘有翅。花期 3~4 月，果期 4~5 月。

生境分布：生于山坡草丛、林中。分布于江苏、安徽、浙江、湖南等地，浙江栽培量很大。

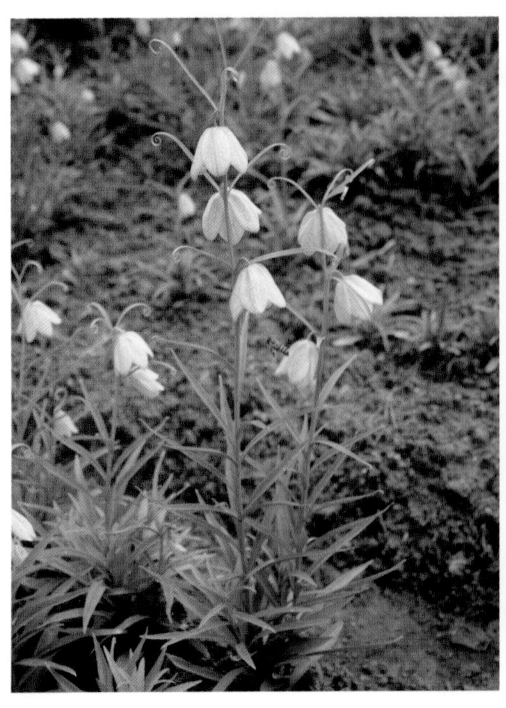

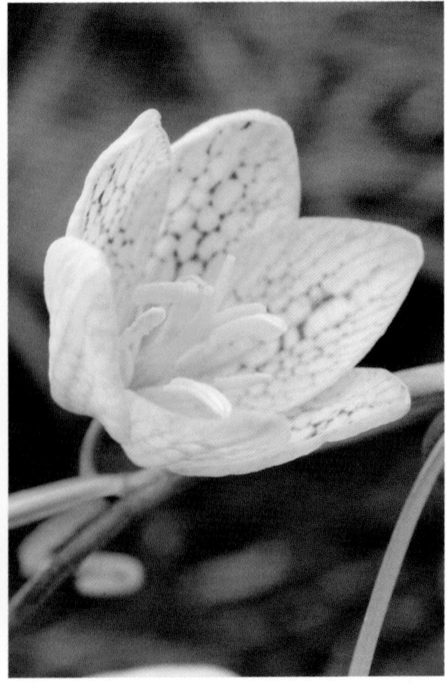

药材性状

浙贝母

大贝为鳞茎外层的单瓣鳞叶，略呈新月形，高1~2cm，直径2~3.5cm。外表面类白色至淡黄色，内表面白色或淡棕色，被有白色粉末。质硬而脆，易折断，断面白色至黄白色，富粉性。气微，味微苦。珠贝为完整的鳞茎，呈扁圆形，高1~1.5cm，直径1~2.5cm。表面类白色，外层鳞叶2瓣，肥厚，略似肾形，互相抱合，内有小鳞叶2~3枚及干缩的残茎。浙贝片为鳞茎外层的单瓣鳞叶切成的片，呈椭圆形或类圆形，直径1~2cm，边缘表面淡黄色，切面平坦，粉白色。质脆，易折断，断面粉白色，富粉性。

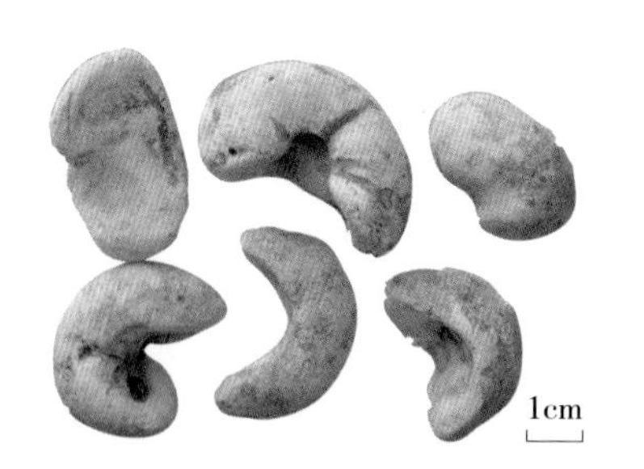

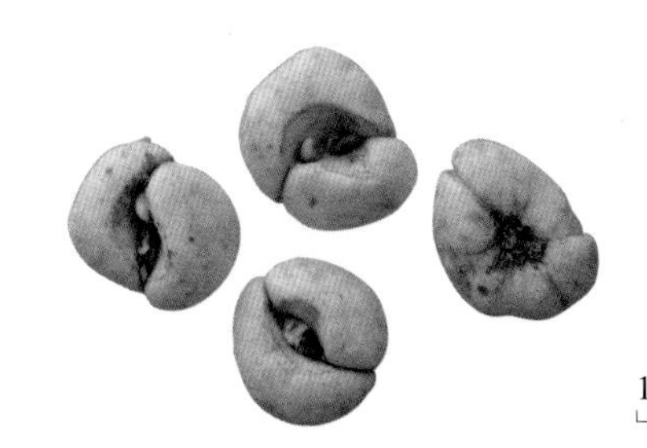

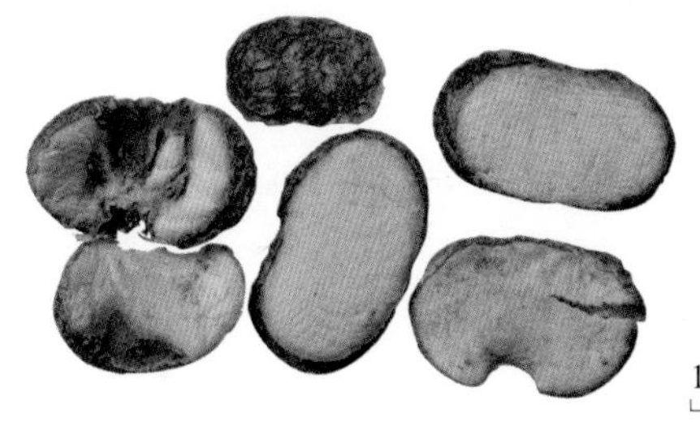

大贝 | 珠贝
浙贝片

性味	苦，寒。
功效	清热化痰止咳，解毒散结消痈。
主治	风热咳嗽，痰火咳嗽，肺痈，乳痈，瘰疬，疮毒。
用量用法	5~10g。不宜与川乌、制川乌、草乌、制草乌、附子同用。

★ 多花黄精 *Polygonatum cyrtonema* Hua

别名：姜形黄精、南黄精。| **药材名：**黄精（根茎）。

植物形态

根状茎肥厚，通常呈连珠状或结节成块，稀圆柱形。茎高50~100cm。叶互生，椭圆形、卵状披针形至矩圆状披针形，稀稍作镰状弯曲，长10~18cm，先端尖至渐尖。伞形花序腋生，具（1）2~7（~14）花；花被黄绿色，合生成筒状，全长18~25mm，裂片6枚，长约3mm；雄蕊6枚，花丝着生近花被筒中部或上部1/3处，具乳头状突起至具短绵毛，顶端稍膨大至具囊状突起。浆果熟时黑色。花期5~6月，果期8~10月。

生境分布：生于林下、灌丛或山坡阴处。分布于河南以南及长江流域各省，东至福建，南达广东北部，西至四川。

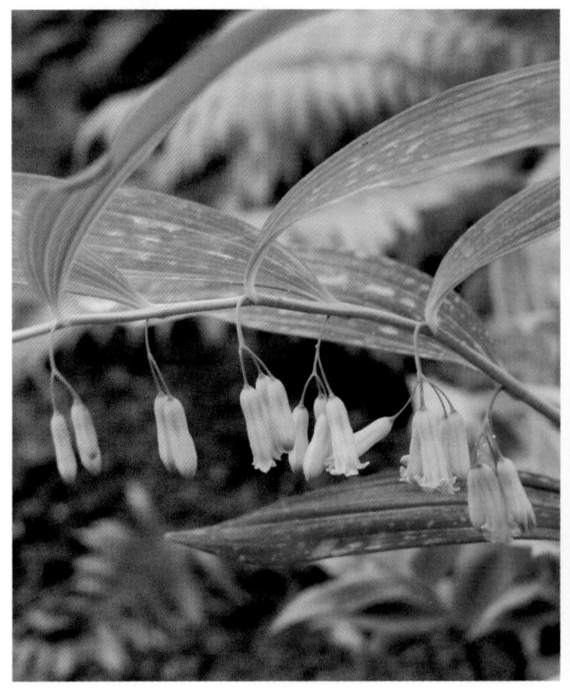

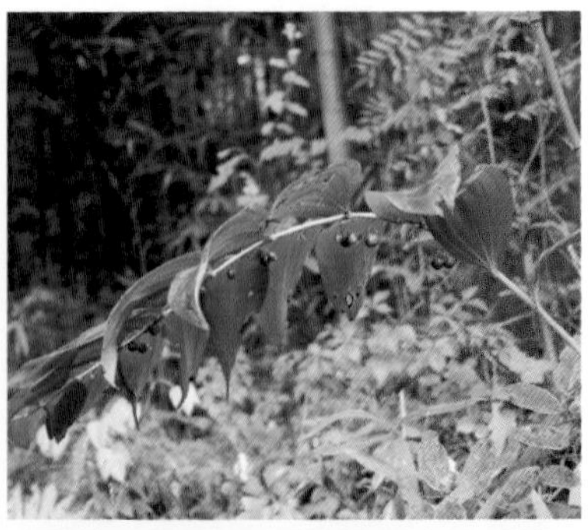

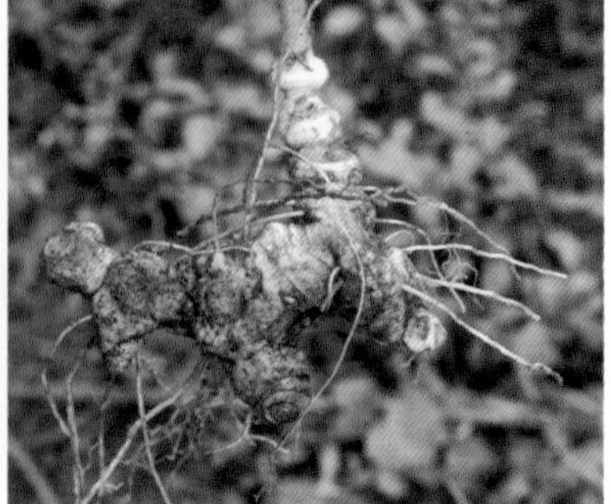

药材性状

黄精

长条结节块状，长短不等，常数个块状结节相连。表面灰黄色或黄褐色，粗糙，结节上侧有突出的圆盘状茎痕，直径0.8~1.5cm。

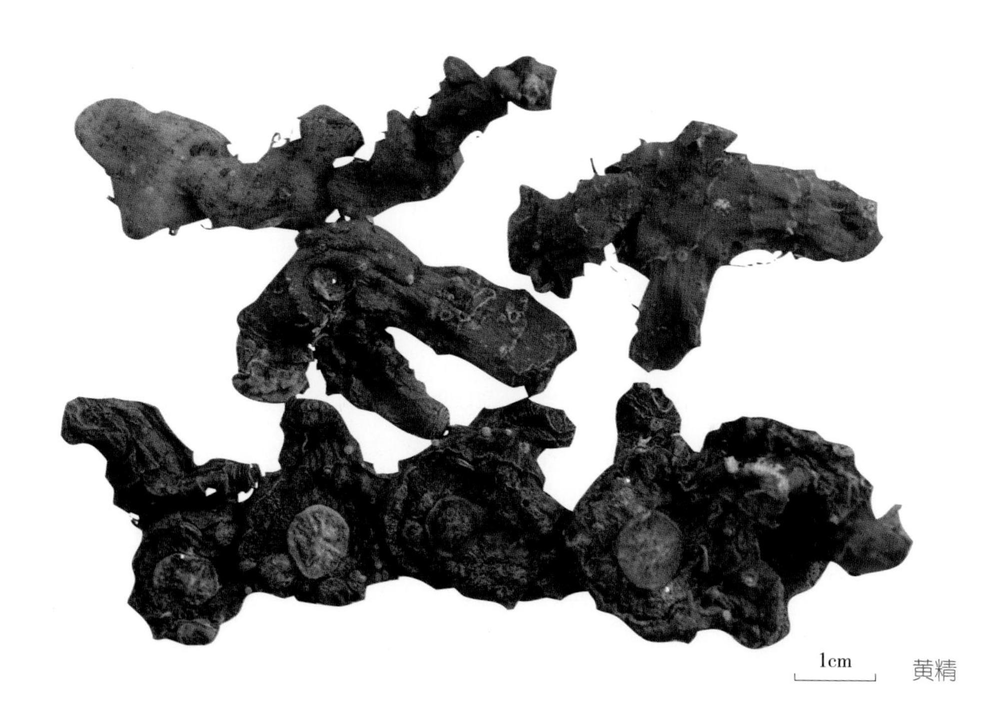
1cm

黄精

性味	甘，平。
功效	补气养阴，健脾，润肺，益肾。
主治	脾胃气虚，体倦乏力，胃阴不足，口干食少，肺虚燥咳，劳嗽咳血，精血不足，腰膝酸软，须发早白，内热消渴。
用量用法	9~15g。

附　注：《中国药典》2015年版记载同属植物滇黄精、黄精和多花黄精的干燥根茎同等入药。

★ 七叶一枝花 *Paris polyphylla* Smith var. *chinensis* (Franch.) Hara

别名：华重楼。| 药材名：重楼（根茎）。

植物形态

根茎肥厚。叶 5~10（~11）枚，通常 7 枚，轮生茎顶；叶片形状多变，通常长圆形或披针形，基部圆形或楔形。花萼（3~）4~6（~7）枚，狭卵状披针形或披针形；花瓣较花萼短，长不及萼片的 1/2，常反折；花药长 10~12mm，药隔突出部分不明显；子房近球形，具棱，1 室，花柱短，基部较粗，紫色或白色，柱头（4~）5 裂。蒴果球形。种子包被红色多汁的假种皮。花、果期 3~11 月。

生境分布：生于海拔 2800~3000m 的林下、竹林、灌丛中。分布于湖北、湖南、江西、江苏、安徽、福建、台湾、广东、广西、贵州、四川、云南等地。

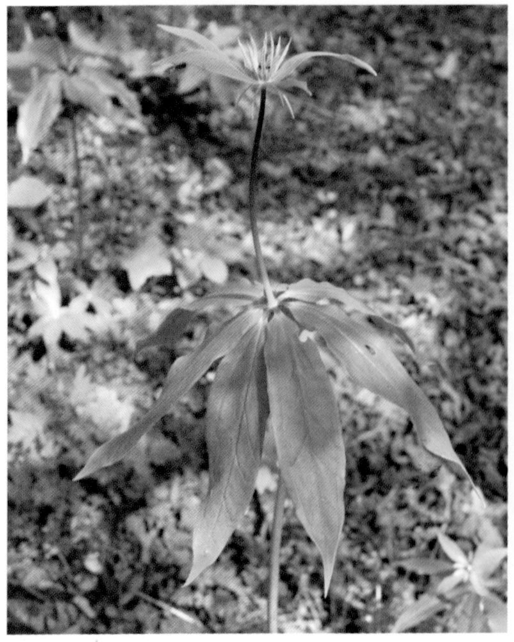

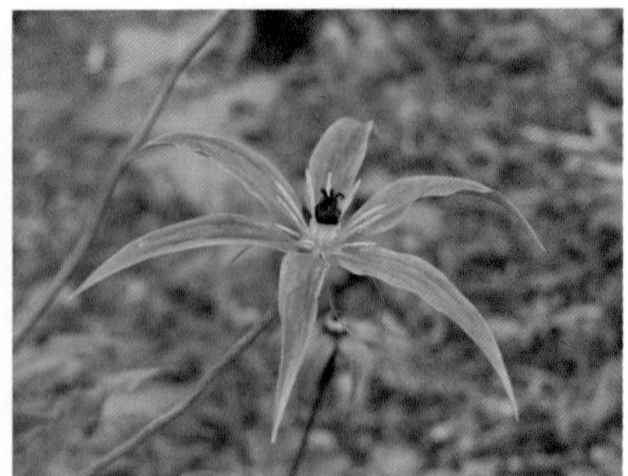

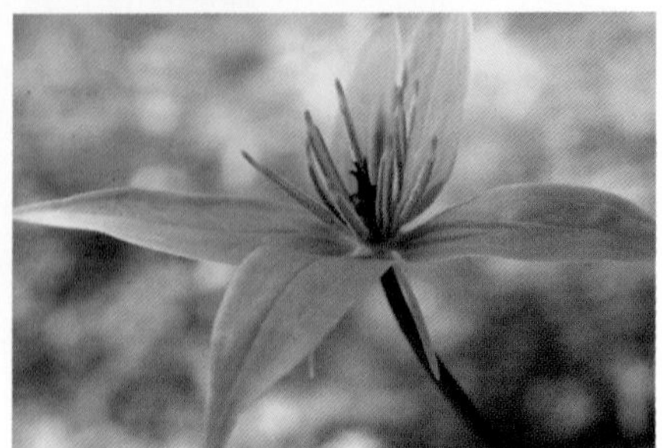

药材性状

重楼

结节状扁圆柱形，略弯曲，长 5~12cm，直径 1.0~4.5cm。表面黄棕色或灰棕色，外皮脱落处呈白色；密具层状突起的粗环纹，一面结节明显，结节上具椭圆形凹陷茎痕，另一面有疏生的须根或疣状须根痕。顶端具鳞叶及茎的残基。质坚实，断面平坦，白色至浅棕色，粉性或角质。气微，味微苦、麻。

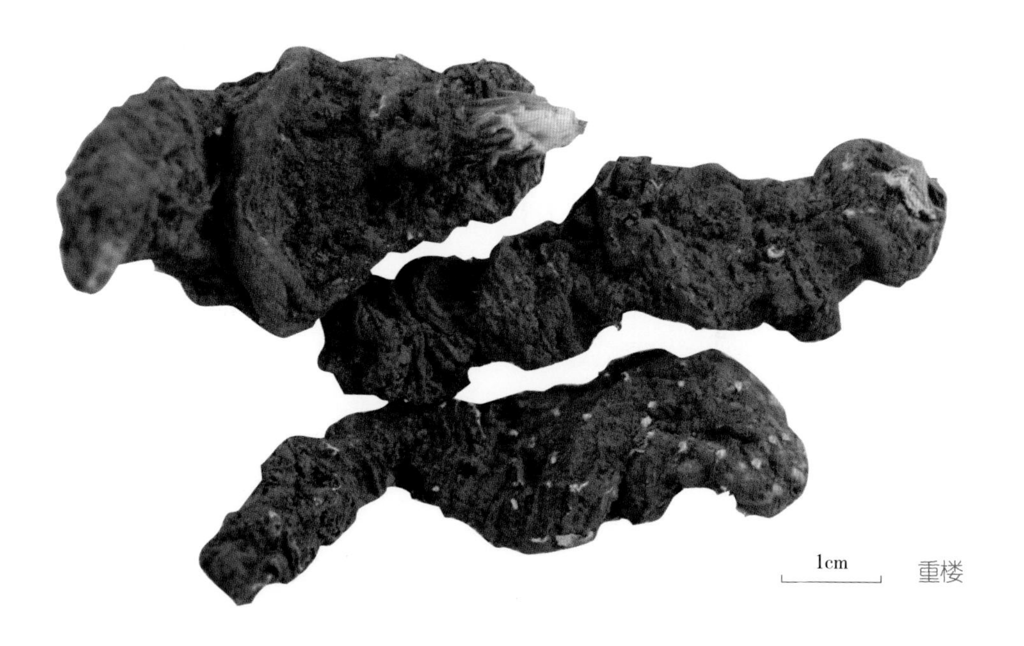

重楼

性味	苦，微寒；有小毒。
功效	清热解毒，消肿止痛，凉肝定惊。
主治	疔疮痈肿，咽喉肿痛，蛇虫咬伤，跌扑伤痛，惊风抽搐。
用量用法	3~9g。外用适量，研末调敷。

附　注：《中国药典》2015 年版记载同属植物云南重楼与七叶一枝花的干燥根茎同等入药。

★天冬 *Asparagus cochinchinensis* (Lour.) Merr.

别名：小叶青、乳薯。| **药材名：**天冬（块根）。

植物形态

多年生攀缘草本，全体光滑无毛。根稍肉质，在中部或近末端呈纺锤状或长椭圆状膨大。茎细长，常扭曲，多分枝，分枝具棱或狭翅。叶状枝常3枚成簇，扁平或略呈锐三角形，镰刀状。叶鳞片状，先端长尖，基部具硬刺，茎上的刺长约3mm。花常2朵腋生，淡绿色、黄白色或白色；雄花花被片6枚，花丝不贴生于花被片上；雌花与雄花等大，具6枚退化雄蕊。浆果球形，成熟时红色，具种子1粒。花期5~6月，果期10~12月。

生境分布：生于山坡、路旁、林下。分布于河北、河南、山西、江苏、安徽、浙江、江西、福建、台湾、湖北、湖南、广东、广西、陕西、甘肃、四川、贵州、云南等地。

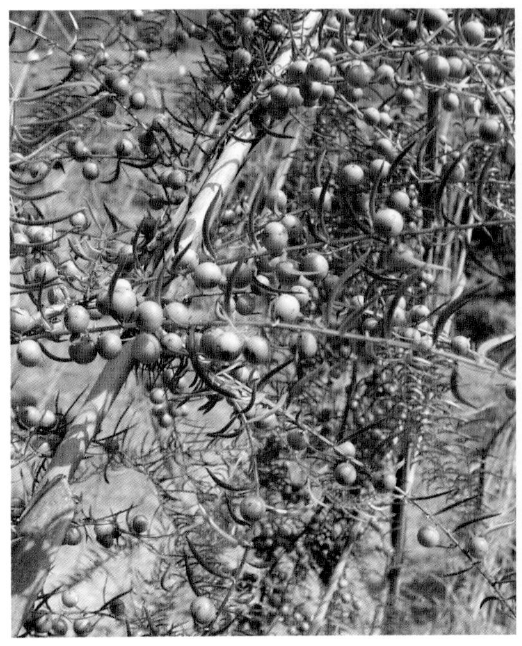

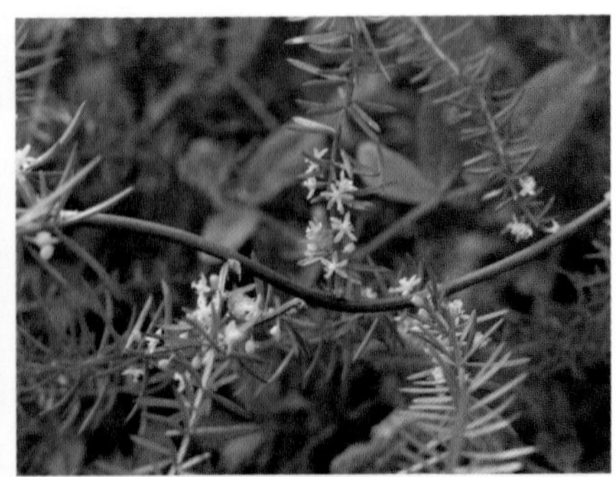

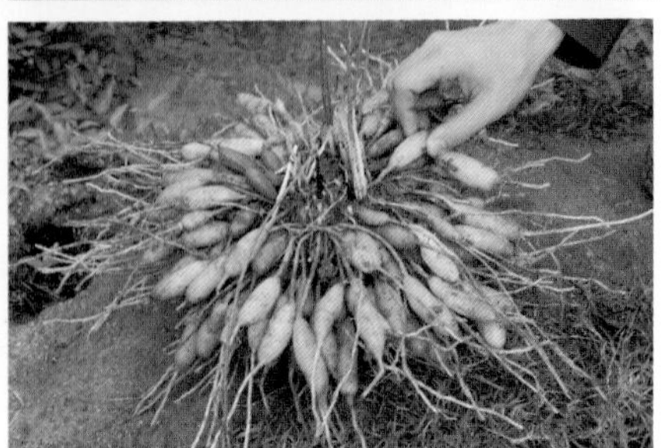

药材性状

天冬

长纺锤形，略弯曲，长 5~18cm，直径 0.5~2cm。表面黄白色至淡黄棕色，半透明，光滑或具深浅不等的纵皱纹，偶有残存的灰棕色外皮。质硬或柔润，有黏性，断面角质样，中柱黄白色。气微，味甜、微苦。

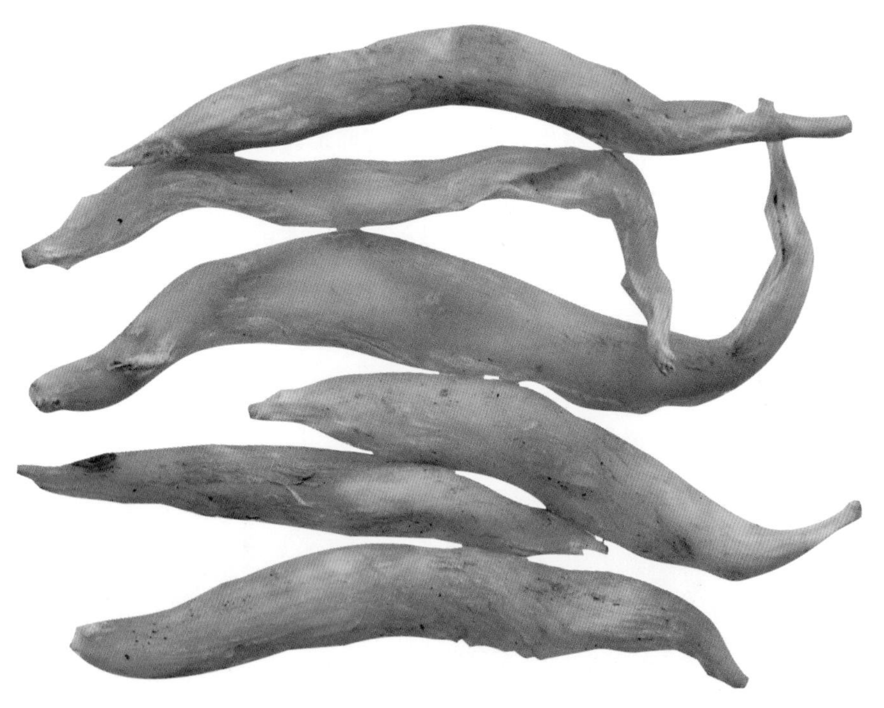

天冬

性味	甘、苦，寒。
功效	养阴润燥，清肺生津。
主治	肺燥干咳，顿咳痰黏，腰膝酸痛，骨蒸潮热，内热消渴，热病津伤，咽干口渴，肠燥便秘。
用量用法	6~12g。

薯蓣科

黄独 *Dioscorea bulbifera* L.

别名：黄药子。| 药材名：黄药子（块茎）。

植物形态

缠绕草质藤本。块茎卵圆形至长圆形。单叶互生；叶片宽卵状心形或卵状心形，边缘全缘或微波状；叶腋内有大小不等的紫褐色球形或卵圆形珠芽。雄花序穗状下垂，常数个丛生于叶腋，雄花单生密集，基部有卵形苞片 2 枚，花被片披针形，雄蕊 6 枚；雌花序常 2 至数个丛生叶腋，退化雄蕊 6 枚。蒴果反折下垂，三棱状长圆形，成熟时淡黄色，密生紫色小斑点。种子深褐色，扁卵形，种翅栗褐色。花期 7~10 月，果期 8~11 月。

生境分布：多生于河谷边、山谷阴沟或杂木林边缘，有时房屋前后或路旁的树荫下也能生长。广泛分布于全国各地。

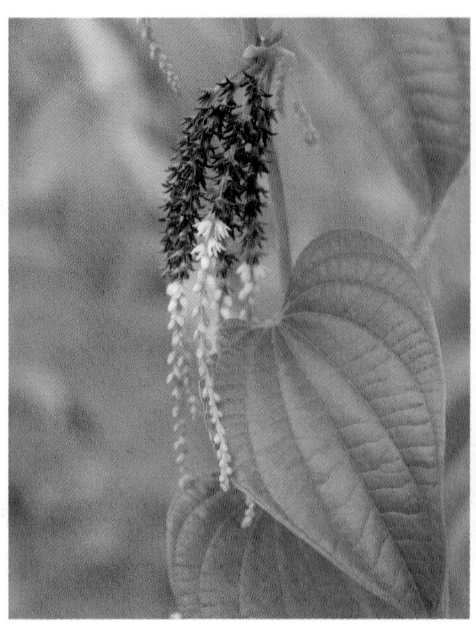

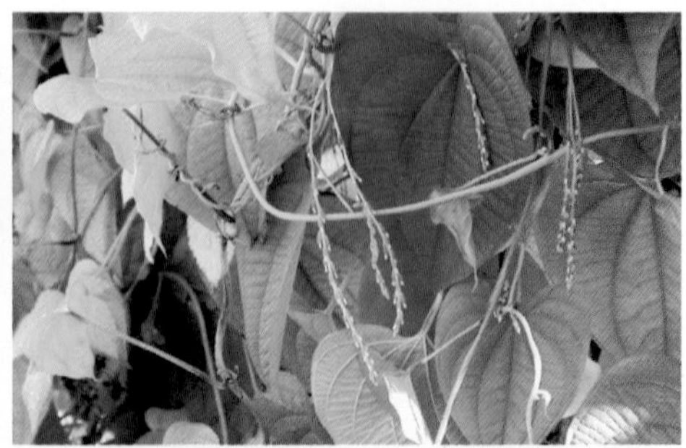

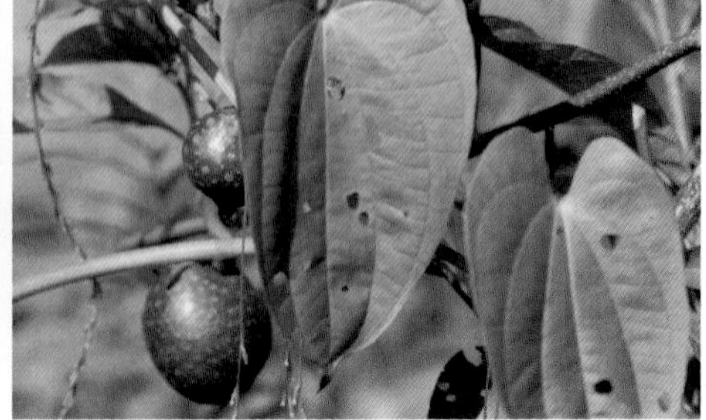

药材性状

黄药子

圆形或类圆形，长径 4~7cm，短径 2.5~6cm，厚 0.3~1.5cm。外皮棕黑色，有皱纹，密布短小的细根及黄白色微突起的根痕，直径约 2mm；切面淡黄色至黄棕色，平坦或稍凹凸不平。质坚脆，折断面颗粒状。气微，味苦。

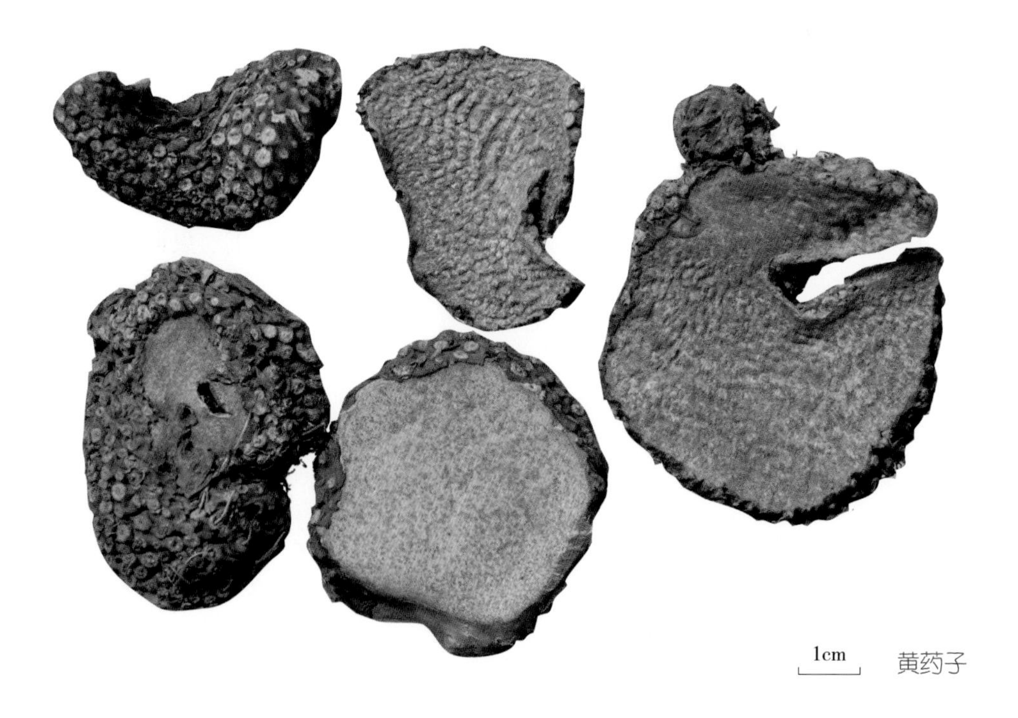

黄药子

性味	苦，寒；有小毒。
功效	散结消瘿，清热解毒，凉血止血。
主治	瘿瘤，喉痹，痈肿疮毒，毒蛇咬伤，肿瘤，吐血，衄血，咯血，百日咳，肺热咳喘。
用量用法	3~6g。外用适量，捣敷或研末调敷。

★福州薯蓣 *Dioscorea futschauensis* Uline ex R. Kunth

别名：萆薢、小萆薢。| **药材名**：绵萆薢（根茎）。

植物形态

根状茎横走，粗 1~3.5cm，坚硬，外皮黄棕色，富含淀粉。茎左旋，无毛。单叶互生，叶片卵状三角形，茎基部叶常掌状 7 裂，被硬毛，叶下表面密被硬毛，网脉明显，基部深心形，边缘全缘或近波状，顶端渐尖。雄性穗状花序长达 7cm，组成长达 20cm 的圆锥花序；雄花单生或偶尔 2 朵成对着生，花被黄色，后变橘黄色。雌性穗状花序长达 7cm，少数花；雌花退化雄蕊仅有不育花药与花丝。蒴果黑棕色，宽倒卵形。

生境分布：生于海拔 700m 以下的山坡灌丛和林缘、沟谷边或路旁。分布于湖南、浙江、福建、广东、广西等地。

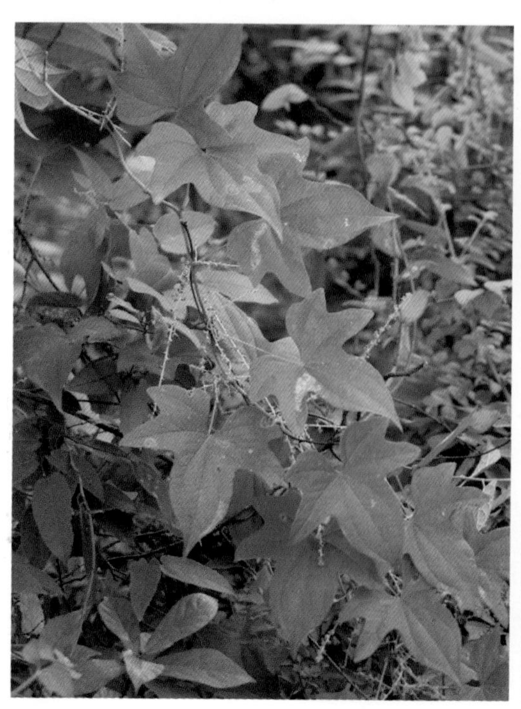

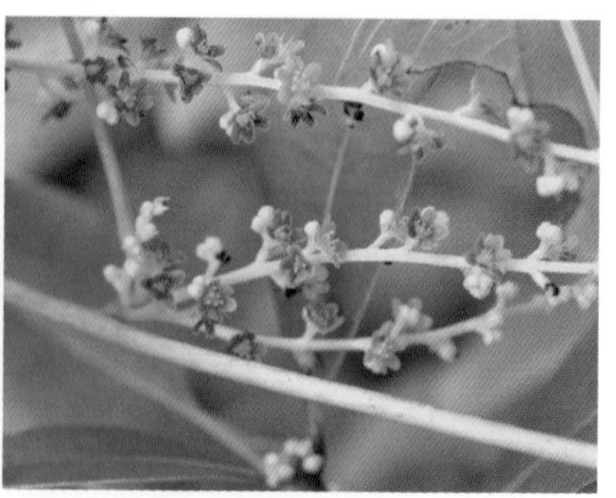

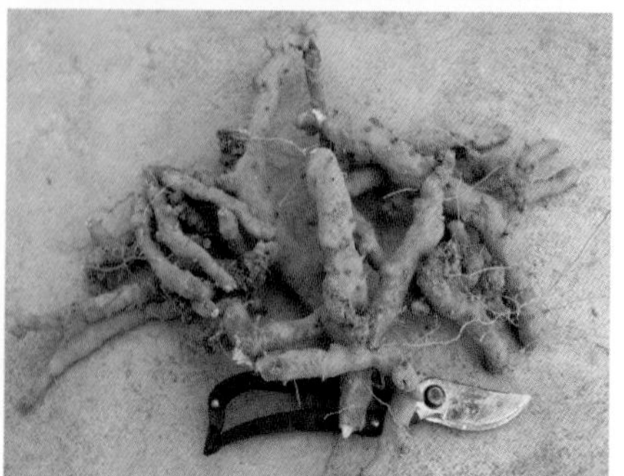

药材
性状

绵萆薢

不规则的斜切片，边缘不整齐，大小不一，厚2~5mm。外皮黄棕色至黄褐色，有稀疏的须根残基，呈圆锥状突起。质疏松，略呈海绵状，切面灰白色至浅灰棕色，黄棕色点状维管束散在。气微，味微苦。

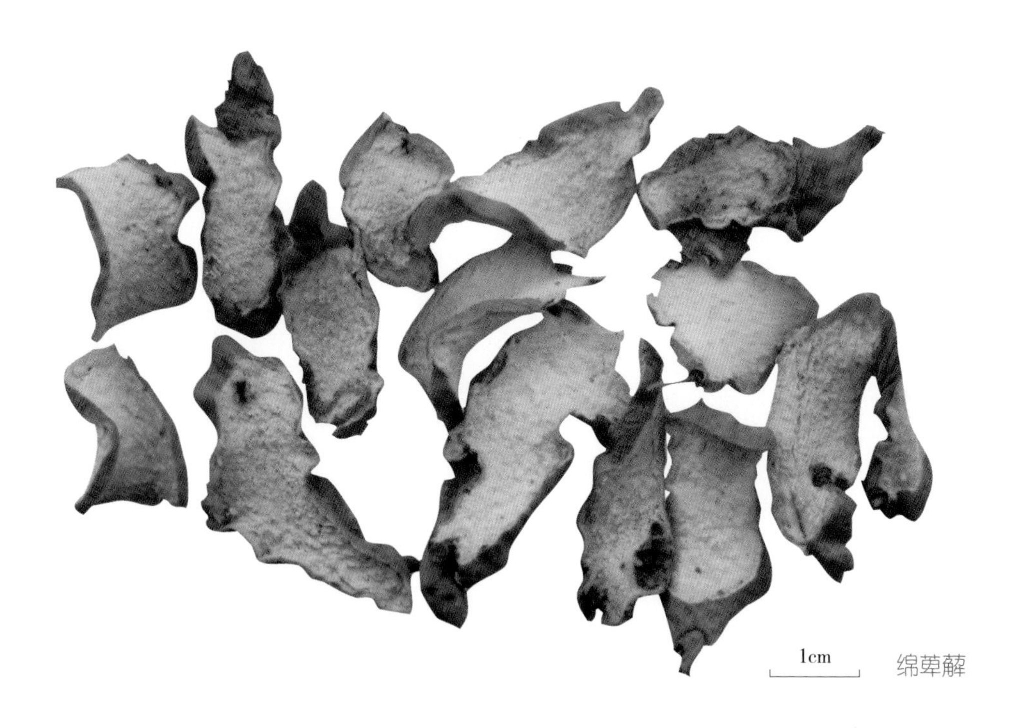

绵萆薢

性味	苦，平。
功效	利湿去浊，祛风除痹。
主治	膏淋，白浊，白带过多，风湿痹痛，关节不利，腰膝疼痛。
用量用法	9~15g。

附　注：《中国药典》2015年版记载薯蓣科植物绵萆薢与福州薯蓣的干燥根茎同等入药。

兰科

金线兰 *Anoectochilus roxburghii* Lindl.

别名：花叶开唇兰、金线莲、福建金线莲。| **药材名：**金线莲（全草）。

植物形态

陆生兰，高10~18cm。根状茎匍匐，伸长。茎下部具2~4枚叶。叶具柄，卵椭圆形，急尖，上表面黑紫色，有金黄色的脉网，下表面带淡紫红色。总状花序具2~6朵疏散的花，花序轴被柔毛；花苞片淡紫色，卵状披针形；萼片淡紫色，外被短柔毛；花瓣近镰刀形，短于萼片并和中萼片黏合成兜状，唇瓣2裂，裂片舌状条形，先端钝，具爪，爪长5mm，每侧具6条流苏，基部具距，距长6~7mm，指向唇瓣，胼胝体生于距的中部。

生境分布：生于海拔50~1600m的常绿阔叶林下或沟谷阴湿处。分布于浙江、江西、福建、湖南、广东、海南、广西、四川、云南、西藏东南部等地。

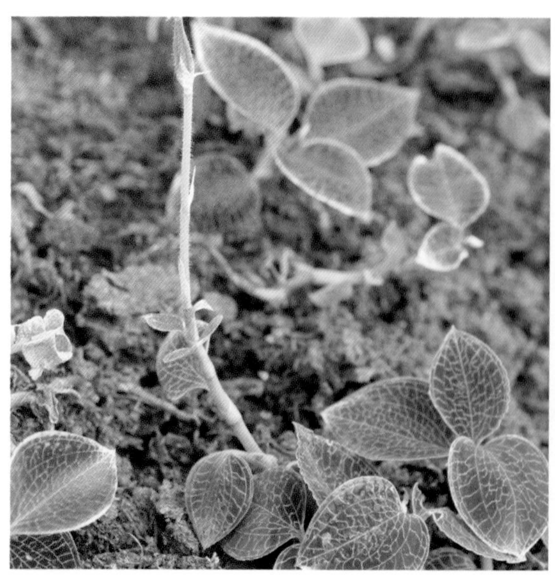

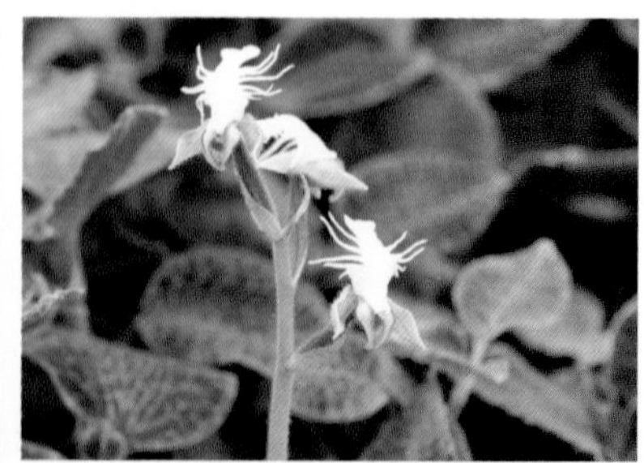

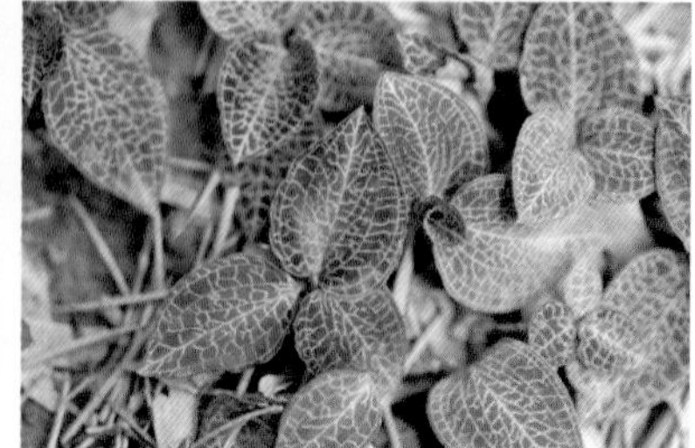

药材性状

金线莲

干缩卷曲的全草，展直后长 4~10cm。根状茎圆柱形，长 1~5cm，肉质，表面棕褐色；茎节明显，顶部常有残存花葶。叶互生，皱缩，展平后呈卵形，长 1.5~3.5cm，先端短尖，基部圆形，上表面灰绿色，下表面紫褐色，叶脉金黄色，柄基部鞘状抱茎。偶见总状花序顶生，花暗棕色。蒴果矩圆形。气微，味淡。

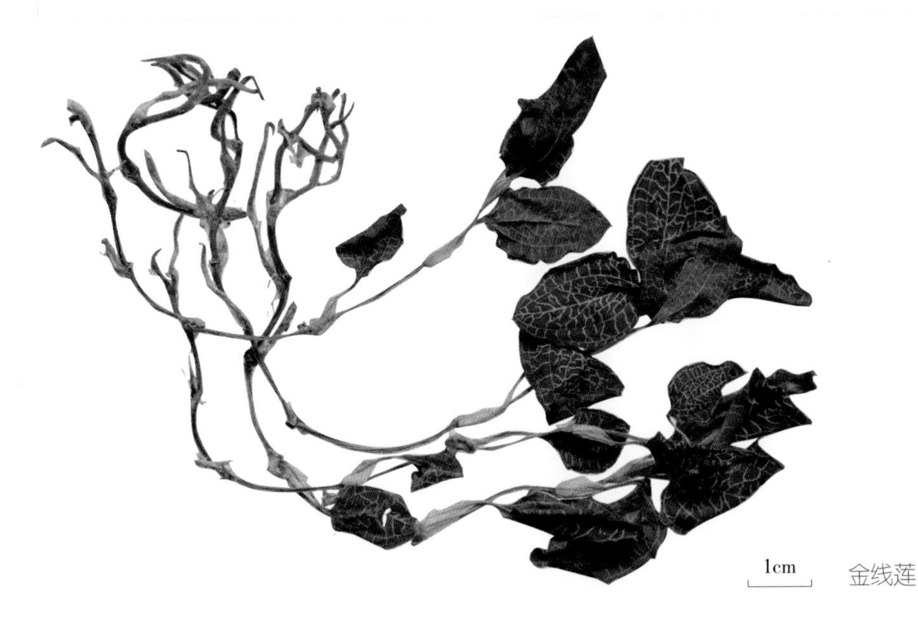

金线莲

性味	甘，平。
功效	清热凉血，除湿解毒。
主治	肺结核咯血，糖尿病，肾炎，膀胱炎，重症肌无力，风湿性及类风湿关节炎，毒蛇咬伤。
用量用法	9~15g。外用适量，鲜品捣敷。

附　注：兰科开唇兰属多种植物均可入药，传统以金线莲最为名贵。商品药材中常有台湾银线兰、浙江金线兰和血叶兰与之混淆。

毛唇芋兰 *Nervilia fordii* Schltr.

别名：芋兰、独叶莲、天葵。| **药材名**：青天葵（全草）。

植物形态

多年生宿根小草本，全株光滑无毛。地下茎球形或扁球形，肉质，白色，其上散生小根。叶根生，多为 1 片，少见 2 片，于花茎凋萎后生出，纸质，近心形，边缘波状；基出脉多条，侧脉纵横交织，呈网状；叶柄鞘管状。花葶于春夏间自块茎抽出；总状花序具花 3~5 朵，花半张开；萼片披针形；花冠裂片较狭，唇瓣绿色，有褐斑，3 裂，侧裂片直立，平头，无距；雌雄蕊合生成合蕊柱，合蕊柱长 6~8mm，棒状。花期 5 月。

生境分布：生于海拔 200~1000m 的山坡或沟谷林下阴湿处。分布于广东、广西和四川中部至西部等地。

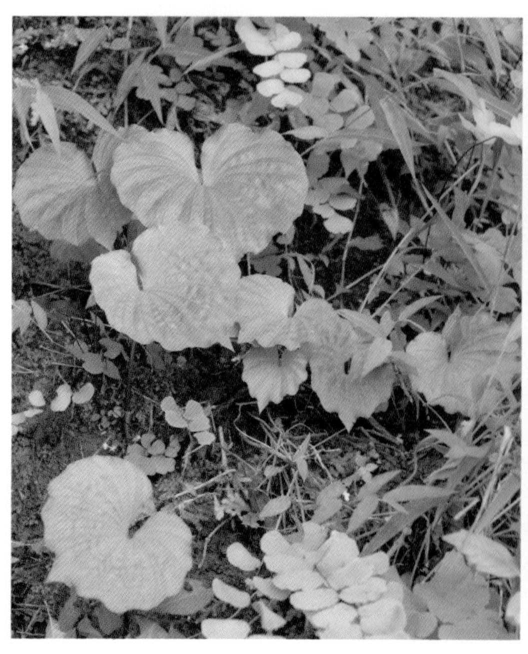

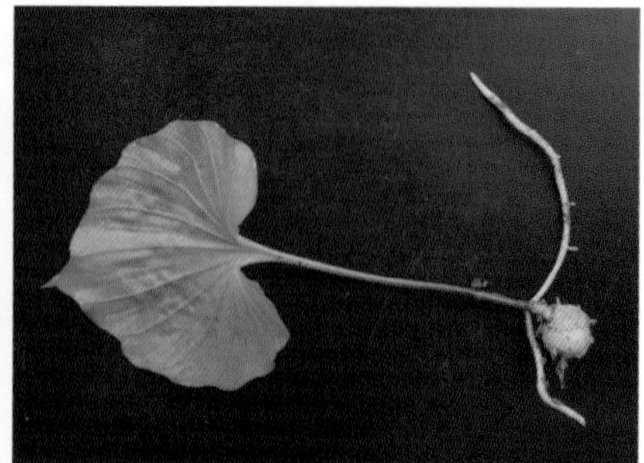

药材性状

青天葵

卷缩成团状。块茎肉质，皱缩成不规则的扁平状，直径5~12mm，类白色或黄白色。完整叶片呈阔卵形，薄纸质，长3~6cm，宽5~7cm，先端渐尖，基部心形，边缘波状，青绿色至黄绿色，两面均无毛，基出弧形脉约22条，伸至边缘，其中11条呈膜翅状凸起，灰白色。气清香，味微咸苦。

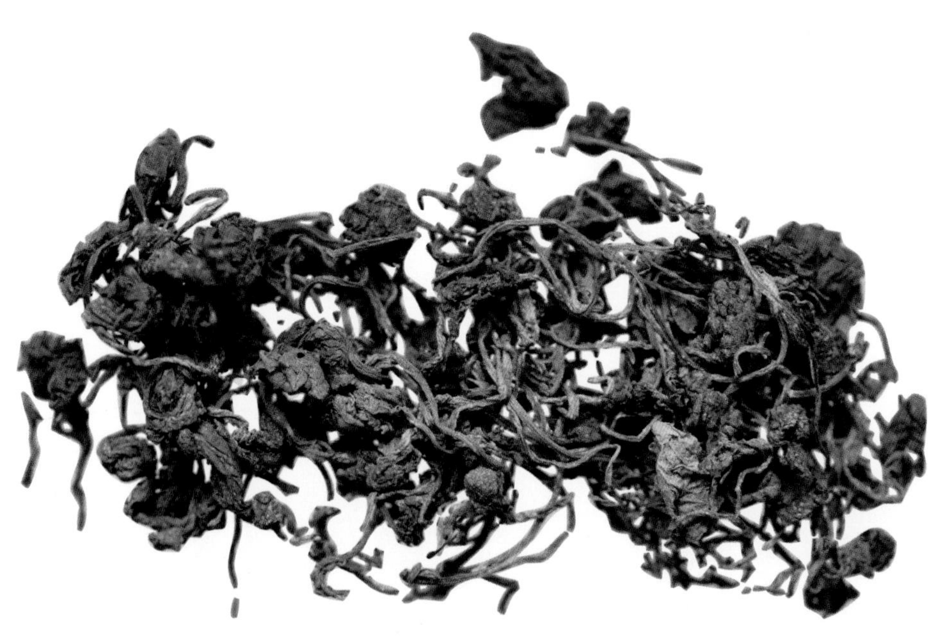

1cm 青天葵

性味	苦、甘，平。
功效	清肺止咳，健脾消积，镇静止痛，清热解毒，散瘀消肿。
主治	肺痨咳嗽，咯血，痰喘，小儿疳积，小儿肺热咳喘，胃痛，跌打肿痛，口疮，咽喉肿。
用量用法	9~15g。

★ 杜鹃兰 *Cremastra appendiculata* (D. Don) Makino

别名：三道箍、朝天一柱香。| **药材名：**山慈菇（假鳞茎）。

植物形态

多年生草本，高约 40cm。假球茎卵球形，肉质。顶端生 1~2 枚叶，叶披针状长椭圆形，全缘。花茎直立，疏生 3 叶鞘，抱茎；总状花序疏生 5~22 朵花，花偏向一侧，紫红色；苞片薄膜质；花被片瓣状，顶端略开展，花下垂，绿色至红紫色；萼片及花瓣线状倒披针形，先端锐尖，唇瓣肥厚，基部稍膨大，先端 3 裂；合蕊柱纤细，略短于萼片。蒴果长 2~2.5cm，下垂。花期 6~8 月。

生境分布：生于海拔 500~2900m 的林下阴湿处。分布于山西、陕西、甘肃、安徽、河南、湖北、湖南、浙江、江西、江苏、广东、台湾、贵州、四川、云南及西藏等地。

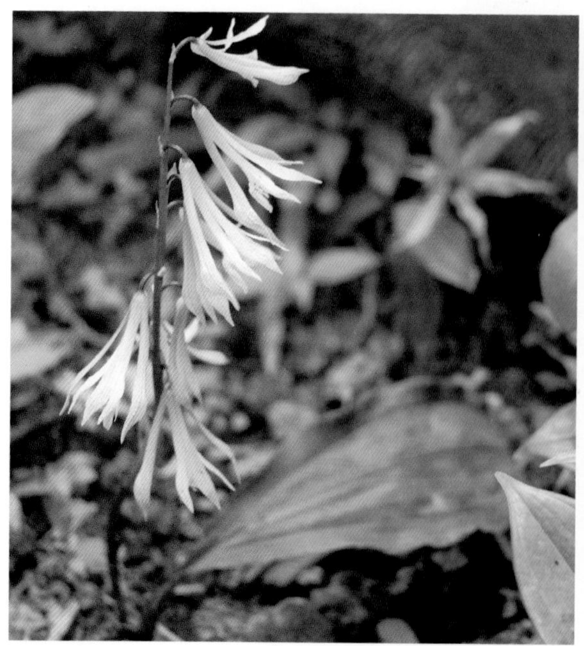

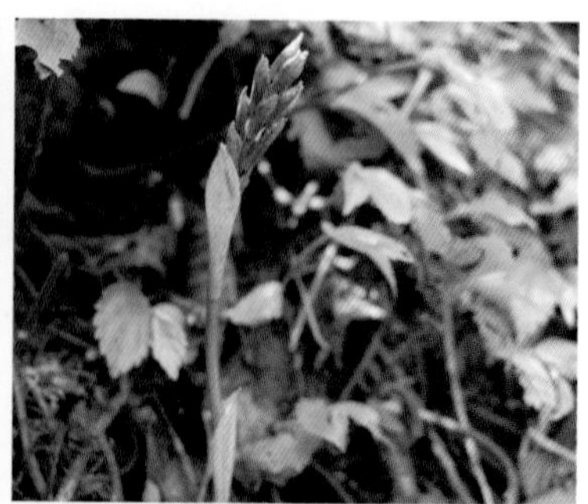

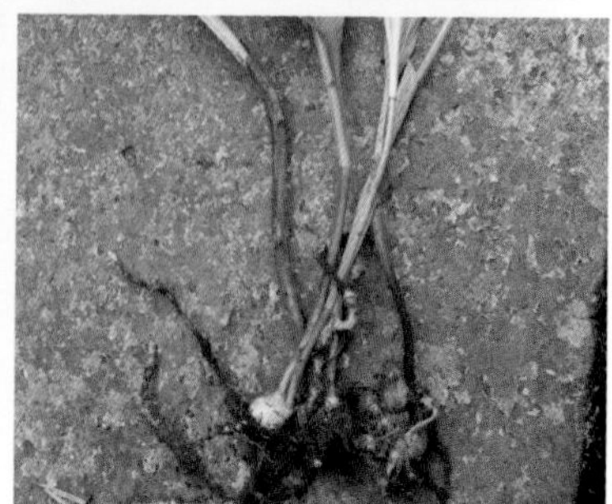

药材性状

山慈菇

不规则扁球形或圆锥形，顶端渐突起，基部有须根痕，长1.8~3cm，膨大部分直径1~2cm。表面黄棕色或棕褐色，有纵皱纹或纵沟，中部有2~3条微突起的环节，节上有鳞片叶干枯腐烂后留下的丝状纤维。质坚硬，难折断，断面灰白色或黄白色，略呈角质。气微，味淡，带黏性。

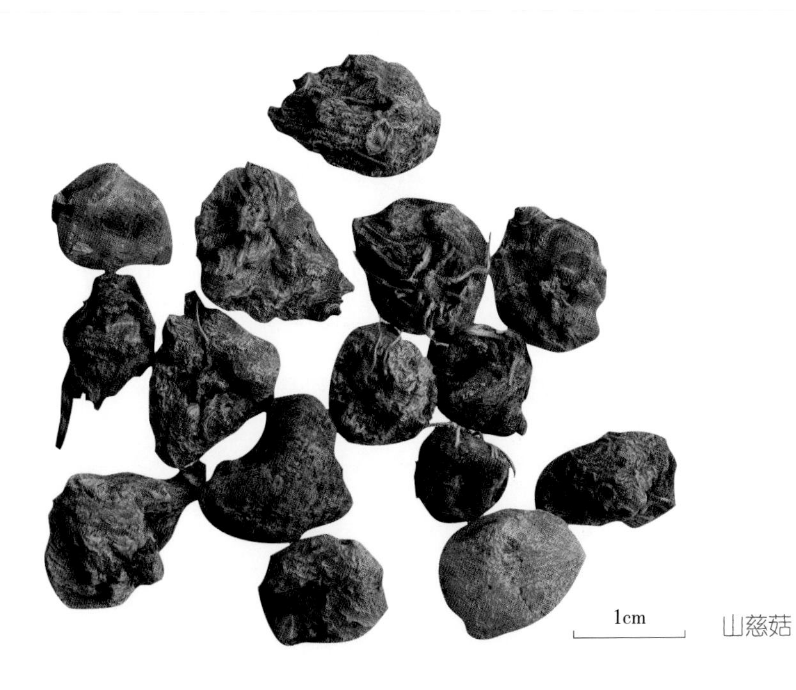

山慈菇

性味	甘、微辛，凉。
功效	清热解毒，化痰散结。
主治	痈肿疔毒，瘰疬痰核，蛇虫咬伤，癥瘕痞块。
用量用法	用量3~9g。外用适量。

附　注：《中国药典》2015年版记载兰科植物独蒜兰、云南独蒜兰与杜鹃兰的干燥假鳞茎同等入药。

束花石斛 *Dendrobium chrysanthum* Wallich ex Lindley

别名：金兰、黄草石斛。| **药材名：**石斛（茎）。

植物形态

茎粗厚，肉质，下垂，圆柱形。叶 2 列，互生于整个茎上，纸质，长圆状披针形，先端渐尖，基部具鞘；叶鞘纸质，干后鞘口常杯状张开，常浅白色。伞状花序近无花序柄，侧生于具叶的茎上部；花苞片膜质，卵状三角形；花金黄色，质地厚；唇瓣肾形或横长圆形，先端近圆形，两侧各具 1 个栗色斑块，具 1 条宽厚的脊从基部伸向中部。蒴果长圆柱形。花期 9~10 月。

生境分布：附生于海拔 700~2500m 的山地密林中的树干上或山谷阴湿的岩石上。分布于云南、贵州、西藏、广西等地。

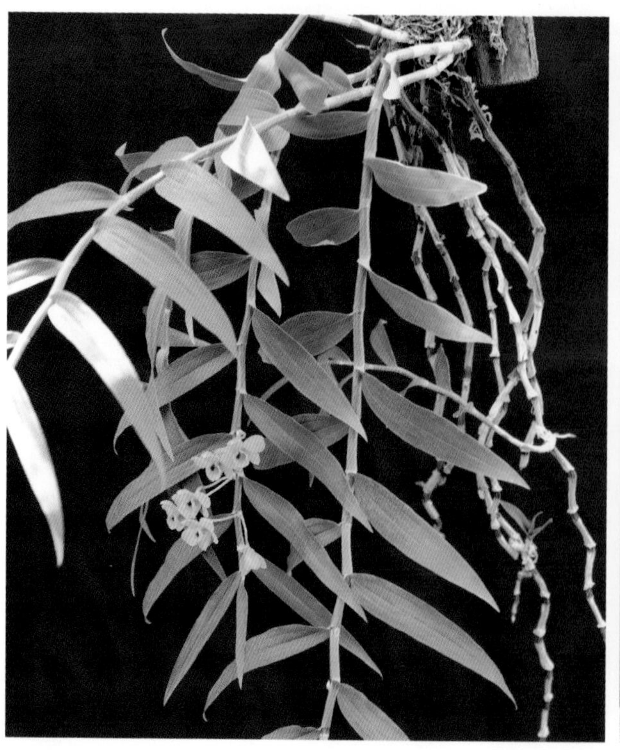

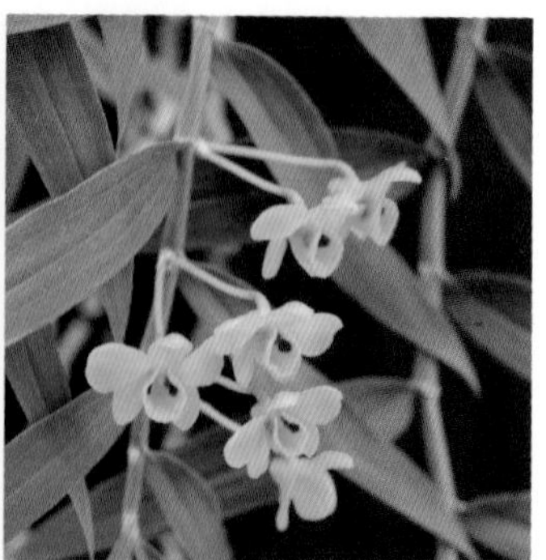

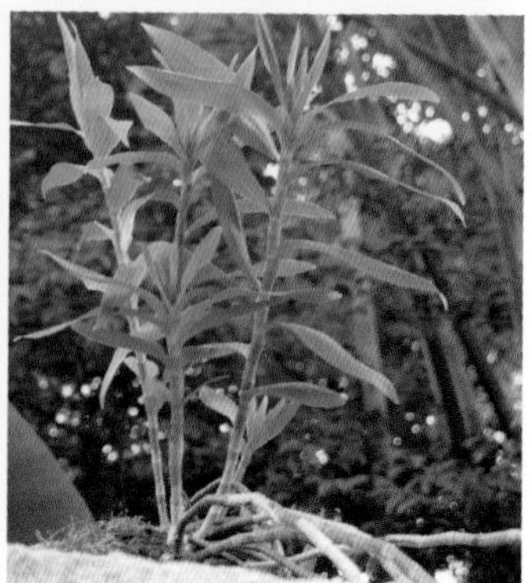

药材性状

石斛

长 30~80cm，直径 0. 3~0. 5cm，节间长 2~3. 5cm。表面金黄色至淡黄褐色，具纵沟。体轻，质实，易折断，断面略呈纤维性。气无，味淡，嚼之有黏性。

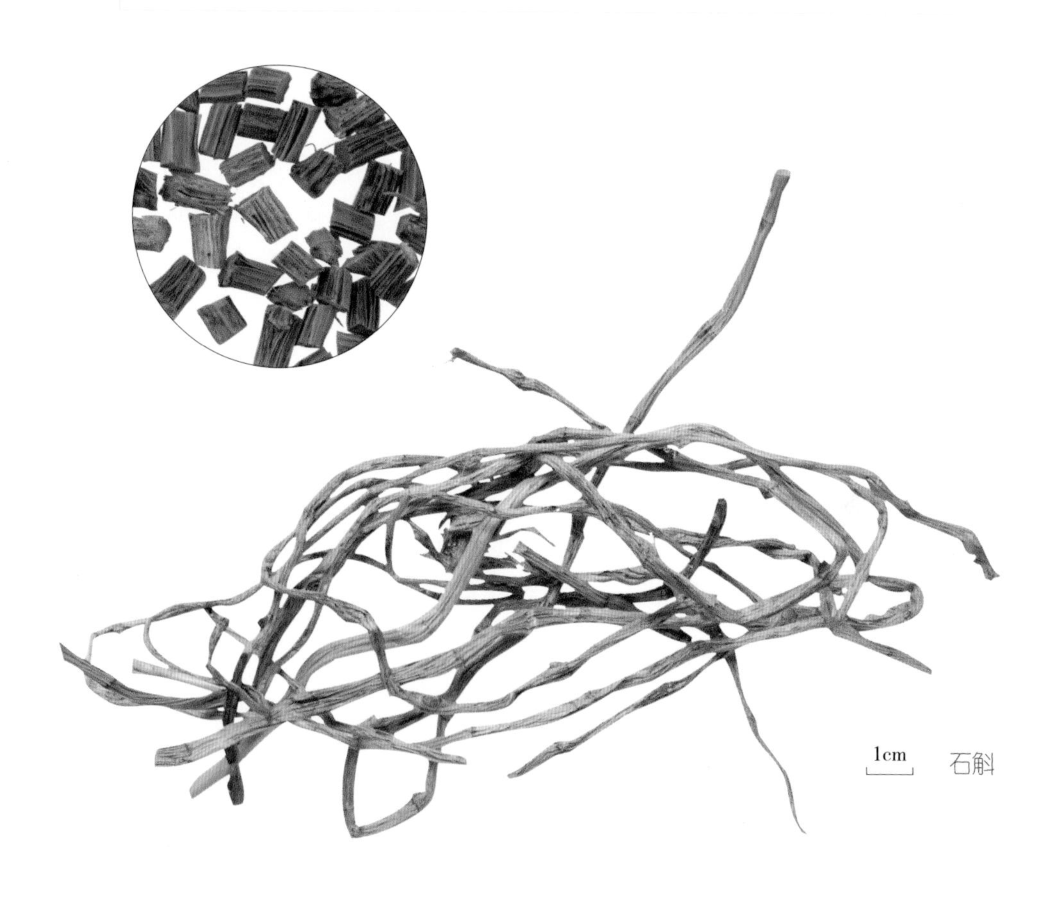

石斛

性味	甘，微寒。
功效	益胃生津，滋阴清热。
主治	阴伤津亏，口干烦渴，食少干呕，病后虚热，目暗不明。
用量用法	6~12g，鲜品 15~30g。

内科·肺系疾患

支气管哮喘：沉香 1.5g，侧柏叶 3g，共研细末，睡前顿服。

急慢性支气管炎：罗汉果 15g，百合 9g，水煎服。

慢性支气管炎：①知母、藕节、桔梗、南沙参各 10g，款冬花 9g，水煎服。②淫羊藿以总量的 80%煎取浓汁，以 20%研成细粉，两者混合后制成丸。每日用量相当于生药 30g，分 2 次服。③玉竹、藕片、百合、北沙参各 10g，水煎服。④南沙参、枇杷叶、石仙桃、洋玉兰叶各 15g，水煎服。⑤洋金花 15g，研为极细末，倒入 500ml 60 度粮食白酒中，摇匀，密封存放 7 日后开始服用。每日 3 次，每次服 1~2ml。⑥白果、黄芩、地龙干各 9g，水煎服。⑦紫菀、党参、芙蓉花各 10g，款冬花 9g，陈皮 6g，水煎服。⑧诃子、甘草、桔梗各 8g，百部、百合各 12g，水煎服。⑨佛手、姜半夏各 8g，水煎服。

支气管扩张咯血：①白茅根 30g，苇茎、鱼腥草、侧柏叶各 15g，水煎服。②白及、白茶花、石榴花各 10g，百合 9g，仙鹤草 15g，水煎服。

肺结核：垂盆草 30~60g，冬瓜仁、薏苡仁、鱼腥草各 15g，水煎服。

肺结核咯血：白头翁、白石榴花、白木槿花各 15g，水煎服。

肺脓肿：合欢皮 15g，水煎温服。

肺炎：穿心莲、十大功劳各 15g，陈皮 6g，水煎服。

肺热咳嗽：①白薇、麦冬、天冬、炒栀子各 9g，藕片 15g，水煎服。②天冬、麦冬各 10g，藕片 15g，水煎服。

肺燥咯血：生地黄 15g，川贝母、山茶花、藕节各 10g，水煎服。

肺气肿咯血：白薇、白茶花、白石榴花各 15g，水煎服。

无痰干咳：野菊花、白茅根各 30g，水煎 2 次，取汁加白糖 30g，早晚各服 1 次。

咳嗽：①儿茶 60g，细辛 12g，共研末，猪胆 1 个，取胆汁炼熟，三药共为丸，每丸 3g，空腹含化，每日 4 次，每次 1 丸。②桔梗、前胡各 10g，石仙桃 15g，水煎服。③白前、桔梗、前胡各 10g，鱼腥草 15g，杏仁 9g，水煎服。

④百部 10g，连钱草、积雪草、枇杷叶各 15g，甘草 5g，水煎服。⑤紫菀 10g，枇杷叶、连钱草各 15g，水煎服。

燥咳：苦杏仁、百部各 9g，川贝母 8g，百合、生地黄各 15g，水煎服。

久嗽不止：①粟壳去筋，蜜炙为末，每次 3g，蜜汤送服。②明党参 15g，北沙参、麦冬各 10g，天冬 9g，水煎服。

久咳咽干：款冬花 9g，山麦冬、北沙参、玄参各 10g，水煎服。

久咳痰稀、浑身无力：人参 15g，蜜黄芪 30g，五味子、煮半夏各 9g，水煎服。

久咳声音嘶哑：百合、北沙参各 15g，石斛 10g，乌梅 1 枚，水煎服。

久咳无痰或少痰：①北沙参、藕片各 15g，天冬、麦冬各 10g，水煎服。②乌梅肉 9 g（焙干），罂粟壳 3 g，共研末，睡前用蜜水送服。

久咳肺燥：川贝母 10g，梨 1 只，冰糖适量，炖服。

久咳虚喘：五味子 6g，山茱萸 10g，熟地黄、山药各 15g，水煎服；或人参 10g，蛤蚧 1 对，五味子 6g，研末，每次 5g，每日 2 次。

肺虚久咳：冬虫夏草、麦冬、款冬花各 10g，百合、沙参、熟地黄各 15g，水煎服。

痰饮咳喘，不得平卧：炒牵牛子 9g，紫苏子 10g，葶苈子 6g，杏仁 8g，水煎服。

咳嗽痰黄：山豆根 6g，浙贝母 10g，桔梗 9g，鱼腥草、枇杷叶各 15g，水煎服。

咳嗽痰多：①香橼 9g，半夏、陈皮各 8g，茯苓 15g，紫苏子 12g，水煎服。②南沙参 15g，桔梗、浙贝母各 10g，水煎服。③浙贝母、桔梗、旋覆花各 10g，鱼腥草 15g，水煎服。④制天南星、浙贝母、桔梗各 10g，鱼腥草 15g，水煎服。

哮喘：①厚朴、旋覆花各 10g，佛手柑 6g，紫苏子、葶苈子各 9g，水煎服。②罗汉果 15g，百合 9g，水煎服。

百日咳：①侧柏叶、百部、麦冬各 9g，炙甘草 3g，水煎服。②白前、前胡、一枝黄花、一点红各 6g，杏仁、百部各 3g，水煎服。③苦杏仁 3g，沙参、麦冬各 8g，紫菀、款冬花各 6g，水煎服。④枇杷叶、桑白皮各 15g，地骨皮 9g，甘草 3g，水煎服。或枇杷叶 1000g，百部 250g，蜂蜜、桑白皮各 500g，制成糖浆 2000ml。1 岁以下小儿每次 10ml，3~4 岁每次 20~30ml，5~6 岁每次 30~50ml，每日 3~5 次。⑤款冬花、天冬、紫菀、爵床各 6g，百部 5g，水煎服。⑥紫菀、桔梗、鱼腥草、穿心莲各 6g，百部 5g，水煎服。

内科·脾胃系疾患

腹胀：①薄荷、防风、紫苏、全蝎（研粉）各3g，和葱一起捣烂，均匀地摊在纱布上，烤热，敷脐部。②火麻仁12g，大黄6g，枳实、厚朴各8g，水煎服。③郁李仁、火麻仁各9g，枳壳6g，水煎服。④生莱菔子9g，捣汁，皂荚末6g，开水冲服。

食积腹胀：炒莱菔子、炒麦芽、厚朴各9g，水煎服。

浅表性胃炎：蒲公英40g，加水300ml，煎取150ml，加白及粉30g，调成糊状，分2次于早晚空腹服，连续6周。

单纯性胃炎：广藿香、佩兰、半夏、黄芩各9g，陈皮6g，制川厚朴5g，水煎服。食积加麦芽15g；呕吐剧烈加姜竹茹9g，黄连3g；腹痛加木香6g。

慢性胃炎：①鲜佛手20g，开水冲泡，代茶饮；或佛手、延胡索各6g，水煎服。②石菖蒲、大腹皮、川厚朴各9g，蒲公英15g，水煎服。③沉香、三七各3g，黄连、川贝母各5g，白及15g，共研末为散，装入胶囊中备用。每次8粒（含生药4.5g），每日3次，空腹服，3个月为一疗程。

消化性胃溃疡：①大枣500g（蒸熟去皮核），红糖250g（炒焦），鲜生姜120g（捣烂取汁），花椒或白胡椒60g（研细末），一并纳入新鲜猪肚内，缝合，文火蒸2小时，放冰箱冷藏，每餐饭前食用1~2匙，7日为一疗程。②洋金花1朵（0.4~0.5g），炒白芍21g，陈皮12g，煅瓦楞子15g，白及、贝母、甘草粉各9g，水煎浓缩至100ml，每次50ml，每日2次。③浙贝母、甘草各15g，海螵蛸30g，一起研细粉，拌匀，每次5g，调温水服。④沉香、三七各3g，黄连、川贝母各5g，白及15g，共研末为散，装入胶囊中备用。每次8粒（含生药4.5g），每日3次，空腹服，3个月为一疗程。

胃溃疡出血：白及粉、海螵蛸粉各6g，水调服。

胃出血：①地榆10g，侧柏叶、紫珠叶各15g，水煎服。②三七粉1g，生大黄粉2g，调水服。

胃痛：①徐长卿10g，枳壳9g，木香6g，鸡矢藤15g，水煎服。②千年健、神曲、谷芽、麦芽各15g，延胡索9g，水煎服。③木香3g，制香附、南山楂、神曲各9g，水煎服。④制香附10g，川木香5g，延胡索9g，荜澄茄3g，金银花15g，水煎服。⑤延胡索、制香附各10g，川木香5g，神曲15g，水煎服。

气滞胃痛：乌药、制香附各9g，川木香3g，水煎服。

胃寒疼痛：肉桂2g，荜澄茄6g，水煎服。

心下（胃脘）大痛：胡椒49粒，乳香3g，研匀，男用生姜、女用当归，酒送服。

胃脘冷痛，得温则减：花椒、干姜各6g，党参12g，水煎温服。

胃脘冷痛、反胃呕吐：草果5g，附子、生姜各6g，红枣10枚，水煎服。

胃脘寒痛、呕吐食少：檀香3~5g，研为极细末，干姜汤泡服。

胃冷恶心（进食即想吐）：豆蔻仁3枚捣细，温酒送服，数服以后即见效。

胃脘疼痛：鲜枫香叶30g，绞汁冲服。

胃脘胀痛：①陈皮、苍术各8g，厚朴10g，水煎服。②鲜香橼500g，食盐60g，腌制，用时每次取6g，水煎服或开水泡服；或香橼、枳壳、生姜各9g，黄连1g，水煎服。

脐下绞痛：木瓜1~2片，桑叶7片，大枣3枚（碎之），加水2L，煮取0.5L，顿服。

腹痛：①白芷、荜澄茄、制香附各15g，共研末，调水敷脐部。②延胡索10g，川楝子、娑罗子、乌药各9g，水煎服。

顽固性呃逆：粉葛根、党参各9g，旋覆花、白术、附子各6g，茯苓4.5g，豆蔻、半夏、橘核各3g，丁香1.5g，煨姜3片为引，水煎服。

呃逆、嗳气：属寒者，柿蒂、丁香各8g，生姜、陈皮各6g，水煎频服、热服；属热者，柿蒂、竹茹各10g，黄连6g，代赭石15g，水煎凉服；属虚者，柿蒂、旋覆花各8g，党参、大枣各15g，水煎服。

寒湿中阻之脘腹冷痛、吐清涎酸水：草豆蔻、吴茱萸各6g，高良姜5g，水煎服。

胃寒气逆呕吐：陈皮、生姜各6g，半夏8g，水煎服。

反胃呕吐：胡椒1g（末），生姜30g，煎服，每日3次。

反胃：豆蔻、缩砂仁各10g，丁香5g，水煎，加姜汁适量，慢慢含服。

呕吐、吞酸：吴茱萸4.5g，黄连2g，水煎，少量频服。

寒湿吐泻：花椒、草豆蔻、砂仁各6g，苍术10g，水煎服。

食欲不振：①茯苓10g，白术9g，太子参15g，甘草、陈皮各6g，水煎服。②炒谷芽、炒麦芽各12g，啤酒花5g，炒神曲9g，水煎服。③白术、太子参、茯苓各 10g，甘草 5g，陈皮 6g，山楂 9g，水煎服。

食欲不振、脘腹痞满：佛手、陈皮各 6g，麦芽、神曲各 10g，水煎服。

积滞内停而脘腹痞满、嗳腐不食：枳实、厚朴、白术各 9g，麦芽 15g，半夏 6g，陈皮 8g，水煎服。

肉食积滞、嗳腐、便溏：炒山楂、炒麦芽各 12g，陈皮 6g，水煎服。

脾虚食少、消化不良：谷芽、麦芽各 12g，炒扁豆、白术、党参各 15g，陈皮 6g，水煎服。

谷劳病（饱食便卧，四肢烦重）：大麦 150g，花椒 30g，干姜 60g，捣末，每次 2~3g，每日 3~4 次。

脾虚腹泻：木香、白术各 6g，太子参、茯苓、葛根各 9g，甘草、砂仁各 3g，水煎服。

脾胃虚寒腹泻：①太子参 30g，白术 10g，桂枝 6g，生姜 3 片，红枣 5 枚，水煎服。②山药、党参各 15g，白术 9g，茯苓 10g，炙甘草 6g，砂仁 3g，水煎服。

肠胃虚寒腹泻：白术、党参、茯苓各 10g，荜澄茄 6g，水煎服。

慢性腹泻：草乌、吴茱萸各适量，研细粉，水调成药饼，贴肚脐上。

秋季腹泻：青蒿 20~25g，水煎，分 3 次温服（过热易致恶心呕吐），至体温恢复正常，消化道症状消失即停药。

胃肠功能紊乱腹泻：党参 24g，白术、荜澄茄各 9g，豆蔻 6g，水煎服。

腹泻：薏苡仁、白术各 12g，苍术、陈皮各 10g，水煎服。

五更泻：①吴茱萸、五味子各 4.5g，肉豆蔻 10g，补骨脂 8g，水煎服。②补骨脂、肉豆蔻各 15g，吴茱萸、五味子各 6g，水煎服。③菟丝子、益智仁、补骨脂、乌药各 10g，肉豆蔻、荜澄茄各 6g，水煎服。

腹泻、脘腹胀满、不思饮食：草豆蔻、苍术各 8g，陈皮、木香各 6g，水煎服。

脾虚腹泻、食少：芡实、白术、党参、淮山药各 12g，陈皮、山楂各 8g，水煎服；或芡实、莲子各 20g，煮粥食用。

久泻：①菟丝子、益智仁、补骨脂、乌药各 10g，肉豆蔻、荜澄茄各 6g，水煎服。②莲子 50g，胡椒 10g，炖猪肚服；如小儿食少，莲子、芡实、淮山药、茯苓各适量，炒黄研末，每次 1 小匙炖米粉食用。

久泻久痢：①煨诃子 5g，研末吞服；或煨诃子、罂粟壳各 5g，党参、白术各 10g，肉豆蔻、木香各 6g，水煎服。②肉豆蔻 10g，刀豆壳 30g，烧灰存性，每次 6g，水煎送服。

虚寒久泻： 草果 50g，胡椒 30g，研细末，装入胶囊，清晨饭前温开水送服，每次 3 粒。

肠炎水泻： 车前子、茯苓各 15g，藿香、黄连各 6g，水煎服。

水样腹泻不止： 罂粟壳 1 枚，乌梅肉、大枣肉各 10 枚，水煎温服。

里急后重，泻而不爽： 莱菔子、木香各 9g，大黄 8g，水煎服。

大便干燥： 川贝母 10g，生地黄 30g，大枣 15g，水煎服。

大便燥结难解，或伴头痛目赤、牙龈肿痛： 胖大海 4 枚，沸水泡，代茶饮。

便秘： ①紫苏子、亚麻子、决明子各 12g，水煎服。②紫苏子、火麻仁各 9g，洗净，研极细，用水再研，取汁 50ml，分 2 次，煮粥服。③生地黄 30g，生大黄 10g，草决明 15g，大枣 5 个，水煎服。④火麻仁 15g，水煎服；或火麻仁 10g，当归、生地黄、肉苁蓉各 12g，水煎服。⑤郁李仁、火麻仁各 9g，枳壳 6g，水煎服。⑥牵牛子 6g，枳实 10g，水煎服。⑦虎杖、生地黄各 30g，火麻仁、郁李仁各 15g，水煎服。⑧枳实、厚朴、芒硝（冲服）各 9g，大黄 8g，水煎服。⑨生莱菔子 9g，捣汁，皂荚末 6g，开水冲服。⑩罗汉果 3 个，打碎或切片，兑入蜂蜜少许，开水冲泡当茶饮。

风热气秘： 炮三棱、郁李仁、酒陈皮各 30g，共捣为散，每次 6g，煎水空心服。

寒积便秘急症： 巴豆霜 0.1g，冷开水送服。

慢性结肠炎： ①穿心莲 60g，生地榆 30g，加水浓煎得 100~150ml 药液，晚上临睡前保留灌肠 1 次，14 日为一疗程。②乌梅 15g，水煎加适量白糖，每日 1 剂，当茶饮。

急性胃肠炎： 佩兰、藿香、苍术、三颗针各 9g，水煎服。

急性肠炎： ①白头翁、马齿苋、神曲、凤尾草各 15g，水煎服。②厚朴 9g，鱼腥草 15g，凤尾草 30g，水煎服。③黄连、葛根各 9g，神曲、谷芽、麦芽、凤尾草各 15g，水煎服。

肠炎： 鸡冠花 15g，石榴皮 9g，刺黄柏 6g，水煎服。

痢疾： ①白头翁、神曲、谷芽、麦芽各 15g，水煎服。②海金沙（全草）、凤尾草各 24g，水煎服。③石菖蒲 9g，鱼腥草 10g，马齿苋、凤尾草各 15g，水煎服。

细菌性痢疾： 马齿苋、铁苋菜、仙鹤草、凤尾草各 15g，水煎服。

内科·心系疾患

心脾痛：高良姜、槟榔各等量，炒后，研末，米汤调服。

胸闷：郁金、丝瓜络各 10g，枳壳、紫苏梗各 9g，水煎服。

失眠：①百合、合欢皮、夜交藤、绞股蓝、酸枣仁各 15g，水煎服。②灵芝 10g，蜜枣仁、茯神、小春花各 15g，远志 9g，水煎服。③远志 9g，茯神、柏子仁、蜜枣仁各 10g，水煎服。④钩藤、蜜枣仁、茯神、小春花各 15g，五味子 10g，远志 9g，水煎服。⑤南五味子 6g，生地黄、麦冬、丹参各 15g，酸枣仁 10g，水煎服。

心烦胁痛不眠：郁金、千里光各 10g，炒栀子 9g，阴地蕨 15g，水煎服。

烦闷不眠：淡豆豉、生栀子各 10g，水煎服。

心烦口渴：麦冬、天花粉各 12g，甜瓜子 9g，水煎服。

心热吐血口干：小蓟根汁、生藕汁、生牛蒡汁、生地黄汁各 15g，白蜜 1 匙，搅匀服用。

热病心烦：生栀子 9g，淡豆豉 15g，水煎服；或生栀子 5 粒，去外壳，炖糯米饭。

神经衰弱、失眠健忘：龙眼肉、黄芪、党参、当归各 12g，远志 8g，夜交藤、酸枣仁各 10g，水煎服。

神经衰弱、失眠多梦：酸枣仁 15g，研末，睡前开水冲服。

健忘：远志 9g，胡桃肉 15g，西洋参 10g，水煎服。

冠状动脉粥样硬化性心脏病（冠心病）：①葛根 15g，丹参、赤芍各 10g，盐肤木 30g，水煎服。②檀香 3g，砂仁 5g，丹参 30g，水煎服。③生山楂、葛根、菊花各 12g，水煎服。

冠心病心绞痛：①川芎、丹参、薤白各 10g，三七 6g，瓜蒌 15g，郁金 9g，水煎服。②西红花 1g，泡开水代茶饮。③丹参 15g，三七 6g，薤白 10g，瓜蒌 24g，水煎服。

冠心病气急：薤白 12g，栝楼实 24g，白酒适量，水煎温服。

冠心病胸痛彻背：薤白 9g，栝楼实 24g，半夏 12g，白酒适量，水煎服。

心肌劳累：西洋参、蜜枣仁、茯神各 15g，五味子 9g，当归 6g，柏子仁 10g，水煎服。

心悸：①龙眼肉 30g，鸡蛋炖服。如病后体虚偏热，加西洋参 5g，炖服。②远志 9g，绿心豆 30g，放入洗净的猪心内，水炖服。③南五味子 6g，生地黄、麦冬、丹参各 15g，酸枣仁 10g，水煎服。

肺源性心脏病心力衰竭、喘急肿满：葶苈子 9g，紫苏子 12g，杏仁 6g，半夏、陈皮各 8g，大枣 10 枚，水煎服。

内科·肾系疾患

小便不利：①茯苓皮、赤小豆、泽泻各 15g，水煎服。②木通 6g，地肤子、车前子、滑石各 15g，甘草 3g，水煎服。

夜尿多：生黄芪 30g，枸杞子、菟丝子各 15g，水煎服。

肾虚夜尿多：制首乌、枸杞子、桑椹、菟丝子各 15g，水煎服。

尿频：①白果 10 个，煨熟食，每日 1 次。②覆盆子 15g，焙干研末服；或覆盆子、山茱萸、芡实各 15g，益智仁、鸡内金各 10g，水煎服。

老人夜尿频多：补骨脂、覆盆子、山药各 15g，鸡内金、桑螵蛸各 10g，水煎服。

肾虚尿频：锁阳、枸杞子、桑椹、金樱子各 15g，水煎服。

肾气虚尿频：制黄精、太子参各 24g，枸杞子、何首乌各 15g，淫羊藿 10g，水煎服。

小便不禁：①仙茅、枸杞子、菟丝子、覆盆子各 10g，水煎服。②芡实、金樱子各 15g，莲须 10g，水煎服。

遗尿：①南五味子 6g，山茱萸、菟丝子、覆盆子各 15g，水煎服。②覆盆子 15g，焙干研末服；或覆盆子、山茱萸、芡实各 15g，益智仁、鸡内金各 10g，水煎服。③莲子 15g 或莲须 5g，沙苑子、金樱子、鹿角霜各 15g，水煎服。④鲜金樱子 30g，益智仁 9g，水煎服。⑤山茱萸、鹿角霜各 12g，金樱子、鸡内金各 10g，水煎服。

尿急、尿痛：①木通 6g，地肤子、车前子、滑石各 15g，甘草 3g，水煎服。②车前子、白茅根各 15g，紫花地丁、栀子各 10g，水煎服。

尿路感染：①石韦、蒲公英、马齿苋各 30g，苦参 9~15g，柴胡 9~18g，黄柏 9g，水煎服。②泽泻、一点红、爵床、猫须草各 15g，半边莲 30g，水煎服。③芦根 30g，蒲公英、车前草、半枝莲各 15g，水煎服。④赤芍 9g，槟榔（焦）6g，为末，每次 3g，水煎，空腹服。⑤粉萆薢、穿心莲、半边莲、白花蛇舌草各 15g，一点红 30g，水煎服。⑥猪苓、蒲公英、半枝莲、薏苡根、爵床各 15g，水煎服。⑦车前子、白茅根各 15g，紫花地丁、栀子各 10g，水煎服。⑧海金沙、车前草、石斛、金银花、一点红各 15g，水煎服。⑨鸡冠花、萹蓄各 15g，鸭跖草 6g，水煎服。⑩黄柏、泽泻、车前草各 10g，赤小豆 15g，薏苡根 24g，水煎服。

腹水： 葶苈子、防己、大黄各 9g，椒目 6g，水煎服。

尿潴留： 鲜青蒿 200~300g，捣碎（不让汁水流掉），旋即敷于脐部，外覆塑料薄膜及棉垫，固定，待排尿后去药。

水肿： ①干香薷 9g，煎汤，冲白术细粉 6g，每日 3 次。②郁李仁、桑白皮各 9g，大腹皮 12g，大黄 6g，水煎服。③商陆 9g，车前草 15g，泽泻 10g，水煎服。④泽兰、积雪草各 30g，一点红 25g，水煎服；或泽兰、防己各等量，研末，每次 6g。⑤白扁豆适量，炒黄，磨成粉，三餐前服，大人 9g，小儿 3g，灯心草汤调服。

特发性水肿： 淡竹叶 10~20g，开水冲泡当茶饮，连用 1 个月。

肾炎水肿： ①芦根、猫须草、赤小豆各 30g，香茹 15g，水煎服。②京大戟研末，每次 2g，水调服。③泽泻、车前草各 15g，薏苡根、赤小豆各 30g，水煎服。④灯心草、胜红蓟、猫须草各 30g，嫩鲜茶叶 15g，水煎服。⑤防己、泽泻、猪苓各 10g，车前草 15g，水煎服。⑥猪苓、茯苓皮、泽泻、五加皮各 15g，赤小豆 30g，水煎服。⑦通草、茯苓皮各 15g，泽泻 5g，猪苓、香茹各 10g，白术 9g，赤小豆 30g，水煎服。⑧海金沙、泽泻、车前草各 15g，猪苓、香茹各 10g，水煎服。⑨粉萆薢、猫须草、车前草、泽泻各 15g，鲜茶叶 10g，水煎服。

泌尿系统结石： ①金钱草、海金沙各 20~30g，石韦 15~20g，水煎服，每日 1 剂，平均服药 21 剂。②石韦 20g，金钱草 30g，巴戟天 15g，生大黄、生甘草各 10g。每日 1 剂，水煎服。绞痛重者加延胡索、琥珀；血尿重者加白茅根、三七。③萹蓄、海金沙藤、车前草各 30g，水煎服。④广金钱草 24g，小茴香、大茴香各 5g，大黄 15g（后下），萹蓄 30g，水煎服。

慢性肾盂肾炎： 车前子、滑石各 15g，金银花、蒲公英各 20g，水煎服。

内科・肝胆系疾患

胆石症：①茵陈、鸡内金各 15g，枳壳 9g，水煎服。②川楝子、延胡索各 30g，研细末，每次 3g，每日 2~3 次。

肝肿大：丹参 15g，积雪草、叶下珠各 24g，鸡内金 10g，枳壳 9g，水煎服。

肝热目赤、羞明多泪：蔓荆子、青葙子、栀子各 9g，水煎服。

湿热黄疸：鸡骨草、田基黄各 15g，山栀子 12g，水煎，分 3 次服。

肝炎：灵芝、绵茵陈各 15g，田基黄、积雪草各 30g，水煎服。

黄疸型肝炎、面目身黄：生栀子、鲜茵陈各 15g，垂盆草 20g，水煎服。

胆囊炎：龙胆 10g，蒲公英 15g，青皮 9g，半枝莲 24g，水煎服。

急性病毒性肝炎黄疸：①白茅根、白毛藤各 30g，茵陈 15g，水煎服。②白芍 18g，绵茵陈、积雪草各 30g，水煎服。③伸筋草、茵陈、积雪草各 15g，水煎服。

气血瘀滞之胸胁、心腹痛：降香 1~2g，研末服。

胸胁疼痛：乌药、丝瓜络各 10g，柴胡 9g，三叉苦 15g，水煎服。

胁肋胀痛：香橼、川楝子、柴胡、香附、川芎各 9g，水煎服。

胸闷胁痛：白前、紫苏梗、丝瓜络各 10g，枳壳 9g，水煎服。

肝郁胁痛：蒺藜、香附各 9g，当归、川芎各 8g，川楝子、延胡索各 12g，水煎服。

瘰疬：①连翘 15g，夏枯草、玄参各 30g，水煎服。②芥子研末，加等量葱白捣成泥状，调敷患处。

颈淋巴结结核：①海藻、昆布各 15g，水煎服。②白附子研粉，加大黄粉，加水调匀敷患处。

甲状腺肿大：昆布 15g，射干 9g，黄药子、白芍各 10g，水煎服。

癥瘕痞块：千金子霜 0.3g，青黛 3g，装胶囊服。

各种痞结：西红花每次 1 朵，冲汤服。忌油、盐。

腹中包块：三棱、丹参各 9g，皂角刺 3g，水煎服。

癌肿：山慈菇 6g，重楼 8g，龟甲 15g，水煎服。

肝硬化、晚期血吸虫病腹水：千金子霜 0.5g，研末，装胶囊，冷开水送服。

肝硬化腹水：①京大戟、商陆根各适量，共研细粉，以开水调药粉，敷脐部。②通草 24g，半边莲 30g，马鞭草、车前草各 15g，大腹皮 10g，水煎服。③昆布15g，薏苡根、半边莲各30g，猫须草24g，水煎服。

内科·杂病

砒霜中毒：生白扁豆捣烂，加水绞汁服。

疟疾：①干姜、高良姜各等量，研末，每次6g，水冲服。②高良姜、白姜各等量，火煅存性，研末，每次10g，加雄猪胆1个，温水和胆汁调服。③威灵仙15g，酒煎温服。④常山、北柴胡各9g，草果6g，水煎服。

醉酒或伤酒呕吐、干渴：陈皮、葛花各9g，水煎代茶。

内科·气血津液疾患

衄血：赤芍适量，研为末，开水送服，每次3g。

衄血不止：麦冬、生地黄，每次30g，水煎服。

咯血：①明党参18g，藕节、白石榴花各15g，水煎服。②鲜半枝莲30~60g，洗净，捣烂绞汁，调入蜂蜜少许，炖热温服，每日2次。

吐血：鲜半枝莲30~60g，洗净，捣烂绞汁，调入蜂蜜少许，炖热温服，每日2次。

便血：侧柏叶炭12g，荷叶、生地黄、百草霜各9g，水煎服。

下痢脓血：鸦胆子仁分装胶囊，每次10粒，每日3次，饭后服，服7~10日。

热毒下血：生粉葛、鲜藕各适量，分别捣汁和服。

血尿：①白茅根30g，车前草、蒲公英各15g，水煎服。②柿蒂30g，烧灰存性，每次5g，白茅根30g，煎汤送服。

尿血：①马齿苋、鲜爵床各60~95g，水煎服。②白薇12g，车前草、旱莲草、荠菜各15g，水煎服。③地榆10g，车前草、旱莲草、半边莲各15g，水煎服。④墨旱莲30g，大蓟根20g，爵床12g，水煎服。

乳糜尿：甘草、荠菜各24g，车前草15g，水煎服。

白浊：①白果9g（或银杏根30g），白鸡冠花15g，炖猪脊骨或乌鸡服。②莲子15g或莲须5g，沙苑子、金樱子、鹿角霜各15g，水煎服。

血淋：土茯苓、茶根各15g，水煎服，白糖调服。

消渴（糖尿病）：①粉萆薢、女贞子、淮山药、天花粉各15g，水煎服。②绵萆薢、女贞子、淮山药、天花粉各15g，水煎服。③赤小豆120g，猪脾1个，同煮，炖服。④太子参30g，淮山药、天花粉、枸杞子各15g，水煎服。⑤淮山药40g，积雪草20g，旱莲草、女贞子各15g，水煎服。

消渴（糖尿病）口渴：①天冬、麦冬、石斛各10g，水煎服。②北沙参18g，石斛、玄参各10g，积雪草、女贞子、石仙桃各15g，水煎服。

消渴（糖尿病）口干、四肢无力：人参、旱莲草、女贞子各15g，生黄芪24g，积雪草18g，水煎服。

消渴（糖尿病）浑身无力：西洋参、枸杞子、山茱萸各15g，生黄芪30g，水煎服。

高脂血症：①茵陈、泽泻、葛根各15g，水煎服或制成糖衣片，分3次口服。②檀香、丹参、砂仁、山楂、何首乌各适量，水煎服，1个月为一疗程。③山楂、玉米须各12g，水煎代茶。④泽泻、北山楂、草决明各15g，水煎服。

贫血：①生地黄、鸡血藤、党参各15g，当归10g，水煎服。②大枣10枚，当归、熟地黄各12g，党参15g，水煎服。③党参30g，当归9g，鸡血藤24g，水煎服。④生黄芪、羊肉各30g，当归6g，同炖服。

血小板减少性紫癜：紫草、茜草各6g，海螵蛸15g，水煎服。

阴虚发热：女贞子、墨旱莲各15g，地骨皮、银柴胡各10g，水煎服。

病后疲劳：西洋参15g，五味子9g，麦冬10g，水煎服。

病后体虚：冬虫夏草、白术、茯苓各10g，党参15g，蜜黄芪24g，水煎服。

干燥综合征：①玉竹、旱莲草、芦根、女贞子各10g，水煎服。②北沙参、旱莲草各18g，黑芝麻、生地黄各15g，麦冬10g，水煎服。③天冬10g，旱莲草30g，生地黄、黑芝麻各15g，水煎服。

内科·肢体经络疾患

脚气：苍术、泽泻、茯苓、川牛膝各10g，薏苡仁30g，紫苏叶、木瓜各9g，水煎服。

脚气肿满：大腹皮、槟榔、郁李仁各30g，木香15g，木通、桑白皮、炒牵牛子各 60g，捣筛为散，每次 12g，入生姜、葱白适量，水煎送服。

筋骨疼痛、脚膝肿痛、跌打损伤：月季花瓣研末，每次 3g，酒冲服。

风寒背脊酸痛：藁本、防风、骨碎补、桑枝各 10g，桂枝 6g，威灵仙 9g，水煎服。

腰膝酸软：山茱萸、熟地黄、淮山药各 12g，杜仲、附子、淫羊藿各 10g，水煎服。

腰酸痛：续断 10g，骨碎补 15g，盐肤木 30g，水煎服。

急性腰扭伤：红花 10g，鸡蛋 2 枚，以红花拌鸡蛋加油炒熟（不加盐）食用。

腰痛：①八角茴香 100g，微炒，研成细粉，黄酒 60ml，加温备用，每日 2 次，每次 6g，黄酒冲服。②杜仲、骨碎补各 15g，盐肤木 30g，水煎服。

风湿腰痛：①桑寄生、骨碎补、狗脊各 15g，炒杜仲 10g，盐肤木 24g，水煎服。②五加皮、狗脊、骨碎补各 15g，炒杜仲、川牛膝各 10g，水煎服。③川牛膝、炒杜仲各 10g，骨碎补、狗脊各 15g，盐肤木根 30g，水煎服。④骨碎补、肖梵天花各 30g，炒杜仲、荜澄茄各 15g，水煎服。⑤续断、淫羊藿各 15g，猪脚节一具，同炖服。

肾虚腰痛：①炒小茴香研末，猪腰子 1 个，切开剖薄片（不切断），层层掺药末，油纸裹紧，煨熟，细嚼，酒送服。②巴戟天、炒杜仲、菟丝子、山茱萸各 15g，水煎服。③补骨脂、杜仲各 15g，附子 9g，牛膝 10g，川芎、当归各 12g，水煎服。④肉苁蓉 15g，炒杜仲、续断各 10g，盐肤木 24g，水煎服。⑤沙苑子、杜仲各 15g，炖猪腰常服。

腰脚疼痛：威灵仙 150g，捣为散，每次 3g，饭前温酒调服。

风湿致手足腰膝不能举动：木瓜 1 枚，去皮脐，开窍，填吴茱萸 3g，去梗，蒸熟细研，入青盐 15g，细研后和为小丸如梧桐子大，每次服 40 丸，茶酒送服。

四肢关节酸痛：炒苍术、骨碎补、狗脊各 10g，桂枝 6g，川牛膝 9g，水煎服。

四肢麻木：天麻、川牛膝各 10g，桑寄生 15g，秦艽 9g，水煎服。

膝关节肿痛：川牛膝、千年健、川木瓜各 10g，鸡血藤 24g，桑寄生 15g，水煎服。

风湿痹痛：①苍耳子或苍耳全草 9g，威灵仙、川芎各 8g，水煎服或浸酒服。②伸筋草、独活、木瓜各 12g，红花、桂枝各 6g，水煎服，药渣趁热揉搓患处。③路路通、海风藤、秦艽、薏苡仁各 9g，水煎服。

风湿骨痛：土茯苓 50g，去皮，和猪肉炖烂，分 2 次服。

风湿关节痛：①防风 10g，千年健 15g，威灵仙 9g，穿山龙 24g，水煎服。②秦艽、徐长卿各10g，无花果根、忍冬藤各30g，水煎服。③牛膝、千年健、鸡血藤各15g，当归6g，薜荔30g，水煎服。

风湿性关节炎：①羌活、小牛膝、狗脊各10g，徐长卿、防风各9g，桂枝6g，水煎服。②漏芦、忍冬藤各30g，水煎服。③独活、川牛膝各10g，穿山龙、鸡血藤各24g，山鸡椒15g，水煎服。④防己、骨碎补、鸡血藤各15g，川牛膝、威灵仙各10g，水煎服。⑤制川乌、鸡血藤、威灵仙各15g，盐肤木30g，将药浸于白酒内50日，每次服药酒5ml，每日1~2次。⑥桑寄生30g，当归、木瓜、独活各9g，生黄芪24g，川牛膝10g，水煎服。⑦千年健、鸡血藤、鸡矢藤、骨碎补各15g，水煎服。⑧香加皮、虎杖根、海桐皮、海风藤、土牛膝各30g，水煎熏洗患处。⑨虎杖、梵天花、忍冬藤各30g，穿山龙24g，水煎服。⑩鸡血藤30g，狗脊、骨碎补各15g，川牛膝10g，穿山龙24g，防风9g，水煎服。⑪苏木30g，水煎服。⑫骨碎补、忍冬藤、薜荔各30g，穿山龙24g，水煎服。

类风湿关节炎：①细辛、制附子（先煎）各10~30g，豨莶草30~100g，随证加味。每剂水煎2次，每次煎40分钟，取汁共200ml，分4次服。②制川乌、鸡血藤、威灵仙各15g，盐肤木30g，将药浸于白酒内50日，每次服药酒5ml，每日1~2次。

颈椎病：①葛根、鸡血藤各18g，丹参、赤芍各10g，桑寄生15g，水煎服。②络石藤、葛根、鸡血藤、骨碎补各15g，丹参、赤芍各10g，水煎服。

腰椎间盘突出：续断10g，肖梵天花根30g，狗脊15g，穿山龙24g，水煎服。

肩周炎：①千年健、白茄根各15g，穿山龙、忍冬藤各24g，水煎服。②川乌、羌活、红花、大黄各适量，共研粉，调酒敷患处。

肋间神经痛：①木香6g，川楝子9g，三叉苦、七叶莲各15g，水煎服。②络石藤、千年健各15g，延胡索9g，紫苏梗、丝瓜络各10g，水煎服。

腿皮受凉、风湿肿痛：用生芥末调热醋摊布上，包患处。

各种瘀血肿痛：苏木9g，桃仁6~9g，水煎服。血虚无瘀者不宜，孕妇忌服。

腓肠肌痉挛：白芍15g，虎杖30g，猪脚节一具，水炖服。

静脉炎局部热痛：鲜垂盆草洗净捣烂，加酒精调敷患处。

外科疾患

跌打肿痛：①鲜白蔹根适量，捣烂敷患处。②威灵仙（炒）150g，生川乌、五灵脂各120g，研末，醋盐汤送服，每次1~2g。③香加皮、忍冬藤、鸡血藤各30g，水煎熏洗患处。④白及粉、生大黄粉各适量，用水调成糊状，再加入白酒少许拌匀，涂敷患处。

跌打损伤：①生大黄粉、白芷粉、栀子粉各适量，酒、水各半，调敷患处。②生川乌、独活各15g，鸡血藤24g，红花10g，同浸于白烧酒内14日，然后取药酒涂擦患处。（此药液有毒，不可内服。）③草乌、鹅不食草、积雪草各15g，北细辛10g，共研细末，水调敷患处。④降香、紫金皮、补骨脂、无名异（酒淬）、川续断、琥珀（另研）、牛膝（酒浸一宿）、桃仁、当归、蒲黄各30g，大黄（湿纸裹煨）、朴硝（另研）各45g。上药共研细末，过筛，装瓶备用。每次6g，以苏木、当归煎汤，加酒适量送服。⑤三七粉、生大黄粉各适量，水、酒各半调敷患处。⑥西红花适量，水煎取汁，加入白酒少许，外洗患处。

骨折：合欢皮120g，芥子（炒）30g，共为细末，酒调服，临睡服，粗渣外敷。

疮痈肿痛：①牛蒡子10g，黄芩9g，升麻、蒲公英各12g，水煎服。②土茯苓50g，去皮，和猪肉炖烂，分2次服。③鲜月季花适量，捣烂外敷。

痈疮初起未成脓：制马钱子0.3g，炮穿山甲10g，僵蚕12g，研末服。

痈肿初起：皂角刺、炮穿山甲各10g，紫花地丁30g，水煎服。

痈肿：①白附子研粉，调猪胆汁敷患处。②芥子末，汤和敷纸上贴患处。

痈疽疔疖：穿心莲9~15g，水煎服。

痈疽肿毒：山慈菇6g，蒲公英15g，水煎服；或山慈菇、黄柏、白及各30g，研末茶油调敷。

痈疽发背、无名肿毒：紫花地丁草适量，捣烂，加面粉和匀，盐醋浸一夜，贴患处。

无名肿毒：①鲜京大戟适量，捣烂敷患处。②鲜商陆根适量，捣烂敷患处。③鲜水半夏块茎适量，捣烂敷患处。

疔疮疖肿：①鲜玄参根适量，捣烂敷患处。②鲜何首乌根适量，磨汁涂敷患处。

疔疮肿毒：紫花地丁草适量，捣汁服。

疔疮痈肿：甘遂（研粉）、大黄粉各适量，水调成糊状，加蜜少许，敷患处。

热毒疮痈红肿热痛：连翘、金银花各 10g，紫花地丁 15g，水煎服。

恶疮：紫花地丁适量，晒干，烧烟，熏疮，出黄水。

漏疮恶秽：大腹皮适量，煎水洗。

杨梅疮毒：土茯苓 15~30g，水酒浓煎服。

外伤出血：苏木适量，研成细粉，清创后敷于患处。

丹毒：火麻仁 20g，地榆 15g，黄连 10g，大黄 12g，研末，加麻油或猪油调敷患处。

急慢性丹毒：马钱子 1 份，麸皮 2 份，研末，茶油调涂。

烧烫伤：①鲜芦荟捣烂，绞汁，取汁涂患处。②火麻仁 20g，地榆 15g，黄连 10g，大黄 12g，研末，加麻油或猪油调敷患处。③鲜大蓟根洗净切细，捣烂取汁，与食用菜油调成糊状，装瓶备用。治疗时取药涂抹患处。④鲜侧柏叶 300~500g，洗净，捣成泥，加 75% 乙醇（酒精）少许调成糊状，外敷。

肛裂：赤小豆 60g，当归（炒）15g，煮汤内服，每日早、晚各 1 次。

脱肛：①升麻、枳壳各 9g，仙鹤草根 30g，猪大肠 60g，水炖服。②五倍子 9g，石榴皮 30g，白矾 3g，煎水洗患处，或研末，清洗肛门后外敷。

痔疮：①白蔹适量研末，调蜜敷患处。②大蓟、花椒各 40g，黄柏 50g，连翘 35g。上药加水，先用武火烧开 15 分钟后，改用文火煎煮 15~20 分钟，如此煎 3 次，将煎得的 3 次药液混合，趁热熏患处，待稍凉，皮肤可以耐受时坐浴，每次 15~30 分钟，每日中午、晚上各熏 1 次，1 剂可连用 2~3 日。③海藻 30g，荔枝草 60g，水煎服。

痔疮出血：①秦皮 10g，仙鹤草、白木槿花各 15g，瓜蒌 30g，水煎服。②苦参适量，水煎熏洗患处。③商陆 9g，旱莲草 15g，水煎服。④苦楝皮、一点红、野菊花、木芙蓉叶各适量，水煎熏洗患处。⑤皂角刺 10g，侧柏叶 15g，一枝黄花 24g，水煎服。

痔疮肿痛：香加皮、苦参、板蓝根各 30g，水煎熏洗患处。

寒疝腹痛：①吴茱萸、乌药各 4.5g，川楝子、小茴香各 10g，水煎服。②胡芦巴、乌药、小茴香各 9g，吴茱萸 6g，荔枝核 15g，水煎服。③小茴香 6g，川楝子 12g，木香 9g，吴茱萸 3g，水煎服。

疝气痛：川楝子、橘核各 9g，乌药、小茴香各 8g，水煎服。

瘢痕疼痛：蒺藜、山栀子各等份，研末醋调涂。

蜘蛛咬伤：合欢皮适量，捣为末，和墨、生油调涂。

毒蛇咬伤：①鲜半枝莲 60g，洗净，捣烂绞汁，调黄酒少许温服；伤口常规冲洗排毒后用药渣敷患处。②徐长卿 10g，一枝黄花、盐肤木各 30g，水煎服。③鲜佩兰叶适量，洗净，捣烂，局部清理吸出蛇毒后敷药，每日换药 2~3 次。④鲜水半夏、鲜一枝黄花、鲜半边莲各适量，一同捣烂，敷患处。

下肢静脉曲张、溃疡：白鲜皮、土荆皮、半枝莲各适量，水煎浸洗患处。

湿疹：①白鲜皮 10g，徐长卿、白蒺藜各 9g，苍耳子 15g，水煎服。②鲜芦荟捣烂，绞汁，取汁调黄连粉涂患处。③防风、苍耳子、蛇床子、鬼针草各 30g，水煎洗患处。④独活 24g，徐长卿 15g，忍冬藤、豨莶草各 30g，水煎，熏洗患处。⑤蛇床子或全草 30g，煎汤外洗；或蛇床子、苦参、黄柏、枯矾、硼砂各适量，研末麻油调涂。

风疹：白鸡冠花、向日葵各 9g，冰糖 30g，开水炖服。

风疹瘙痒：地肤子、荆芥各 15g，蝉蜕 6g，生地黄 20g，水煎服。

皮肤瘙痒：荆芥、苦参各 15~30g，水煎洗患处。

老年皮肤瘙痒：艾叶 90g，雄黄、花椒各 6g，防风 30g；或艾叶 30g，花椒 9g，地肤子、白鲜皮各 15g。水煎熏洗患处，每日 1 剂，每剂熏洗 2 次，一般用药 3~6 剂。

疥癣瘙痒：①土荆皮、槟榔研末，醋调或酒泡，蒸热，外涂；或配明矾、蛇床子研末，酒调外涂。②萹蓄适量，水煎洗，或捣烂取汁涂搽患处。

浑身瘙痒：苦参、白鲜皮、蒺藜、苍耳子各 30g，水煎洗。

麻疹不透：①荆芥、防风、浮萍各 6g，芦根、紫草各 9g，水煎服。②牛蒡子、葛根各 6g，蝉蜕、荆芥各 3g，水煎服。

预防麻疹：紫草 9g，甘草 3g，水煎，每日服 2 次。

黄褐斑：桑叶 500g，隔水蒸煮消毒，干燥后备用。每日 15g，沸水浸泡后代茶饮。一般 15 日后即可显效。

痤疮：枇杷叶、桑白皮、黄柏各 9g，黄连、甘草、人参各 6g，水煎服。

斑疹：紫草茸、钩藤各等量，共为细末，每次 3g，温酒调下，不计时。

斑秃：骨碎补、陈皮、生姜各适量，浸入 60 度烧酒内 2 周，取药酒涂搽患处。

带状疱疹：①伸筋草 60g，焙干研末，茶油调涂患处。②鲜墨旱莲适量，洗净，绞汁涂擦患处，每日 2~3 次，直至痊愈。③鲜前胡叶、鲜乌蔹莓叶各适量，同捣烂加雄黄粉少许，榨汁涂患处。

癣：①苦参适量，水煎熏洗患处。②生天南星磨酸醋，涂患处。③土荆皮适量，浸酒涂擦或研末，用醋调敷患处。

顽癣：千金子取仁研末调水，外涂患处。

头癣：苦楝皮、羊蹄根、乌桕木根皮各适量，共研细粉，调茶油涂患处。

股癣：①苦楝皮、羊蹄根各适量，浸 75% 乙醇（酒精）2 周，取药液涂患处。②百部 50g，一枝黄花 30g，用白醋浸泡一周，取药液涂患处。

手足癣：白蔹、一枝黄花各 30g，水煎加明矾少许，浸泡患处 30~40 分钟，每日 1~2 次。

足癣：①鲜前胡、一枝黄花各适量，水煎，浸泡局部约 30 分钟，每日 1~2 次。②常山全草适量，水煎，浸泡患足。③鲜独角莲全草适量，水煎浸泡患脚。

鸡眼：鸦胆子仁适量，捣敷。

赘疣：①鸦胆子仁适量，捣敷。②千金子取仁研末调水，外涂患处。

寻常疣：鲜广藿香叶数片，擦揉患处 3~5 分钟。

甲沟炎：①鲜蒲公英适量，洗净晾干，捣烂呈糊状。患处常规消毒后，敷患处，每日换药 1 次。②鲜水半夏块茎、鲜木芙蓉叶各适量，一同捣烂，敷患处。

神经性皮炎：五倍子、大风子、苍术、黄柏、苦参、防风、白鲜皮、独活各等量，上药拌匀后分装两布袋，放蒸笼内蒸热，敷于皮肤上，冷却后另换一袋，交替热敷 1 小时左右，每日 1 次，直至痊愈。

稻田性皮炎：下田前将鲜墨旱莲搓烂外擦手足，至皮肤上染的药汁发黑。

乳头溃疡：天花粉 6g，研细末，鸡蛋清调敷。

阴囊湿疹：①五加皮、大腹皮、薏苡仁各适量，水煎熏洗患处。②地肤子、蛇床子、白鲜皮、苦参各 30g，白矾 15g，水煎，熏洗，每日 2 次。

银屑病：槐花炒黄，研成细粉，每次 5g，每日 2 次，饭后温开水送服。

预防褥疮：红花 3g，加水 100ml，冬天浸泡 2 小时，夏天浸泡半小时，待浸液呈玫瑰红色后即可使用。用时取 4ml 浸出液于手掌心，轻轻揉擦褥疮好发部位，每次揉擦 10~15 分钟。

男科疾患

前列腺炎：灯心草30g，蒲公英、半枝莲、车前草各15g，水煎服。

肾虚遗精：制黄精24g，五味子、白果各10g，熟地黄30g，水煎服。

阳痿、遗尿、遗精，伴腰膝酸软：①菟丝子、枸杞子、杜仲各15g，莲子须、韭菜子各10g，五味子6g，水煎服。②沙苑子、淫羊藿、补骨脂、芡实各10g，水煎服。

阳痿：①仙茅、枸杞子各15g，肉苁蓉、淫羊藿、女贞子各10g，水煎服。②冬虫夏草、雪莲花各3g，泡酒饮用。③肉苁蓉、熟地黄、桑椹、金樱子、菟丝子各15g，山茱萸10g，水煎服。④锁阳、肉苁蓉、枸杞子各15g，熟地黄24g，水煎服。⑤山茱萸、熟地黄、淮山药各12g，杜仲、附子、淫羊藿各10g，水煎服。

阳痿早泄：巴戟天、枸杞子、桑椹各15g，补骨脂9g，水煎服。

阳痿、不育：①覆盆子60g，雄蚕蛾10g，人参15g，蛤蚧1对，焙干研末，浸入白酒1000ml，每次5~20ml，每日2次。②蛇床子、菟丝子各15g，淫羊藿、熟地黄各12g，金樱子、肉桂各9g，水煎服。③制黄精、炙黄芪、党参各24g，枸杞子、菟丝子各15g，水煎服。

遗精：①南五味子6g，山茱萸、菟丝子、覆盆子各15g，水煎服。②芡实、金樱子各15g，莲须10g，水煎服。③覆盆子15g，焙干研末服；或覆盆子、山茱萸、芡实各15g，益智仁、鸡内金各10g，水煎服。④莲子15g或莲须5g，沙苑子、金樱子、鹿角霜各15g，水煎服。⑤金樱子、墨旱莲、桑椹各15g，水煎服。⑥山茱萸、鹿角霜各12g，金樱子、鸡内金各10g，水煎服。

妇科疾患

产后多汗：紫苏子、火麻仁各9g，洗净，研极细，用水再研，取汁50ml，分2次煮粥。

产后心痛：蒲黄（炒）、五灵脂（酒研）各等量，共研为末，醋调熬膏，水煎，饭前热服。

产后瘀血腹痛：①泽兰、赤芍、延胡索、蒲黄各 9g，丹参 12g，水煎服。②桃仁、川芎、赤芍各 9g，益母草 15g，红花 3g，水煎服。

产后发热：炒麦芽 15g，研细末，开水调服。

产后腹中臌胀：麦芽 30~60g，研末，和酒服食。

瘀血腹痛，产后恶血不行：苏木 9g，益母草 15~20g，水煎服。

阴道炎：淡竹叶 100g，置沙锅内加水浸泡 10 分钟，先用武火煎沸，再用文火慢煎 10 分钟，分早晚 2 次冷服。

念珠菌阴道炎：马鞭草 30g，水煎，滤取药液，待温坐浴。每次浸泡阴道 10 分钟，同时用手指套以消毒纱布清洗阴道皱褶。每日 1 次，5 日为一疗程。

痛经：①牡丹皮、延胡索各 10g，川芎、川楝子、乌药各 9g，水煎服。②制香附 10g，川楝子、延胡索、乌药各 9g，丹参 6g，水煎服。③乌药、白芍各 10g，川楝子、延胡索各 9g，当归 6g，水煎服。④生艾叶 10g，红花 5g，加开水 300ml 冲服。经来前 1 日或经值时服 2 剂。⑤川芎、延胡索、乌药各 9g，水煎服。⑥马鞭草 30g，香附、益母草各 15g，水煎服。⑦延胡索 10g，丹参、川芎各 6g，川楝子、白芍、乌药各 9g，水煎服。⑧鸡血藤 18g，制香附 10g，川芎 6g，延胡索、乌药、川楝子各 9g，水煎服。⑨月季花 30~90g，炖鸡服，每月行经期服 1 剂。⑩苏木 6g，黑豆 125g，加红糖适量，炖服。⑪桃仁、红花各 9g，丹参 15g，牛膝 12g，水煎服。⑫王不留行、当归、川芎各 9g，水煎服。⑬红花 6g，鸡血藤 24g，水煎调酒服用。⑭胡芦巴、当归、川芎各 9g，艾叶 12g，炮姜 6g，水煎，加红糖、红酒适量冲服。⑮蒺藜、香附各 9g，当归、川芎各 8g，川楝子、延胡索各 12g，水煎服。

闭经：①制香附、王不留行各 10g，鸡血藤 18g，川芎、路路通、莪术各 9g，水煎服。②鸡血藤 30g，桃仁、王不留行各 10g，红花 6g，川芎、莪术各 9g，水煎服。③月季花 30~90g，炖鸡服，每月行经期服 1 剂。④牛膝、桃仁、王不留行各 10g，红花 6g，鸡血藤 24g，水煎服。⑤当归、王不留行、路路通各 10g，鸡血藤 18g，川芎 9g，水煎服。⑥蒺藜、香附各 9g，当归、川芎各 8g，川楝子、延胡索各 12g，水煎服。

经闭腹痛：泽兰、铁刺苓各 9g，马鞭草、益母草各 15g，土牛膝 3g，水煎服。

血滞经闭：桃仁、红花各 9g，丹参 15g，牛膝 12g，水煎服。

月经过多：①茜草、龙芽草、旱莲草、紫珠叶各 15g，水煎服。②蒲黄 90g（微炒），龙骨 75g，艾叶 30g，捣为末，炼蜜和丸，每次 6~9g，煎米汤送服。③棕榈炭、山茱萸、乌贼骨各 10g，黄芪 15g，水煎服。

崩漏：①地榆炭、紫珠叶、阿胶各 15g，槐花 10g，龙芽草 24g，水煎服。②棕榈炭、山茱萸、乌贼骨各 10g，黄芪 15g，水煎服。③益智仁（炒）研细，米饮入盐服，每次 0.3g。

功能失调性子宫出血：①仙鹤草 40g，炒焦贯众、草血竭各 30g，炒艾叶 15g，加水 600ml，煎至 200ml，顿服。②鸡冠花 15g，海螵蛸 12g，白扁豆花 6g，水煎服。

月经不调：月季花、益母草各 9g，水煎服。

带下：①赤芍、香附各 6g，研末，加盐 1g，水煎，饭前服。②白果 9g（或银杏根 30g），白鸡冠花 15g，炖猪脊骨或乌鸡服。③莲子 15g 或莲须 5g，沙苑子、金樱子、鹿角霜各 15g，水煎服。④金樱子或金樱子根 1kg，煎煮去渣，文火熬成膏，每次 15g；或鲜金樱子花 30g，鸡蛋炖服。

赤白带下：炒白扁豆适量，研末，米汤调服，每次 6g。

带下阴痒：地肤子、蛇床子、白鲜皮、苦参各 30g，白矾 15g，水煎，熏洗，每日 2 次。

妇人阴痒：小蓟煎汤，每日洗 3 次。

白带异常：①炒苍术 10g，薏苡仁、一点红各 30g，水煎服。②白术、苍术、白果各 10g，薏苡仁 30g，芡实 15g，大青叶 24g，水煎服。③诃子 9g，黄芪、白术各 12g，五味子、蛇床子各 6g，杜仲、山茱萸各 15g，水煎服。

白带量多清稀：①薏苡仁、芡实、淮山药各 15g，水煎服。②沙苑子、莲须各 12g，白果 10g，鹿角霜 15g，水煎服。

白带过多：鸡冠花 15g，海螵蛸 12g，白扁豆花 6g，水煎服。

妊娠呕吐：①干姜、人参各 30g，法半夏 60g，研末，用生姜汁和丸（如玉米粒大），每次 10 丸，每日 3 次。②砂仁不拘多少，研为细末，每次 6g，以姜汁少许，沸点服（用开水冲服）。

卵巢排卵功能减退：巴戟天、党参、覆盆子各 15g，当归 9g，淫羊藿 10g，水煎服。

乳汁不通、乳房胀痛：路路通、丝瓜络各 9g，猪蹄半具，炖服。

乳汁不通：①王不留行、穿山甲各 15g，当归、黄芪各 12g，炖猪蹄同食。②炒麦芽 15g，研细末，开水调服。

乳汁缺少：通草 24g，路路通、丝瓜络各 10g，当归 9g，水煎服。

乳痈（乳腺炎）初起：王不留行、蒲公英、瓜蒌各 15g，水煎服。

急性乳腺炎：①甘遂粉、大黄粉、重楼粉各适量，调水敷患处。②槐花 30g，重楼、生甘草各 15g，烘干研末，分早晚 2 次，以水、酒送服，并配合局部热敷。

乳腺炎：①漏芦、蒲公英、金银花各 15g，炮穿山甲 9g，连翘 10g，爵床 30g，水煎服。②广金钱草、积雪草鲜品各适量，洗净，捣烂敷患处。

乳腺炎初起：皂角刺、炮穿山甲、赤芍各 10g，金银花 15g，筋骨草 30g，水煎服。

轻度乳腺增生：八角茴香 1 枚，核桃 1 个（取仁），饭前嚼烂吞下，每日 3 次，连用 1 个月。

乳腺小叶增生：柴胡、丝瓜络、郁金、丹参、枳壳各 9g，水煎服。

不孕症：①月季花 30~90g，炖鸡服，每月行经期服 1 剂。②肉苁蓉、枸杞子各 15g，当归 6g，熟地黄、太子参各 18g，川芎 9g，水煎服。③锁阳、熟地黄、党参各 15g，五味子、白芍、川芎各 9g，当归 6g，水煎服。④制黄精、炙黄芪、党参各 24g，枸杞子、菟丝子各 15g，水煎服。⑤蛇床子、菟丝子各 15g，淫羊藿、熟地黄各 12g，金樱子、肉桂各 9g，水煎服。

先兆流产：炒杜仲、枸杞子、阿胶各 15g，党参 24g，当归 6g，4 味药（除阿胶外）水煎，阿胶烊化后以药液冲服。

习惯性流产：菟丝子、桑寄生、续断各 15g，苎麻根 12g，水煎，用阿胶 15g（烊化）冲服。

更年期综合征：①银柴胡、绿梅花各 10g，徐长卿、三角麦各 15g，水煎服。②仙茅、枸杞子、绿萼梅各 10g，桑寄生 15g，五味子 9g，水煎服。③淫羊藿 30g，女贞子 10g，灵芝 2.5g，五味子 1g，维生素 B_1 0.1g，制成糖浆 100ml。每次 10ml，每日 3 次，月经干净后服，3 个月为一疗程。

更年期多汗症：地骨皮、生地黄、桑寄生各 15g，淫羊藿 10g，水煎服。

儿科疾患

小儿腹泻：麻黄 2~4g，前胡 4~8g，水煎取汁 300ml，稍加白糖，频频口服。

小儿慢性腹泻：乌梅肉（炒炭）、神曲各 10g，研末，炖服，每次 3~5g。

小儿咳喘：麻黄粉、胡椒粉按 7 ∶ 3 混匀。在麻油铅丹炼制的膏基制成的膏药上，每张置 0.1g 药粉，合拢备用。用时烘热贴肺俞穴，每日换药 1 次。

小儿脾疳：芦荟、使君子各等量，研末服，每次 3~6g。

小儿疳积、面黄肌瘦：①芡实 15g，陈皮 3g，猪肚 1 个，炖烂食用。②炒使君子每岁 1 粒，嚼服，槟榔 5g，神曲 8g，麦芽 10g，水煎服。

小儿食欲不振：太子参 9g，白术、茯苓、鸡内金、神曲各 6g，陈皮、甘草各 3g，水煎服。

小儿便秘：沉香、槟榔、炒乌药、陈皮、厚朴花、枳壳、木香各 4g，生大黄 3g（另包，泡服），水浓煎，每日 1 剂，分多次喂服。

婴幼儿腹泻：丁香、白胡椒、吴茱萸、干姜各 1 份，肉桂 2 份，研细末，混匀。每次取药粉 4~6g，加适量凡士林调成糊状，敷于脐部。每日 1 次，3 日为 1 个疗程。

婴儿阴部湿疹及皮肤破损：仙鹤草 60g（研末，过 120 目筛），滑石 40g（水飞粉末），在 150ml 麻油中浸泡 24 小时后，置文火上加热搅拌均匀，沸后 5 分钟冷却，装瓶备用。用时先以温水洗患处，再涂擦药油，并注意避免局部的摩擦和刺激。

小儿心热，便赤淋痛，口糜舌疮：木通、生地黄、生甘草各等量，研为末，每次 9g，竹叶煎水送服。

小儿夜间磨牙：灯心草、一点红各 10g，淡竹叶 6g，水煎服。

小儿流涎：生天南星磨酸醋涂敷涌泉穴。

小儿神经性尿频：金钱草、车前、凤尾草、地锦草各 10g，通草、甘草、灯心草各 3g，水煎服。

小儿遗尿：益智仁、白茯苓各等份，研末，每次服 0.3g，米汤调下。

小儿肾虚遗尿：补骨脂、覆盆子、山药各 15g，鸡内金、桑螵蛸各 10g，水煎服。

头面五官科疾患

头晕：①银柴胡、向日葵、刺五加各10g，水煎服。②白芍、蛇不见各15g，菊花10g，石决明30g，水煎服。

头晕耳鸣：山茱萸、熟地黄、淮山药各12g，杜仲、附子、淫羊藿各10g，水煎服。

高血压头痛眩晕： ①决明子、钩藤、夏枯草各12g，水煎服；或决明子适量，炒黄捣成粗粉，泡开水服，每次3g，每日3次。②夏枯草、决明子、钩藤各12g，水煎服。③北豆根10g，芦根、龙葵、车前草各15g，水煎服。④豨莶草30g，地骨皮10g，加水浓煎，分2~3次服；或鲜豨莶草、臭牡丹根各30g，水煎服。⑤月季花9~15g，开水泡服。⑥生山楂、葛根、菊花各12g，水煎服。⑦炒杜仲、豨莶草、生地黄、桑寄生各15g，绿心豆30g，水煎服。⑧灵芝、豨莶草、夏枯草各15g，龙葵24g，水煎服。⑨蒺藜、牛膝、代赭石各9g，天麻、钩藤各10g，水煎服。⑩钩藤、豨莶草、夏枯草、车前草各15g，水煎服。⑪制天麻10g，豨莶草、夏枯草各15g，水煎服。⑫青葙子、决明子、菊花各10g，石决明15g，水煎服。

气血不足头晕：当归9g，蜜黄芪30g，羊肉500g，水炖服。

贫血头晕：龙眼肉30g，鸡蛋炖服。如病后体虚偏热，加西洋参5g，炖服。

头痛：①白芷、蔓荆子、菊花、鸡肫花各9g，葛根15g，水煎服。②升麻、鸡肫花、菊花各9g，水煎服。③白芍、蛇不见各15g，菊花10g，石决明30g，水煎服。④天麻10g，川芎9g，白芷6g，六棱菊15g，水煎服。

偏头痛：白芷、川芎各9g，藁本6g，水牛角丝15g，水煎服。

风寒头痛：①细辛研末，加面粉及白酒调成糊状，敷太阳穴。②藁本、防风、蔓荆子各9g，白芷6g，水煎服。

风热头痛：菊花、石膏、川芎各9g，研细末，每次4.5g，茶调服。

风湿头痛：①防风、佩兰叶各10g，生薏苡仁15g，石菖蒲、川芎、白芷各9g，水煎服。②秦艽、鸡肫花各10g，川芎、炒苍术、蔓荆子各9g，水煎服。③防已、蔓荆子各10g，石菖蒲6g，白芷、炒苍术各9g，水煎服。

风邪头痛：苍耳子、白芷、防风各9g，水煎服。

中暑头痛：佩兰、青蒿、菊花各9g，水煎服。

神经性头痛：蒺藜、牛膝、代赭石各 9g，天麻、钩藤各 10g，水煎服。

脑血管神经性头痛：川芎、鸡肫花各 10g，石仙桃 30g，水煎服。

流行性腮腺炎：①牛蒡子 10g，黄芩 9g，升麻、蒲公英各 12g，水煎服。②野菊花 15g，水煎代茶饮。

腮腺炎：①绵马贯众 10g，板蓝根、金银花各 15g，水煎服。②鲜芦荟捣烂绞汁，取汁调青黛少许，涂患处。

白喉及急性喉炎引起的喉头梗阻：巴豆霜 0.3g，朱砂 1g，研末吹喉排痰。

脾经湿热口臭：佩兰 10~15g，开水冲泡，代茶常饮。

喉痹咽肿：制马钱子 0.5g，山豆根 10g，研末吹喉。

咽喉肿痛：①荆芥 6g，桔梗 4.5g，甘草 3g，水煎服。②连翘、黄芩各 10g，玄参、板蓝根各 15g，水煎服。③半枝莲、马鞭草各 24g，射干 6g，食盐少许，水煎服；或半枝莲、鹿茸草、一枝黄花各 9g，水煎服。④北豆根 9g，玄参 4g，桔梗 6g，金银花 10g，水煎服。⑤木蝴蝶 24g，胖大海 9g，蝉蜕 3g，甘草 6g，冰糖适量，水煎服。

咽喉炎：①芦根 24g，大青叶、卤地菊各 15g，水煎服。②鲜垂盆草 60g，洗净，捣烂绞汁，含漱并服下。

急性咽喉炎：①黄芩 10g，大青叶 15g，胖大海 6g，水煎服。②黄柏、穿心莲各 10g，芦根 24g，金银花 15g，水煎服。③大青叶、金银花、穿心莲各 15g，马勃 10g，水煎服。④射干、金银花各 10g，穿心莲、牛蒡子各 9g，大青叶 15g，水煎服。

咽炎：桔梗 10g，大青叶、一枝黄花各 15g，水煎服。

慢性咽喉炎：①知母、玄参、麦冬各 10g，胖大海 5g，水煎服。②木蝴蝶 3g，金银花、菊花、沙参、麦冬各 9g，煎水代茶饮。③川牛膝、牛蒡子各 9g，玄参、麦冬各 10g，水煎服。④麦冬、金银花、菊花、沙参各 9g，木蝴蝶 3g，煎水代茶。⑤桔梗 10g，胖大海 6g，玄参 9g，一点红 15g，水煎服。⑥胖大海 1 枚，金银花 6g，菊花 5g，人参叶 8g，甘草 3g，开水泡代茶，慢慢含咽，可续水多次泡，至味淡为止。⑦明党参、一枝黄花各 15g，玄参、桔梗、大青叶各 9g，水煎服。

急性咽炎：山豆根 6g，金银花 10g，甘草 3g，水煎服。

慢性咽炎：①玄参 10g，桔梗、金银花各 9g，胖大海 3g，水煎服。②玉竹、玄参各 10g，胖大海 3g，水煎服。

扁桃体炎：鲜垂盆草 60g 洗净，捣烂绞汁，含漱并服下。

急性扁桃体炎：①黄芩 10g，一点红、一枝黄花各 15g，水煎服。②金银花 15~30g，山豆根 9~15g，硼砂（冲服）15g，甘草 9g，水煎服。③射干 10g，牛蒡子 9g，爵床、一点红各 15g，甘草 3g，水煎服。④山豆根 6g，牛蒡子、射干各 9g，爵床、大青叶、金银花各 15g，水煎服。⑤北豆根 10g，一点红、大青叶各 15g，水煎服。⑥胖大海 1 枚，金银花 6g，菊花 5g，人参叶 8g，甘草 3g，开水泡代茶，慢慢含咽，可续水多次泡，至味淡为止。

风火牙痛：龙胆 10g，石膏、芦根各 30g，知母 9g，水煎服。

各种牙痛：萹蓄、夏枯草各 30g，玄参 15g，细辛 5g，水煎分 2 次服。以龋齿牙痛效佳。

牙龈出血：麦冬、茯苓各 3g，人参 2.5g，水煎温服。

口腔溃疡：①柴胡 9g，鱼腥草、一点红、积雪草各 15g，水煎服。②升麻 9g，金银花、爵床、积雪草各 15g，水煎服。③黄柏、桔梗、牛蒡子各 9g，卤地菊 15g，水煎服。④玄参 10g，桔梗、牛蒡子各 9g，积雪草 15g，甘草 3g，水煎服。⑤甘草、积雪草、大青叶各 15g，水煎服。

口疮：茵陈 20g，煎沸 10 分钟，代茶饮。

牙疳口疮：儿茶、硼砂各等量，研末搽。

口舌生疮：黄连 6g，穿心莲、玄参、生地黄各 10g，水煎服。

舌上忽出血如钻孔者：香薷适量，煎汤服，每日 3 次。

鼻出血：①牡丹皮、侧柏叶各 10g，旱莲草 15g，仙鹤草 5g，水煎服。②地骨皮 5g，侧柏叶、紫珠草各 10g，白茅根 15g，水煎服。③茜草、玄参、白茶花各 10g，生地黄 15g，甘草 5g，水煎服。④棕榈炭，研极细末，随左右吹之。

鼻塞不闻香臭：①苍耳子 3g，研末，湿棉签蘸末塞入鼻腔。②辛夷、皂角、石菖蒲各等份，研细末，绵裹塞鼻中，待片刻取出。

鼻窦炎：鱼腥草 50g，炒苍耳子、辛夷各 25g，桔梗 20g，白芷、甘草各 15g。每 2 日 1 剂，水煎分 3 次服。

急慢性鼻窦炎：辛夷 9g，苍耳草 15g，薄荷 6g，水煎服；渣再煎取浓汁，加入葱汁适量，滴鼻。

酒渣鼻：生白果适量，捣烂涂敷。

流行性出血性结膜炎（俗称“红眼病”）：银柴胡 9g，爵床、叶下珠各 15g，水煎服。

急性结膜炎：①黄芩、菊花各 10g，叶下珠 24g，水煎服。②黄连泡于适量开水中，取纱布或棉花，蘸黄连水，敷于眼睑上。③秦皮、野菊花各 10g，木贼、桑叶各 9g，生地黄、叶下珠各 15g，水煎服。④青葙子 15g，蒲公英 20g，水煎服。

目赤头眩、眼花面肿：菊花（焙）、白英（焙）、甘草（炮）各 3g，研末，晚上睡前温水调服，每次 3g。

目赤肿痛：鲜女贞叶适量，朴硝少许，捣烂敷眼周围。

目昏不明：茺蔚子 6g，沙苑、青葙子各 9g，共研细末，每次 3g，每日 2 次。

腰膝酸软、须发早白、视物昏花：女贞子、墨旱莲、枸杞子、何首乌各 15g，水煎常服。

眼睛红肿、怕光流泪：决明子、夏枯草、栀子各 12g，水煎服。

角膜炎：青葙子 15g，蒲公英 20g，水煎服。

夜盲：①青葙子 15g，酌加鸡肝或乌枣，水煎服。②豨莶草叶焙干研末，每次 3g，和鸡肝（猪肝亦可）15g 共煎服，每日 1 剂。

耳鸣：①草乌、石菖蒲各适量，共研细末，水调成小药丸大，包于纱布内，塞外耳道。②石菖蒲、白芍各 9g，柴胡 6g，仙鹤草 24g，积雪草 15g，水煎服。

中耳炎：鲜西红花、鲜薄荷叶各适量，捣烂绞汁，加入白矾末少许，搅匀，滴耳。

其他

预防中暑：赤小豆 500g，食盐 30g，水 500ml 煮至豆烂，待凉后饮用。

青少年白发：制首乌、生地黄各 30g，旱莲草 15g，水煎服。

腋臭：丁香 18g，红升丹 27g，石膏 45g，研细粉，过筛后装瓶备用。用时以棉花蘸药粉涂搽腋窝部，每日 1 次，连用 5 日，腋臭消失后，再用 10 日巩固疗效。

四画

五画

十画

十一画

十二画

十三画

十四画

药材名笔画索引